Morten Harboe · Jacob B. Natvig

Medizinische Immunologie

Übersetzt und bearbeitet von
Diethard Baron

71 Abbildungen, 30 Tabellen

Ferdinand Enke Verlag Stuttgart 1981

Prof. Dr. med. **Morten Harboe**
Institut für Experimentelle
Medizinische Forschung
Universität Oslo, Ulleval Hospital
Oslo, Norwegen

Prof. Dr. med. **Jacob B. Natvig**
Institut für Immunologie und
Rheumatologie
Rikshospitalet, Universitätsklinikum Oslo
Oslo, Norwegen

Übersetzt und bearbeitet:
Diethard Baron, Dr. rer. nat., Dipl. biol.
Chirurgische Klinik
Abt. für Experimentelle Chirurgie
und Immunologie, Universität Tübingen
Tübingen, BRD

ISBN 82-90225-00-8 (Norwegen)
ISBN 87-7437-595-4 (Dänemark)
ISBN (Deutschland)

Erste norwegische Ausgabe 1975
Erster Neudruck in norwegisch 1977
Zweiter Neudruck, überarbeitet, in norwegisch 1978

CIP-Kurztitelaufnahme der Deutschen Bibliothek

Harboe, Morten:
Medizinische Immunologie / Morten Harboe ;
Jacob B. Natvig. Übers. u. bearb. von
Diethard Baron. – Stuttgart : Enke, 1981.
Einheitssacht.: Medisinsk immunologi ⟨dt.⟩
ISBN 3-432-92151-9

NE: Natvig, Jacob B.; Baron, Diethard [Bearb.]

Medizin als Wissenschaft ist ständig im Fluß. Forschung und klinische Erfahrung erweitern unsere Kenntnisse, insbesondere was Behandlung und medikamentöse Therapie anbelangt. Soweit in diesem Werk eine Dosierung oder eine Applikation erwähnt wird, darf der Leser zwar darauf vertrauen, daß Autoren, Herausgeber und Verlag größte Mühe darauf verwandt haben, daß diese Angabe genau dem Wissensstand bei Fertigstellung des Werkes entspricht. Dennoch ist jeder Benutzer aufgefordert, die Beipackzettel der verwendeten Präparate zu prüfen, um in eigener Verantwortung festzustellen, ob die dort gegebene Empfehlung für Dosierungen oder die Beachtung von Kontraindikationen gegenüber der Angabe in diesem Buch abweicht. Eine solche Prüfung ist besonders wichtig bei selten verwendeten Präparaten oder solchen, die neu auf den Markt gebracht worden sind.

Satz und Druck: Maisch & Queck, Gerlingen

Vorwort zur deutschen Ausgabe

Die erste Ausgabe des Textbuches „Medizinische Immunologie“ erschien im November 1975 in norwegischer Sprache, und der norwegische Text wurde in den folgenden zwei Ausgaben 1977 und 1978 neu überarbeitet. Nachdem das Buch in Skandinavien einen unerwartet starken Anklang gefunden hatte, entschlossen sich die Autoren, auch eine deutsche Version herauszugeben. Wir danken dem Ferdinand Enke Verlag, Stuttgart, für sein großes Interesse an der medizinischen Immunologie und für seine aktive Mitarbeit und hilfreiche Anregungen während der Vorbereitungen zur deutschen Ausgabe. Dr. Diethard Baron übersetzte das Buch aus einem englischen, von den Autoren selbst angefertigen Manuskript. Sein großer Enthusiasmus für diese Arbeit, seine zahlreichen Beiträge bei der Änderung des Textes, die Bereitstellung der zusätzlichen Ergänzungen, die für die Ausgabe einer deutschen Version notwendig waren, sowie seine kreative Mitarbeit bei der Aktualisierung zahlreicher Abschnitte werden dankbar anerkannt. Ohne diese Bemühungen wäre es sicherlich nicht möglich gewesen, eine moderne und völlig neu überarbeitete deutsche Version unseres ursprünglichen Textes herauszugeben.

In den vergangenen Jahren wurde eine Reihe immunologischer Bücher publiziert. Der größte Teil von ihnen widmet sich hauptsächlich den Grundlagen der Immunologie und zu einem geringeren Ausmaß ihrer Anwendung auf die verschiedenen Disziplinen der klinischen Medizin. So wurde unser Buch vornehmlich für Medizinstudenten geschrieben und soll darüber hinaus denjenigen Kollegen ein grundlegendes Bild der medizinischen Immunologie vermitteln, denen es im Laufe ihrer Ausbildung nicht möglich war, sich das entsprechende Wissen anzueignen. Wir hoffen weiterhin, daß unser Buch auch von anderen im klinischen Bereich tätigen Personen benutzt wird und in den biologischen Disziplinen verwendet wird, in denen immunologische Techniken in einem immer größeren Ausmaß verwendet werden und für die das Verständnis immunologischer Prinzipien essentiell ist. Seit dem Erscheinen des Buches hat die starke Nachfrage in Skandinavien gezeigt, daß es in dieser Form voll akzeptiert wird und mit großem Interesse von den eben genannten immunologisch orientierten Gruppen verwendet wird.

Der erste Teil des Buches beschäftigt sich mit der Struktur und der normalen Funktion des Immunapparates unter Berücksichtigung der allgemeinen Immunbiologie und Immunchemie und widmet sich dann den wichtigsten Prinzipien der in vitro und in vivo ablaufenden Immunreaktionen. Gerade die in vivo aktiven Immunreaktionen stellen einen essentiellen Schutzmechanismus gegen Infektionen dar und wahrscheinlich auch gegen die Entstehung maligner Krankheiten; jedoch sind sie auch für die Induktion immunologisch vermittelter Gewebeschädigungen und das Auftreten immunologischer Krankheiten verantwortlich. Analog dazu werden zahlreiche immunologische Vorgänge beschrieben, die wichtige pathogenetische Mechanismen bei einer Reihe von verschiedenen Krankheitsgruppen darstellen. Ein weiterer Abschnitt dieses Buches beschäftigt sich mit der immunologischen Diagnose und mit den Möglichkeiten der Immuntherapie. Andere Themenkreise, z. B. wichtige klinische Symptome, werden nur insoweit abgehandelt, als es für die Beschreibung der beteiligten immunologischen Vorgänge notwendig ist. Wir danken unseren Kollegen und Mitarbeitern für wertvolle Diskussionen und ihre Hilfsbereitschaft bei der Beschaffung von Originalmaterial, das die Grundlage für viele Abbildungen darstellt. Unser Dank gilt besonders Per Brandtzäg (Abb. 31), Otto Closs und O. A. Haugen (Abb. 45 und 46), Stig S. Fröland (Abb. 3, 4 und 40), Ivar Fölling (Abb. 34 und 36), Tore Godal und Björn Myrvang (Abb. 43 und 44), Gunnar Husby (Abb. 65), Erik Kass (Abb. 71), Ove J. Mellbye (Abb. 33, 57, 59 und 61), Eimar Munthe (Abb. 32, 60, 62 und 63), Arne Svejgaard (Abb. 69) und Bodvar Vandvik (Abb. 66, 67 und 68).

Die Abbildungen 3, 4 und 34 wurden aus entsprechenden Arbeiten im Scandinavian Journal of Immunology und die Abbildung 65 aus der Zeitschrift Clinical and Experimental Immunology übernommen.

Wir danken Herman N. Eisen, Cambridge, Massachusetts, und Ivan Roitt, London, für die Erlaubnis der Reproduktion der Abbildungen 14 und 70.

Margareta Svensson bei Ake Törnqvists Tecknarateljé AB, Malmö, stellte die Originalzeichnungen für die Abbildungen des norwegischen Textes her. Dieselben Zeichnungen, jedoch mit einem überarbeiteten und übersetzten Text, sind in der deutschen Ausgabe verwendet worden.

Zuletzt wollen wir vielen interessierten Medizinstudenten und Teilnehmern unserer immunologischen Kurse für Ärzte danken, vor allen Dingen denjenigen, die in zahlreichen Diskussionen und konstruktiven Gesprächen angezeigt haben, daß das Gebiet der medizinischen Immunologie in der heutigen Medizin eine solche Bedeutung erlangt hat, daß die Herausgabe eines in dieser Richtung orientierten Textbuches unbedingt erforderlich war. Die Immunologie stellt ein sich schnell entwickelndes Gebiet dar, und es ist evident, daß sie für verschiedene Bereiche der klinischen Medizin von stetig wachsender Bedeutung ist. Im Verlaufe der Übersetzung wurde der Text von Grund auf überarbeitet und modernisiert, und wir hoffen, daß wir auch in Zukunft in der Lage sein werden, das Buch regelmäßig zu überarbeiten, so daß es mit den Entwicklungen und Fortschritten der medizinischen Immunologie Schritt halten kann.

Oslo, Sommer 1981 *Morten Harboe* und *Jacob B. Natvig*

Inhalt

Einleitung

Das Wort „Immunologie“ bedeutet eigentlich „die Kenntnis über die Immunität“, d. h. das Wissen darüber, warum und auf welchem Wege wir den Zustand der Immunität etablieren und damit das Entstehen bestimmter Krankheiten vermeiden. Die Bezeichnung Immunologie trat bereits in den Papyrus-Rollen der alten Ägypter auf, die beobachtet hatten, daß diejenigen Personen, die den ersten Angriff einer bestimmten Ansteckungskrankheit überlebt hatten, nicht ein zweites Mal an ihr erkrankten, wenn die Bevölkerung erneut von der Epidemie heimgesucht wurde.

Folglich basiert die Immunologie hauptsächlich auf der Mikrobiologie, und zahlreiche Schlüsselerkenntnisse wurden aus den Arbeiten an Mikroorganismen erhalten. Das gilt besonders für den Nachweis der Agglutination, Präzipitation, der im Serum vorkommenden Immunantikörper, die wichtige bakterielle Toxine neutralisieren können, und der Wirkung des Komplements; ebenso wichtig war die Entwicklung von Methoden zur Verhinderung von Infektionskrankheiten unter Verwendung der Impfung.

Im Bereich der Infektionssimmunologie wurden eine Reihe von Methoden erarbeitet, mit denen Antikörper gegen Mikroorganismen nachgewiesen und charakterisiert werden können. Derartige Antikörper sind sowohl für die Mikrobiologie als auch die klinische Routine im Hinblick auf die Klassifizierung der beteiligten Mikroorganismen und die Darstellung des klinischen Verlaufes bestimmter Infektionskrankheiten von großer diagnostischer Bedeutung.

Im Jahr 1900 entdeckte Landsteiner das erste Blutgruppen-System im Menschen (AB0-System). Bis heute konnten noch eine Reihe weiterer Blutgruppen-Systeme gefunden werden, von denen jedes einzelne durch bestimmte Antigene auf der Oberfläche von Erythrozyten charakterisiert ist. Der zuverlässige Nachweis dieser Antigene und der dazugehörigen Serum-Antikörper sowie die genaue Kenntnis ihrer in vivo Wirkung bildeten die Grundlage für die Entwicklung der modernen Transfusions-Technologie.

Gerade in den letzten Jahrzehnten konnte unser Wissen über die Immunreaktionen und ihre Bedeutung für die klinische Medizin beträchtlich erweitert werden. Die grundlegenden Arbeiten wurden von Tiselius und Kabat durchgeführt, die zum ersten Mal eindeutig nachweisen konnten, daß die Antikörper-Aktivität mit einer gewissen Gruppe von Serumproteinen assoziiert ist, die in der Elektrophorese eine geringe Wanderungsgeschwindigkeit zeigten und die folglich den Namen γ-Globuline erhielten. Heutzutage bezeichnet man diese Proteinklasse als Immunglobuline. Über ihre Struktur, Funktion, genetische Kontrolle und krankheitsbedingte Veränderungen ist wahrscheinlich weit mehr bekannt als über die Eigenschaften irgendeines anderen Plasmaproteins. Ebenso liegt eine enorme Fülle von Daten über die Bildung der Immunglobuline in den Plasmazellen der verschiedenen Körperregionen vor.

Noch vor etwa zehn Jahren war über die Funktion der Lymphozyten so gut wie nichts bekannt. Heute wissen wir, daß den Lymphozyten im Immunsystem eine Schlüsselaufgabe bei der Abwehr von Krankheiten zukommt. Morphologisch bilden die kleinen Lymphozyten eine homogene Zellpopulation. Funktionell sind sie jedoch stark heterogen und bestehen aus mehreren Zellunterpopulationen, von denen jede eine eigene, charakteristische Funktion hat. Die verschiedenen Lymphozytentypen beeinflussen sich gegenseitig, und um eine optimale Funktion des Gesamtsystems zu erhalten, muß diese Interaktion innerhalb gewisser, biologisch festgelegter Grenzen ablaufen. Zu Beginn der sechziger Jahre begann man die Wirkungsweise und die Bedeutung des Thymus zu verstehen. Er gehört zu den „zentralen Lymphorganen" und ist für die Differenzierung bestimmter Lymphozyten zu immunkompetenten T-Lymphozyten verantwortlich, die ihrerseits die Träger der zellvermittelten Immunreaktionen sind.

Das Gebiet der immunologischen Techniken hat eine gewaltige Entwicklung durchlaufen. Sie zeichnen sich dadurch aus, daß sie empfindlich und gleichzeitig auch spezifisch sind, und die auf ihnen beruhenden Untersuchungen haben gerade in der klinischen Medizin im Hinblick auf die Diagnose und die Bestimmung der Krankheitsaktivität eine essentielle Bedeutung erlangt.

Weiterhin konnte unser Wissen darüber vertieft werden, auf welche Weise Immunreaktionen unmittelbar für die Entstehung von Gewebsschädigungen und klinischen Symptomen verantwortlich sein können. Immunreaktionen können auch den Verlauf von denjenigen Krankheiten beeinflussen, die ursprünglich eine andere, nicht immunologische Ursache hatten. Immunreaktionen bilden die grundlegenden Mechanismen der Allergie und bestimmen weitgehend den Verlauf und den Erfolg von Organtransplantationen. Weiterhin lieferte das Studium der Immundefekte wichtige Informationen darüber, wie verschiedene Formen von Immunreaktionen über die Abwehr von Infektionen eine lebenserhaltende Bedeutung haben können; diese Untersuchungen haben weiterhin verschiedene Möglichkeiten aufgezeigt, mit deren Hilfe das Immunsystem zu therapeutischen Zwecken beeinflußt und manipuliert werden kann.

Alle diese Erkenntnisse haben dazu geführt, daß die Immunologie in den verschiedenen Bereichen der theoretischen und klinischen Medizin einen ständig wachsenden Einfluß bekommen hat.

In dem vorliegenden Buch über medizinische Immunologie haben wir versucht, einen Überblick über die allgemeine Immunologie zu geben, der so bemessen ist, daß der Leser sowohl mit der Struktur und den unter normalen in vivo Bedingungen vorliegenden Funktionen des Immunsystems als auch mit den wichtigsten Prinzipien der in vitro Immunreaktionen vertraut wird. Die weiteren Kapitel dieses Buches sind der Beschreibung gewidmet, wie Immunreaktionen bestimmte klinische Krankheiten auslösen und ihren Verlauf beeinflussen können und welche Bedeutung sie für die verschiedenen Disziplinen der klinischen Medizin haben.

1 Das Immunsystem: Struktur, Entwicklung und Möglichkeiten der Reizantwort

Das Immunsystem besteht aus einer Reihe von spezialisierten Zellen, die an bestimmten Stellen des Organismus lokalisiert sind, wie z. B. im Thymus, in der Milz, in den Lymphknoten und im Lymphgewebe des Darms. Mit seiner Hilfe kommt es zur Wechselwirkung und letztendlich zur Eliminierung von fremden, d. h. nicht körpereigenen Substanzen wie Bakterien, Viren, Proteine, große Kohlehydratmoleküle und eine Reihe anderer Makromoleküle, die ebenfalls eine Immunantwort einleiten können. In der Abwehr von Infektionen liegt die lebenswichtige Bedeutung des Immunsystems für den Körper. Neueren Ergebnissen zufolge ist es auch an der Abwehr und der Eliminierung von Tumorzellen beteiligt; dabei übt das Immunsystem eine Überwachungsfunktion aus, mit der bösartige Zellen erkannt und beseitigt werden können. Damit stellt die Immunantwort einen der wichtigsten biologischen Reaktionsmechanismen des Körpers dar.

1.1 Struktur des Immunsystems

Das Immunsystem besteht aus zentralen und peripheren Lymphorganen. Die zentralen Lymphorgane sind das Knochenmark und der Thymus; die Vögel besitzen zusätzlich noch das Lymphgewebe in der Bursa Fabricii. Sämtliche übrigen lymphatischen Körpergewebe werden den peripheren Lymphorganen zugeordnet, darunter die Milz, die Lymphknoten und die weiteren lymphatischen Gewebe im Bereich des Halses, des Darms und der Lunge. Die zentralen Lymphorgane zeichnen sich dadurch aus, daß in ihnen die immunologischen Stammzellen zu immunkompetenten Zellen heranreifen.

1.1.1 Das Knochenmark

An allen Immunreaktionen sind die kleinen im Knochenmark gebildeten Lymphozyten beteiligt. Das konnte sowohl durch Knochenmarkstransplantationen bei Patienten mit schweren Immundefekten (s. S. 137ff) als auch bei verschiedenen Tierexperimenten gezeigt werden, bei denen durch die Transplantation gesunder Knochenmarkszellen alle immunologischen Funktionen wiederhergestellt werden konnten, die zuvor durch eine Ganzkörperbestrahlung vollständig zerstört worden waren.

Die funktionelle und morphologische Entwicklung der aus dem Knochenmark kommenden Stammzellen vollzieht sich in zwei getrennten Reifungsorganen. Die im Thymus heranreifenden Lymphozyten werden T-Lymphozyten genannt. Nach erfolgter antigener Stimulation entwickeln sie sich zu Effektor-T-Zellen, die die anschließenden zellvermittelten Immunreaktionen durchführen. Der zweite Entwicklungsprozeß führt zur Bildung von B-Lymphozyten. Als Folge einer antigenen Stimulation differenzieren sie zu Plasmazellen, die für die Produktion und die Ausscheidung der im Blutstrom zirkulierenden Antikörper verantwortlich sind. Das eigentliche an der Reifung der B-Zellen beteiligte Organ ist beim Menschen bisher noch nicht bekannt, jedoch ist es wahrscheinlich, daß es im Knochenmark selbst oder im Lymphgewebe der Darmregion zu suchen ist. Die Vögel besitzen dafür ein gesondertes Organ, die Bursa Fabricii, in der sich der Reifungsprozeß der B-Lymphozyten vollzieht.

1.1.2 Der Thymus

Der Thymus ist ein epitheliales Organ, in dem sich eine große Anzahl lymphozytenähnlicher Zellen, die sogenannten Thymozyten, befinden. Die histologische Einheit des Thymusgewebes ist das Läppchen, von denen jedes in seinem Rindenbezirk ein mit Lymphozyten vollgepacktes Netzwerk an retikulären Epithelzellen enthält. Das Mark eines Läppchens setzt sich mehr aus epithelialen Zellen zusammen, enthält weniger Lymphozyten und besitzt zusätzlich noch die Thymus-Körperchen, auch Hassal-Körperchen genannt, die dichte Aggregate epithelialer Zellen darstellen.

Im Thymus vollzieht sich ein rascher Umsatz an Lymphzyten. Die meisten von ihnen haben nur eine relativ kurze Lebenszeit, da sie entweder für bestimmte Immunreaktionen ausgewählt werden oder im Verlauf des schnellen Turnovers eliminiert werden. So verlassen nur etwa 5% aller Lymphozyten den Thymus in Form von immunkompetenten Zellen. Sie werden thymusabhängige Lymphozyten oder auch T-Lymphozyten genannt, da alle ihre Reifungs- und Differenzierungsphasen ausschließlich von der normalen Funktion des Thymus abhängen. Bei Patienten mit angeborener Thymusaplasie oder bei Mäusen, denen innerhalb weniger Tage nach der Geburt der Thymus entfernt worden war, sind praktisch keine T-Lymphozyten nachweisbar. Nach der Transplantation von normalem Thymusgewebe kam es in solchen Fällen wieder zur Produktion normaler T-Lymphozyten. Zur Zeit gibt es immer noch heftige Diskussionen darüber, ob die Reifung der T-Lymphozyten von der Anwesenheit zellulärer oder humoraler Thymus-Faktoren abhängt. Eine Reihe experimenteller Daten deutet darauf hin, daß daran zumindest humorale Faktoren, die sogenannten Thymus-Hormone, beteiligt sind. In einem einfachen und eleganten Testansatz konnte gezeigt werden, daß die T-Lymphozyten auch dann noch normal heranreifen können, wenn sie durch eine semipermeable Membran vom Thymusgewebe getrennt sind, durch die zwar die humoralen, nicht aber die intakten Thymuszellen hindurchtreten können.

Thymozyten können heutzutage in drei distinkte Untergruppen aufgeteilt werden: die frühen Thymozyten, die etwa 10% aller Thymozyten repräsentieren und die spezifische, durch monoklonale Antikörper definierte Oberflächenantigene (z. B. T9 und T10) tragen, die ebenfalls bei Vorläufer-Knochenmarkszellen (Prothymozyten) vorkommen; der am häufigsten vorkommende Thymozyten-Typ beinhaltet etwa 70% aller Thymozyten und läßt sich durch andere Oberflächenmarker (z. B. T4, T5, T6 und T10) identifizieren; die reifen Thymozyten, die etwa 20% der Thymozyten ausmachen, scheinen in zwei unterschiedliche Gruppen zu zerfallen, von denen die eine den Vorläufern der peripheren Helfer-T-Lymphozyten angehört und die andere ein Vorstadium der peripheren Suppressorzellen/zytotoxischen T-Lymphozyten darstellt (s. S. 13). Bei den peripheren T-Zellen werden die typischen Thymus-spezifischen Antigene wie T6, T9 und T10 nicht mehr auf der Oberfläche exprimiert.

Bei der Maus ist eine genetisch determinierte Thymusaplasie bekannt, für die ein bestimmtes Gen, das nu-Gen (nu = nude = nackt) verantwortlich ist. Bei verschiedenen Mausstämmen lassen sich mit Hilfe verschiedener Züchtungstechniken nackte Mäuse (nude mice) herstellen; durch die Kreuzung von zwei für das nu-Gen heterozygote Individuen erhält man einen homozygoten Nachkommen, der phänotypisch eine nackte Maus ist. Sie zeigt eine ausgesprochene Störung bei der Thymusentwicklung, so daß im peripheren Lymphgewebe keine immunkompetenten T-Lymphozyten vorkommen. Die Infektionsresistenz ist drastisch erniedrigt, so daß die Tiere unter speziellen Züchtungsbedingungen gehalten werden müssen. Selbst Xenotransplantate werden von ihnen nicht abgestoßen (s. S. 272). Diese Tiere eignen sich hervorragend für immunologische Untersuchungen, z. B. um die Funktion und die Kooperation der einzelnen Zelltypen des Immunsystems zu erforschen. In der Tumorimmunologie werden die Tiere dazu verwendet, um den Einfluß des Immunsystems auf transplantierte maligne Tumorzellen oder Tumorgewebe zu studieren. Maligne menschliche Zellen können durch fortlaufende Implantationen in den nackten Mäusen kontinuierlich gehalten werden und eignen sich in dieser Form für die Austestung neuer Anti-Krebsmedikamente.

1.1.3 Die Bursa Fabricii und bursaanaloge Organe

Ein alternativer Reifungsprozeß vollzieht sich bei den Vögeln in einem separaten Organ, der Bursa Fabricii, die sich als ovales sackartiges Gebilde an der Hinterwand der Kloake befindet. Sie ist ebenfalls ein epitheliales, mit Lymphozyten voll beladenes Organ, das für die normale Reifung der B-Lymphozyten und deren Differenzierung zu Plasmazellen notwendig ist. Wird die Bursa Fabricii kurz nach der Geburt chirurgisch entfernt, kommt es weder zur Entwicklung von B-Lymphozyten noch zur Bildung von Plasmazellen. Wie bereits oben kurz erwähnt, ist das analoge, für die Reifung der B-Lymphozyten verantwortliche Organ beim Menschen und bei einer Reihe anderer Wirbeltiere noch unbekannt. Zumindest momentan sprechen einige Ergebnisse dafür, daß die B-Lymphozyten entweder direkt im Knochenmark oder in den lymphoiden Geweben des Darmbereiches heranreifen.

Das Knochenmark enthält eine Prä-B-Zellform (die auch in der fötalen Leber vorkommt), die intrazelluläre μ-Ketten enthält, aber weder die leichten Ketten der Immunglobuline besitzt noch die typischen membrangebundenen Oberflächenmarker wie Immunglobuline, Ia-Antigene oder Fc-Rezeptoren. Zusätzlich enthält das Knochenmark noch unreife B-Zellen, die die intrazelluläre μ-Kette verloren haben, aber membranständiges IgM, Ia-Antigene und Fc-Rezeptoren auf ihrer Oberfläche tragen. Die reifen B-Lymphozyten, die die vorherrschende B-Zellpopulation des peripheren Blutes repräsentieren, exprimieren membrangebundes IgM und IgG (s. S. 11).

1.1.4 Die peripheren Lymphorgane

Die in den vorhergegangenen Abschnitten beschriebenen Eigenschaften des Immunsystems lassen deutlich seine fundamentale Dichotomie erkennen: Auf der einen Seite haben wir die T-Lymphozyten, die im Thymus heranreifen und die an zellvermittelten Immunreaktionen beteiligt sind; auf der anderen Seite haben wir die B-Lymphozyten, die in der Bursa Fabricii oder beim Menschen in einem bursaanalogen Organ heranreifen und die nach der Ausdifferenzierung in die antikörperproduzierenden Plasmazellen für humorale Immunreaktionen verantwortlich sind (Abb. 1).

Diese Dichotomie spiegelt sich auch in der Tatsache wider, daß die T- und B-Lymphozyten in verschiedenen Bereichen der peripheren Lymphorgane lokalisiert sind. Abb. 2 zeigt den typischen Aufbau eines Lymphknotens: Die B-Lymphozyten befinden sich in der Cortex, eng benachbart zu den primären Follikeln und in Form von dichten Ringen um die Keimzentren. Auch das Mark ist reich an B-Lymphozyten und vor allen Dingen an Plasmazellen. Im Gegensatz dazu sind die T-Lymphozyten in den parakortikalen Bereichen zwischen Mark und Cortex lokalisiert. Eine besondere und charakteristische Feinstruktur

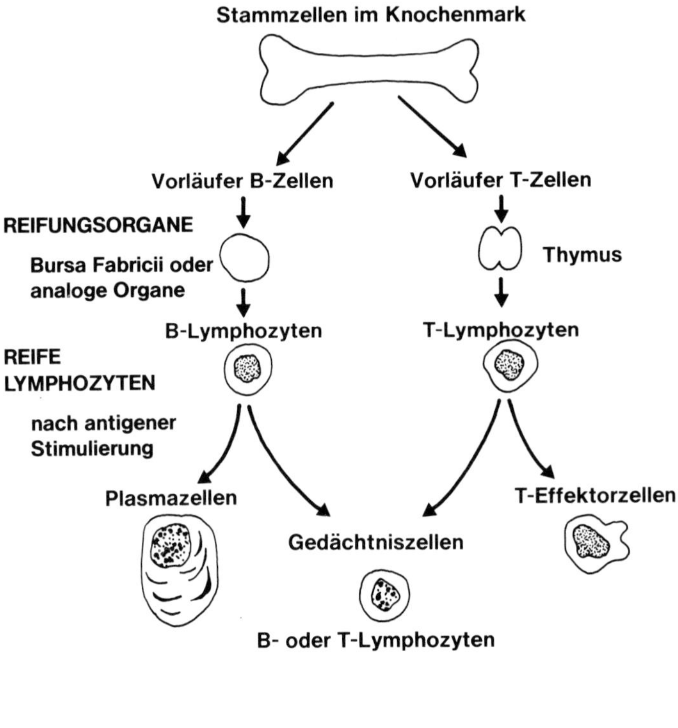

Abb. 1 Die prinzipielle Einteilung des Immunsystems in das B-Zell- und das T-Zellsystem

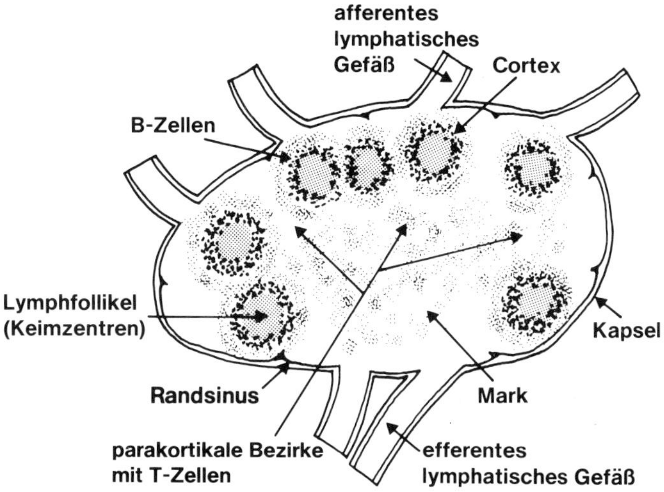

Abb. 2 Der Aufbau eines Lymphknotens

ist in der Milz zu erkennen, bei der kleine Arteriolen mit einem Saum von Lymphozyten umgeben sind, was auch als weiße Pulpa bezeichnet wird. Während sie weitgehend nur aus T-Lymphozyten besteht, sind die B-Lymphozyten auf die rote Pulpa um die Sinusbereiche konzentriert. Treten beim Menschen Mangelerscheinungen des Thymus auf oder werden Tiere kurz nach der Geburt thymektomiert, sind die T-Lymphozyten-Bereiche (die sogenannten thymusabhängigen Bereiche) der peripheren Lymphorgane stark atrophiert und praktisch frei von Lymphozyten. Im Falle humoraler Immundefekte beim Menschen und entsprechender Erscheinungen bei Tieren sind nur die B-Lymphozyten-Bereiche (die sogenannten thymusunabhängigen Bereiche) der peripheren Lymphorgane stark atrophisch, während die thymusabhängigen Gebiete histologisch und funktionell normal sind.

1.2 Die an Immunreaktionen beteiligten Zelltypen

Die bereits weiter oben beschriebene Dichotomie des Immunsystems spiegelt sich auch in der Funktion und Verteilung der im peripheren Blut vorhandenen kleinen Lymphozyten wider: Etwa 70–80% von ihnen sind beim Menschen T-Lymphozyten, 10–15% sind B-Lymphozyten, und 5–10% gehören zu einer dritten Zellpopulation, den sogenannten Null-Zellen. In den folgenden Kapiteln soll jede dieser drei Populationen im Hinblick auf die verschiedenen Membranmarker, die Oberflächenrezeptoren und die relative Verteilung in den einzelnen Lymphorganen getrennt betrachtet werden. Daran anschließend soll auch auf die funktionelle Bedeutung der Makrophagen und der Plasmazellen bei der Immunantwort eingegangen werden. In der Tab. 1 sind die wichtigsten Membranmarker auf menschlichen Lymphozyten, K-Zellen und Makrophagen aufgeführt.

Tabelle 1

	B-Lymphozyten	T-Lymphozyten Helfer-Zellen	Suppressorzellen, zytotoxische Zellen	K-Zellen	Makrophagen
Membranständige Immunglobuline	+	–	–	–	–
Rezeptor für Schafserythrozyten	–	+	+	+	–
Ia-Antigene	+	+[4]	±	±	+
IgG Fc-Rezeptor[1]	+	–	+[2]	+	+
IgM Fc-Rezeptor	+	+[3]	–	–	–
Rezeptor für C3	+	±	–	+	+
Rezeptor für das Epstein-Barr-Virus	+	–	–	–	–
Rezeptor für das Masernvirus	–	+	–	–	–

[1] IgG Fc-Rezeptoren werden durch die Reaktion mit aggregiertem IgG, die Bindung von Immunkomplexen oder die Bindung von Rosetten mit IgG-sensibilisierten Erythrozyten nachgewiesen.

[2] Ungefähr 10–15% der peripheren T-Lymphozyten tragen den IgG Fc-Rezeptor und gehören wahrscheinlich alle zur Population der Suppressorzellen/zytotoxischen Zellen.

[3] Etwa 60–70% der peripheren T-Lymphozyten tragen den IgM Fc-Rezeptor und enthalten den größten Teil der Helferzellen.

[4] Ia-Antigene scheinen auf einem beträchtlichen Anteil der peripheren T-Lymphozyten vorzukommen; im verstärktem Maß treten sie bei aktivierten T-Zellen auf, wahrscheinlich bei Helferzellen.

1.2.1 Die B-Lymphozyten

Membranmarker. Für die Klassifizierung und Charakterisierung von Lymphozyten-Populationen sind die konventionellen histologischen Methoden nicht geeignet. Unter Zuhilfenahme der Elektronenmikroskopie konnte jedoch gezeigt werden, daß das endoplasmatische Retikulum der B-Lymphozyten besser entwickelt ist als bei anderen Zellpopulationen. Neuere mit dem Rasterelektronenmikroskop gewonnene Ergebnisse ergaben, daß die B-Lymphozyten auch eine rauhere Oberfläche haben. Es muß jedoch betont werden, daß derartige submikroskopische Eigenschaften nur bedingt zur eindeutigen Klassifizierung von B-Lymphozyten herangezogen werden können. Für eine genauere und sinnvollere Einteilung werden immunologische oder biochemische Merkmale verwendet. Beim Menschen und bei einer Reihe von Tierarten stellen membrangebundene Immunglobuline den besten Marker für B-Lymphozyten dar. Bei diesen Immunglobulinen handelt es sich nicht um zytophile oder passiv an die Zelloberfläche angelagerte Proteine, sondern um Immunglobuline, die von den Lymphozyten selbst synthetisiert werden.

Membrangebundene Immunglobuline werden mit Hilfe der Immunfluoreszenz sichtbar gemacht: Isolierte Antikörper, die gegen diese Immunglobuline gerichtet sind und die ohne Verlust ihrer biologischen Funktion chemisch an Fluoreszenzfarbstoffe gekoppelt wurden, werden zusammen mit den Lymphozyten bei 4°C inkubiert. Nach einem intensiven Waschvorgang, der der Entfernung überschüssiger Antikörper dient, werden die Zellen im Fluoreszenzmikroskop untersucht: Wurden nur lebende Zellen verwendet, sind lediglich die Proteine der Oberflächenmembran und nicht die intrazellulären Immunglobuline angefärbt, da die markierten Antikörper die intakte Zellmembran nicht zu durchdringen vermögen. Die linke Aufnahme in Abb. 3 zeigt das typische Bild einer ringförmigen und grob körnigen Fluoreszenzverteilung, was auf das Vorhandensein von membrangebundenen und über die ganze Zelloberfläche verteilte Immunglobuline hindeutet. Werden höhere Konzentrationen der Anti-Immunglobulin-Antikörper verwendet und wird die Inkubation bei 37 °C anstatt bei 4 °C durchgeführt, wandern die membranständigen Immunglobuline (zusammen mit den daran gebundenen markierten Antikörpern) in Richtung eines Zellpoles. Dieser Vorgang wird „capping" genannt. Im mittleren Bild von Abb. 3 ist ein teilweises, im rechten Bild ein vollständiges capping zu sehen.

Im peripheren Blut normaler Individuen tragen nur etwa 10–15% aller Lymphozyten membrangebundene Immunglobuline. Der linke Teil von Abb. 4 zeigt die phasenkontrastmikroskopische Aufnahme einer Gesamtlymphozytenpräparation. Das rechte Foto zeigt denselben Bildausschnitt, in dem nur die Zellen mit membranständigen Immunglobulinen sichtbar sind, nachdem sie mit fluoreszenzmarkierten Anti-Immunglobulin-Antikörpern behandelt worden waren. Nur einer der zehn dargestellten Lymphozyten kann aufgrund der charakteristischen ringförmigen Fluoreszenz und damit aufgrund der Anwesenheit von membrangebundenen Immunglobulinen eindeutig als B-Lymphozyt identifiziert und klassifiziert werden.

Zur Zeit scheinen alle Befunde dafür zu sprechen, daß fast alle reifen B-Lymphozyten Ia-Antigene tragen. Exakt definierte Antiseren gegen Ia-Anti-

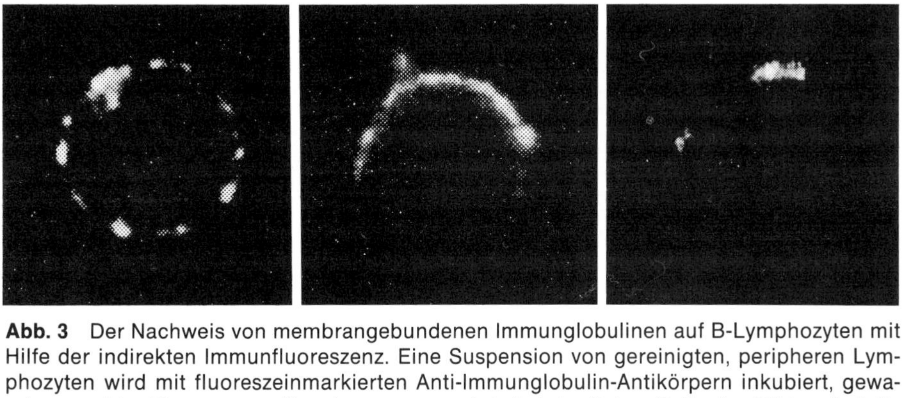

Abb. 3 Der Nachweis von membrangebundenen Immunglobulinen auf B-Lymphozyten mit Hilfe der indirekten Immunfluoreszenz. Eine Suspension von gereinigten, peripheren Lymphozyten wird mit fluoreszeinmarkierten Anti-Immunglobulin-Antikörpern inkubiert, gewaschen und im Fluoreszenzmikroskop ausgewertet. Auf der linken Seite des Bildes sind die fluoreszierenden Flecke ringförmig angeordnet, ein Beweis für die gleichmäßige Verteilung der Immunglobuline auf der Zelloberfläche. Die Erscheinung des teilweisen oder vollständigen „capping" ist im mittleren bzw. rechten Teil der Abbildung dargestellt. Das capping beruht auf einer gerichteten Neuverteilung der membrangebundenen Immunglobuline, die durch die Reaktion mit einer relativ hohen Konzentration an Anti-Immunglobulinen bei 37 °C ausgelöst wurde. Das capping tritt auch nach der Reaktion zwischen Lymphozyten und spezifischen Antigenen auf. Das antigeninduzierte capping spielt wahrscheinlich eine wichtige Rolle bei der Einleitung einer Immunantwort, wenn die B-Lymphozyten in vivo mit dem Antigen reagiert haben

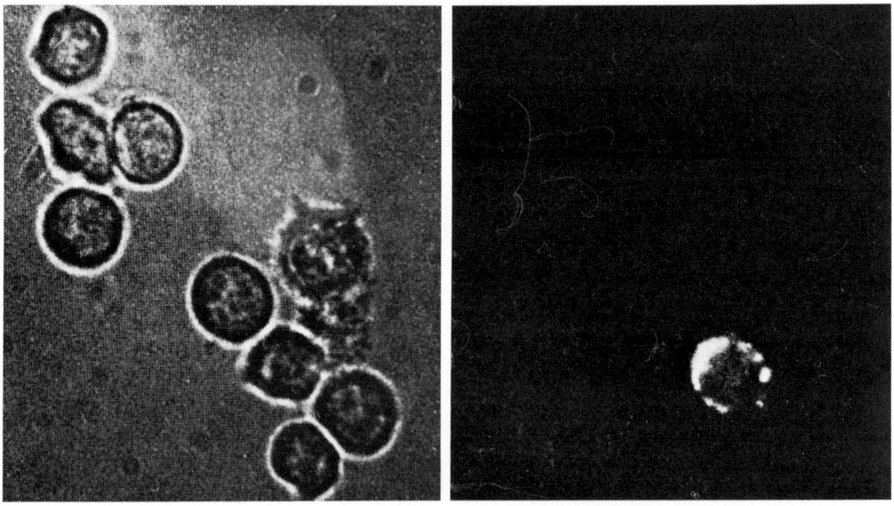

Abb. 4 Der Nachweis von B-Lymphozyten im peripheren Blut. Das Präparat besteht aus einer Suspension von lebenden peripheren Lymphozyten, die mit fluoreszeinmarkierten Antikörpern gegen menschliche Immunglobuline behandelt wurden. Derselbe Bildausschnitt wurde einmal im Phasenkontrastmikroskop (linke Seite) und einmal im UV-Mikroskop (rechte Seite) betrachtet. Nur einer von zehn Lymphozyten trägt membrangebundene Immunglobuline und ist per definitionem ein B-Lymphozyt

gene sind heutzutage verfügbar und reagieren ausschließlich mit den B-Lymphozyten z. B. des Menschen oder anderer Tiergattungen. Dieses Ia-Marker-System wird immer häufiger zur Identifizierung und Charakterisierung von B-Lymphozyten herangezogen.

Über den Nachweis von membrangebundenen Immunglobulinen können unterschiedliche B-Lymphozyten-Subpopulationen identifiziert und quantifiziert werden, deren Immunglobuline verschiedenen Klassen und Unterklassen angehören. Diese immunologischen Parameter sind gerade bei der Diagnose von Immundefekten (s. S. 137ff) und lymphoproliferativen Erkrankungen (s. S. 146ff) von großer Bedeutung.

Weitere B-Lymphozyten-Marker sind der für die Bindung von aggregierten Immunglobulinen verantwortliche Fc-Rezeptor und die Rezeptoren für die Komplementfaktoren C3d und C4b. Da diese Marker aber auch bei anderen Zelltypen vorkommen, sind sind für die eindeutige Identifizierung von B-Lymphozyten weniger gut geeignet.

Seit neustem werden die verschiedenen Markersysteme auch im klinischen Bereich für die Diagnose verschiedener Immundefekte (s. S. 137ff), lymphoproliferativer Krankheiten (s. S. 146ff) und Autoimmunerkrankungen (s. S. 204f) herangezogen.

Antigenrezeptoren. Schon seit längerem ist bekannt, daß die Antigenrezeptoren der B-Lymphozyten membrangebundene Immunglobuline sind. Im Falle des IgG und des monomeren IgM ist der C-terminale Bereich des Fc-Teiles (s. S. 46) in der Zellmembran verankert, während der Fab-Abschnitt, der die variable Region und die Antigenbindungsstelle trägt, nach außen zeigt. Dadurch wird eine Orientierung erreicht, die es den Immunglobulinen ermöglicht, als Antigenrezeptoren auf der Lymphozytenoberfläche zu fungieren.

Die membrangebundenen Immunglobuline erkennen die gleichen antigenen Determinanten wie die zirkulierenden Antikörper, die bei der Immunantwort gebildet werden (s. S. 24). Das bedeutet, daß sich die B-Lymphozyten als Folge einer antigenen Stimulation in Plasmazellen umwandeln und mit der Produktion von Immunglobulinen anfangen, die dieselbe Antikörperspezifität haben wie die auf der Oberfläche der ursprünglichen antigensensitiven B-Lymphozyten gebundenen Immunglobuline. Ein Beweis dafür wurde kürzlich für den Menschen und verschiedene Tierarten dadurch erbracht, daß die auf der Oberfläche von B-Lymphozyten befindlichen Immunglobuline dieselbe idiotypische Spezifität (s. S. 65) haben wie die entsprechenden zirkulierenden Antikörper.

Die Charakterisierung membrangebundener Antikörper erfolgt mit Hilfe von Antiseren, die für bestimmte Immunglobulinklassen, Immunglobulinsubklassen und Leichtkettentypen spezifisch sind. Bei dem weitaus größten Teil (ca. 75%) der membrangebundenen Immunglobuline handelt es sich um monomeres IgM. Die meisten der IgM-tragenden reifen B-Lymphozyten haben zusätzlich noch Immunglobuline des IgD-Types auf der Oberfläche. Alle die auf einem bestimmten Lymphozyten befindlichen IgM- und IgD-Moleküle haben denselben molekularen Aufbau (von der Primär- bis zur Quartärstruktur) im variablen Bereich der Leicht- und Schwerkette (s. S. 46), dieselbe idiotypische Spezifität und wahrscheinlich auch dieselbe Antikörperspezifität. Nur ein kleiner Teil (weniger als 10%) aller B-Lymphozyten trägt membranständiges IgG, und einige wenige B-Zellen haben IgA oder IgE auf ihrer Oberfläche.

Andere Eigenschaften. Bestimmte Mitogene, wie das Pokeweed-Mitogen (PWM) und das Staphylokokken Protein A, können B-Lymphozyten in vitro zur Proliferation anregen. Ebenso können B-Lymphozyten durch spezifische Antigene stimuliert werden – eine Methode, mit deren Hilfe die Interaktion zwischen definierten Antigenen und entsprechenden B-Lymphozyten-Klonen studiert werden kann. Eine hochsensitive Methode, der Jerne Plaquetest, erlaubt die Identifizierung und Charakterisierung individueller Antikörperproduzierender B-Zellen bzw. Plasmazellen.

Das Epstein-Barr Virus (EBV) zeigt eine spezielle Affinität zu B-Lymphozyten und hat seinen eigenen Rezeptor auf ihrer Oberfläche. Nach der Infektion (Transformation) durch das Virus fangen die B-Lymphozyten an, sich in vitro kontinuierlich zu teilen, was in der Bildung von stetig wachsenden lymphoblastoiden Zell-Linien resultiert, die Tumor-spezifische Antigene tragen und polyklonale Antikörper sezernieren. Bakterielle Polysaccharide zeigen bei Mäusen eine starke Aktivität im Bezug auf die Induktion einer B-Lymphozytenproliferation. Diese Zellaktivierung ist von der Bildung und der Sekretion von Immunglobulinen im Verlauf der relativ kurzen Kulturdauer begleitet. Die sezernierten Immunglobuline sind polyklonaler Natur, und ihre Antikörperaktivitäten entsprechen dem immunologischen Repertoir der ursprünglichen Lymphozyten. Lipopolysaccharide und Polysaccharide mit ähnlichen Eigenschaften, wie z. B. gewisse Dextrane, werden unter dem Oberbegriff „polyklonale B-

Zellaktivatoren" zusammengefaßt. Sie sind in der Lage, auch in vivo eine polyklonale B-Zellaktivierung zu induzieren. Substanzen, die eine derartige Aktivität zeigen, wurden bei einer Reihe von gram-negativen Bakterien und anderen Mikroorganismen, z. B. Trypanosomen, gefunden. Allerdings ist ihr Einfluß auf die Immunantwort im Laufe einer akuten Infektionskrankheit noch völlig unbekannt.

1.2.2 Die T-Lymphozyten

Membranmarker. Bisher konnten mit den normalen histologischen Techniken keine T-Zell-spezifischen Eigenschaften festgestellt werden. Bei der rasterelektronenmikroskopischen Untersuchung konnte man jedoch nachweisen, daß die T-Lymphozyten im Vergleich zu den B-Lymphozyten eine glattere Oberfläche haben. Für die routinemäßige Charakterisierung von T-Zellen ist diese Eigenschaft allerdings relativ bedeutungslos, da auch die T-Lymphozyten mit Hilfe bestimmter Membranmarker schnell und eindeutig identifiziert werden können.

Man macht sich für die Bestimmung menschlicher T-Lymphozyten ihre Eigenschaft zunutze, normale Schafserythrozyten an sich anzulagern. Durch die spezifische Bindung der Erythrozyten kommt es zur Ausbildung der in Abb. 5 dargestellten typischen Rosetten: Nur einige Lymphozyten haben keine Erythrozyten gebunden, während die meisten von ihnen die charakteristische Rosettenformation zeigen und entweder nur wenige oder einen Ring von Schafserythrozyten um sich herum haben. Werden drei oder mehr Erythrozyten pro Lymphozyt gebunden, spricht man von einer positiven Reaktion, d. h. daß der an der Rosettenbildung beteiligte Lymphozyt ein T-Lymphozyt ist. Manchmal kommt es auch vor, daß die Lymphozyten durch die Anlagerung extrem vieler Erythrozyten nicht mehr zu erkennen sind und dann in Form von Kugeln aus dicht gepackten roten Blutzellen auftreten.

Obwohl es sich bei der Rosettenbildung um eine streng T-Zell-spezifische Reaktion handelt, hängt die Empfindlichkeit der Methode von einigen wichti-

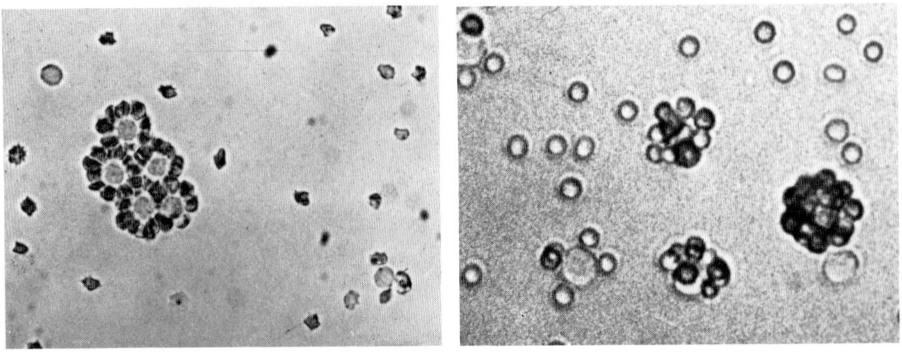

Abb. 5 Die Rosettenbildung zwischen T-Lymphozyten und normalen Schafserythrozyten. Die rechte Bildhälfte zeigt die Rosetten bei einer stärkeren Vergrößerung

gen physikochemischen Parametern wie Inkubationszeit, Temperatur und Zellkonzentration ab. Durch die Optimierung und Standardisierung aller Faktoren ist es jedoch möglich, praktisch alle T-Lymphozyten mit den Schafserythrozyten zur Reaktion zu bringen. B-Lymphozyten bilden mit den Schafserythrozyten keine Rosetten, wohl aber eine Subpopulation der K-Zellen. Diese eben beschriebene Reaktion mit Schafserythrozyten ist momentan die beste und eindeutigste Methode zur Identifizierung menschlicher T-Lymphozyten. Bei Patienten mit Störungen der zellvermittelten Immunität ist der Prozentsatz an Lymphozyten, die mit den Schafserythrozyten Rosetten bilden, stark vermindert, während die Anzahl derartiger Lymphozyten bei Patienten mit humoralen Immundefekten normal ist (s. Tab. 10).

Durch die Verwendung von spezifischen Hetero-Antiseren oder, seit wenigen Jahren, monoklonalen Antikörpern von Hybridom-Zell-Linien konnten auf menschlichen T-Zellen mehrere T-Zell-spezifische Oberflächenmembranantigene nachgewiesen werden. Auf diesem Wege wurden zwei hauptsächliche T-Lymphozyten-Subpopulationen mit unterschiedlichen Funktionen gefunden. Die eine ist die Helfer-T-Zellpopulation (T_H-Zelle), die den charakteristischen Marker T4 trägt und die etwa 50–60% der peripheren T-Zellen repräsentiert; ihre Funktion besteht darin, B-Lymphozyten bei der Differenzierung zu Plasmazellen zu helfen, anderen T-Zellen im Zusammenhang mit Überempfindlichkeitsreaktionen vom verzögerten Typ und zytotoxischen Reaktionen notwendige Aktivierungssignale zu geben und mit Makrophagen zu kooperieren. Neuere Ergebnisse deuten darauf hin, daß auch die Aktivierung der Suppressor-T-Zellen durch Helfer-T-Zellen kontrolliert wird. Die andere T-Lymphozytensubpopulation beinhaltet die Suppressorzellen/zytotoxischen Zellen, die das charakteristische Antigen T5 exprimieren und die etwa 20–30% der peripheren T-Zellen repräsentieren. Die Suppressorzellen (T_S) sind in der Lage, die Immunantwort von B- und T-Lymphozyten zu unterdrücken oder abzuschwächen.

Bei einigen Spezies, vor allen Dingen bei der Maus, können die einzelnen T-Zellsubpopulationen durch spezifische, gegen charakteristische Membranantigene gerichtete Antiseren unterschieden werden. Die in diesem Zusammenhang gewonnenen Ergebnisse stellten wichtige Orientierungshilfen für das Studium menschlicher T-Zellsubpopulationen dar, und es zeigten sich eine Reihe von Analogien zwischen Mensch und Tier im Hinblick auf die immunologischen Eigenschaften und biologischen Funktionen der verschiedenen T-Zellpopulationen.

Antigenrezeptoren. Auch die T-Lymphozyten tragen Antigenrezeptoren auf ihrer Oberfläche; über ihre chemische Struktur, Funktion und Anordnung liegen bisher allerdings noch keine genauen Angaben vor. Es lag nahe anzunehmen, daß in Analogie zu den B-Zellen auch bei den T-Lymphozyten Immunglobuline als Antigenrezeptoren fungieren; bisher ist es jedoch noch nicht gelungen, membrangebundene, von der T-Zelle selbst synthetisierte Immunglobuline nachzuweisen. Verschiedene Forschergruppen konnten in den letzten Jahren den Beweis erbringen, daß die mit einem bestimmten Antigen reagierenden T-Lymphozyten die gleichen idiotypischen Determinanten (s. S. 65) tragen wie die gegen dasselbe Antigen gerichteten B-Lymphozyten und zirkulierenden löslichen Antikörper. Das würde bedeuten, daß der T-Zell-gebundene Antigenrezeptor aus einem Bruchstück des Immunglobulinmoleküls aufgebaut ist; höchstwahrscheinlich handelt es sich dabei um den variablen Bereich, in dem die idiotypischen Determinanten und die mit dem Antigen reagierende Bindungsstelle (s. S. 49) gelegen sind. Inzwischen konnte eindeutig gezeigt werden, daß die Ia-Antigene (s. S. 275) im Verlauf einer Immunantwort für die richtige Erkennung des Antigens (über die Makrophagen-Helfer-T-Zellen-Interaktion) und die Aktivierung von T-Lymphozyten (über die T-Zell-T-Zell-Kooperation) notwendig sind. Auf diesem Gebiet der Immunregulation liegt zur Zeit ein Hauptakzent der immunologischen Forschung.

Andere Eigenschaften. T-Lymphozyten haben eine Vielzahl von Funktionen, von denen die wichtigsten die direkte Zytotoxizität gegenüber Zielzellen, die antikörperabhängige zelluläre Zytotoxizität, NK-Zellaktivität, Lymphokinproduktion und wichtige Kontrollmechanismen bei der Kooperation zwischen T-Zellen und B-Zellen, T-Zellen und T-Zellen und T-Zellen und Makrophagen sind. Diese zuletzt genannten Interaktionen zeigen diskrete Restriktionen zu Spezifitäten der Ia-Antigene, während die direkte Zytotoxizität durch andere MHC-kodierte Strukturen kontrolliert wird (s. Kap. 6).

1.2.3 Die Kooperation zwischen T- und B-Lymphozyten

Helfer-T-Zellen. Für die Aktivierung antigensensitiver B-Zellen ist ein relativ starker Stimulus notwendig, der durch polymere Antigene wesentlich effektiver als durch nicht-polymere Antigene vermittelt werden kann. Polymere Antigene wie z. B. Polysaccharide aus Pneumokokken, Dextrane, Lipopolysaccharide und polymeres Flagellin können eine B-Zellantwort und damit eine Antikörperproduktion in Tieren einleiten, die keine T-Lymphozyten haben. Solche Substanzen werden deshalb auch T-Zell-unabhängige Antigene genannt. Die nichtpolymeren Antigene können nur dann eine B-Zellantwort in Form einer Antikörperproduktion auslösen, wenn sie gleichzeitig mit einer bestimmten Subpopulation der T-Zellen, den sogenannten Helfer-T-Zellen, kooperieren.

In Tab. 2 wird dieses Prinzip an einem Tiermodell noch einmal verdeutlicht: Das Immunsystem normaler Mäuse wird durch starke radioaktive Bestrahlung derart geschädigt, daß es nicht mehr in der Lage ist, nach der Stimulierung mit einem T-Zell-abhängigen Antigen (z. B. Schafserythrozyten) eine spezifische Antikörperproduktion durchzuführen. Durch die Übertragung von normalen, d. h. unbestrahlten Milzzellen, die eine Mischung aus T-Zellen und B-Zellen sind, kann die Funktionsfähigkeit des Immunsystems vollständig wiederhergestellt werden, was bedeutet, daß die Maus wieder Antikörper produziert. Die Übertragung von Thymozyten (T-Zellen) oder Knochenmark (B-Zellen) allein haben nur einen geringen Effekt und können den immundefizienten Zustand der Maus nicht aufheben.

Auch bei der Bildung von Anti-Hapten-Antikörpern benötigt das Immunsystem beide Lymphozytenpopulationen. Dabei werden die Haptene an verschie-

Tabelle 2 Die Kooperation zwischen B- und T-Lymphozyten bei der T-Zell-abhängigen Antikörperantwort

Die in immundefiziente Mäuse übertragenen Zelltypen[1]	
B-Zellen (aus dem Knochenmark)	keine Antikörpersynthese
T-Zellen (aus dem Thymus)	keine Antikörpersynthese
B- und T-Zellen (aus der Milz)	starke Antikörpersynthese

[1] Die Mäuse wurden mit einer so hohen Dosis an Röntgenstrahlung behandelt, daß jegliche immunologische Aktivität zerstört wurde.

dene Trägermoleküle chemisch gekoppelt (z. B. Dinitrophenol [DNP] an Albumin oder Fibrinogen) und in die Versuchstiere injiziert. Es zeigte sich, daß für die optimale und wirkungsvolle Produktion von Antikörpern die Kooperation von T-Zellen und B-Zellen unbedingt notwendig ist. Im Verlauf einer derartigen Immunreaktion reagiert die antigensensitive B-Zelle mit dem Hapten, und die Helfer-T-Zelle erkennt die antigenen Determinanten des Trägermoleküls.

Mit Hilfe derartiger Tierexperimente konnte man auch nachweisen, daß die aktivierte Thymuszelle zusätzlich noch biologisch aktive lösliche Faktoren (Mediatoren) produziert. Auch diese kleinen Moleküle (Obligo- oder Polypeptide) können an dem Helfermechanismus beteiligt sein, der die B-Lymphozyten zur Antikörperproduktion anregt. Die Kooperation zwischen Makrophagen, Helfer-T-Zellen und B-Lymphozyten wird durch MHC-kodierte Antigene kontrolliert.

So tragen die Helfer-T-Zellen wahrscheinlich zwei unterschiedliche membranständige Rezeptoren, von denen der eine das Antigen und der andere MHC-kodierte Genprodukte (Ia-Antigene) erkennt; eine optimale Hilfe und Antikörper-Produktion ist nur dann gegeben, wenn zwischen den Helfer-T-Zellen, Makrophagen und B-Zellen eine Ia-Antigen-Kompatibilität besteht.

Eine ähnliche Ia-Restriktion besteht auch für die Hilfe von T-Zellen untereinander und damit für eine optimale zellvermittelte Immunantwort. Helfer-T-Zellen exprimieren den Fc-Rezeptor für IgM (Tμ-Rezeptor) und können mit Hilfe spezifischer Membranmarker (z. B. T4) identifiziert werden. T_H-Zellen lassen sich in antigenspezifischen Plaquetests charakterisieren, mit dem die Antikörper-Synthese individueller B-Zellen bestimmt werden kann (s. Jerne Plaquetechnik).

B-Zell-spezifische Helfer-T-Zellen werden auch in antigenunspezifischen Systemen über eine Stimulation durch Mitogene getestet, z. B. das Pokeweed-Mitogen (PWM), die ebenfalls die Immunglobulin-Synthese induzieren. T-Zell-spezifische Helfer-T-Zellen werden gewöhnlich mit Hilfe der gemischten Lymphozytenkultur nachgewiesen, wobei Con A-stimulierte Effektorzellen eingesetzt werden.

Suppressor-T-Zellen. Eine weitere, wichtige T-Zellsubpopulation sind die Suppressor-T-Zellen, die die Funktion und den Aktivitätszustand von B-Zellen und anderen T-Zellen inhibieren. Seit neuestem können sie auch beim Menschen mit Hilfe von Membranmarkern (z. B. T5) und dem Fc-Rezeptor für IgG

(Tγ) charakterisiert werden. Weiterhin können sie auch in funktionellen Testen, die gleich oder ähnlich denen für Helfer-T-Zellen sind, bestimmt werden. Zusammengefaßt kann gesagt werden, daß die Intensität einer Immunantwort weitgehend durch eine Netto-Wirkung festgelegt wird, die sich aus der Antigenstimulation und der antagonistischen Modulation von Helfer- und Suppressorzellen zusammensetzt. Das detaillierte Verständnis dieses komplexen Zusammenspiels von verschiedenen Aktivitäten ist gerade für die Beschreibung der immunologischen Mechanismen bei Autoimmunreaktionen von großer Bedeutung. Ein anderer wichtiger Kontrollmechanismus des Immunsystems besteht in einem feinen, ausbalancierten idiotypischen Netzwerk: Immer dann, wenn ein Antikörper gebildet wird, kommt es auch zur Synthese von solchen Antikörpern, die gegen die antigenbindende Region (den Idiotypen) des ersten Antikörpers gerichtet sind; sie werden antiidiotypische Antikörper genannt und reagieren nicht nur mit dem löslichen Antikörper sondern auch mit den entsprechenden idiotypischen Determinanten der Antigenrezeptoren auf den relevanten B- und T-Lymphozyten.

1.2.4 K-Zellen

Membranrezeptoren. Vor einigen Jahren wurde beim Menschen und einigen Tiergattungen ein neuer, von den klassischen B- und T-Zellen unterschiedlicher Zelltyp entdeckt. Diesem Zelltyp fehlen membrangebundene Immunglobuline, jedoch besitzt er einen Rezeptor mit geringer Affinität für Schafserythrozyten, einen membranständigen Rezeptor für den IgG-Fc-Teil (s. S. 45f) und einen weiteren Rezeptor für den Komplementfaktor C3. Mit Hilfe dieser verschiedenen Rezeptortypen (besonders den für IgG) kann diese Zellpopulation relativ klar identifiziert werden. Sie werden K-Zellen genannt, gehören zur Subpopulation der Null-Zellen und sehen morphologisch aus wie normale kleine Lymphozyten. Die Identifizierung und Charakterisierung der K-Zellen erfolgt über die bereits erwähnten Oberflächenrezeptoren, vor allen Dingen über den Fc-Rezeptor. Dabei wird ein Rosettentest verwendet, bei dem es zur spezifischen Interaktion des Fc-Rezeptors mit IgG-Molekülen kommt, die auf der Oberfläche von z. B. menschlichen Erythrozyten gebunden sind. Diese Rosettenform wird als EA-Rosette (Erythrozyt-Antikörper) bezeichnet. Obwohl die Morphologie der E-Rosette (bestehend aus T-Lymphozyten und Schafserythrozyten) und der EA-Rosette identisch ist, sind zwei völlig verschiedene Rezeptor-Typen an der Rosettenbildung beteiligt. Da auch noch andere Zelltypen (B-Zellen, T-Zellen), Fc-Rezeptoren tragen, müssen die experimentellen Bedingungen in der Praxis so gewählt werden, daß nur die K-Zell Population spezifisch mit den Anti-Rhesus-Antikörpern beladenen menschlichen Erythrozyten reagiert. Auch der auf der Oberfläche der K-Zelle gelegene Komplement-Rezeptor wird für die Identifizierung herangezogen. Dabei bedient man sich einer weiteren Rosettenform, der EAC-Rosette (Erythrozyt-Antikörper-Komplement), die sich bei der Reaktion des Komplementrezeptors mit dem Komplement-Antikörper-Erythrozyten-Komplex ausbildet.

Andere Eigenschaften. Wie bereits weiter oben kurz erwähnt, sind die K-Zellen für die antikörperabhängige Zytotoxizität verantwortlich, d. h. für die Eliminierung von antikörperbedeckten Zielzellen. Dieser Mechanismus, der für die Abwehr fremder Zellen und bei Autoimmunreaktionen wichtig ist, funktioniert nur dann, wenn die Zielzelle Antikörper der IgG1 und IgG3 Unterklassen gebunden hat. Die Erkennung erfolgt über den Fc-Rezeptor der K-Zelle, was zu einer Aktivierung der Killer-Zelle und zur Zerstörung der Zielzelle führt. Die Reaktion läuft nicht ab, wenn die Antikörper gegen die Zielzelle weggelassen werden oder wenn Fab- oder $F(ab')_2$-Fragmente verwendet werden, d. h. Antikörper ohne einen intakten Fc-Teil. Da diese Form der Immunreaktion nur in Anwesenheit von Antikörpern funktioniert, spricht man von antikörperabhängiger Zytotoxizität. Sie darf aber nicht mit der direkten Zytotoxizität verwechselt werden, die völlig unabhängig von zirkulierenden Antikörpern ist und bei der spezifisch sensibilisierte T-Lymphozyten direkt mit den Zielzellen reagieren. Momentan kann man noch keine definitive Aussage darüber machen, ob die K-Zelle ihrer Herkunft und ihrer Funktion nach ein Lymphozyt oder Monozyt ist oder ob sie eine völlig eigenständige und separate Zellpopulation darstellt. Morphologisch ähneln die Killerzellen zwar den kleinen Lympho-

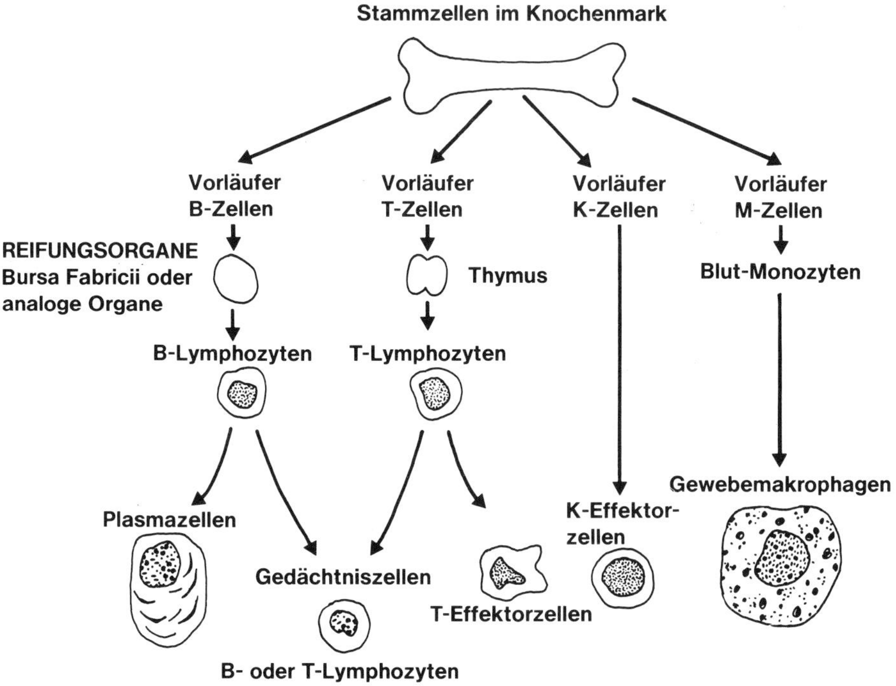

Abb. 6 Die Entwicklung von B- und T-Lymphozyten, K-Zellen und M-Zellen (Makrophagen). Alle diese verschiedenen Zelltypen haben eine gemeinsame, im Knochenmark gebildete Stammzelle. Bisher konnte jedoch noch nicht genau geklärt werden, ob die K-Zellen, die für die antikörpervermittelte zelluläre Zytotoxizität verantwortlich sind, im Hinblick auf ihre Funktion und ihren Ursprung dem Lymphozytensystem, dem Monozyten-/Makrophagensystem oder einem dritten unabhängigen System angehören

zyten, lassen sich aber aufgrund ihrer Membranmarker eher den Makrophagen oder den Monozyten zuordnen. Die auf den K-Zellen vorkommenden Fc- und Komplementrezeptoren besitzen annähernd dieselben Eigenschaften wie die auf den Makrophagen und Monozyten lokalisierten Rezeptoren gleicher Funktion. Einige experimentelle Befunde deuten auch darauf hin, daß Antikörper, die spezifisch gegen Makrophagen- und Monozytenoberflächenantigene gerichtet sind, mit Membranantigenen auf K-Zellen kreuzreagieren. Abb. 6 illustriert die Herkunft und die verschiedenen Differenzierungswege von Stammzellen, B- und T-Zellen, K-Zellen, Monozyten und Makrophagen.

Antikörperabhängige Zytotoxizitätsreaktionen können auch durch andere Zelltypen als K-Zellen ausgeübt werden, z. B. durch Makrophagen/Monozyten, Granulozyten und bestimmten T-Lymphozyten (Tγ-Lymphozyten).

1.2.5 Natural killer cells (natürliche Killerzellen, NK-Zellen)

Durch den Begriff „natural killer cells“ (NK-Zellen) wird eine bestimmte lymphoide Zellpopulation definiert, die in der Milz normaler Mäuse vorhanden ist und die in der Lage ist, bestimmte Tumorzellen in vitro zu lysieren. Es wird angenommen, daß die NK-Zellen für die in vivo Kontrolle des Tumorwachstums von besonderer Bedeutung sind, zumindest was die Virus induzierten Tumore anbelangt (s. S. 266f). Den NK-Zellen fehlen die charakteristischen Oberflächenmarker der T-, B- und K-Zellen, und ihre Beziehung zu diesen bekannten Lymphozytentypen konnte noch nicht genau ermittelt werden.

1.2.6 Monozyten und Makrophagen

Die zirkulierenden Monozyten und Makrophagen üben im Körper eine Reihe verschiedener Funktionen aus, die nicht notwendigerweise mit immunologischen Abwehrmechanismen gekoppelt sein müssen. Ihre generelle Funktion ist es, nicht-körpereigenes Material durch Phagozytose aufzunehmen und es in kleinere Bruchstücke aufzuspalten oder auch Bruchstücke körpereigener Substanzen in sich aufzunehmen. Diese allgemeine Fähigkeit findet auch bei der Immunantwort seine Anwendung, da die phagozytotische Aktivität stark erhöht ist, wenn das zu vernichtende Antigen mit Antikörpermolekülen bedeckt ist oder mit Antikörpern und Komplementfaktoren, die über den Fc- oder Komplementrezeptor des Makrophagen erkannt werden.

Auch bei der Einleitung der humoralen Immunantwort sind die Makrophagen von Wichtigkeit. Im Rahmen der Induktion von Immunantworten zeigen Makrophagen bei der Kooperation mit B- und T-Zellen eine eindeutige Restriktion zu Ia-Antigenen.

Die neuesten Ergebnisse sprechen dafür, daß es viele Makrophagensubpopulationen gibt, die sich in ihren Oberflächenmarkern und Funktionen voneinander unterscheiden. Da die Aktivierung antigensensitiver B-Lymphozyten in den meisten Fällen nur dann optimal verläuft, wenn das Antigen in einer konzentrierten Form vorliegt, besteht eine der wichtigsten Aufgaben der Makrophagen darin, dieses Antigen zusammen mit einer kleinen Menge an Antikörpern auf der Zelloberfläche zu binden und zu konzentrieren. In dieser vororientierten Form wird das Antigen dem entsprechenden B-Zellklon dargeboten, der dann zur Zellteilung und Differenzierung bis hin zur antikörperproduzierenden Plasmazelle angeregt wird.

Eine weitere wichtige Aufgabe der Makrophagen besteht in der aktiven Teilnahme an der zellvermittelten Immunantwort. T-Lymphozyten produzieren eine Reihe von löslichen Faktoren, die sogenannten Lymphokine, die u. a. auch für die Aktivierung von Makrophagen verantwortlich sind (s. Abb. 70). Ein ganz spezieller Faktor, der SMAF (specific macrophage arming factor), scheint Antigenspezifität zu haben und scheint den aktivierten Makrophagen zu befähigen, mit den Zielzellen zu reagieren. Bei dem SMAF handelt es sich möglicherweise um den auf der T-Lymphozytenoberfläche befindlichen spezifischen Antigenrezeptor.

Zusammenfassend kann gesagt werden, daß die Makrophagen eine heterogene Zellpopulation darstellen, deren verschiedene Eigenschaften bisher nur teilweise identifiziert werden konnten. Die hauptsächliche Funktion einer distinkten Untergruppe scheint darin zu liegen, große Mengen an fremden Antigenen abzubauen und sie in nicht immunogene Stoffe zu überführen. Eine andere Untergruppe katabolisiert das Antigen so, daß immunogene Fragmente entstehen, die den immunkompetenten Lymphozyten in konzentrierter und vororientierter Form auf der Makrophagenoberfläche präsentiert werden. Dieser Prozeß stellt einen essentiellen Schritt bei der Einleitung einer Immunantwort gegen viele Antigene dar.

1.2.7 Plasmazellen

Die Plasmazellen repräsentieren den Endzustand der B-Lymphozytenentwicklung. Sie besitzen ein gut entwickeltes endoplasmatisches Retikulum und sind ausschließlich zur Produktion spezifischer Antikörper befähigt. Die Plasmazellen werden sowohl im Knochenmark als auch in den peripheren Lymphorganen gefunden. Jede Plasmazelle ist hochgradig ausdifferenziert und produziert Antikörper von nur einer Ig-Klasse, Subklasse, eines genetischen Types und mit einer Antikörperspezifität. Diese Eigenschaften werden in dem Kapitel über die Immunglobuline noch genauer erläutert (s. S. 66).

1.3 Zellzirkulation im Immunsystem

Die Differenzierung der immunkompetenten Zellen vollzieht sich hauptsächlich in den zentralen Lymphorganen. Die undifferenzierten Stammzellen erhalten sie vom Knochenmark und wahrscheinlich auch von anderen Organen, wie z. B. der Leber, während des fötalen Lebensabschnittes. Für den Rest des Lebens erfolgt ihre Versorgung mit Stammzellen durch das Knochenmark. Neue T-Zellen werden fortwährend im Thymus gebildet und neue B-Zellen in den dafür vorgesehenen Organen. Dort entwickeln sie sich im Gegensatz zu den periphe-

Tabelle 3 Die Verteilung von B- und T-Lymphozyten[1)]

		B-Zellen %	T-Zellen %
Peripheres Blut	Erwachsene	10–15	70–80
	Neugeborene	10–15	80
Periphere Lymphe		< 1	95–100
Zentrale Lymphe	(Ductus thoracicus)	5	90–95
Thymus		< 1	95–100
Knochenmark		15–20	10–15
Periphere Lymphorgane (Milz, Tonsillen, Lymphknoten)		30–50	50–70

1) Etwa 60–70% der mononukleären Zellen des Knochenmarks tragen keine charakteristischen Membranmarker für B- und T-Zellen

ren Lymphorganen auch ohne antigene Stimulation zu reiferen Formen. Von den zentralen Lymphorganen ausgehend wandern die T- und B-Lymphozyten zu den peripheren Lymphorganen, wobei sich die B-Zellen in den thymusunabhängigen und die T-Zellen in den thymusabhängigen Bereichen festsetzen. Im Hinblick auf die relative Verteilung von B- und T-Zellen haben die peripheren Lymphorgane, wie in Tab. 3 beschrieben, einen höheren Anteil an B-Lymphozyten und einen geringeren an T-Lymphozyten als die zentralen Lymphorgane: In den peripheren Lymphorganen findet man etwa 30–50% B-Lymphozyten und etwa 50–70% T-Lymphozyten. Verglichen mit peripherem Blut ist in den Lymphorganen ein kleinerer Prozentsatz an K-Zellen zu finden (5–15%); es ist jedoch auffallend, daß sie im Lymphgewebe der Tonsillen fast vollständig fehlen.

Der weitaus größte Teil der Lymphozyten rezirkuliert zwischen dem Blut, der Lymphe und den peripheren Lymphorganen. Unter den rezirkulierenden und nicht-rezirkulierenden Zellen befindet sich gleichermaßen T- und B-Lymphozyten. Die Rezirkulation ist jedoch ein besonderes Merkmal der T-Lymphozyten, da eine ihrer Untergruppen, die an der zellvermittelten Immunreaktion beteiligten Effektorzellen, den Enddifferenzierungszustand darstellt; sie können für mehrere Jahre rezirkulieren. Der größte Teil der B-Lymphozyten entwickelt sich zu antikörperproduzierenden Plasmazellen. Bei den rezirkulierenden B-Lymphozyten handelt es sich höchstwahrscheinlich um Gedächtniszellen (s. S. 25f).

1.4 Ontogenese

Unsere Kenntnisse von der Ontogenese des Immunsystems, d. h. von seiner Entwicklung in einem einzelnen Individuum, basieren auf experimentellen Studien und Untersuchungen an Normalpersonen und Patienten mit verschiedenartigen Störungen im Immunsystem.

Multipotente hämopoetische Stammzellen werden zuerst im Dottersack gebildet. Zu einem späteren Stadium treten sie in der Leber und Milz und gegen Ende der fötalen Entwicklung und nach der Geburt im Knochenmark auf.

Diese Stammzellen entwickeln sich in einer Reihe von Differenzierungsprozessen zu immunkompetenten T- und B-Lymphozyten, was in den zentralen Lymphorganen wie dem Thymus, der Bursa Fabricii oder in bursaanalogen Geweben abläuft.

Die zentralen Lymphorgane haben eine epitheliale Grundstruktur, die das Mikromilieu für die Entwicklung der Stammzellen zu immunkompetenten Zellen darstellt. Ein charakteristisches Merkmal für die Entwicklung der zentralen Lymphorgane während der fötalen Phase besteht in der Unabhängigkeit von antigenen Reizen. Nach dem Durchlaufen dieses ersten Reifungsstadiums wandert der größte Teil der Lymphozyten von den zentralen zu den peripheren Lymphorganen, wo für ihre Weiterentwicklung antigene Stimuli benötigt werden, die eine erneute Proliferation und die Ausdifferenzierung der einzelnen Lymphozytenklone einleiten. Die ständige antigene Stimulation ist von entscheidender Bedeutung für die Entwicklung des peripheren Lymphgewebes: Wachsen Versuchstiere unter keimfreien Bedingungen auf oder werden sie nur mit einer sehr niedrigen Antigenkonzentration in Berührung gebracht (gnotobiotische Tiere), haben sie extrem unterentwickelte periphere Lymphgewebe; nach einer antigenen Stimulation zeigen sie jedoch eine gute Immunantwort, die sich in der Produktion von zirkulierenden Antikörpern und einer normalen zellvermittelten Immunantwort manifestiert. Bereits in der frühen Phase des fötalen Lebensabschnittes ist das Immunsystem zu gezielten Reaktionen fähig, was aber unter normalen Bedingungen nicht vorkommt, da die meisten Antigene die Plazentamembran nicht passieren können und somit kein antigener Reiz auftritt. Der Fötus ist in der Lage, IgM-Antikörper etwas früher als IgG-Antikörper zu bilden. Beim Menschen können die IgG-Antikörper, aber nicht die Immunglobuline der anderen Klassen die Plazentamembran durchdringen. In der Nabelschnur werden niedrige Konzentrationen an IgM gefunden, die bereits vom vierten Schwangerschaftsmonat an vom Fötus selbst in kleinen Mengen produziert werden.

IgA-Antikörper werden normalerweise in noch geringer Konzentration im Nabelschnurblut gefunden. Erhöhte Konzentrationen an spezifischen IgM und vor allen Dingen IgA Antikörper, die unmittelbar nach der Geburt im Nabelschnurblut auftreten, sind ein wichtiges und sicheres Anzeichen für eine vorausgegangene intrauterine Infektion.

Nach der Geburt finden im Serum charakteristische Veränderungen der Immunglobulinkonzentrationen statt: Der IgG-Spiegel ist im Nabelschnurblut etwas höher als in der Mutter. Während der ersten drei Monate nach der Geburt wird das IgG mit einer Halbwertzeit von etwa 23 Tagen kontinuierlich abgebaut und die IgG-Konzentration steigt erst dann wieder an, wenn im Kind die Syntheserate größer ist als die Abbaurate. Die Konzentrationen an IgA und IgM nehmen nach der Geburt schnell zu und sind bereits am Ende der ersten Woche deutlich erhöht.

Über die Fähigkeit des menschlichen Immunsystems, gegen standardisierte Dosen definierter Antigene unter normalen und pathologischen Bedingungen Antikörper zu bilden, liegen nur wenig verwertbare Informationen vor. Die gleichzeitige Antikörperproduktion gegen eine Vielzahl von Antigenen scheint in der Jugend und in der frühen adulten Phase am besten ausgeprägt zu sein und nimmt dann mit zunehmendem Alter kontinuierlich ab. Ein völlig anderes Bild zeigt sich jedoch für die Produktion von Autoantikörpern, die mit fortschreitendem Alter vermehrt auftreten (s. z. B. Antithyreoglobulin-Antikörper, Kap. 18).

Die Konzentration der Lymphozyten mit membrangebundenen Immunglobulinen ist im Nabelschnurblut normalerweise genauso hoch wie bei Erwachsenen. Dabei handelt es sich um die antigensensitiven B-Zellen des Kindes; sie sind bereits voll entwickelt und zeigen nach einer antigenen Stimulation eine normale Reaktion. Derartige Lymphozyten sind erstmals im zweiten Schwangerschaftsmonat nachweisbar. B-Lymphozyten mit membrangebundenem IgM scheinen etwas früher aufzutreten als Lymphozyten mit Oberflächen-IgD und IgG.

1.5 Phylogenese

Wenn man herausfinden will, welche Tierarten die Fähigkeit zu einer Immunantwort ausgebildet haben, ist es wichtig, daß man sich über die Definitionen einig ist. Nehmen wir den Menschen oder normale Versuchstiere als Grundlage, dann müssen zwei Merkmale gegeben sein, die eine Immunantwort charakterisieren: Erstens muß die Produktion freier Effektormoleküle (Antikörper) oder Effektorzellen vorliegen, die mit einem gewissen Maß an Spezifität mit dem Antigen reagieren. Zweitens muß eine sekundäre Immunantwort nachweisbar sein, d. h. ein immunologisches Gedächtnis, das im Falle einer wiederholten Antigenstimulation eine schnellere und intensivere Immunantwort ermöglicht. Diese beiden Bedingungen werden vom Menschen und der gesamten Gruppe der Wirbeltiere bis zu ihren primitivsten Vertretern herunter (Hexenfisch), nicht aber von den Invertebraten erfüllt.

Alle Wirbeltiere haben zirkulierende Lymphozyten. Plasmazellen werden bereits bei vielen Elasmobranchen und bei allen höheren Arten gefunden. Alle Wirbeltiere sind in der Lage, Antikörper zu produzieren und Transplantate abzustoßen. Am ausgeprägtesten ist die Entwicklung des Lymphgewebes: Die Minimalforderung für die Durchführung einer Immunantwort besteht in der Anwesenheit von zirkulierenden Lymphozyten und der Ansammlung von Lymphzellen in der Bronchialregion, die wahrscheinlich ein primitives Analogon des Thymus darstellt. Alle Arten, die in ihrer Entwicklungsstufe höher als der Hexenfisch stehen, besitzen den Thymus und die Milz. Distinkte Lymphknoten werden nur bei Säugern gefunden, aber Amphibien und Vögel haben vergleichbare Gewebe. Die Bursa Fabricii, das für das B-Zellsystem zentrale Lymphorgan bei den Vögeln, hat zu einem großen Teil dazu beigetragen, die Dichotomie des Lymphsystems aufzuklären (s. S. 6). Eigentlich sollte ein der Bursa funktionell äquivalentes Organ auch beim Menschen und anderen Säugetieren existieren; das Knochenmark selbst oder das in der Darmregion lokalisierte Lymphgewebe kämen dafür am ehesten in Frage. Das Komplementsystem taucht sehr früh in der Phylogenese auf, zumindest schon bei den Elasmobranchen, wobei aber schon innerhalb der verschiedenen Wirbeltierklassen deutliche Unterschiede bei einzelnen Komplementkomponenten vorkommen.

Nieder entwickelte Arten, einschließlich der Knorpel- und Knochenfische, sind bereits in der Lage, gegen eine Reihe von Antigenen spezifisch zu reagieren, wie z. B. gegen fremde Zellen, Proteine, Viren, Bakterien und Haptene. Wahrscheinlich bilden sie ähnlich wie die Säugetiere ein breites Spektrum verschiedener Antikörperspezifitäten aus. Biochemische Studien und Strukturanalysen haben gezeigt, daß die Antikörper dieser primitiven Arten unterschiedliche Aminosäuresequenzen in der variablen Region (s. S. 51) haben und daß die Primärstruktur der variablen Region der menschlichen Kappa-Kette mit der Leicht-Kette der Haie und Lungenfische eine beträchtliche Ähnlichkeit (Homologie) hat (s. S. 57). Das bedeutet, daß die molekulare und strukturelle Veränderung der einzelnen Immunglobuline – das grundlegende Prinzip für die Ausbildung von Spezifität – bereits sehr früh in der Evolution verwirklicht wurde und bei allen Klassen des Wirbeltierreiches beibehalten wurde. Die primitiven Wirbeltiere, einschließlich der Hexen-, Knorpel- und Knochenfische, haben nur eine Klasse von zirkulierenden Immunglobulinen, die den IgM-Molekülen sehr ähnlich sind.

1.6 Das Immunsystem und seine Möglichkeiten der Reizantwort

Ein Antigen besitzt die charakteristische Eigenschaft, einen Organismus zu einer Immunantwort anzuregen und dabei selbst mit den Produkten der Immunantwort in Wechselwirkung zu treten, entweder mit den sensibilisierten T-Lymphozyten oder mit den von den Plasmazellen gebildeten Antikörpern.

Es gibt nur zwei Formen der Immunantwort, die zellvermittelte und die humorale Immunantwort. Bei der humoralen Immunantwort werden antigensensitive B-Lymphozyten aktiviert, die nach Durchlaufen verschiedener Teilungs- und Differenzierungsschritte zu Plasmazellen werden, welche die zirkulierenden Antikörper produzieren. Die zweite Form der Immunantwort verläuft über die Stimulation von T-Lymphozyten, die ebenfalls zur Zellteilung angeregt werden und die zuletzt eine große Population von spezifisch sensibilisierten Lymphozyten darstellen, die mit dem Antigen spezifisch reagieren und die die Effektor-T-Zellen der zellvermittelten Immunantwort sind.

1.6.1 Der zeitliche Ablauf der Immunantwort

Beide Formen der Immunantwort, die humorale und die zellvermittelte, lassen sich in drei verschiedene Phasen unterteilen:

1. Die afferente Phase, die durch den Transport des Antigens zu und die Reaktion mit den antigensensitiven Lymphozyten gekennzeichnet ist. An diesem ersten Schritt sind auch die Makrophagen maßgeblich beteiligt. Es können nur die Lymphozyten das Antigen erkennen, die auf ihrer Oberfläche den entsprechenden Rezeptortyp tragen, der das Antigen spezifisch zu binden in der Lage ist.

2. Die zentrale Phase der Immunantwort ist durch eine ausgeprägte Zellteilung charakterisiert. Aus den in der afferenten Phase stimulierten antigensensitiven Lymphozyten entwickelt sich eine neue Zellform, die Effektorzellen, die ebenfalls mit dem Antigen in Wechselwirkung treten.

3. Der dritte Abschnitt, auch efferente Phase genannt, ist der Effektor-Schritt. Die stimulierten T-Lymphozyten durchlaufen eine Blast-Transformation mit erhöhter DNA- und Proteinbiosynthese. Am Ende liegen eine Reihe von spezifisch sensibilisierten T-Lymphozyten vor, die die Effektorzellen der zellvermittelten Immunantwort repräsentieren. Sie sind entweder für die unmittelbare Lyse der Zielzelle verantwortlich oder sie können eine Reihe von Effektormolekülen synthetisieren, die Lymphokine, die Makrophagen und noch andere, nicht näher charakterisierte Zelltypen aktivieren und deren Differenzierung zu wichtigen Effektorzellen vermitteln (s. Kap. 6).

Bei der humoralen Antwort zeichnet sich die efferente Phase durch die Synthese von Immunglobulinmolekülen aus, die dieselbe Reaktionsspezifität haben wie die membrangebundenen Rezeptoren, die sich auf der Oberfläche der ursprünglich durch das gleiche Antigen stimulierten B-Lymphozyten befinden. Immunglobuline werden durch Plasmazellen sezerniert und zirkulieren im Blut und im Gewebe, wo sie als Effektormoleküle der humoralen Antwort in Aktion treten.

1.6.2 Die primäre und sekundäre Immunantwort

Die humorale wie auch die zellvermittelte Immunantwort zeigen eine unterschiedliche Reaktionsweise, je nachdem, ob der Immunapparat das erste Mal (primäre Antwort) oder wiederholt mit demselben Antigen (sekundäre Antwort) in Berührung kommt.

Während der primären Immunantwort liegen nur wenige antigenreaktive Lymphozyten vor, und die Antwort entwickelt sich langsam, d. h. daß sie etwa 10–14 Tage nach dem ersten Antigenkontakt maximal abläuft. Danach nimmt die Intensität wieder ab. Diese Verzögerungsperiode, auch lag-Phase genannt, ist die Zeit, die für die Zellteilung und Differenzierung der immunkompetenten Zelle benötigt wird, mit dem Ziel, eine effektive Immunantwort aufzubauen.

Die lag-Phase entspricht der afferenten und der zentralen Phase der Immunantwort. Während der primären Antwort entstehen sowohl Effektor- als auch Gedächtniszellen. Wie die Abb. 7 zeigt, ermöglichen die Gedächtniszellen ein schnelleres und stärkeres Ablaufen der Immunantwort, wenn das Immunsystem ein weiteres Mal durch dasselbe Antigen aktiviert wird. Ebenso ist auch die Latenz-Periode kürzer und die Antwort wesentlich intensiver und von längerer Dauer als bei der primären Antwort.

Weitere charakteristische Unterschiede bestehen für die humorale Immunantwort in den verschiedenen Immunglobulinklassen, die während der primären und sekundären Antwort gebildet werden. In der primären Phase herrschen gewöhnlich IgM-Antikörper vor, während in der zweiten Phase eine hohe Konzentration an IgG-Antikörpern vorliegt. Normalerweise haben auch die

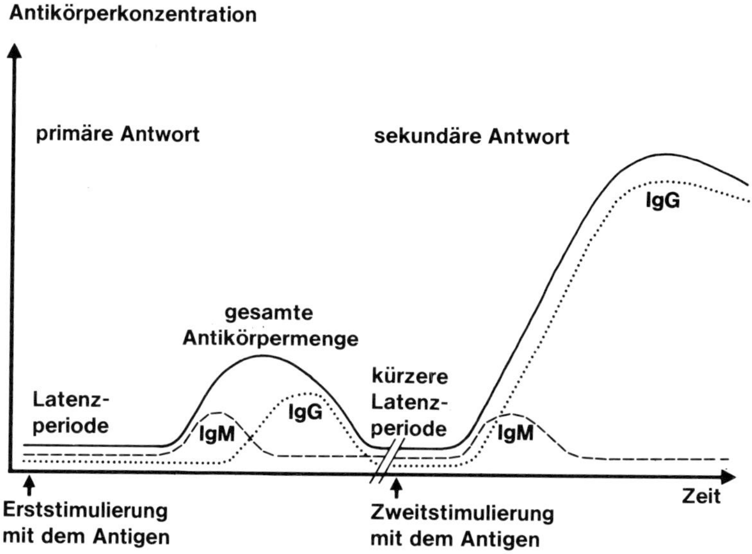

Abb. 7 Die primäre und sekundäre Immunantwort des humoralen Systems

Antikörper der sekundären Immunantwort eine größere Antigenaffinität als die der primären Antwort. Der Begriff „Affinität“ beschreibt die Stärke der Interaktion zwischen Antikörpern und antigenen Determinanten. Im Verlauf einer Immunisierung kann die Affinität derjenigen späten Antikörper, die nach wiederholten Injektionen kleiner Antigendosen gebildet werden, um den Faktor 10^4 ansteigen, verglichen mit den frühen Antikörpern der primären Immunantwort.

Nach einer lokalen Immunisierung läuft die stärkste Antwort in der Nähe der regionalen Lymphknoten ab, in denen neue Keimzentren mit beträchtlicher Zellteilungsaktivität der Lymphozyten auftreten. Erfolgte die Immunisierung durch eine intravenöse Injektion, vollzieht sich die Immunantwort hauptsächlich in der Milz. Chronische Immunantworten werden bei chronischen Infektionen und Autoimmunerkrankungen beobachtet und können eventuell auch für die klinisch vergrößerten Lymphknoten und Milzen verantwortlich sein.

1.6.3 Das immunologische Gedächtnis

Bei allen Wirbeltieren einschließlich des Menschen ist das immunologische Gedächtnis eine fundamentale Eigenschaft, die gleichermaßen für die humorale und die zellvermittelte Immunantwort gilt. Als Folge des ersten Kontaktes mit einem bestimmten Antigen wird eine große Zahl an antigensensitiven Zellen gebildet, die erst nach einer erneuten Stimulation durch das gleiche Antigen ihre Effektorfunktion ausüben. Genau diese Gedächtniszellen sind dafür verantwortlich, daß die sekundäre Antwort sehr viel schneller und stärker abläuft und wesentlich länger dauert als die primäre Antwort. Sind thymusabhängige Antigene involviert, wird das immunologische Gedächtnis von beiden Zelltypen, den Gedächtnis-T-Zellen und den Gedächtnis-B-Zellen, getragen.

An der zellvermittelten Immunantwort sind nur Gedächtnis-T-Zellen beteiligt, und es ist bisher noch nicht genau bekannt, ob sich diese Gedächtniszellen in irgendeiner Form von den ursprünglichen antigensensitiven Zellen unterscheiden, z. B. in einer größeren Anzahl an Antigenrezeptoren auf der Zelloberfläche.

1.6.4 Immunantikörper und natürlich vorkommende Antikörper

Immunantikörper werden nur dann direkt als Folge einer Stimulation durch ein Antigen gebildet, wenn vor der Antigenstimulation eine geringe Antikörperaktivität und nur wenige antigensensitive Zellen vorliegen. Immunantikörper werden nach dem oben beschriebenen Schema der primären und sekundären Immunantwort gebildet. Alloantikörper, die nach inkompatiblen Bluttransfusionen oder nach Schwangerschaften (Anti-Rh-Antikörper) auftreten, sind ihrer Natur nach typische Immunantikörper. Impfungen gegen Bakterien- und Virusinfektionen induzieren ebenfalls die Bildung von typischen Immunantikörpern. Die wiederholte Stimulation durch dasselbe Antigen führt in einem hohen Maß zur Produktion von IgG-Antikörpern, die normalerweise bei 37 °C wesentlich besser reagieren als bei niederen Temperaturen.

Natürlich vorkommende Antikörper werden häufig im Serum von Tieren und Menschen gefunden, die scheinbar keine Stimulation durch ein entsprechendes Antigen erfahren haben. Bei dem größten Teil von ihnen handelt es sich um IgM-Antikörper, die sehr oft bei Temperaturen unter 37 °C ihr Reaktionsoptimum haben. Beispiele dafür sind Antikörper gegen Blutgruppensubstanzen (Anti-A und Anti-B), gegen enzymvorbehandelte Blutzellen und gewisse heterophile Antikörper gegen Zellen anderer Gattungen. Zur Zeit existieren mehrere Theorien, um ihre Bildung zu erklären:

Die eine Theorie führt das Vorhandensein natürlicher Antikörper auf eine genetische Basis zurück. Das würde bedeuten, daß im Falle von Anti-A und Anti-B-Antikörpern, deren Vorkommen von der individuellen Blutgruppe des Einzelnen abhängt, diejenigen Gene, die für die Blutgruppen A kodieren, nicht nur für die Anwesenheit des A-Antigens auf der Erythrozytenoberfläche, sondern auch für die Bildung von Anti-B-Antikörpern verantwortlich sind.

Eine andere plausible Theorie erklärt die Anwesenheit von Anti-Blutgruppen-Antikörpern durch die Stimulierung mit kreuzreagierenden Antigenen, d. h. Antigenen, die den Blutgruppensubstanzen strukturell sehr ähnlich sind und die in anderen Substanzen häufig vorkommen. In diesem Zusammenhang ist die Immunisierung mit solchen bakteriellen Antigenen wichtig, die mit bestimmten Blutgruppenantigenen kreuzreagieren. Diese Hypothese konnte zumindest durch Tierexperimente teilweise bestätigt werden: Hühner besitzen normalerweise Anti-B-ähnliche Antikörper in ihrem Serum. Keimfrei aufgewachsene Hühner haben keine derartigen Antikörper, bilden aber sehr schnell

Anti-B-Antikörper, wenn sie mit Kolibakterien infiziert werden und wenn die Bakterien ein Bestandteil der Darmflora geworden sind. So erscheint es ziemlich wahrscheinlich, daß die Bildung der blutgruppenspezifischen Antikörper auf die Immunisierung mit kreuzreagierenden Antigenen zurückzuführen ist. Das Immunsystem von Personen, deren rote Blutkörperchen keine B-Eigenschaft haben, wird durch B-ähnliche Antigene von den im Darm vorhandenen E.coli-Bakterien stimuliert und zur Bildung von Anti-B-Antikörpern veranlaßt. Diejenigen Individuen, die das B-Antigen auf ihrer Erythrozytenoberfläche tragen, werden natürlich ebenfalls durch die E.coli-Antigene stimuliert, sind aber nicht in der Lage, Anti-B-Antikörper zu bilden, da sie von Natur aus eine immunologische Toleranz gegen diese Antigene besitzen (s. S. 28f). Entsprechende Vorgänge sind sicherlich auch für das Entstehen von Anti-A-Antikörpern verantwortlich.

1.7 Kontrolle der Antikörpersynthese

Die Antikörpersynthese wird nach einem genau festgelegten Schema kontrolliert.

1. Die Aktivität der B-Zellen und die Antikörpersynthese werden teilweise durch die Helferzellen und teilweise durch die Suppressorzellen gesteuert (s. S. 14f).

2. Das Antigen selbst spielt eine wichtige Rolle bei dieser Kontrolle, da die Immunantwort nur dann induziert werden kann, wenn sich die Antigenkonzentration innerhalb gewisser Grenzen bewegt. Außerhalb dieses Bereiches kommt es zur Ausbildung der immunololgischen Toleranz (s. nächstes Kapitel) und zum Fehlen einer gezielten Immunantwort.

3. Bei dem wichtigsten Mechanismus, der nach dem Prinzip einer typischen Rückkopplung abläuft, verhindern spezifische Antikörper (hauptsächlich IgG), die ebenfalls von Plasmazellen synthetisiert und sezerniert werden, die Bildung von neuen Antikörpern mit der gleichen Antigenspezifität.

Die Funktionsweise eines derartigen Rückkopplungsmechanismus läßt sich mit Hilfe des Jerne Plaquetests relativ einfach in vitro demonstrieren. Mit dieser Methode kann die Produktion eines bestimmten Antikörpers durch jede einzelne, aus einem Lymphgewebe stammende Zelle getrennt nachgewiesen werden: Nach der Immunisierung mit Schafserythrozyten werden den Versuchstieren (Ratten oder Mäuse) die Milz oder die Lymphknoten herausgenommen, die sich in ihnen befindlichen Lymphozyten herausgespült und zusammen mit Schafserythrozyten und einem speziellen weichen Agargel in eine Petrischale gefüllt. Die von den z. B. Milz-B-Lymphozyten gebildeten Antikörper diffundieren in die enge Nachbarschaft und reagieren mit den Schafserythrozyten (= Antigen), die nach Zugabe von Komplement lysiert werden. Auf diese Weise entsteht in dem durch die Schafserythrozyten rötlich gefärbten Agargel ein kleiner, runder, erythrozytenfreier Bereich, der als heller Fleck bisweilen nur unter dem Mikroskop sichtbar ist und der als Plaque bezeichnet wird. Werden die Versuchstiere unmittelbar vor oder nach der Immunisierung mit Schafserythrozyten auch mit Anti-Schafserythrozyten-Antikörper behandelt, ist die Zahl der plaquebildenden Zellen als ein Zeichen der stark verminderten Antikörpersynthese drastisch verringert. Dieses grundlegende Prinzip der Rückkopplungsregulierung macht man sich bei der im klinischen Bereich bereits routinemäßig angewandten Prophylaxe gegen die Rh-Immunisierung zunutze, die bei Rh(D)-negativen schwangeren Frauen mit einem Rh(D)-positiven Fötus auftritt. Durch die intramuskuläre Gabe von hochspezifischen Anti-D-Antikörpern (IgG-Antikörper) kurz nach der Geburt kann eine Immunisierung und die Bildung von Anti-D-Antikörpern bei fast allen Frauen verhindert werden. Als Folge davon ist das Risiko einer hämolytischen Krankheit bei der nächsten Schwangerschaft stark reduziert (s. Kap. 26 und 28). Auf diese Weise konnte das Auftreten hämolytischer Krankheiten bei Neugeborenen fast völlig beseitigt werden.

1.8 Immunologische Toleranz

Bei der immunologischen Toleranz liegt eine spezifische, durch das Antigen verursachte Veränderung der Immunreaktion vor, bei der es nach einer antigenen Stimulation nur zu einer geringen oder zu gar keiner Immunantwort kommt. Nachdem das Immunsystem ein bestimmtes Antigen erkannt hat, kann es generell drei verschiedene Formen der Immunantwort zeigen: die Synthese spezifischer Antikörper (humorale Antwort), die Bildung spezifischer Killerzellen (zellvermittelte Antwort) oder die Ausbildung einer immunologischen Toleranz. Sie ist selektiv und nur auf ein bestimmtes Antigen bezogen, was bedeutet, daß das Immunsystem zum selben Zeitpunkt noch in der Lage ist, gegen andere Antigene völlig normal zu reagieren. Das bedeutet weiterhin, daß auch die immunologische Toleranz das gleiche hohe Maß an Spezifität wie die humorale und zellvermittelte Immunantwort zeigt.

1.8.1 Die Toleranz bei Neugeborenen

Diejenige Antigene, die das fötale Immunsystem erreichen können, bewirken in den meisten Fällen eine Langzeittoleranz, die derart ausgeprägt ist, daß nicht einmal das Immunsystem des Erwachsenen gegen das ursprüngliche Antigen eine Immunreaktion durchführen kann. Die Ausbildung einer immunologischen Toleranz gegen körpereigene Antigene während der fötalen Lebensphase ist wahrscheinlich von fundamentaler Bedeutung, da es dem eigenen Immunsystem die Fähigkeit verleiht, zwischen Selbst und Nicht-Selbst zu unterscheiden.

Aus diesem Grund sollte es möglich sein, eine Toleranz experimentell dadurch herbeizuführen, daß einem Versuchstier kurz nach der Geburt fremdes Material verabreicht wird. In der Abb. 8 ist das klassische Experiment von Medawar dargestellt, der auf diesem Wege eine immunologische Toleranz bei genetisch identischen Mäusestämmen (Inzuchtstämme) erzeugen konnte: Wird einer erwachsenen Maus des Inzuchtstammes A ein Stück Haut von einem Tier des anderen Inzuchtstammes B oder C übertragen, erkennt das Immunsystem von A die Transplantate als fremd und stößt sie ab (wie in Kap. 24 noch

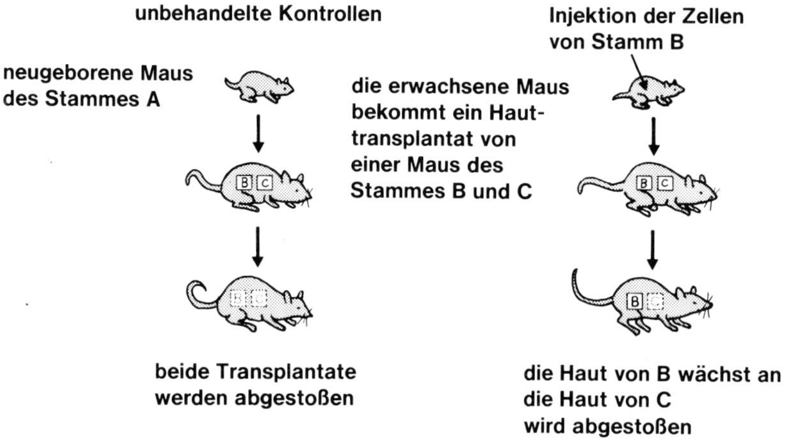

Abb. 8 Die Induktion einer spezifischen, immunologischen Toleranz bei neugeborenen Mäusen (nach Billingham, Brent und Medawar). Die weiteren Einzelheiten sind im Text erklärt

ausführlicher erklärt). Werden dem Tier A während der ersten Tage nach der Geburt lebende Milzzellen von Tieren des Stammes B intravenös injiziert, ist es gegenüber den B-Stamm-spezifischen Antigenen tolerant. Als Folge davon ist das erwachsene Tier vom Stamm A nicht mehr in der Lage, Hauttransplantate von einem Tier des Stammes B abzustoßen, kann aber nach wie vor noch die Transplantate von einem Tier des Stammes C abstoßen. Diese Ergebnisse lassen wiederum klar erkennen, daß es sich bei der Toleranz um ein spezifisches Phänomen handelt: Die Toleranz bezieht sich nur auf das Antigen, gegen das das Tier ursprünglich tolerant gemacht wurde (Stamm B), während es immer noch in der Lage ist, gegen ein anderes Antigen (Stamm C) normal zu reagieren, d. h. eine Abstoßung durchzuführen.

1.8.2 Die Toleranz bei Erwachsenen

Auch bei Erwachsenen läßt sich eine spezifische Toleranz durch die Behandlung mit Antigenen herstellen, was aber sehr viel schwieriger als bei Neugeborenen durchzuführen ist. So werden z. B. bei erwachsenen Mäusen sehr hohe Dosen an intravenös appliziertem Antigen benötigt. In diesem Zusammenhang spricht man auch von Immunparalyse, aber bisher kann man noch keine eindeutige Aussage darüber machen, ob zwischen der neonatal induzierten Toleranz und der bei Erwachsenen herbeigeführten Immunparalyse ein signifikanter Unterschied besteht. Die auffälligste Differenz besteht in der benötigten Antigenmenge. Sie ist sehr eng zu der Menge an immunkompetentem Gewebe korreliert, die während der neonatalen Phase natürlich wesentlich geringer ist als in einem späteren Lebensabschnitt. Die Reaktionsbereitschaft des Immunsystems kann bei erwachsenen Tieren durch verschiedene Behandlungen vermindert werden, wie z. B. durch die Bestrahlung mit Röntgenstrahlen, die Gabe von immunsuppressiven Medikamenten oder die Behandlung mit Anti-Lymphozyten-Antiseren, wie in Kap. 28 näher erläutert. Nach einer derartigen Vorbehandlung läßt sich eine spezifische Toleranz in erwachsenen Individuen wesentlich leichter herstellen. Proteinlösungen, die eine große Anzahl an hochmolekularen Aggregaten enthalten, die von Makrophagen phagozytiert werden, rufen eine starke Immunantwort hervor, während es sehr leicht möglich ist, durch die Injektion von aggregatfreien Proteinpräparaten eine immunologische Toleranz zu erzeugen. Es ist deshalb sehr wichtig, die genauen physiologischen Bedingungen zu erforschen, die an der Toleranzinduktion beteiligt sind. Sollte es uns gelingen, verläßliche Methoden für die Etablierung einer spezifischen gegen Gewebsantigene gerichteten Toleranz beim Menschen zu entwickeln, könnten völlig neue Wege der gezielten Kontrolle von Abstoßungsreaktionen beschritten werden, und wir wären in der Lage, die Überlebensdauer von Organtransplantaten beträchtlich zu verlängern (s. auch Kap. 24).

1.8.3 Zelltypen und immunologische Mechanismen

Welche Zellen sind an der Toleranz beteiligt? In der Abb. 8 ist eine Maus vom Stamm A abgebildet, die die verschiedenen Gewebsantigene eines anderen Stammes B toleriert hat und die das intakte Hauttransplantat des Tieres vom Stamm B trägt. Nach einer intravenösen Injektion von normalen Milzzellen aus einer unbehandelten Maus des Stammes A in das transplantierte Tier vom Stamm A kommt es bei diesem Tier zu einer gezielten Abstoßung des Hauttransplantats. Die normalen Lymphzellen sind also in der Lage, das transplantierte Gewebe als fremd zu erkennen und die Abstoßung durchzuführen. Hochgradig angereicherte kleine Lymphozyten aus dem Ductus thoracicus von normalen Tieren des Stammes A können also die Toleranz aufheben und das Hauttransplantat abstoßen, während die gleichen Zellen aus einem toleranten Tier zu derartigen Reaktionen nicht mehr fähig sind. Dies beweist, daß die kleinen Lymphozyten beide Fähigkeiten besitzen, entweder tolerant zu sein oder fremdes Gewebe abzustoßen. Durch die Übertragung von kleinen Lymphozyten aus toleranten Tieren kann die Toleranz auf nicht-tolerante Tiere transferiert werden, was auf die besondere Bedeutung der Suppressorzellen für die Etablierung und Aufrechterhaltung der Toleranz hinweist. Der genaue Mechanismus, nach dem die kleinen Lymphozyten tolerant werden, ist noch nicht genau bekannt. Es ist durchaus möglich, daß die Zellen mit der Fähigkeit, ein bestimmtes fremdes Antigen zu erkennen (d. h. die Zellen eines ganz bestimmten Lymphozytenklons, s. S. 34f), unter Toleranzbedingungen eliminiert werden oder daß sie immer noch anwesend sind, aber dann in einer veränderten oder blockierten Form, so daß sie nicht mehr mit dem Antigen reagieren können. Zur Zeit kann noch nicht genau gesagt werden, welche dieser beiden Alternativen richtig ist, aber eine Reihe von experimentellen Daten scheint darauf hinzudeuten, daß die Zellen nicht eliminiert wurden, sondern in eine inaktive Form überführt wurden, d. h. daß sie an immunologischen Reaktionen nicht mehr teilnehmen können. In diesem Zusammenhang muß man jedoch die Tatsache berücksichtigen, daß man, im Vergleich zu normalen Tieren, bei toleranten Tieren genauso viele Lymphzellen findet, die das Antigen zu binden vermögen (antigensensitive Zellen, s. S. 34f), selbst unter Bedingungen, unter denen die Fähigkeit zur Antikörperbildung nicht mehr besteht. Bei der Toleranz handelt es sich um einen aktiven Prozeß, d. h, daß dieser Zustand ständig aufrechterhalten werden muß. So wird eine permanente Toleranz nur dann beobachtet, wenn das Antigen ständig anwesend ist. Da im Thymus und anderen zentralen Lymphorganen ständig neue immunkompetente Zellen gebildet werden, die in die peripheren Lymphorgane wandern, müssen diese neugebildeten immunreaktiven Zellen zur Aufrechterhaltung der Toleranz ebenfalls tolerant gemacht werden.

Im Falle einer teilweisen Toleranz zeigt der Organismus noch eine restliche Reaktion gegen das Antigen. Einem solchen Zustand kann ein anderer Mechanismus zugrundeliegen, und Suppressorzellen können dabei eine wichtige Rolle spielen. Die neuesten Befunde zeigen, daß der Einfluß der Suppressor-T-Zellen bisweilen so ausgeprägt sein kann, daß eine vollständige Toleranz erreicht wird. Unter experimentellen Bedingungen kann diese Form der Toleranz von einem Individuum zum anderen übertragen werden, so daß man hierbei von „infektiöser Toleranz“ spricht.

Für die teilweise Toleranz kann auch das „enhancement“ verantwortlich sein (s. S. 269ff): Manchmal reagieren zirkulierende Antikörper mit nicht genau bekannten Antigenen auf der Oberfläche von malignen Zellen, was paradoxerweise dazu führt, daß der Tumor schneller als normal wächst. Ähnliche Mechanismen können auch an der verlangsamten Abstoßungsreaktion von transplantiertem Gewebe beteiligt sein (s. S. 284f). In jedem Fall haben sowohl das „enhancement“ als auch die teilweise Toleranz den selben Effekt. Es ist oft sehr schwierig, diese beiden Erscheinungen voneinander zu trennen und unter gewissen Bedingungen, unter denen einen partielle Toleranz beobachtet wurde, konnten blockierende Serumfaktoren nachgewiesen werden, die für die verzögerte Abstoßungsreaktion verantwortlich waren, so daß man streng genommen von einem „enhancement“ sprechen sollte.

Die Induktion der Antikörperbildung gegen thymusabhängige Antigene (s. S. 39) bedarf der Kooperation zwischen B- und T-Zellen. Im Falle einer Toleranz können B- und T-Zellen oder auch nur eine der Zellpopulationen tolerant sein. In der Abb. 9 sind die Ergebnisse eines Tierexperimentes abgebildet, bei dem die verschiedenen Zellpopulationen aus Mäusen, die gegen menschliches IgG (ein in Mäusen thymusabhängiges Antigen) tolerant gemacht worden waren, in Mäuse des selben Inzuchtstammes übertragen wurden, die gegen injiziertes IgG keine Immunreaktion mehr durchführen können. Unter diesen experimentellen Bedingungen kann man herausfinden, wie die einzelnen Zellpopulationen reagieren. Wie die Abb. 9 zeigt, sind an der Toleranz B- und T-Zellen gleichermaßen beteiligt. Jedoch besteht in der Kinetik der beiden Zelltypen ein wichtiger Unterschied: Die B-Zelltoleranz erscheint erst spät und ist von relativ kurzer Dauer, während die T-Zellen wesentlich leichter tolerant gemacht werden können und die Toleranz von deutlich längerer Dauer ist. Weiterhin wird zur Induktion der T-Zelltoleranz eine geringere Antigendosis benötigt als bei der B-Zelltoleranz.

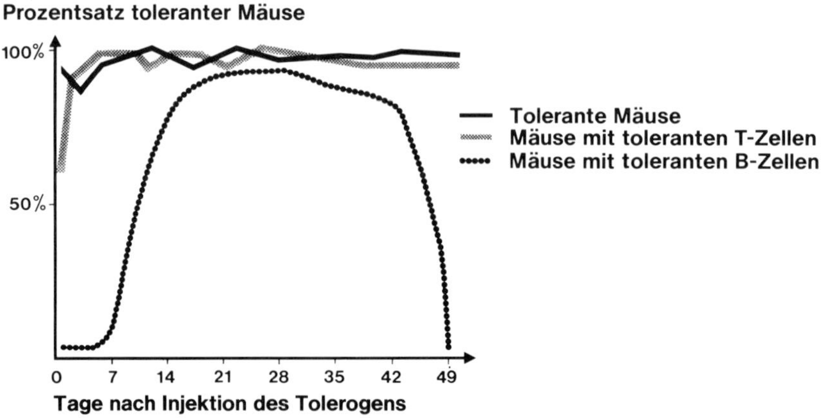

Abb. 9 Die spezifische, immunologische Toleranz von B- und T-Zellen. Bei den Experimenten wurden Knochenmarkzellen und Thymuszellen von toleranten Tieren auf röntgenbestrahlte Empfänger übertragen; das Ergebnis zeigt, daß B- und T-Zellen tolerant sein können. Die Toleranz der T-Lymphozyten wird schneller induziert und dauert länger als die der B-Lymphozyten (verändert nach Weigle)

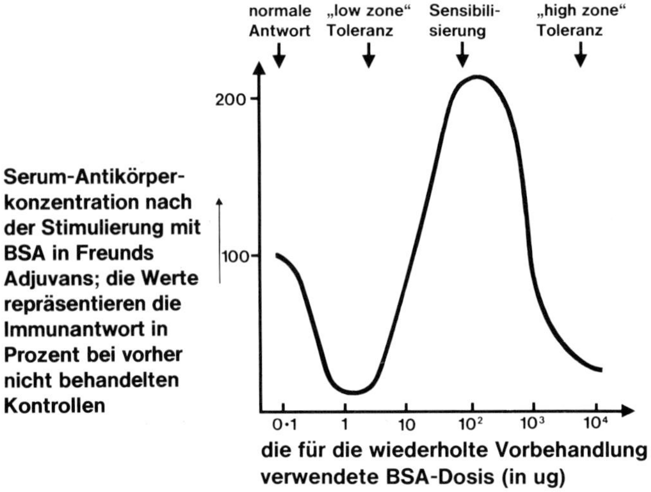

Abb. 10 „High zone"- and „low zone"-Toleranz. Eine spezifische immunologische Toleranz gegenüber Rinderserumalbumin (BSA) kann bei der Maus durch die Gabe von sehr geringen oder sehr hohen BSA-Dosen erzielt werden, während mittlere Konzentrationen zu einer Sensibilisierung und einer normalen Antikörperantwort führen (verändert nach Mitchison)

Die Abb. 10 zeigt die Antikörperproduktion gegen Rinderalbumin (BSA, bovine serum albumin) nach der Injektion einer konstanten Standarddosis in Mäuse, die zuvor eine intravenöse Injektion mit stark variierenden Antigenkonzentrationen erhalten hatten: Diejenigen Tiere, die eine sehr geringe Menge (1 µg BSA) oder eine sehr große Menge (10^4 µg BSA) an Antigen bekommen hatten, zeigten eine wesentlich schwächere Immunantwort als die Kontrollen, die nur eine Versuchsinjektion mit BSA erhalten hatten. Im Gegensatz dazu wurden diejenigen Tiere, die etwa 10^2 µg BSA injiziert bekamen, sensibilisiert und zeigten eine typische sekundäre Immunantwort. Es existiert also eine sogenannte „low-zone"-Toleranz und eine „high-zone"-Toleranz. Die experimentellen Daten sprechen dafür, daß die „low-zone“-Toleranz hauptsächlich auf toleranten T-Zellen beruht, während im Falle der „high-zone“-Toleranz B- und T-Zellen tolerant sind.

Normalerweise sind wir gegen solche Antigene tolerant, mit denen unser Immunsystem während des fötalen Lebensabschnittes in Berührung kommt, wie z. B. Antigene, die im mütterlichen Blutkreislauf in hoher Konzentration vorliegen. Die Aufhebung einer derartigen Toleranz tritt selten auf und ist wahrscheinlich pathologisch. In analoger Weise sind wir normalerweise auch gegen die Antigene tolerant, die im Blutkreislauf in geringer Konzentration vorkommen; diese Form der Toleranz erstreckt sich wahrscheinlich nur auf die T-Zellen, weshalb sie auch leichter zu durchbrechen ist. Autoantikörper werden gegen eine Reihe von Antigenen produziert, was aber nicht unbedingt bedeuten muß, daß sie für den Organismus schädlich sind. Die T-Zelltoleranz kann unter experimentellen Bedingungen relativ leicht aufgehoben werden, z. B. durch die Injektion von kreuzreagierenden Antigenen. Bisweilen reichen schon geringfügige Veränderungen der körpereigenen Antigene durch Virusinfektionen oder durch Gewebsverletzungen mit nicht-immunologischen Faktoren aus, um die T-Zelltoleranz zu beenden und die Bildung von Antikörpern gegen die körpereigenen Strukturen herbeizuführen. Ursprünglich sah man darin eine pathologische Erscheinung; die neueren Ergebnisse deuten jedoch darauf hin, daß die Autoantikörper mit Abbauprodukten körpereigener Substanz reagieren und auf diesem Wege eine bessere und effektivere Beseitigung dieser Substanzen gewährleisten.

1.9 Theorien der Antikörperbildung

Es gibt hauptsächlich zwei Theorien, die Instruktionstheorie und die Selektionstheorie, mit denen man die enorme Variabilität der Antikörper befriedigend erklären kann.

1.9.1 Die Instruktionstheorie

Bei der Instruktionstheorie erfolgt die Festlegung der Antikörperspezifität durch eine strukturelle Veränderung des Antikörpers, die durch die Form des Antigens bestimmt wird. Das Antigen stellt also ein Negativ dar (template), und die Polypeptidketten des Antikörpers falten sich um das Antigen herum, bis sie sich eng angepaßt haben. Nach Abschluß dieses Faltungs- oder Lernprozesses wird die Struktur des Antikörpers durch chemische Bindungen so stabilisiert, daß der Antikörper seine Antigenspezifität beibehält und dadurch in der Lage ist, mit neuen Antigenen des gleichen Types oder der gleichen molekularen Struktur spezifisch zu reagieren.

In der Zwischenzeit hat sich allerdings gezeigt, daß die Instruktionstheorie nicht gültig ist. Sie ist mit den grundlegenden Prinzipien der Proteinsynthese nicht vereinbar, da die gesamte Tertiär- und Quartärstruktur eines Proteinmoleküls bereits durch die Aminosäuresequenz festgelegt wird und damit unmittelbar der Basensequenz jener Gene zugeordnet werden kann, die für die Polypeptidketten kodieren. Bisher gibt es keinerlei Beweise dafür, daß die Immunglobuline eine Ausnahme zu dem fundamentalen Gesetz der Proteinstruktur darstellen.

1.9.2 Die Selektionstheorie

Bei der Selektionstheorie wird die Mannigfaltigkeit der Antikörper durch einen Selektionsprozeß erklärt, bei dem eine bestimmte Spezifität aus einer großen Anzahl (10^4–10^5) verschiedener Antikörperspezifitäten ausgewählt wird, die in jedem Individuum bereits a priori in winzigen Konzentrationen vorhanden sind. Das Antigen wählt aus der Gesamtheit der Lymphozyten gerade den kleinen Zellklon aus (s. S. 146), der die Antikörper mit dieser einen zum Antigen passenden Spezifität herstellt. Als Folge der Stimulation kommt es zur aktiven Proliferation der selektionierten Zellen und zur Produktion einer großen Zahl von Antikörpermolekülen. Diese eben beschriebenen Vorgänge spielen sich während der primären Immunantwort ab.

Die dieser Theorie zugrundeliegenden, elementaren Prinzipien wurden bereits zu Beginn dieses Jahrhunderts von P. Ehrlich postuliert und konnten später auch voll bestätigt werden. Die grundlegenden Experimente wurden hauptsächlich von Jerne durchgeführt, der nachweisen konnte, daß geringe Mengen von spezifischen Antikörpern in Immuntieren a priori vorhanden sind.

Wie sehen die Beweise aus, die für die Richtigkeit der Selektionstheorie sprechen?

1. Bei der sorgfältigen biochemischen Untersuchung der Plasmazellen zeigte es sich, daß sie kein Antigen enthalten, was nach der Instruktionstheorie der Fall sein sollte.

2. Die Polypeptidketten des IgG-Moleküls oder der antigenbindenden Fab-Teile (s. S. 46) können durch bestimmte Reagenzien wie z. B. Guanidin denaturiert werden, was zum Verlust ihrer Antikörperspezifität führt. Unter bestimmten experimentellen Bedingungen können die Immunglobulinketten renaturieren und dabei ihre ursprüngliche Antikörperspezifität und ihre Aktivität wieder zurückerlangen, selbst wenn kein Antigen anwesend ist.

3. Detaillierte biochemische Untersuchungen der Immunglobulin-Polypeptidketten haben gezeigt, daß – wie der Name schon sagt – in der hypervariablen Region vielfältige Unterschiede in der Aminosäuresequenz auftreten, mit denen man die enorme Anzahl der verschiedenen Antikörperspezifitäten voll und ganz erklären kann.

1.9.3 Die klonale Selektion

Die im vorangegangenen Abschnitt beschriebenen Vorgänge machen deutlich, daß die Antikörperproduktion von einer Selektion abhängt, und alle Anzeichen sprechen dafür, daß es sich dabei um die Selektion von bereits vorhandenen antigenreaktiven Zellklonen handelt. Das wird als klonale Selektion bezeich-

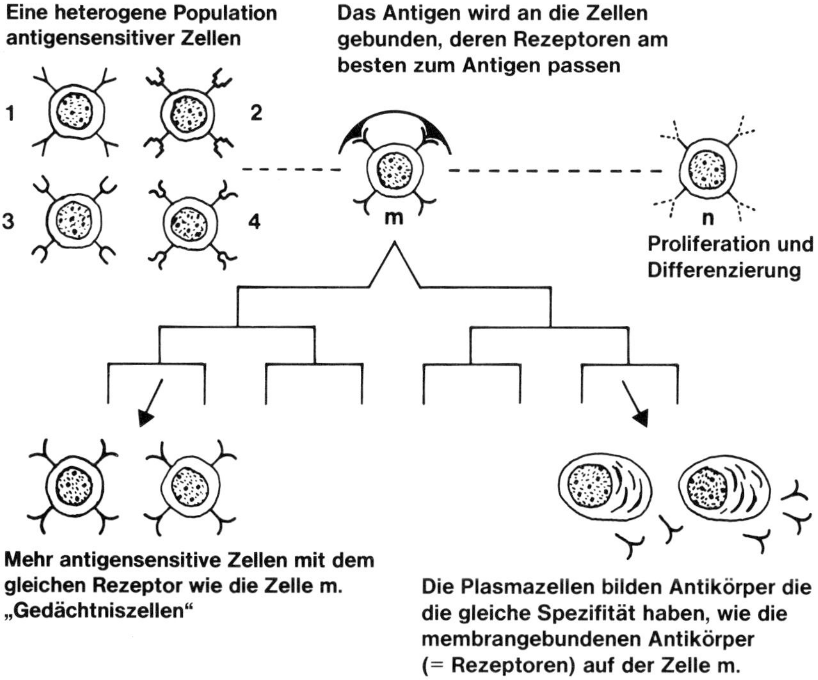

Abb. 11 Das nach der klonalen Selektionstheorie ablaufende Prinzip der spezifischen Antikörperbildung

net. In der Abb. 11 ist die Bildung von spezifischen Antikörpern nach dem Prinzip der klonalen Selektionstheorie schematisch dargestellt: Das Antigen wählt aus einer immensen Population von verschiedenen antigensensitiven B-Lymphozytenklonen (vielleicht 10^4–10^5) diejenigen Zellen aus, deren membrangebundene, antikörperähnliche Rezeptoren am besten zum Antigen passen – in der Abb. 11 ein mit „m" bezeichneter Lymphozyt. Durch diesen Erkennungsprozeß werden die Zellen zur Teilung angeregt, was zur Bildung einer großen Population von Zellen führt, deren membrangebundene Rezeptoren alle die gleiche Spezifität haben. Zur selben Zeit differenziert der weitaus größte Teil der stimulierten Lymphozyten zu aktiven antikörperproduzierenden Plasmazellen. Die in den Blutkreislauf des Organismus abgegebenen Antikörper haben genau die gleiche Spezifität wie die ursprünglichen, zu Beginn der primären Immunantwort selektionierten und stimulierten B-Lymphozyten. Während der weitaus größte Teil der stimulierten Lymphozyten zu Plasmazellen wird, bleiben noch einige wenige Zellen des selektionierten Klons in Form antigensensitiver B-Lymphozyten übrig, die die gleiche Rezeptorspezifität wie die ursprüngliche Zelle haben (Zelle „m" in Abb. 11) und die als Gedächtniszellen fungieren.

Obwohl es in dem Selektionsmodell noch einige Ungereimtheiten gibt, sprechen eine große Anzahl von Beweisen für die Richtigkeit der Theorie:

1. Jede antikörperproduzierende Plasmazelle und jede antigensensitive B-Zelle enthalten Immunglobuline mit nur einer Antikörperspezifität, wie auf

S. 67 näher beschrieben. Die Antikörperspezifität wird nach dem „Eine-Zelle-ein-Antikörper"-Prinzip festgelegt, was bedeutet, daß jede antikörperbildende Plasmazelle gleichzeitig Antikörper mit nur einem Leichtketten- und nur einem Schwerkettentyp synthetisiert; das gilt sowohl für die variablen als auch die konstanten Bereiche der Polypeptidketten. In heterozygoten Individuen wird das Prinzip der „allelic exclusion" verwirklicht, d. h. daß nur eines der beiden Allele eines Gens exprimiert wird und bei der Antikörpersynthese aktiv ist. Die wohl wichtigste Eigenschaft der Plasmazelle besteht darin, daß jede von ihnen nur Antikörper mit einer einzigen Spezifität produziert. Eine ähnliche Einschränkung scheint auch für den variablen Bereich der membrangebundenen Immunglobuline auf der Oberfläche von B-Lymphozyten zu bestehen (s. S. 68).

2. Die gegen ein bestimmtes Antigen gerichteten Zellen können experimentell beseitigt werden, was dazu führt, daß das Individuum gegen dieses Antigen nicht mehr reagieren kann, daß es aber weiterhin gegen eine Reihe anderer Antigene noch eine normale Immunreaktion zeigt.

1.9.4 Die Theorien über die Entstehung der Antikörpermannigfaltigkeit

Obwohl die Selektionstheorie im allgemeinen anerkannt wird und mit ihrer Hilfe das Auftreten der Antikörperspezifitäten auf dem zellulären und molekularen Niveau erklärt werden kann, bestehen zur Zeit noch beträchtliche Meinungsverschiedenheiten über die genetische Grundlage der ungeheuren Antikörpermannigfaltigkeit. Zur Zeit existieren hauptsächlich zwei Theorien, mit denen man zu erklären versucht, wie ein Organismus 10^4–10^5 verschiedene Antikörperspezifitäten ausbilden kann. Da die Antigenbindungsstelle in den hypervariablen Bereichen der auf Leicht- und Schwerketten gelegenen variablen Regionen lokalisiert ist, konzentrieren sich die Diskussionen auf die genetische Kontrolle der variablen Region. Die beiden Theorien sind die somatische Mutationstheorie und die Keimbahntheorie.

Die somatische Mutationstheorie. Nach dieser Theorie ist die Mannigfaltigkeit der Antikörper durch eine kleine Zahl von Genen festgelegt, die für die Proteinstruktur des variablen Bereichs kodieren. Die Theorie führt die strukturellen Veränderungen, die die molekulare Grundlage für die 10^4–10^5 verschiedenen Antikörperspezifitäten sind, auf somatische Mutationen oder sogar somatische Rekombinationen zurück, die sich während der Entwicklung des Individuums abspielen. Das heißt, daß die verschiedenen B-Lymphozyten und die entsprechenden Plasmazellen unterschiedliche genetische Eigenschaften haben, die sie dazu befähigen, eine derart große Zahl verschiedener Immunglobulinmoleküle zu synthetisieren. Bei der somatischen Mutation handelt es sich um ein zellgenetisch bekanntes, wenn auch sehr seltenes Phänomen ($1:10^6$); eine derart niedrige Häufigkeit reicht jedoch nicht aus, um die Mannigfaltigkeit der Antikörper zu erklären, d. h. daß derartige Mutationen bei der Antikörperbildung sehr viel häufiger auftreten müßten. Da sich die Mutationen nur auf den variablen Teilen, nicht aber auf den konstanten Teilen der Leicht- und Schwerketten ereignen, müßte man ungewöhnliche genetische und biochemische Mechanismen bei der Transkription und Translation fordern, um den strukturellen Eigenschaften des Immunglobulinmolekülaufbaus gerecht zu werden. Auch wenn der Grundgedanke dieser Theorie richtig ist, kann sie jedoch bis jetzt einige wesentliche Punkte nur unbefriedigend erklären.

Die Keimbahntheorie. Bei dieser Theorie wird die große Anzahl der Antikörperspezifitäten durch Gene festgelegt, die bereits schon zu Beginn der Entwicklung eines Individuums, d. h. in der Zygote vorhanden sind und die von Individuum zu Individuum weitervererbt werden. Es ist wahrscheinlich nicht nötig, daß für jede Spezifität ein Gen vorhanden ist, da es möglich sein sollte, die Vielfältigkeit durch die Kombinationen von Genprodukten zu erzielen. Es wird aber trotzdem noch eine große Anzahl von Genen benötigt (vielleicht 500–1000), um die Ausprägung aller Spezifitäten zu ermöglichen. Diese Hypothese besitzt allerdings den Nachteil, daß sie nur sehr schwer erklären kann, wie ein derartig großes genetisches Potential im Laufe der Evolution in seiner Gesamtheit stabil weitervererbt werden konnte, ohne daß es zum Verlust von Genen bzw. Antikörperspezifitäten gegen Antigene kam, gegen die der Organismus potentiell zwar in der Lage war, Antikörper zu bilden, mit denen er aber während seines Lebens nicht in Berührung kam, und die für sein Überleben nicht entscheidend waren. Man muß also gleichzeitig auch die Existenz von bisher noch nicht genau bekannten Mechanismen postulieren, die eine positiv gerichtete Selektion aller dieser Gene garantieren.

Diskussion über die somatische Mutationstheorie und die Keimbahntheorie. Zum jetzigen Zeitpunkt ist es sehr schwierig, zu entscheiden, welche der beiden Theorien richtig ist, da es genauso gut möglich ist, daß im Organismus eine Kombination beider Theorien verwirklicht ist. Der Vorteil der somatischen Mutationstheorie liegt darin, daß sie mit einer kleineren Menge an zu vererbendem genetischem Material auskommt. In Kaninchen durchgeführte genetische Studien an Immunglobulinmarkern, die auf dem variablen Teil der Immunglobulinketten liegen, sprechen für das Vorhandensein einer kleinen Zahl von Immunglobulingenen und favorisieren damit diese Theorie. Zusätzlich konnte man nachweisen, daß zumindest in kontinuierlich wachsenden Lymphozytenkulturen somatische Mutationen vorkommen können, aber es ist noch zu früh, zu sagen, ob das in vivo im gleichen Maß zutrifft und ob die Mutationshäufigkeit ausreicht, um die große Mannigfaltigkeit der Antikörperspezifitäten zu erklären.

Im Augenblick gibt es jedoch zwingendere Beweise für die Richtigkeit der Keimbahntheorie. So konnte man nachweisen, daß in der variablen Region der Schwer- und Leichtkette eine große Anzahl von Untergruppen auftreten – so kennt man bisher vier Kappa-Untergruppen, mindestens fünf Lambda-Untergruppen und noch drei bis vier Untergruppen für die Schwerkette (s. S. 50ff).

So existieren bereits mehrere variable Gene für jeden der drei Sätze an konstanten Genen, die für die Kappa-, Lambda- und Schwerketten kodieren. Wahrscheinlich gibt es auch mehrere Kopien von jedem Typ der variablen

Untergruppengene, womit die große Variabilität der verschiedenen Antikörperspezifitäten noch besser erklärt werden kann. Weiterhin konnte in Tierexperimenten gezeigt werden, daß gewisse im variablen Teil gelegene molekulare Strukturen, die idiotypischen Determinanten (s. S. 65), weitervererbt werden. Das würde bedeuten, daß gerade die Strukturen, die die Antikörperspezifität festlegen, in der Keimbahn von Generation zu Generation weitergegeben werden. Zusätzliche experimentelle Beweise in Richtung der Keimbahntheorie wurden bei der Untersuchung isolierter Antikörperpräparationen gewonnen, die mit Hilfe der isoelektrischen Fokussierungstechnik auf ihre klonale Heterogenität getestet wurden.

Heutzutage unterstützen die meisten Wissenschaftler die Keimbahntheorie, aber wahrscheinlich ist eine Kombination der beiden Theorien richtig. Das heißt mit anderen Worten, daß in der Keimbahn eine angemessene und vernünftige Anzahl an Genen, die für die Antikörperspezifitäten kodieren, vorhanden ist, daß aber durch somatische Mutationen oder Rekombinationen noch zusätzliche molekulare Veränderungen durchgeführt werden müssen, um auf die hohe Zahl der beobachteten Antikörperspezifitäten zu kommen.

2 Antigene

2.1 Antigene und Immunogene

Ein Antigen ist eine Substanz, die den Organismus zur Produktion spezifischer Antikörper oder zur Bildung spezifisch sensibilisierter T-Lymphozyten anregt und die in vivo wie in vitro spezifisch mit den Antikörpern oder den T-Lymphozyten reagiert. Antigene, die unter diese Definition fallen, sind meistens Proteine mit einem hohen Molekulargewicht, Polysaccharide oder Kombinationen aus Proteinen, Kohlehydraten oder Lipiden. Andere makromolekulare Verbindungen wie DNA oder RNA können ebenfalls als Antigene fungieren. Die Bezeichnung Immunogen wird hauptsächlich dann benutzt, wenn hervorgehoben werden soll, daß das Antigen für eine gezielte Immunisierung eingesetzt wird (s. S. 23). Meistens kann ein Antigen nur dann eine Immunantwort induzieren, wenn es in einer bestimmten Form oder Konzentration angeboten wird. Das gleiche Molekül, das unter gewissen Bedingungen eine Immunantwort auslöst, kann auch eine immunologische Toleranz herbeiführen, wenn es in sehr niedrigen oder sehr hohen Konzentrationen verabreicht wird (s. S. 32). In nativer Form vorliegendes Material kann eine Toleranz leichter induzieren, als wenn es in denaturierter oder aggregierter Form vorliegt. Wird ein Antigen in einer Form oder Konzentration verwendet, in der es eine immunologische Toleranz hervorruft, wird es auch als Tolerogen bezeichnet.

In der medizinischen Immunologie sind spezielle Ausdrücke für solche Antigene in Gebrauch, die im Wirtsorganismus bekannte und definierte Reaktionen auslösen. Das gilt z. B. für die Allergene, die eine bestimmte Antigen-Klasse repräsentieren, die für allergische Reaktionen, gewöhnlich die von Typ 1 (s. S. 159f), verantwortlich sind.

Zusätzlich unterscheidet man noch zwischen thymusunabhängigen und thymusabhängigen Antigenen. Diese Definitionen beziehen sich nur auf solche Antigene, die die Bildung von Antikörpern induzieren können. Ist für die Einleitung der Antikörperproduktion noch die Anwesenheit bestimmter T-Lymphozyten erforderlich (z. B. Helfer-T-Zellen, s. S. 14f), fällt das Antigen unter die thymusabhängigen Antigene. Der größte Teil der Immunantworten gegen Proteinantigene ist thymusabhängig. Die thymusunabhängigen Antigene bedürfen nicht der Unterstützung der Helfer-T-Zellen, um die Antikörpersynthese auszulösen, was bei polymeren Antigenen wie z. B. Pneumokokken-Polysaccharide, Dextrane, Lipopolysaccharide und polymerisiertem Flagellin der Fall ist.

2.2 Haptene

Antigene oder Immunogene, die im Wirtsorganismus eine Immunantwort induzieren können, werden gewöhnlich auch vollständige Antigene genannt; ihnen stehen die unvollständigen Antigene oder Haptene gegenüber, bei denen es sich um niedermolekulare Verbindungen handelt, die zwar mit Antikörpern oder sensibilisierten Lymphozyten in vivo oder in vitro reagieren, die aber selbst nicht in der Lage sind, eine Antikörperbildung zu induzieren oder die Differenzierung von sensibilisierten Lymphozyten einzuleiten. Für die in vitro Bestimmung der Haptene macht man sich ihre Fähigkeit zunutze, die spezifische Reaktion von Antikörpern oder Lymphozyten (Killerzellen) mit dem entsprechenden vollständigen Antigen zu behindern oder zu blockieren. Beispiele für Haptene sind niedermolekulare Reagenzien wie Derivate der p-Aminobenzoesäure, niedermolekulare Saccharide und einige Medikamente.

Selbst wenn die Haptene alleine keine Antikörperproduktion hervorrufen können, kann man sie durch die Kopplung an hochmolekulare Substanzen, z. B. an Proteine, die dann als Trägermoleküle (carrier-Moleküle) fungieren, in eine immunologisch aktive Form überführen. Nach der Injektion eines derartigen Konjugates produzieren die Versuchstiere Antikörper, die zum Teil mit dem Hapten und zum Teil mit dem Trägermolekül reagieren. Dieser Vorgang ist für die medizinische Immunologie von besonderer Bedeutung, da sich Medikamente oder andere physiologisch wirksame Substanzen im Organismus an körpereigene Proteine anlagern oder über spontan ablaufende chemische Reaktionen daran gebunden werden können und dadurch in vivo in eine immunogene Form überführt werden. Eine Reihe bekannter Immunreaktionen gegen Medikamente laufen nach diesem Mechanismus ab (s. S. 291ff).

Die Untersuchungen von Anti-Hapten-Antikörpern waren bei der Definition von immunologischen Reaktionen und der Aufklärung von Einzelmechanismen von großer Bedeutung. In seinen klassischen Experimenten konnte Landsteiner zeigen, daß schon geringfügige Veränderungen der chemischen Struktur, z. B. an den Seitenketten substituierter Benzolringe, die immunologische Eigenschaft eines Haptens in Hinblick auf die Reaktivität mit bestimmten Antikörpern drastisch verändern können. Diese Beispiele verdeutlichen noch einmal den hohen Spezifitätsgrad immunologischer Reaktionen.

2.3 Antigene Determinanten auf Makromolekülen

Was sind die physikochemischen Eigenschaften, die ein Molekül haben muß, damit es als Antigen fungieren kann? Antigene müssen Makromoleküle mit einer gut definierten dreidimensionalen Struktur sein. Im Falle von Polysaccharidantigenen muß die Größe der antigenen Determinante, das ist der Bereich auf der Oberfläche eines Makromoleküls, der in die Antigen-Bindungsstelle eines Antikörpers oder Rezeptors paßt, etwa drei bis sechs Monosaccharideinheiten entsprechen. Das bedeutet, daß Polysaccharide mit einer relativen Molekülmasse von mehreren hunderttausend Hunderte von antigenen Determinanten auf der Oberfläche haben. Das gleiche gilt auch für Proteinantigene, die eine Vielzahl von antigenen Determinanten tragen. Antiserem gegen menschliches Albumin (HSA = human serum albumin) enthalten eine heterogene

Mischung aus verschiedenen Antikörpermolekülen, die mit den einzelnen antigenen Determinanten des Albuminmoleküls reagieren. Mindestens sechs Antikörpermoleküle können an ein HSA-Molekül gebunden werden. Es ist jedoch sehr wahrscheinlich, daß es auf dem Albumin mehr als sechs antigene Determinanten gibt, da aufgrund der räumlichen Behinderung nur eine begrenzte Zahl von Antikörpermolekülen gleichzeitig mit dem HSA-Molekül reagieren können.

Zusätzlich unterscheidet man auch noch zwischen starken und schwachen Antigenen. Proteine oder Polysaccharide von einer fremden Spezies sind starke Antigene, während DNA und Lipide schwache Antigene sind. Proteine, die nur eine geringe strukturelle Ähnlichkeit mit den Proteinen des Wirtes haben, wie z. B. Proteine von einer weit entfernten Gattung, sind stärkere Antigene als Proteine mit einer größeren strukturellen Ähnlichkeit.

2.4 Homologe und kreuzreagierende Antigene

In Bezug auf die als Folge eines antigenen Stimulus gebildeten spezifischen Antikörper und sensibilisierten T-Lymphozyten ist das homologe Antigen diejenige Substanz, die ursprünglich für die Auslösung der Immunantwort verwendet wurde. Wenn z. B. menschliches Serumalbumin für die Immunisierung von Kaninchen verwendet wurde, dann ist dieses Protein das homologe Antigen, das nachher für die in vitro Bestimmungen der Anti-HSA-Antikörper herangezogen wird. Es kommt aber auch vor, daß andere, strukturell verwandte Proteine (z. B. das gleiche Protein von einer anderen Spezies, auch als heterologes Antigen bezeichnet) mit den spezifischen Antikörpern oder den sensibilisierten Lymphozyten kreuzreagieren. Das heißt, daß eine immunologische Kreuzreaktion dann vorliegt, wenn die gebildeten Antikörper und Lymphozyten mit noch einem anderen Antigen oder anderen Antigenen als mit dem für die Immunisierung verwendeten Antigen reagieren. Eine Kreuzreaktion deutet darauf hin, daß zwischen den beiden Antigenen eine gewisse strukturelle Ähnlichkeit besteht. Sie läßt sich experimentell mit verschiedenen Methoden wie z. B. der doppelten Immundiffusion in Gelen nachweisen (s. S. 77).

Rinder-Serumalbumin oder Albumin aus anderen Tierarten können mit menschlichem Albumin kreuzreagieren. Selbst Immunglobuline zeigen das Phänomen der immunologischen Kreuzreaktion. Die vom Standpunkt der Evolution aus betrachteten eng mit einander verwandten Tiergattungen zeigen für eine Reihe von Proteinantigenen eine ausgeprägte Kreuzreaktivität. Im Gegensatz dazu haben weniger verwandte Arten einen geringeren Anteil an gemeinsamen Antigenen und zeigen folglich weniger Kreuzreaktionen. In der Mikrobiologie spielen Kreuzreaktionen bei der Klassifizierung von verschiedenen Bakterienstämmen eine große Rolle. Ähnliches gilt auch für die Blutgruppenserologie, die das Auftreten der natürlich vorkommenden Anti-Blutgruppen-Antikörper auf Kreuzreaktionen zwischen den Blutgruppen-Antigenen des AB0-Systems und den Antigenen auf E. coli-Bakterien zurückführt (s. S. 26f).

2.5 Heteroantigene, Alloantigene und Autoantigene

Heteroantigene stammen aus einer anderen Spezies als der, in der die Immunisierung durchgeführt wird. Folglich wird bei einer Heteroimmunisierung ein Individuum mit Antigenen (z. B. Serumproteinen) aus einer anderen Spezies immunisiert. Alloantigene werden innerhalb einer Spezies bei manchen aber nicht bei allen Angehörigen dieser Spezies gefunden. Diesem Phänomen liegen genetisch festgelegte Unterschiede in der Antigenstruktur zugrunde. Beispiele dafür sind die Blutgruppenantigene, die Histokompatibilitätsantigene und eine Reihe anderer Markersysteme, wie z. B. das Gm-System der Immunglobuline (s. S. 47). Prinzipiell besteht zwischen Hetero- und Alloantigenen kein Unterschied, jedoch zeigen die Heteroantigene normalerweise wesentlich stärkere strukturelle Abweichungen als die Alloantigene. Die Immunisierung mit Alloantigenen wird als Alloimmunisierung bezeichnet. In der Transplantationsimmunologie wird eine ähnliche Terminologie verwendet, um die enge Beziehung zwischen Spender und Empfänger hervorzuheben (s. S. 272). So besagt das Wort Allotransplantation, daß die Übertragung zwischen genetisch unterschiedlichen Individuen ein und derselben Spezies durchgeführt wird.

Autoantigene stammen von ein und demselben Individuum. Normalerweise ist jeder Organismus gegen die körpereigenen Makromoleküle immunologisch tolerant. Vorausgesetzt, daß keine strukturellen Veränderungen auftreten, oder daß neue antigene Determinanten auftreten, die dem Immunsystem normalerweise verborgen bleiben, wird der Organismus keine Immunreaktionen gegen seine eigenen Makromoleküle durchführen. Maligne Veränderungen können jedoch zur Entstehung von Autoantigenen führen, zu denen auch die bekannten Tumorantigene gehören (s. S. 266ff). Ebenso können nach Virusinfektionen auf der Zellmembran neue antigene Strukturen, die Virusantigene, auftreten, die heftige Immunreaktionen auslösen können (siehe auch den Abschnitt über immunologische Toleranz, S. 28ff).

3 Die Immunglobuline

Die zirkulierenden Antikörper bilden eine eigene Gruppe unter den Plasmaproteinen und werden *Immunglobuline* genannt. Der selbe Ausdruck wird auch für eine bestimmte Gruppe von Proteinen verwendet, die einen entsprechenden molekularen Aufbau haben und die beim multiplen Myelom und bei der Makroglobulinämie durch maligne Plasmazellen gebildet werden.

Bei den beiden eben genannten Krankheiten kommen die Immunglobuline im Serum in hoher Konzentration vor, sind normalerweise ihrer molekularen Struktur nach sehr homogen und sind von monoklonaler Herkunft. Mit dem Ausdruck „Zellklon" wird eine Zellpopulation bezeichnet, die durch eine Reihe von Teilungen aus einer einzelnen Zelle hervorgegangen ist. Die zu einem Plasmazellklon gehörenden Zellen synthetisieren und sezernieren identische Immunglobuline, die im Hinblick auf ihre Funktion und ihren Aufbau eine extrem homogene Molekülpopulation darstellen. Derartige monoklonale Immunglobuline können sehr einfach und in großen Mengen aus dem Serum von Patienten mit multiplem Myelom oder Makroglobulinämie (s. Kap. 9) isoliert werden. So standen für biochemische und immunologische Untersuchungen relativ große Mengen reiner Proteine zur Verfügung, so daß diese pathologisch monoklonalen Immunglobuline wichtige Informationen über den Aufbau entsprechender normaler Immunglobuline lieferten.

Das Serum einer Normalperson enthält Antikörper gegen eine Vielzahl verschiedener Antigene. Da die Antikörper funktionell sehr heterogen sind, sollte man annehmen, daß das auch für ihre Struktur zutrifft. Da sie von einer großen Zahl verschiedener Plasmazellklone gebildet werden, werden sie als polyklonale Antikörper bezeichnet. Um entsprechende Informationen über den strukturellen Aufbau der Immunglobuline zu erhalten, werden aus einem Gemisch polyklonaler Immunglobuline mit Hilfe biochemischer und immunologischer Methoden diejenigen Proteinmoleküle isoliert, die bestimmte gemeinsame physikochemische Eigenschaften haben. Dabei werden die Proteinmoleküle einer bestimmten Spezifität getrennt untersucht, um herauszufinden, ob die gemeinsamen physikochemischen Eigenschaften auch gemeinsame biologische Eigenschaften beinhalten. Dieses methodische Vorgehen hat sich für das Verständnis der Struktur und der biologischen Funktion der Immunglobuline als sehr wertvoll erwiesen.

3.1 Einteilung der Immunglobuline

Beim Menschen werden die Immunglobuline in fünf verschiedene Klassen eingeteilt: Diejenige, die im Serum in der höchsten Konzentration vorliegt, ist das Immunglobulin G oder auch IgG, wobei „Ig" die Abkürzung für „Immunglobulin" ist und „G" die Klasse bezeichnet. Die übrigen vier Klassen sind das IgA, IgM, IgD und das IgE.

Tabelle 4 Die physikochemischen und biologischen Eigenschaften der verschiedenen menschlichen Immunglobulinklassen

111 222	IgG	IgA[1]	IgM[2]	IgD	IgE
Molekulargewicht	150 000	150 000	900 000	180 000	190 000
Sedimentationskoeffizient	7S	7S	19S	7S	8S
Kohlenhydratanteil (in %)	ca. 3	ca. 8	ca. 12	ca. 12	ca. 12
Schwere Ketten	γ	α	μ	δ	ε
Mittlere Konzentration im normalen Serum (mg/ml)	12	2	1	0,1	0,001
Placenta-Passage	+	–	–	–	–
Komplementaktivierung					
Klassischer Mechanismus	+	–	+	–	–
Alternativer Mechanismus	–	+	–		
Aktive Sekretion in externe Sekrete	–	+	±	–	+
Bindung an Mastzellen und Sensibilisierung für Typ 1-Reaktionen	–	–	–	–	+
Bindung an Makrophagen und K-Zellen	+	–	–	–	–

1) Die Angaben beziehen sich auf monomeres IgA im Serum. Zusätzlich kommen im Serum auch Polymere des IgA mit höheren Molekulargewichten vor. In den Sekreten liegt IgA in polymerer Form vor. Dieses sekretorische IgA enthält noch eine zusätzliche Polypeptidkette, die sekretorische Komponente, und hat deshalb einen höheren Kohlenhydratanteil.

2) Die Angaben beziehen sich auf das pentarmere IgM-Molekül (s. Abb. 18). IgM-Untereinheiten kommen im Serum in geringer Konzentration vor, zusammen mit Polymeren aus den 19S Molekülen, die sehr hohe Molekulargewichte erreichen können.

Die Tab. 4 gibt einen Überblick über die wichtigsten physikochemischen und biologischen Eigenschaften der einzelnen Immunglobulinklassen. Das IgM hat ein höheres Molekulargewicht und sedimentiert bei der Ultrazentrifugation wesentlich schneller als die anderen Immunglobuline. Es ist ein „Makroglobulin", was durch das „M" angezeigt wird. Bei allen Immunglobulinen handelt es sich um Glykoproteine, die einen unterschiedlichen prozentualen Anteil an Kohlehydraten haben. Die Kohlehydrat-Seitenkette wird unmittelbar vor der Sekretion aus der Plasmazelle an das Protein angekoppelt; über die immunologische und biologische Funktion des Kohlehydratanteils ist so gut wie nichts bekannt. Die Tab. 4 zeigt weiterhin, daß jede Immunglobulinklasse für eine andere biologische Funktion verantwortlich ist.

Die als Antwort auf einen antigenen Stimulus während der primären Immunantwort gebildeten Antikörper gehören hauptsächlich der IgM-Klasse an. Wird während dieser Phase genügend Antigen angeboten, kommt es im Anschluß an die IgM-Produktion auch zur Bildung einer geringen Menge an IgG. Nach einer erneuten antigenen Stimulation mit dem gleichen Antigen herrschen Immunglobuline des IgG-Typs vor (s. S. 24f). Natürlich vorkommende Antikörper (s. S. 26) gehören meistens der IgM-Klasse an.

Vom biologischen Standpunkt aus betrachtet, ist es sehr wichtig, daß die IgG-Antikörper die Plazentamembran durchdringen können und in den fötalen Kreislauf gelangen. So kann das Kind die mütterlichen Antikörper verwenden, um sich während der postnatalen Phase solange gegen Infektionen zu schützen, bis die Fähigkeit zur Produktion eigener Antikörper voll ausgebildet ist. Bei diesem IgG-Durchtransport handelt es sich um einen aktiven und selektiven Prozeß, da die Immunglobuline der anderen vier Klassen durch die Plazentamembran nicht hindurchbefördert werden. Es sind jedoch auf Fälle bekannt, bei denen die mütterlichen Antikörper dem Kind schaden können: Die der IgG-Klasse angehörenden Anti-D-Immunglobuline, die von einer Rh(D)-negativen Frau gebildet werden, können die Plazentamembran durchdringen und beim neugeborenen Kind eine hämolytische Krankheit verursachen. Ebenso kann die Übertragung von IgG-Antikörpern zur neonatalen Thrombozytopenie bei den Kindern führen, deren Mütter an einer autoimmunen Thrombozytopenia purpura leiden (s. Kap. 12).

Im Serum ist die IgG-Konzentration wesentlich höher als die IgA-Konzentration. Das Gegenteil ist für die nach außen sezernierten Flüssigkeiten wie Tränen, Speichel, Bronchial-Flüssigkeit, Milch und Galle der Fall. Wahrscheinlich liegt die besondere Bedeutung des IgA in der Abwehr von Infektionen auf Schleimhäuten.

Über die Funktion des IgD ist nicht viel bekannt. Im Serum kommt es nur in sehr geringer Konzentration vor, tritt aber häufig auf der Oberfläche antigensensitiver B-Lymphozyten auf und fungiert dort wahrscheinlich als Antigenrezeptor (s. S. 10f).

Die Serumkonzentration des IgE ist normalerweise extrem niedrig. Trotzdem handelt es sich bei diesen Immunglobulinen um medizinisch wichtige Antikörper, da sie für allergische Reaktionen verantwortlich sind (s. S. 159f).

3.2 Struktur des IgG-Moleküls

Die Abb. 12 zeigt die Grundstruktur des IgG-Moleküls. Es ist symmetrisch aufgebaut und besteht aus vier Polypeptidketten, die durch kovalente Bindungen (Disulfidbrücken) zusammengehalten werden. Je zwei Ketten werden als *Schwerketten* oder auch Gamma-Ketten bezeichnet, was die Zugehörigkeit zur IgG-Klasse symbolisieren soll. Zusätzlich enthält das IgG-Molekül noch zwei *Leichtketten,* die ein geringeres Molekulargewicht (2 × 23500 daltons) als die γ-Ketten haben (2 × 50000 daltons). Bei den Leichtketten unterscheidet man zwei verschiedene Typen, die Kappa (κ)- und die Lambda (λ)-Kette. Im Serum von Normalpersonen besitzen zwei Drittel aller IgG Antikörper die κ-Leichtkette und ein Drittel die λ-Leichtkette.

Durch eine gezielte Spaltung mit verschiedenen proteolytischen Enzymen kann das IgG-Molekül in definierte Bruchstücke zerlegt werden. Dadurch war es möglich herauszufinden, in welchen Bereichen des intakten Immunglobulins die verschiedenen Eigenschaften und Funktionen lokalisiert sind.

Unter physiologischen Bedingungen spaltet das Enzym *Papain* das IgG-Molekül unmittelbar oberhalb der Disulfidbrücken, die die beiden Schwerketten miteinander verbinden (s. Abb. 12). Dadurch kommt es zur Bildung von zwei identischen Fragmenten, die aus je einer intakten Leichtkette und ungefähr einer halben Schwerkette bestehen. Ein derartiges Bruchstück wird Fab-Fragment genannt. Bei dieser Abkürzung steht das „F“ für „Fragment“ und das

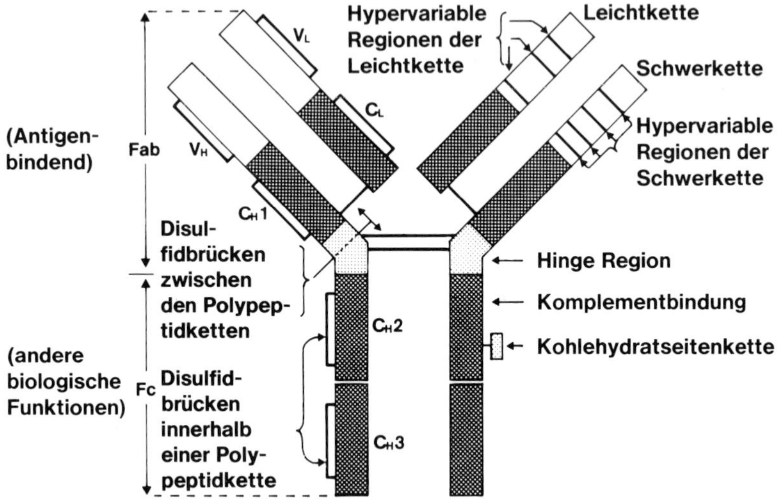

Abb. 12 Die Grundstruktur eines IgG-Moleküls

„ab" für antigenbindend, da das Fab-Fragment wie das intakte Molekül spezifisch mit dem Antigen reagieren kann. Das dritte bei der Papainspaltung entstandene Fragment besteht aus den Resten der beiden Schwerketten und wird durch Disulfidbrücken zusammengehalten. Es wird Fc-Fragment genannt, wobei das „F" wiederum für „Fragment" steht und das „c" für „crystallisable" (kristallisierbar), da im Gegensatz zum Fab-Fragment das Fc-Bruchstück unter geeigneten experimentellen Bedingungen Proteinkristalle bilden kann. Das Fc-Fragment ist an der Antigenbindung nicht beteiligt, sondern besitzt andere, für IgG-Antikörper charakteristische Eigenschaften: Es trägt den Polysaccharidanteil, bindet bestimmte Komplementkomponenten, reagiert mit spezifischen auf der Oberfläche von Makrophagen und B-Zellen gelegenen Rezeptoren und ist aufgrund spezieller molekularer Eigenschaften dafür verantwortlich, daß IgG-Moleküle durch die Plazenta hindurchtransportiert werden.

Im sauren Milieu (pH 4,1) spaltet das Enzym *Pepsin* das IgG-Molekül unmittelbar unterhalb der in Abb. 12 abgebildeten Disulfidbrücken, welche die Schwerketten zusammenhalten, was zur Bildung eines Fragments führt, das aus beiden Leichtketten und etwa zwei halben Schwerketten besteht. Es wird als $F(ab')_2$-Fragment bezeichnet und stellt ein wichtiges und nützliches Laboratoriumsreagenz für eine Vielzahl immunologischer Untersuchungen dar. Das $F(ab')_2$-Fragment ist wie das intakte IgG-Molekül divalent, d. h. es enthält die beiden mit dem Antigen reagierenden Bindungsstellen und kann damit für Präzipitationsreaktionen eingesetzt werden (s. S. 75ff). Nach der Spaltung der zwischen den beiden Schwerketten gelegenen Disulfidbrücken entstehen zwei monovalente Fab'-Fragmente, die zwar noch mit dem Antigen reagieren, aber zu keiner Präzipitationsreaktion mehr fähig sind. Unter dem Einfluß des Pepsins wird der Rest der beiden Schwerketten in noch kleinere Bruchstücke gespalten.

Wie in Abb. 12 dargestellt, besitzt ein IgG-Molekül zwei Bindungsstellen, die im Endteil des Fab-Fragmentes gelegen sind. In dem Abschnitt, in dem die beiden Schwerketten durch Disulfidbrücken miteinander verbunden sind, hat jede Schwerkette einen Knick; dieser Bereich wird als Brücken- oder *Hinge-Region* bezeichnet. Durch diesen Aufbau kann der Winkel zwischen den beiden Fab-Fragmenten variabel gehalten werden, so daß sie entweder weit voneinander entfernt oder nahe beieinander liegen. Diese Flexibilität ist für die Funktion des Antikörpermoleküls von großer Wichtigkeit, da es mit antigenen Determinanten reagieren kann, die auf der Oberfläche von Viren, Bakterien oder Erythrozyten unterschiedliche Abstände voneinander haben. Im elektronenmikroskopischen Bild sieht ein IgG-Molekül nach erfolgter Reaktion mit einem Antigen wie ein Y aus, dessen beide Arme einen variablen Winkel aufweisen.

Die zur IgG-Klasse gehörenden Immunglobuline werden in vier *Subklassen* unterteilt, die als IgG1, IgG2, IgG3 und IgG4 bezeichnet werden (Abb. 13). In jeder Normalperson kommen alle vier Unterklassen vor, deren einzelne Konzentrationen innerhalb einer Person sehr verschieden sind. So stellt das IgG1 etwa 70%, das IgG2 18%, das IgG3 8% und das IgG4 3% der gesamten IgG-Menge dar. Da die den einzelnen Subklassen zugeordneten Schwerketten unterschiedliche Primärstrukturen haben, unterscheidet man zwischen den γ1-, γ2- und γ3- und γ4-Schwerketten.

In der Tab. 5 sind die physikochemischen und biologischen Eigenschaften der einzelnen IgG-Subklassen aufgeführt. Abgesehen von den bereits erwähnten

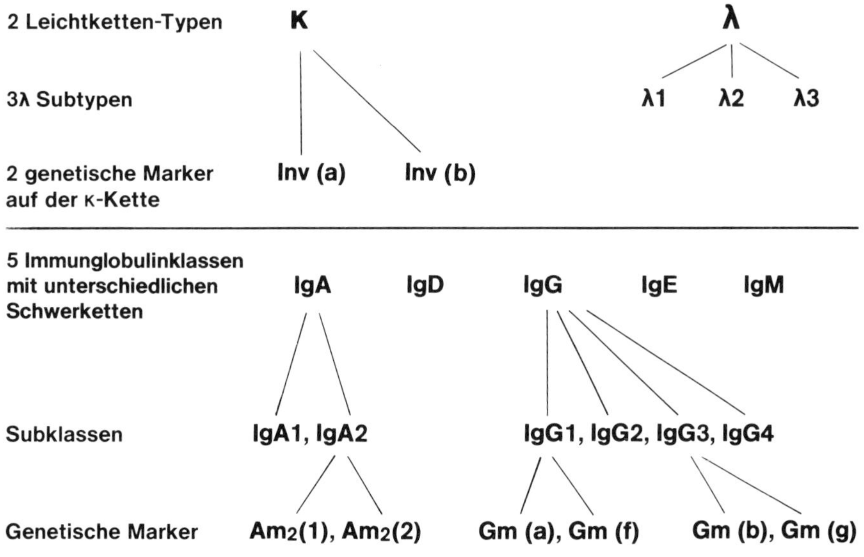

Abb. 13 Die Klassifizierung der Immunglobuline. Es gibt zwei Leichtkettentypen, die κ- und die λ-Kette. Die fünf Immunglobulinklassen sind durch unterschiedliche Schwerketten charakterisiert. IgA und IgG werden noch in weitere Subklassen unterteilt. Zusätzlich sind einige genetische Marker (Allotypen) der menschlichen Immunglobuline abgebildet. Jeder Allotyp kommt nur in Proteinen vor, die aus bestimmten Leichtkettentypen und bestimmten Schwerkettensubklassen aufgebaut sind

Tabelle 5 Die physikochemischen und biologischen Eigenschaften der einzelnen Proteine in den verschiedenen menschlichen IgG-Subklassen

	IgG 1	IgG 2	IgG 3	IgG 4
Prozentualer Anteil am Gesamt-IgG im Normalserum	ca. 70	ca. 17	ca. 8	ca. 3
Schwere Ketten	γ 1	γ 2	γ 3	γ 4
Zahl der Disulfidbrücken zwischen den γ-Ketten	2	4	ca. 15	2
Placenta-Passage	++	++	++	++
Komplementaktivierung nach dem klassischen Mechanismus	++	+	++	–
Bindung an Fc-Rezeptoren auf Makrophagen	++	±	++	±
Bindung an Fc-Rezeptoren auf K-Zellen	++	+	++	±
Bindung an das Staphylokokkenprotein A	++	++	–	++
Beispiele für spezifische Antikörper				
Anti-Tetanus-Toxoid	++	++	+	±
Anti-Diphterie-Toxoid	++	++	+	±
Anti-Rh	++	–	++	±
Anti-Gerinnungsfaktor VIII	–	–	–	++

Unterschieden in der Primärstruktur der Schwerketten, treten weitere Unterschiede in der Anzahl und der Position der die beiden γ-Ketten verbindenden Disulfidbrücken auf. Die Synthese der γ1-, γ2-, γ3- und γ4-Schwerketten wird durch getrennte Gene kontrolliert, die auf demselben Chromosom so eng beieinander liegen, daß ein Crossover zwischen ihnen bisher nur in wenigen Fällen beobachtet wurde. Auf dem IgG-Molekül sind auch genetisch determinierte antigene Determinanten lokalisiert, die sich wie Allotypen verhalten. Der Begriff *„Allotyp“* bezeichnet gewisse genetisch determinierte Eigenschaften, die zwar bei einigen, aber nicht allen Mitgliedern einer Spezies vorkommen. Bei den verschiedenen IgG-Subklassen konnten bisher eine Reihe von allotypischen Markern identifiziert werden, wobei jeder Marker nur bei einer IgG-Subklasse vorkommt. So wird der Gm(a)-Faktor nur bei den IgG1-Antikörpern angetroffen.

Auch im Hinblick auf die biologischen Eigenschaften treten zwischen den einzelnen Subklassen Unterschiede auf: Antikörper der IgG1-, IgG2- und IgG3-Unterklassen binden bestimmte Komplementkomponenten und können den klassischen Mechanismus der Komplementaktivierung einleiten (s. S. 100ff), während Antikörper der IgG4-Subklasse dazu nicht in der Lage sind. Die zur IgG1- und IgG3-Subklasse gehörenden Antikörper binden an Makrophagen, was die Immunglobuline der IgG2- und IgG4-Unterklasse nicht können; damit können die IgG4-Antikörper die Phagozytose weniger wirkungsvoll einleiten als die Antikörper anderer Unterklassen, d. h. sie sind schwächere Opsonine. Es sind Krankheiten bekannt, bei denen Autoantikörper mit den körpereigenen Erythrozyten reagieren, was zu einer verkürzten Halbwertzeit der roten Blutkörperchen im Blut führt. Gehören diese Autoantikörper hauptsächlich der IgG4-Unterklasse an, werden die mit diesen speziellen Immunglobulinen beladenen Erythrozyten in einem geringeren Ausmaß an Makrophagen gebunden, was eine verminderte Hämolyse zur Folge hat. Aus der Tab. 5 ist weiterhin zu entnehmen, daß die gegen gewisse Antigene gerichteten Antikörper jeweils nur einer einzelnen Unterklasse angehören; so fallen die Antikörper gegen Kohlehydratantigene wie Dextrane in den meisten Fällen in die IgG2-Unterklasse.

3.2.1 Die Lokalisierung der Antigenbindungsstelle auf dem IgG-Molekül

Jedes IgG-Molekül besitzt zwei Bindungsstellen, die mit dem Antigen reagieren. Mit Hilfe der oben genannten proteolytischen Enzyme konnte eindeutig nachgewiesen werden, daß jedes Fab-Fragment eine Bindungsstelle trägt.

Die die Polypeptidketten verbindenden intermolekularen Disulfidbrücken können experimentell durch chemische Reduzierung und Alkylierung gespalten werden. Wird eine derartige Spaltungsreaktion bei pH 7,4 durchgeführt, werden die Ketten immer noch durch nichtkovalente Bindungen zusammengehalten; erst durch eine Erniedrigung des pH werden auch diese schwachen Bindungskräfte zerstört, so daß jetzt die einzelnen Polypeptidketten getrennt vorliegen. Mit Hilfe biochemischer Methoden, die die zu untersuchenden Substanzen ihrer Größe nach auftrennen, wie z. B. die Gelfiltration an Sephadex-Gelen in der Gegenwart von verdünnter Propionsäure, können die Polypeptidketten aufgetrennt und einzeln aufgefangen werden. Die starke Bindungsaktivität eines intakten Immunglobulins ist deutlich abgeschwächt, wenn die Leicht- und Schwerketten voneinander getrennt sind. Werden die einzelnen isolierten Ketten unter physiologischen Bedingungen wieder miteinander vermischt, renaturieren sie und bilden neue vollständige IgG-Moleküle, die gegenüber dem relevanten Antigen wieder eine der ursprünglichen Bindungsaktivität vergleichbare Affinität zeigen. Daraus läßt sich ableiten, daß die Leicht- und Schwerketten miteinander kooperieren und daß beide Ketten die Antigenbindungsstelle aufbauen und an der Antigenbindung beteiligt sind.

Zur genauen molekularen Charakterisierung von Bindungsstellen auf Enzymen und Antikörpern bedient man sich häufig, wie in Abb. 14 dargestellt, der sogenannten „affinity labeling"-Technik: Untersucht wurde ein monoklonales Anti-Dinitrophenol (anti-DNP)-Immunglobulin aus einer Maus mit einem transplantierbaren Plasmazelltumor. Das BADL-Reagenz ist ^{14}C markiert und besteht aus einem DNP-Rest, der mit einer aliphatischen Kohlenstoffkette verbunden ist, die an ihrem anderen Ende ein hochreaktives Bromatom trägt. Bei dem ersten Schritt wird der DNP-Rest über eine immunologische Reaktion und unter Beteiligung nichtkovalenter Bindungen (s. S. 74) an die Antigenbindungsstelle des Immunoglobulins angelagert, worauf sich unter dem Austritt des Bromrestes eine stabile kovalente Bindung zu einer geeigneten reaktiven Aminosäure ausbildet, die in oder eng benachbart zur Antigenbindungsstelle liegt. Die kovalente Bindung ist so stabil, daß sie auch noch bei der enzymatischen oder chemischen Spaltung des IgG-Moleküls und der anschließenden Isolierung der einzelnen Bruchstücke intakt bleibt, so daß die tatsächliche Bindungsstelle des BADL mit Hilfe der radioaktiven Markierung genau lokalisiert werden kann. Die Abb. 14 zeigt, daß das BADL an den Lysinrest in der

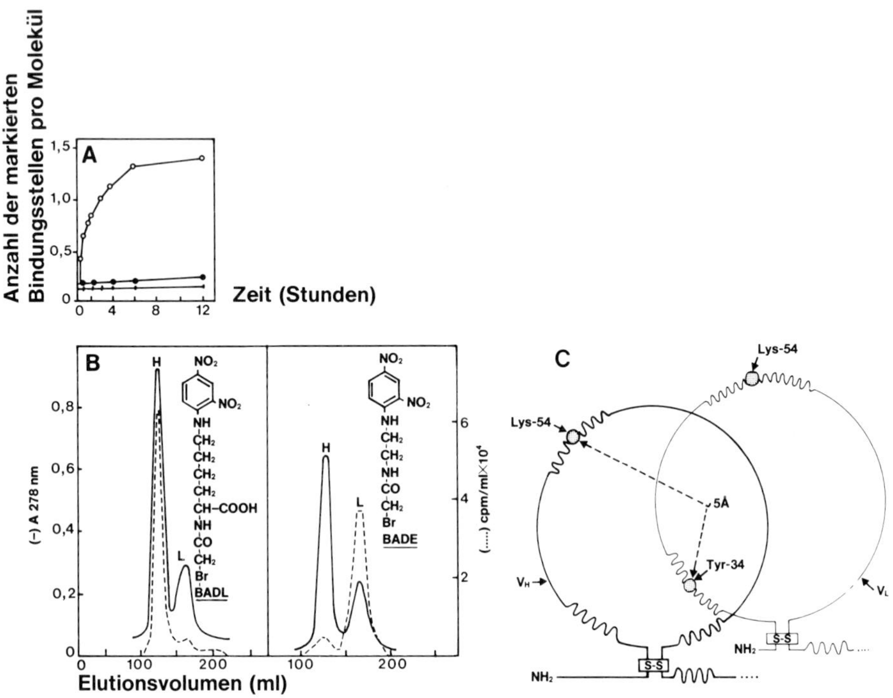

Abb. 14 Das „affinity-labeling" von monoklonalen Immunglobulinen mit Anti-DNP-Aktivität. Die Abbildung A zeigt die Geschwindigkeit, mit der das Protein (○) mit Bromacetyl-DNP (BADE) markiert wird; die chemische Formel ist im rechten Teil der Abbildung B dargestellt. Die Tatsache, daß ein Überschuß an DNP-Lysin die Bindung des BADE (●) blockiert, beweist, daß das Hapten die Bindungsstelle spezifisch zu schützen vermag. In entsprechenden Kontrollexperimenten wurde nachgewiesen, daß das BADE polyklonales Mausimmunglobulin nicht markiert (△). Die Abbildung B zeigt die Isolierung der Schwer-(H) und Leicht(L)-Ketten nach der Reaktion mit ^{14}C-BADL, das lediglich die Schwerketten markiert und mit ^{14}C-BADE, das nur die Leichtketten markiert. Die Abbildung C verdeutlicht, daß die markierten Aminosäuren in der hypervariablen Region der Leicht- und Schwerketten lokalisiert sind. (Wiedergegeben nach den Abbildungen 16–34 in Herman N. Eisen, Immunology, Harper & Row, 1974, mit Erlaubnis des Autors und des Verlages)

Position 54 der Schwerkette gebunden wird. Ein ähnliches Reagenz ist auch das BADE, bei dem der Abstand zwischen der DNP-Gruppe und dem Bromatom kürzer ist, was dazu führt, daß es zur Reaktion mit dem Tyrosinrest in Position 34 der Leichtkette kommt. Mit Hilfe dieses eleganten experimentellen Ansatzes konnte gezeigt werden, daß die Leichtkette und die Schwerkette am Aufbau der Antigenbindungsstelle beteiligt sind, die im Bereich des aminoterminalen Endes der Polypeptidketten gelegen ist.

3.2.2 Die Primärstruktur der IgG-Leichtkette

Die Leichtketten des normalen IgG-Immunoglobulins sind im Hinblick auf ihren molekularen Aufbau und ihre Spezifität hochgradig heterogen. *Bence-*

Jones-Proteine, die oft in großen Mengen (bis zu mehreren Gramm pro Tag) im Urin von Patienten mit multiplem Myelom vorkommen (s. S. 149), repräsentieren monoklonale freie Leichtketten. Sie erweisen sich als wertvolle Ausgangssubstanzen für die Bestimmung der Primärstruktur der Leichtketten. Nachdem die Aminosäuresequenz der ersten beiden je untersuchten Kappa-Ketten bestimmt worden war, wurden charakteristische Muster festgestellt, die sich nachher auch bei allen bisher untersuchten Kappa-Ketten nachweisen ließen.

Eine $\varkappa$-Leichtkette besteht aus ungefähr 214 Aminosäuren. Obwohl es auf der Polypeptidkette einige Bereiche gibt, in denen von Kette zu Kette verschiedene Aminosäuren auftreten, sind jedoch die meisten Unterschiede im aminoterminalen Abschnitt der Kette zu finden. Deshalb wird der Bereich vom aminoterminalen Ende, d. h. von der Position 1 zur Position 107, als *variabler Teil* bezeichnet, während der Abschnitt von Position 108 bis Position 214 den *konstanten Teil* darstellt. Die internationalen Abkürzungen sind $V_\varkappa$ und $C_\varkappa$, wobei „V“ für „variabel“ und „C“ für „konstant“ steht.

Innerhalb des konstanten Teils, genauer gesagt in der Position 191, konnte der charakteristische Austausch von nur einer Aminosäure nachgewiesen werden, die entweder Leucin oder Valin sein kann. Im Falle des Leucins tritt ein Merkmal, das Inv(a) genannt wird, auf; es handelt sich dabei um einen Allotypen, der durch ein einziges dominantes Gen kontrolliert wird. Liegt an der Position 191 ein Valin vor, spricht man von dem Inv(b) Typ, der durch das andere Allel desselben Gens determiniert ist; die Erklärung dafür ist eine einzige Punktmutation, die irgendwann im Laufe der Evolution in dem entsprechenden DNA-Abschnitt auftrat und bis zum heutigen Tag beibehalten wurde. Im variablen und im konstanten Teil der Kette gibt es je eine Disulfidbrücke, die bei allen bisher untersuchten Kappa-Ketten an ein und derselben Stelle gelegen ist. Die Disulfidbrücken sind hauptsächlich für die Aufrechterhaltung der dreidimensionalen Struktur der gefalteten Polypeptidkette verantwortlich.

Innerhalb des variablen (V) Teiles einer Kette sind die strukturellen Variationen nicht zufällig verteilt, sondern zeigen eine charakteristische Anordnung. Danach werden die $V_\varkappa$ Regionen (variable Bereiche der Kappa-Kette) in vier Untergruppen, $V_\varkappa$I–$V_\varkappa$IV, eingeteilt. In Bezug auf die Primärstruktur sind die Polypeptidketten der Untergruppen über weite Bereiche ähnlich gebaut, und es gibt nur wenige Aminosäuren, die von Untergruppe zu Untergruppe verschieden sind. Auf jeder Kette existieren drei distinkte Bereiche, in denen die Unterschiede in der Primärstruktur wesentlich häufiger auftreten, so daß sie als *hypervariable Regionen* bezeichnet werden (es handelt sich um die Positionen 24–34, 50–55 und 89–97). In der Abb. 15 sind die hypervariablen Regionen der $\varkappa$-Kette abgebildet. Die beiden in den Positionen 23 und 88 gelegenen Zysteine bilden eine Disulfidbrücke innerhalb der einen Kette aus. Bei der Entstehung der dreidimensionalen Struktur wird die Polypeptidkette so gefaltet, daß zumindest zwei hypervariable Regionen dicht beieinander zu liegen kommen.

Die λ-Kette und die $\varkappa$-Kette haben unterschiedliche Primärstrukturen, auch wenn sie nach demselben Schema aufgebaut sind. So besteht die λ-Kette aus der im aminoterminalen Bereich gelegenen variablen Region (V_λ) und einem weiteren Abschnitt, der den Rest der Kette einnimmt und der einen mehr oder weniger konstanten Aufbau zeigt (C_λ). In beiden Abschnitten kommen zwi-

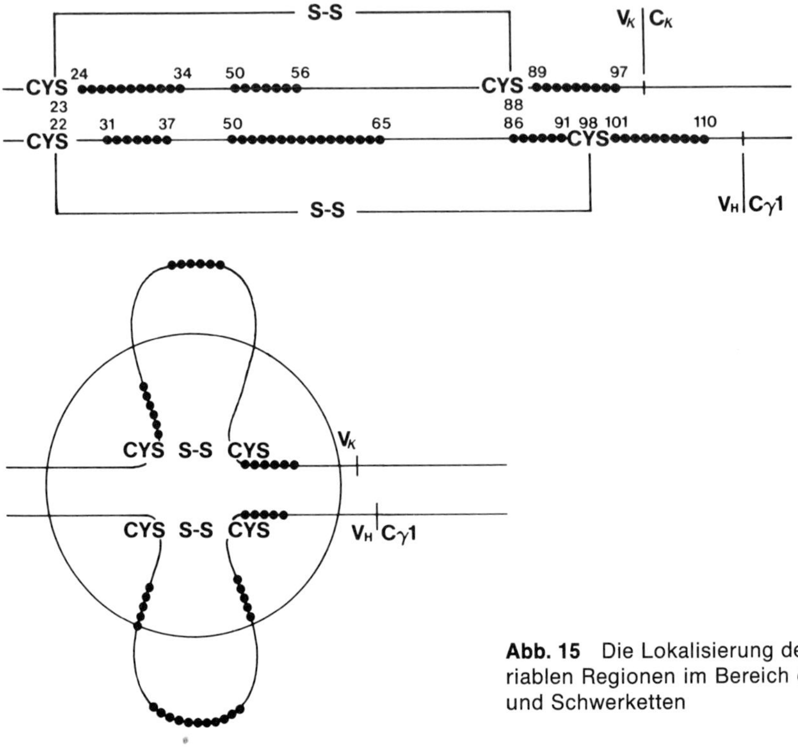

Abb. 15 Die Lokalisierung der hypervariablen Regionen im Bereich der Leicht- und Schwerketten

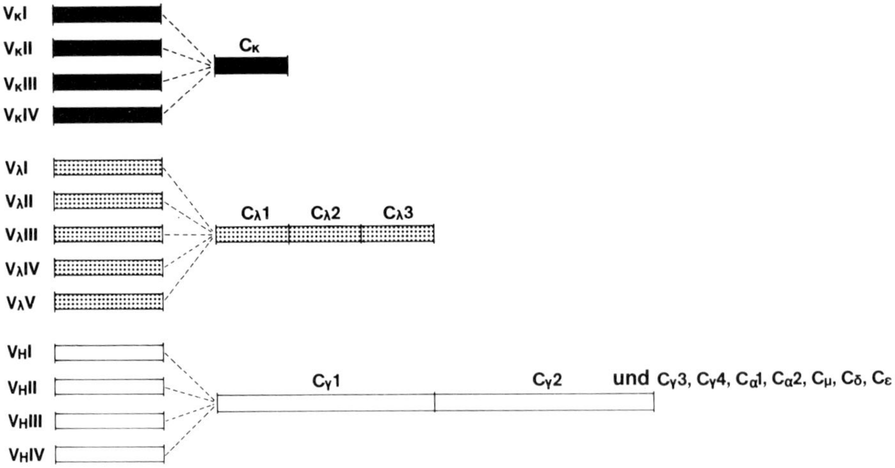

Abb. 16 Die verschiedenen Gene, die die Struktur der Leicht- und Schwerketten bei den Immunglobulinmolekülen kontrollieren. Vier Gengruppen bestimmen die Struktur des variablen Abschnittes auf der ϰ-Kette (Vϰ I–Vϰ IV), die mit den Genen eng gekoppelt sind, die die Struktur des konstanten Teiles der ϰ-Kette (Cϰ) determinieren. Auch die Vλ- und Cλ-Gene sind gekoppelt, jedoch sind sie unabhängig von den Vϰ- und Cϰ-Genen. Die unterste Zeichnung zeigt, daß die Gene für den variablen Teil der Schwerkette mit einer Reihe von Genen gekoppelt sind, die die Struktur des konstanten Teiles der Schwerkette determinieren

schen den einzelnen Polypeptidketten Disulfidbrücken vor, die in den gleichen Positionen wie bei der ϰ-Kette liegen und die eine bestimmte räumliche Struktur der Kette aufrechterhalten. Vom C-Teil sind drei *Subtypen* bekannt, die in der Abb. 16 noch einmal dargestellt sind. Das bedeutet, daß es auf der λ-Kette aller normalen Individuen drei verschiedene C_{λ} Regionen gibt, die man allerdings nicht mit den Inv(a)-Merkmalen der $C_{\varkappa}$-Region gleichsetzen darf, die Allotypen darstellen, die auf den ϰ-Ketten von einigen, aber nicht allen normalen Individuen einer Spezies vorkommen. Auch innerhalb der V_{λ}-Region gibt es charakteristische Bezirke, in denen die strukturellen Unterschiede vermehrt auftreten. V_{λ} läßt sich in fünf Untergruppen unterteilen, V_{λ}I–V_{λ}V, bei denen nur geringe Unterschiede untereinander auftreten; ausgenommen davon sind die drei hypervariablen Bereiche, die in der λ-Kette an den gleichen Stellen wie bei der ϰ-Kette lokalisiert sind.

Wie die Abb. 16 zeigt, wird die Struktur der Leichtketten durch verschiedene Gene kodiert: Für die ϰ-Kette gibt es mindestens vier Gengruppen, die jede für sich die Struktur einer Untergruppe der $V_{\varkappa}$-Region, z. B. der $V_{\varkappa}$I-Region festlegt. Jede Gengruppe besteht wahrscheinlich aus einer Reihe von weiteren Genen, die ihrerseits wieder die Aminosäuresequenz einer bestimmten hypervariablen Region determinieren. Die Struktur des $C_{\varkappa}$-Teils wird durch ein anderes Gen festgelegt, das eng zu den $V_{\varkappa}$-Genen gekoppelt ist. Bevor es zur Synthese einer ϰ-Kette kommt, werden die $V_{\varkappa}$-Gene mit den $C_{\varkappa}$-Genen verbunden. Das geschieht wahrscheinlich auf dem Niveau der DNA, so daß die gesamte ϰ-Kette in einem Stück an den Ribosomen synthetisiert werden kann, selbst wenn die Struktur der Kette durch zwei räumlich getrennte Gene kodiert wird. Dasselbe gilt auch für die λ-Ketten. Entsprechende ϰ-Gene und λ-Gene sind voneinander unabhängig, im Gegensatz zu den V_{λ}-Genen und den C_{λ}-Genen, die gekoppelt sind, so daß die V_{λ}-Regionen immer zusammen mit den C_{λ}-Regionen auftreten.

Das Konzept, nach dem zwei getrennte Leichtketten-Gene so vereint werden, daß ein einziges neues Gen entsteht, das die Eigenschaften der beiden ursprünglichen Anteile in sich trägt und das in Form einer einzigen Polypeptidkette translatiert wird, stellt ein Phänomen dar, das in der Immunologie bisher einzigartig ist. Die neuesten Ergebnisse auf diesem Gebiet deuten darauf hin, daß die Struktur einer einzelnen Polypeptidkette, z. B. der α-Kette des Hämoglobins, nicht in Form einer kontinuierlichen Basensequenz auf der DNA vorliegt, sondern in Form von mehreren Sequenzen auf demselben Chromosom, die durch sogenannte „silent sequences“ getrennt sind, die nicht oder vielleicht nur zu einem geringen Umfang translatiert werden und im endgültigen Genprodukt nicht auftreten. Ähnliches gilt auch für die Immunglobulingene, die in Form von mehreren getrennten Sequenzen vorliegen, die entweder auf dem DNA- oder dem RNA-Niveau vereint werden („splicing“) und eine kontinuierliche m-RNA bilden, die als eine durchgehende Immunglobulin-Polypeptidkette translatiert wird.

Durch die Anwendung modernster DNA-Technologien, wie z. B. den Einbau von Immunglobulingenen in Bakterien-DNA („gene-cloning“), konnten völlig neue Vorstellungen über die Organisation und Expression der Immunglobulingene gewonnen werden. Die Abb. 17 zeigt die Keimbahn-Organisation der

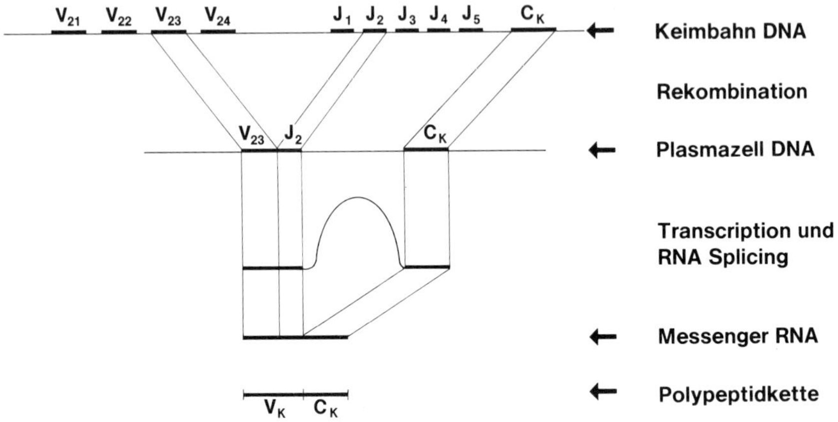

Abb. 17 Die Rekompination und das Splicing von Genen für die Kappa-Ketten-Synthese

Kappaketten-Gene. Auf diesem Niveau existieren eine Reihe von distinkten Genen für variable Regionen, wahrscheinlich fünf Gene für die J-Region (J = joining) und ein Gen für die konstante Region. Durch einen Rekombinationsmechanismus wird auf der Plasmazell-DNA ein bestimmtes V-Region-Gen mit einem bestimmten J-Region-Gen verbunden. Im Verlauf der Transkription werden durch einen „splicing"-Mechanismus sogenannte „intervening sequences" (auch als Introns bezeichnet) herausgeschnitten, so daß eine kontinuierliche m-RNA entsteht, von der die Kappa-Leichtkette in einem Stück vom aminoterminalen zum karboxyterminalen Ende translatiert wird. Ähnliche Mechanismen sind auch bei der Synthese der Lambda-Leichtkette und der Schwerketten aktiv.

3.2.3 Die Primärstruktur der γ-Kette

Die γ-Kette hat eine Reihe von Merkmalen mit den Leichtketten gemeinsam: so gibt es eine variable Region, die am aminoterminalen Ende anfängt und etwa die gleiche Länge hat wie bei den Leichtketten. Der Rest der Schwerkette hat mit Ausnahme einiger weniger Positionen, die gewissen Allotypen zugeordnet werden, eine für alle Subklassen konstante Primärstruktur. Die internationale Abkürzung für den variablen Teil der Schwerkette ist „V_H-Region", wobei „V" für „variabel" und „H" für „heavy chain" (Schwerkette) steht. Die V_H-Region wird in vier Untergruppen aufgeteilt, V_HI–V_HIV. Innerhalb einer jeden Untergruppe treten nur geringe strukturelle Unterschiede auf, mit Ausnahme der charakteristischen hypervariablen Bereiche, die an ungefähr den gleichen Stellen wie bei den Leichtketten gelegen sind (Positionen 31–37, 50–65, 86–91 und 101–109). In der Tab. 6 sind die teilweisen Aminosäuresequenzen von neun verschiedenen V_H-Regionen dargestellt, wobei die V_HII-Untergruppe durch vier und die V_HIII-Untergruppe durch fünf monoklonale Proteine repräsentiert

Tabelle 6 Die Aminosäuresequenz von einem Teil der variablen Region von neun monoklonalen Schwerketten

V_HII		20										30										40
Daw	γ1	Leu	Thr	Cys	Thr	Phe	Ser	Gly	Phe	Ser	Leu	Ser	Gly	Glu	Thr	Met	Cys	Val	Ala	Trp	Ile	Arg
Ou	μ	Leu	Thr	Cys	Thr	Phe	Ser	Gly	Phe	Ser	Leu	Ser	Thr	Ser	Arg	Met	Arg	Val	Ser	Trp	Ile	Arg
He	γ1	Leu	Thr	Cys	Thr	Leu	Ser	Gly	Leu	Ser	Leu	Thr	Thr	Asp	Gly	Val	Ala	Val	Gly	Trp	Ile	Arg
Cor	γ1	Leu	Thr	Cys	Thr	Leu	Ser	Gly	Phe	Ser	Leu	Ser	Ser	Thr	Gly	Met	Cys	Val	Gly	Trp	Ile	Arg

V_HIII		20										30										40
Tei	γ1	Leu	Ser	Cys	Ala	Ala	Ser	Gly	Phe	Thr	Phe	Ser	Thr	Ser	Ala	Val	Arg	–	–	Trp	Val	Arg
Jon	γ3	Leu	Ser	Cys	Ala	Ala	Ser	Gly	Phe	Thr	Phe	Ser	Thr	Ala	Trp	Met	Lys	–	–	Trp	Val	Arg
Was	γ1	Leu	Ser	Cys	Ala	Ala	Ser	Gly	Phe	Ser	Phe	Ser	Thr	Asp	Ala	Met	Tyr	–	–	Trp	Ala	Arg
Ben	μ	Leu	Ala	Cys	Ala	Ala	Ser	Gly	Phe	Thr	Phe	Ser	Thr	Thr	Phe	Met	Arg	–	–	Trp	Val	Arg
Lay	μ	Leu	Ser	Cys	Ala	Ala	Ser	Gly	Phe	Thr	Phe	Ser	Ala	Ser	Ala	Met	Ser	–	–	Trp	Val	Arg

Das oberste Protein von jeder Gruppe, Daw und Tei zeigen jeweils die typische Sequenz für die V_HII- und V_HIII-Region. Die unterstrichenen Aminosäuren unterscheiden sich in dieser Position vom Prototyp. – bedeutet, daß es an dieser Position keine Aminosäuren gibt. Um die Sequenzgleichheit im weiteren Kettenverlauf anzudeuten, wurden dem Trp, Val und Arg in der V_HIII-Region die Nummern 38, 39 und 40 gegeben. Derartige Kettenangleichungen werden in der Sequenzanalyse häufig angewendet, um eine „maximale Homologie" zu erhalten und um wichtige Informationen über den Verwandschaftsgrad von Polypeptidketten zu bekommen. Besonders zwischen den Positionen 31 und 37 treten starke Veränderungen auf, ein Bereich, der die erste hypervariable Region repräsentiert.

wird. In der jeweils obersten Reihe sind die Modellsequenzen für jede Untergruppe abgebildet, d. h. für die V_HII-Untergruppe ist es das Protein Daw und für die V_HIII-Untergruppe das Protein Tei; die unterstrichenen Aminosäuren bezeichnen die Positionen, die von der Modellsequenz abweichen. Wie die Tab. 6 zeigt, sind bei allen neun Proteinen bestimmte Aminosäuren in ein und derselben Position zu finden, z. B. Zystein in Position 22 und Serin in Position 25. Die Position 23 ist für die Definition einer Untergruppe wichtig, da alle vier abgebildeten Proteine der V_HII-Gruppe Threonin und alle fünf Proteine der V_HIII-Gruppe Alanin an dieser Stelle tragen. Bis zur Position 30 treten nur geringfügige Abweichungen auf. Der Bereich zwischen Position 31 und 37 stellt die erste hypervariable Region dar, und es treten hier von Protein zu Protein wesentlich größere Unterschiede in der Primärstruktur auf. Von der Postion 38 an besteht wieder strukturelle Einheitlichkeit zwischen den einzelnen Teilpeptiden. Alle neun abgebildeten Polypeptidketten haben dieselben Aminosäuren in den Positionen 38 und 40, während die in Position 39 gelegenen Aminosäuren wiederum gruppenspezifisch sind. Zwischen den beiden Zysteinen in Position 22 und 98 besteht eine Disulfidbrücke, mit deren Hilfe die Polypeptidkette so gefaltet wird, daß die hypervariablen Regionen der Leicht- und Schwerketten eng zueinander zu liegen kommen (s. Abb. 15).

Das „affinity labeling“ von Maus-Anti-DNP-Immunglobulinen führt zur Markierung des Lysinrestes in Position 54 der Schwerkette und des Tyrosinrestes in Position 34 der Leichtkette (s. Abb. 14). Da beide Positionen zur hypervariablen Region gehören, konnte mit Hilfe dieser speziellen Methode gezeigt werden, daß die hypervariablen Regionen beider Ketten, der Leicht- und der Schwerkette, die Antigenbindungsstelle bilden. Die Untersuchungen an mehreren rein dargestellten Antikörpern mit ähnlicher Spezifität ergaben, daß die Immunglobuline im hypervariablen Bereich oft fast identische Aminosäuresequenzen haben, obwohl diese bstimmten Aminosäuren bei polyklonalen Proteinen nur sehr selten in den gleichen Positionen auftreten. Derartige Ergebnisse werden als starke Beweise dafür angesehen, daß die Antikörperspezifität unmittelbar durch die Aminosäuresequenz der hypervariablen Regionen festgelegt wird. Dadurch, daß hypervariable Bereiche mit unterschiedlichen Strukturen verschiedenartig miteinander kombiniert werden können, ist das Immunsystem in der Lage, eine ungeheuer große Anzahl von verschieden strukturierten Antigenbindungsstellen zu erzeugen, die den unterschiedlichen Antikörperspezifitäten entsprechen.

Die Antigenbindungsstelle hat im Fab-Teil des Immunoglobulinmoleküls die Form einer Furche oder Falte, so daß das Antigen in seiner dreidimensionalen Struktur in diese Vertiefung hineinpaßt wie der Schlüssel in ein Schloß. Das gilt jedoch nur für Antikörper mit hoher Bindungsenergie; paßt das Antigen weniger genau, ist die Bindungsenergie drastisch erniedrigt (s. S. 72). Das Polysaccharid Dextran besteht aus langen, aus Glukosemolekülen zusammengesetzten Ketten. Die Bindungsstelle von Anti-Dextran-Antikörpern reagiert mit antigenen Determinanten, die etwa sechs Glukoseeinheiten entsprechen und eine Ausdehnung von 34 × 17 × 7 Å haben. Auch bei anderen Antikörpern reagiert die Bindungsstelle mit antigenen Determinanten gleicher Größe. Das bedeutet, daß etwa 20 der 220 Aminosäuren, aus denen die variable Region eines Fab-Fragments aufgebaut ist, mit den antigenen Determinanten in direkten Kontakt treten.

Die Sequenzanalyse von Schwerketten ergab, daß der konstante Teil aus drei Abschnitten ähnlicher Größe besteht (jeweils ungefähr 110 Aminosäuren) und daß sich in jedem Segment eine Disulfidbrücke befindet, die zur Ausbildung einer Schleife aus etwa 60 Aminosäuren führt. Somit besteht dieser Teil der Kette aus sich wiederholenden Einheiten, die eine ähnliche, aber nicht identische Struktur haben. Sie werden *homologe Regionen* genannt und mit C_H1, C_H2 und C_H3 bezeichnet. Ein anderer, ebenfalls gebräuchlicher Ausdruck für die homologe Region ist das Wort *Domäne.* Jede Domäne wird durch Disulfidbrükken in Form einer kompakten Einheit zusammengehalten, während die Bereiche zwischen den Domänen eine etwas gelockertere Struktur haben. Das hat zur Folge, daß sie gegenüber proteolytischen Enzymen empfindlicher sind, so daß bei der Behandlung des IgG-Moleküls mit verschiedenen proteolytischen Enzymen große definierte Fragmente entstehen, die mehr oder weniger eine oder mehrere Domänen repräsentieren. Die einzelnen Domänen eines IgG-Moleküls haben wahrscheinlich eine unterschiedliche Funktion innerhalb des Moleküls. Die Kombination V_L-V_H bindet das Antigen und C_H2-C_H3 bindet bestimmte Komplementkomponenten. Zwischen der C_H1- und der C_H2-Region liegen die *Hinge-Region* und Disulfidbrücken, die die beiden Schwerketten untereinander verbinden. Ihre Anzahl ist von Subklasse zu Subklasse verschieden- IgG1 hat zwei, IgG2 hat drei und IgG4 hat zwei Disulfidbrücken in dieser Region; die IgG3-Subklasse besitzt eine spezielle Hinge-Region, die wahrscheinlich aus drei sich wiederholenden Einheiten ähnlicher Struktur aufgebaut ist und bei der zwischen den beiden γ-Ketten 15 Disulfidbrücken ausgebildet sind.

3.3 Vergleich zwischen dem IgG-Molekül und den Proteinen der anderen Immunglobulin-Klassen

Die den einzelnen Klassen angehörenden Immunglobuline haben gewisse Eigenschaften gemeinsam: alle besitzen eine ähnliche Grundstruktur; so besteht ein Molekül oder ein Monomer aus zwei Schwer- und zwei Leichtketten, die durch Disulfidbrücken zusammengehalten werden. Bei allen Immunglobulinen kommen zwei Leichtkettentypen vor, entweder ϰ oder λ. Alle Immunglobuline werden von Plasmazellen oder ihnen verwandten Zellen produziert und reagieren spezifisch mit einem Antigen, das an die auf dem Fab-Fragment gelegene Bindungsstelle gebunden wird; die verschiedenen Spezifitäten werden durch unterschiedliche Primärstrukturen im Bereich der variablen Region der Leicht- und der Schwerketten festgelegt. Wie die Abb. 16 zeigt, haben die ϰ- und λ-Leichtketten unterschiedliche variable Regionen ($V_\varkappa$ und V_λ), während die V_H-Regionen für alle Schwerketten gleich sind.

Die Primärstruktur des konstanten Teils der Schwerkette variiert von Klasse zu Klasse. Dadurch lassen sich die Unterschiede in den physikochemischen und biologischen Eigenschaften der einzelnen Klassen erklären. Die Schwerkette des IgG wird mit dem griechischen Buchstaben γ bezeichnet, die des IgA mit α, des IgM mit μ, des IgD mit δ und des IgE mit ε; d. h. daß der griechische Buchstabe zum lateinischen Großbuchstaben paßt, der die Klasse angibt. Die konstanten Teile der einzelnen Schwerketten werden durch verschiedene Gene kodiert (s. Abb. 16), die eng mit den V_H-Genen gekoppelt sind, aber unabhängig von den Genen sind, die die Struktur der κ- und λ-Ketten festlegen.

Obwohl die γ-, α-, μ-, δ- und ε-Ketten eine unterschiedliche Primärstruktur haben, besitzen sie alle eine ähnliche Grundstruktur, die, wie beim IgG, aus einer Reihe von homologen Regionen besteht, in der je eine Disulfidbrücke gelegen ist; auch haben die einzelnen Schwerketten ein unterschiedliches Molekulargewicht. Wie bereits kurz erwähnt, haben die γ-, α- und δ-Kette je drei und die μ- und ε-Kette je vier homologe Regionen im konstanten Teil. Alle Immunglobuline besitzen auch eine Kohlenhydratseitenkette, die in den meisten Fällen an die Schwerkette gebunden ist; jedoch treten von Klasse zu Klasse Unterschiede in der Struktur und der Größe des Kohlehydratanteils auf. Die Abb. 18 gibt noch einmal einen Überblick über die grundlegenden Strukturmerkmale der einzelnen Immunglobulinklassen: IgG, IgD und IgE liegen stets als Monomere vor, was bedeutet, daß sie Einzelmoleküle sind, von denen jedes aus zwei Schwer- und zwei Leichtketten aufgebaut ist. IgA liegt manchmal als Monomer und manchmal als Polymer vor, bei dem mehrere IgA-Moleküle in bestimmter Weise miteinander verbunden sind. Bei dem IgM handelt es sich meistens um ein Polymer, das aus fünf Monomeren besteht, die durch Disulfidbrücken in Form eines Fünfringes zusammengehalten werden. Es kann aber im Serum auch in geringer Konzentration als Monomer vorliegen, das aus je zwei μ-Schwerketten und zwei Leichtketten aufgebaut ist.

3.3.1 Die J-Kette

Die J-Kette stellt den dritten Polypeptidkettentyp dar, der in Immunglobulinmolekülen bisweilen zusätzlich zu den Schwer- und Leichtketten auftritt. Dieser Kettentyp, der zuerst beim polymeren IgM und polymeren IgA gefunden wurde, kommt nicht beim monomeren IgM, monomeren IgA oder beim IgG vor. Die J-Kette enthält einen hohen Prozentsatz an Zystein, und der Name ist darauf zurückzuführen, daß seine hauptsächliche Funktion in der Verbindung („joining chain") der einzelnen Monomere eines polymeren Immunoglobulins zu bestehen scheint.

Die neueren Ergebnisse lassen allerdings klar erkennen, daß die J-Kette für die Polymerisation der Immunglobulinmoleküle nicht notwendig ist. So wird die J-Kette nicht nur durch die das polymere IgM und polymere IgA produzierenden Plasmazellen gebildet, sondern auch durch IgG produzierende unreife Plasmazellen; im letztgenannten Fall ist die J-Kette jedoch nicht an das IgG-Molekül gekoppelt. Bis zum jetzigen Zeitpunkt ist die genaue Funktion der J-Kette noch nicht genau bekannt. Wahrscheinlich spielt sie, im Zusammenhang mit der externen Sekretion, eine wichtige Rolle beim Transport des IgA und IgM (s. weiter unten im entsprechenden Kapitel über das IgA).

Molekülformel		Immunglobulinklasse
$H_2 L_2$	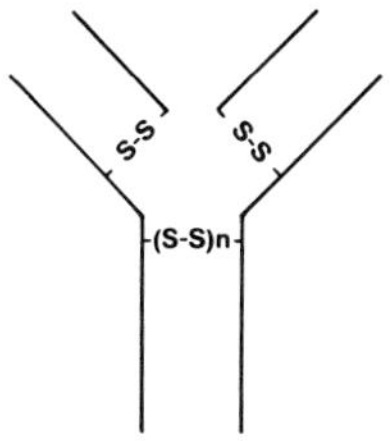	IgG 1, IgG 2, IgG 3, IgG 4, IgD, IgE
$H_2 L_2$	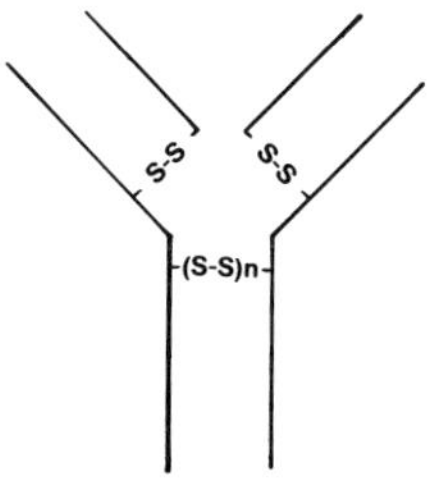 IgA 1 im Serum 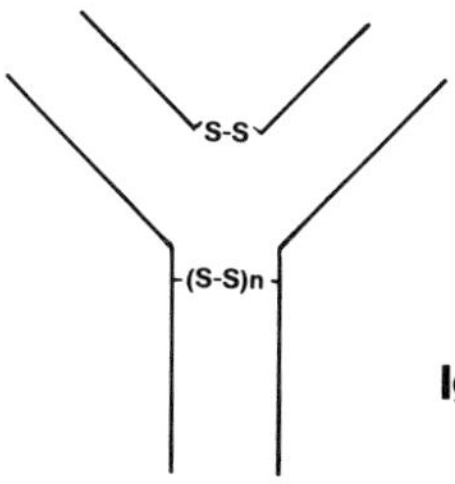 IgA 2 im Serum	IgA 1, IgA 2
$(H_2 L_2)_2$ – SC-J	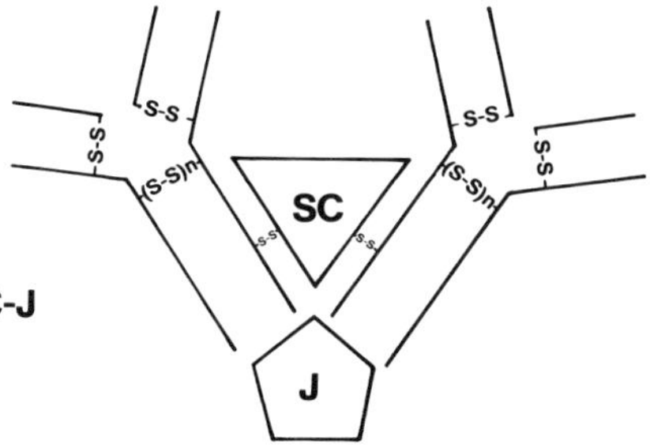	IgA 1 in Sekreten
$(H_2 L_2)_5$ – J	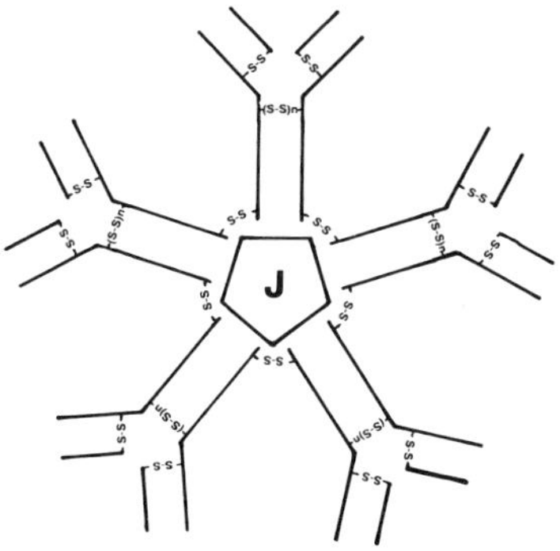	IgM

Abb. 18 Der unterschiedliche molekulare Aufbau der verschiedenen Immunglobulinklassen

3.3.2 IgM

Das IgM ist ein Makroglobulin mit einer relativen Molekülmasse von etwa 900000. Es besteht aus fünf Untereinheiten (Monomeren), die durch Disulfidbrücken in der Form eines Fünfringes zusammengehalten werden (Abb. 18). Im Serum kommt das IgM meistens als Pentamer vor, aber es werden auch geringe Mengen an freien Monomeren gefunden. Nur das Pentamer enthält zusätzlich noch die J-Kette, die beim Monomer nicht vorhanden ist.

Jede Untereinheit trägt zwei Fab-Regionen, so daß man annehmen sollte, daß das intakte Pentamer zehn Antigenbindungsstellen hat. Das ist jedoch nur der Fall, wenn der IgM-Antikörper mit niedermolekularen Haptenen reagiert; kommt es aber zur Interaktion mit antigenen Determinanten auf der Oberfläche von größeren Trägermolekülen, tritt eine Valenzzahl kleiner als zehn auf. Das ist darauf zurückzuführen, daß aufgrund der sterischen Behinderung nicht alle Bindungsstellen mit den angebotenen antigenen Determinanten gleichzeitig reagieren können.

Reagiert ein IgM-Molekül mit eng beieinander liegenden antigenen Determinanten auf der Oberfläche von Partikeln wie Erythrozyten, Bakterien oder Viren, tragen gleichzeitig viele Bindungsstellen zur Immunreaktion bei. Selbst wenn jede Bindungsstelle mit der antigenen Determinante nur schwach reagiert, d. h. eine niedrige Bindungsenergie aufweist (s. S. 72), hat das gesamte Immunglobulinmolekül aufgrund eines synergistischen Effektes eine hohe Bindungsenergie. Diese Eigenschaft ist für ein Immunglobulinmolekül geradezu dann ideal, wenn eine schnelle und effektive Neutralisation antigener Substanzen, wie z. B. bei der primären Immunantwort, gewährleistet sein soll. Erst nach wiederholter antigener Stimulation kommt es zu einem Wechsel der Immunglobulinklasse, so daß IgG-Antikörper gebildet werden (s. S. 24f) – ein Vorgang, der mit der Selektion von denjenigen Plasmazellklonen einhergeht, die Antikörper mit besser zum Antigen passenden Bindungsstellen produzieren. Sie reagieren wesentlich spezifischer mit dem Antigen und haben eine höhere Gesamtbindungsenergie, selbst wenn das Antikörpermolekül nur bivalent ist.

Aufgrund des hohen Molekulargewichts und der großen Anzahl an Bindungsstellen haben IgM-Antikörper pro Gewichtseinheit eine stärkere Agglutinierungsfähigkeit als die Antikörper der anderen Immunglobulinklassen. Dadurch sind für den Nachweis von IgM-Antikörper Agglutinierungsreaktionen besonders gut geeignet. Unter milden reduzierenden Bedingungen werden beim IgM die Disulfidbrücken zwischen den einzelnen Untereinheiten und den Polypeptidketten gespalten; die dabei entstehenden freien Monomeren und freien Polypeptidketten sind zwar noch in der Lage, mit dem Antigen zu reagieren, aber sie sind nicht mehr zur Agglutination fähig. Bei gleicher Behandlung behalten IgG-Antikörper ihre Reaktivität weitgehend bei. So ist der nach einer Reduktionsreaktion auftretende starke Verlust an agglutinierender Wirkung ein starker Hinweis dafür, daß die beobachtete Antikörperaktivität durch IgM-Immunglobuline vermittelt wurde.

Zur IgM-Klasse gehören sowohl die während der primären Immunantwort gebildeten Immunglobuline (s. S. 24f) als auch die natürlich vorkommenden

Antikörper (s. S. 26f). Weitere typische Vertreter dieser Klasse sind die bei der infektiösen Mononukleose gebildeten heterophilen Agglutinine, Kälteagglutinine (s. S. 177f) und Rheumafaktoren, zu deren Nachweis der Waaler-Rose-Test verwendet wird (s. S. 204f).

3.3.3 IgA

Der weitaus größte Teil der im Serum vorkommenden IgA-Moleküle liegt als Monomer vor, jedoch bilden etwa 10–15% von ihnen Polymere in Form von Dimeren, Trimeren und Tetrameren, jeweils in abnehmenden Konzentrationen. Die J-Kette wird gewöhnlich beim polymeren, nicht aber beim monomeren IgA gefunden.

In den Sekreten liegen fast alle IgA-Moleküle als Dimere mit einem Sedimentationskoeffizienten von 11S und einem Molekulargewicht von 390000 daltons oder sogar noch als höhere Polymere vor. Alle in den Sekreten vorkommenden Polymere setzen sich aus α-Ketten, Leichtketten, der J-Kette und einer zusätzlichen, kohlehydrathaltigen Polypeptidkette, der sekretorischen Komponente (SC = secretory component), zusammen. Damit stellt das Sekret-IgA ein ungewöhnliches Protein dar, da dessen einzelne Bestandteile in verschiedenen Zelltypen hergestellt werden: Die α-Ketten, Leichtketten und J-Ketten werden in Plasmazellen synthetisiert und die SC-Komponente in epithelialen Drüsenzellen. Die Funktion der J-Kette besteht wahrscheinlich darin, die sekretorische Komponente mit dem dimeren IgA zu verbinden, so daß das sekretorische IgA eine sehr kompakte Struktur annimmt, die gegenüber proteolytischen Enzymen besonders stabil ist. Diese Eigenschaft ist für die Aufrechterhaltung der Antikörperaktivität auf der Oberfläche von Schleimhäuten und in Sekreten von entscheidender Bedeutung, da die Immunoglobulinmoleküle sehr oft extrem unphysiologischen Bedingungen ausgesetzt sind.

Bei einem typischen Sekret, wie dem Parotisspeichel, ist das Konzentrationsverhältnis von IgA zu IgG etwa 500mal höher als im Serum. Daß in den Sekreten eine derartig hohe IgA-Konzentration vorliegt, läßt sich hauptsächlich auf zwei Gegebenheiten zurückführen, eine starke lokale IgA-Synthese und einen selektiven IgA-Transport. Die lokale Produktion des IgA vollzieht sich hauptsächlich in den Speicheldrüsen und auf den Schleimhautoberflächen des respiratorischen und gastrointestinalen Traktes; die Abb. 31 zeigt immunoglobulinsezernierende Plasmazellen in der Dünndarmschleimhaut einer Normalperson: In einem typischen Bildausschnitt sind etwa 27 Plasmazellen zu sehen, von den 26 IgA und nur eine IgG produziert. Der erwähnte selektive Transport des IgA durch das Drüsenepithel wird durch die sekretorische Komponente erleichtert. Sie kommt auf der Oberfläche von Drüsenepithelzellen vor und fungiert als Rezeptor für die J-Kette in einem dimeren IgA-Molekül, das seinerseits von benachbarten Plasmazellen synthetisiert und sezerniert wird. Nach der Bindung des Komplexes aus dem dimeren IgA und der J-Kette an die auf der Zelloberfläche gelegenen SC-Komponente kommt es zum Transport des ternären Komplexes (IgA – J-Kette – sekretorische Komponente) durch die Zelle hindurch in den Drüsengang hinein. Dort liegt er als charakteristisches

Sekret-IgA zusammen mit variierenden Mengen an freien sekretorischen Komponenten vor, die in der Epithelzelle im Überschuß vorhanden sind und die ebenfalls in den Drüsengang hineintransportiert werden.

Die allgemeine Bedeutung des IgA liegt in der lokalen Abwehr von Infektionen auf Schleimhautoberflächen. Die Majorität der Sekret-Antikörper gehört zur IgA-Klasse, die in den Sekreten in wesentlich höheren Konzentrationen als im Serum vorliegen. Obwohl IgA-Antikörper den alternativen Weg der Komplementaktivierung (s. S. 105f) einleiten können, liegt die Schutzwirkung des Sekret-IgA in der Neutralisierung von Viren und anderen Mikroorganismen, die agglutiniert und dadurch daran gehindert werden, die Schleimhaut zu durchdringen. Bei der Cholera und anderen nicht invasiven Infektionen des gastrointestinalen Traktes können nur die Antikörper im Darmlumen oder auf der Oberfläche der Schleimhäute einen Schutz vermitteln. Experimentelle Studien an Mäusen haben gezeigt, daß nach der Immunisierung mit Choleratoxin die lokale IgA-Antikörperproduktion gegen das Toxin mit der Schutzwirkung eng korreliert war, während zwischen der Serumkonzentration der IgG- und IgM-Antikörper gegen das Toxin und ihrer Schutzwirkung keine Assoziation bestand.

Patienten, die an einem selektiven IgA-Mangel leiden (s. S. 138f), zeigen oft, aber nicht immer eine verminderte Resistenz gegenüber Infektionen. Da normalerweise auch das IgM die J-Kette enthält, kann es ebenfalls an die auf der Oberfläche von Drüsenzellen sitzenden sekretorischen Komponenten gebunden werden. Das führt wahrscheinlich zu einem selektiven Transport des IgM durch die Zelle in das Sekret hinein, so daß die bei Personen mit isolierter IgA-Defizienz beobachtete normale Resistenz gegen Infektionen der Schleimhautmembran auf einen erhöhten Sekret-IgM Spiegel zurückgeführt werden kann.

In diesem Zusammenhang ist eine Besonderheit hervorzuheben: Innerhalb der Gruppe der Neisseria-Bakterien gibt es einige Formen, die pathogen sind, während andere Formen nicht pathogen sind. Eine gemeinsame Eigenschaft der pathogenen Stämme besteht in der Bildung eines spezifischen Enzyms, das die IgA1-Immunglobuline an einer bestimmten Stelle spaltet und damit die Antikörperaktivität weitgehend inaktiviert. Dieses Enzym spaltet nicht die IgA2-Immunglobuline, die nur einen geringen Anteil der lokal gebildeten IgA-Antikörper ausmachen.

3.3.4 IgD

Diese Immunglobulin-Klasse wurde zuerst bei Untersuchungen eines besonderen Myelomproteins entdeckt (s. S. 148), das zwar den für Immunglobuline üblichen Aufbau aus Schwer- und Leichtketten zeigte, dessen Schwerkette aber ihren antigenen Eigenschaften nach von der γ-, μ- und α-Kette unterschiedlich war. Dieses Protein kommt im Serum in nur geringen Konzentrationen vor (0,1 g/l); als membrangebundenes Immunglobulin hingegen findet man es beim Menschen zu einem hohen Prozentsatz auf B-Lymphozyten. Die meisten Patienten mit chronisch lymphatischer Leukämie, die auf ihren leukämischen Lymphozyten monoklonales, membrangebundenes IgM tragen (s. S. 154f), haben normalerweise auch IgD auf der Zelloberfläche, wobei die variablen Regionen beider Immunglobulinklassen identisch sind. Wahrscheinlich fungiert das IgD bei den antigensensitiven B-Lymphozyten als Antigenrezeptor.

Das IgD-Molekül ist einfach aufgebaut. Es kommt lediglich als Monomer vor, besteht aus zwei Leicht- und zwei Schwerketten (δ-Ketten) und besitzt einen relativ hohen prozentualen Anteil an Kohlehydraten.

3.3.5 IgE

Im normalen Serum kommt das IgE nur in extrem niedriger Konzentration vor (etwa 1 mg/l). Die große Bedeutung dieses Immunglobulins für die Medizin beruht auf der besonderen Struktur des Fc-Teils, der dafür verantwortlich ist, daß IgE-Antikörper an dafür vorgesehene Rezeptoren auf der Oberfläche von Mastzellen und basophilen Granulozyten gebunden werden. Reagiert ein bestimmtes Antigen mit dem zellgebundenen IgE, wird die Zelle dazu veranlaßt, Histamine und andere vasoaktive Substanzen zu sezernieren, die die typischen allergischen Reaktionen einleiten (Reaktion vom Typ 1, s. S. 159f und Kap. 11). Da diese spezielle Immunglobulinklasse bei einer Vielzahl von Arten vorkommt, liegt es nahe anzunehmen, daß es auch einen noch unbekannten Selektionsvorteil bietet. Obwohl man herausgefunden hat, daß die IgE-Konzentration in den Seren von Patienten mit verschiedenartigen Parasiteninfektionen erhöht ist, ist über die physiologische Bedeutung des IgE noch nichts Genaues bekannt.

3.4 Antigene Determinanten auf Immunglobulinmolekülen

Ebenso wie alle anderen Proteine tragen auch die Immunglobulinmoleküle viele antigene Determinanten auf ihren Polypeptidketten. Das ist für viele Immunreaktionen von fundamentaler Bedeutung, bei denen die Immunglobulinmoleküle teils als Antikörper und teils als Antigen fungieren können. Ein bekanntes Beispiel dafür ist die in Abb. 19 dargestellte indirekte Antiglobinreaktion: Bei dem ersten Reaktionsschritt wird ein Anti-D-Antikörper enthaltendes Serum mit Rh(D)-positiven, normalen Erythrozyten inkubiert; dabei werden die als Antikörper fungierenden Anti-D-Moleküle an die Oberfläche der roten Blutkörperchen gebunden. Durch die den zweiten Abschnitt darstellenden Waschvorgänge werden überschüssige und unspezifisch angelagerte Antikörper von der Erythrozytenoberfläche entfernt, so daß nur noch die bei der Immunreaktion spezifisch gebundenen Anti-D-Moleküle auf den roten Blutkörperchen vorhanden sind. Bei dem dritten Reaktionsabschnitt stellen die Anti-D-Immunoglobuline Antigene dar, so daß die Erythrozyten durch die Zugabe von Kaninchen-Antikörpern gegen menschliches IgG agglutiniert werden. Bei der immunelektrophoretischen Analyse von Seren aus Patienten mit multiplem Myelom (s. S. 148) und bei der Untersuchung von verschiedenen Gewebspro-

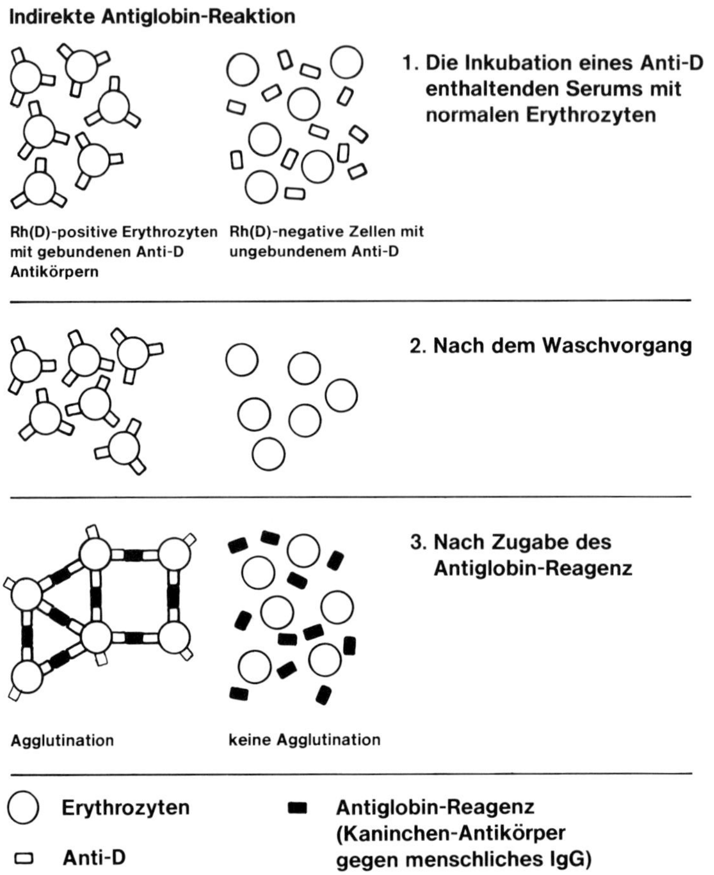

Abb. 19 Das Prinzip der indirekten Antiglobinreaktion (der indirekte Coombs-Test)

ben mit Hilfe von fluoreszenzmarkierten Antikörpern (s. S. 89ff) werden die vom Patienten stammenden Immunglobuline als Antigene verwendet und durch die spezifische Immunreaktion mit geeigneten Antikörpern gegen menschliche Immunglobuline nachgewiesen.

Die auf den Immunglobulinen vorkommenden Antigene werden üblicherweise in drei Kategorien eingeteilt:

Die Antigene, die als *Isotypen* bezeichnet werden, befinden sich auf Immunglobulinmolekülen aller normalen Personen derselben Spezies. Die in einer Spezies gegen Immunglobuline einer anderen Spezies hergestellten Heteroantikörper reagieren oft mit isotypischen Antigenen, die für eine bestimmte Immunglobulinklasse (Anti-γ-Antikörper reagieren mit allen γ-Ketten, aber nicht mit anderen Schwer- oder Leichtketten), Subklasse (wie z. B. nur für IgG2-Moleküle) oder für verschiedene Leichtkettentypen (wie z. B. für die $\varkappa$-Kette, aber nicht für die γ-Kette) typisch sind.

Eine andere Art von Antigenen, die sogenannten *Allotypen,* kommen auf normalen Immunglobulinmolekülen von einigen, aber nicht allen Individuen derselben Spezies vor. Sie sind immer genetisch determiniert. Sie dienen als wichtige Marker für intakte Immunglobulinmoleküle oder deren Fragmente, so daß das Studium von allogenen Determinanten einen großen Beitrag für das grundlegende Verständnis der genetischen Kontrolle der Immunglobulinsynthese leistete. Allotypen werden oft mit Hilfe von Antikörpern nachgewiesen, die ein Individuum gegen ein Antigen bildet, das es selbst nicht besitzt, das aber in einem anderen Individuum derselben Spezies vorkommt (Alloantikörper). Außer auf Immunglobulinmolekülen kommen Alloantigene auch auf anderen Proteinen und Zelloberflächen vor und sind für die Immunhämatologie, Hämotherapie und die Transplantation von großer Wichtigkeit.

Idiotypen, eine weitere Klasse von Immunglobulinantigenen, sind antigene Determinanten, die in oder dicht bei der Antigenbindungsstelle liegen. Alle Immunglobuline, die durch einen Zellklon produziert werden, haben denselben Idiotyp, in dem sie sich von anderen Immunglobulinmolekülen aus demselben Serum unterscheiden. Idiotypen lassen sich zwar auf den monoklonalen Immunglobulinen von Patienten mit muliplem Myelom oder Makroglobulinämien (s. S. 149f) leicht nachweisen, kommen aber auch immer auf Immunglobulinmolekülen von Normalpersonen vor. Die idiotypischen Antigene sind in der variablen Region des Antikörpermoleküls gelegen und sind als individuelle Marker von antikörperbildenden Zellklonen in der immunologischen Forschung momentan von größtem Interesse. Die von verschiedenen Individuen stammenden Antikörper mit einander entsprechenden Spezifitäten, z. B. Kälteagglutinine, haben fast identische Idiotypen (Kreuz-Idiotypie). Entsprechende, an Mäuseinzuchtstämmen durchgeführte Experimente haben gezeigt, daß viele Idiotypen sehr stark mit der Antikörperspezifität korreliert sind, da die von verschiedenen Tieren eines Inzuchtstammes isolierten, gegen dasselbe Antigen gerichteten Antikörper oft denselben Idiotyp haben. Es konnte weiterhin gezeigt werden, daß die Idiotypen genetisch determiniert sind und daß die entsprechenden Gene mit den allotypischen Genen der γ-Kette eng gekoppelt sind. Darin sieht man ein weiteres starkes Argument für die Annahme, daß die Struktur der hypervariablen Region und der spezifischen Antigenbindungsstellen weitgehend durch Keimbahngene determiniert wird; gleichzeitig muß dieses Argument als Gegenbeweis dafür angesehen werden, daß hauptsächlich somatische Mutationen für die Antikörpermannigfaltigkeit verantwortlich sind (s. S. 36ff).

3.5 Synthese der Immunglobuline

Die antigensensitiven Zellen treten im B- und T-Zellsystem auf, und die Stimulation beider Populationen ist für die Einleitung der Immunantwort notwendig. Über die Eigenschaften des auf T-Zellen gelegenen Antigenrezeptors ist so gut wie nichts bekannt. Im B-Zellsystem stellen membrangebundene Immunglobuline den Antigenrezeptor dar, und die Effektormoleküle sind die in der Plasmazelle synthetisierten und von ihr ausgeschiedenen Immunglobuline, d. h. sie werden zum Zweck der Sekretion (zirkulierende Antikörper) und zum Zweck der Membraninkorporation (Antigenrezeptor) von den B-Zellen synthetisiert. Jede der beiden Syntheseformen wird auf den folgenden Seiten getrennt behandelt.

3.5.1 Die Immunglobulinsynthese zum Zweck der Sekretion

Die Synthese der Immunglobuline erfolgt hauptsächlich in den Plasmazellen; nach ihrer aktiven Sekretion treten die Antikörper im Blut und anderen Gewebsflüssigkeiten auf. Das äußere Erscheinungsbild dieser Zellen reicht von typischen Plasmazellen bis zu den hauptsächlich IgM-Antikörper produzierenden lymphozytoiden Zellen. Die fundamentale Eigenschaft der Synthese besteht darin, daß eine normale Plasmazelle zu einer gegebenen Zeit eine hochgradig homogene Immunglobulin-Population produziert. Alle gleichzeitig durch eine Plasmazelle synthetisierten Moleküle haben denselben Leicht- und Schwerkettentyp, die ihrerseits wieder nur einer bestimmten Klasse und Subklasse angehören (z. B. γl-Kette). Im Falle einer Heterozygotie für Allotypen auf z. B. der γl-Kette tragen die durch eine Plasmazelle synthetisierten γ-Ketten nur einen der beiden möglichen Allotypen; diese Erscheinung wird „allelic exclusion“ genannt. Beschränkt man sich nur auf autosomale Gene, konnte das Prinzip der „allelic exclusion“ bisher nur bei den Immunglobulin-synthetisierenden Zellen eindeutig nachgewiesen werden. Obwohl es eine Reihe von Genen gibt, die für die große Anzahl von V-Regionen kodieren, wird jeweils nur ein Allel von einem Gen auf der Leichtkette und ein Allel eines anderen Gens auf der Schwerkette exprimiert. Das heißt mit anderen Worten, daß jede Plasmazelle nur einen, durch seine genetischen Marker exakt definierten Antikörper-Typ produziert. Der Grund für diese Heterogenität der Plasmazellen wurde bereits in Kap. 1 (S. 35f) näher diskutiert.

Die Antikörperproduktion einzelner Zellen läßt sich mit Hilfe der Mikrotröpfchenkultur untersuchen. Obwohl bei derartigen Experimenten jede Plasmazelle gewöhnlich entweder nur IgG- oder IgM-Antikörper einer einzigen Spezifität herstellt, sind auch einige wenige Zellen dazu fähig, zum selben Zeitpunkt IgM- und IgG-Antikörper mit derselben Spezifität zu sezernieren. So konnte zusätzlich noch mit Hilfe der Immunfluoreszenz gezeigt werden, daß einige lymphoide Zellen in ihrem Zytoplasma IgG und IgM enthalten. Bei Patienten mit muliplem Myelom, bei denen es zur malignen Proliferation von Plasmazellen kommt, treten bisweilen zwei homogene Immunglobulinklassen auf (s. S. 149ff). Bei einigen Patienten konnten in einem einzigen Serum homogene IgM- und homogene IgG-Populationen mit identischen V-Regionen gefunden werden, die durch Zellen eines einzigen Klons synthetisiert werden. Derartige Befunde zeigen, daß der Wechsel von der IgM- zur IgG-Antikörperproduktion innerhalb eines Klons und in einer einzigen Zelle geschieht. Die dafür notwendige, in der Plasmazelle ablaufende genetische Restriktion betrifft hauptsächlich die die Antikörperspezifität festlegenden Gene der V-Region. Die Abb. 16 zeigt, wie die V-Regiongene an die den konstanten Teil der

Schwerkette kontrollierenden Gene gekoppelt sind. So kann der IgM- IgG-Wechsel auf relativ einfache Weise durchgeführt werden: Produziert eine Zelle nur IgM-Antikörper, sind die Gene für die V_L-, C_L-, V_H- und C_μ-Regionen aktiv. Für den anschließenden Wechsel zur IgG-Antikörper-Produktion ist lediglich eine Inaktivierung der C_μ-Gene und eine Aktivierung der C_γ-Gene erforderlich. Während einer kurzen Übergangsphase und bis alles restliche IgM von der Zelle vollständig sezerniert ist, enthält die Plasmazelle sowohl IgM- als auch IgG-Moleküle.

3.5.2 Die Synthese der Schwer- und Leichtketten

Die Polypeptidketten der Immunglobuline werden wie die Polypeptidketten aller anderen Proteine an den Polysomen des rauhen endoplasmatischen Retikulums synthetisiert, wobei jedoch die genetische Kontrolle gewisse Besonderheiten aufweist.

Die Abb. 16 zeigt, daß die $\varkappa$-Ketten aus einem variablen ($V_\varkappa$) und einem konstanten ($C_\varkappa$) Teil bestehen und daß eine kleine Anzahl von verschiedenen $V_\varkappa$-Genen (zur Zeit vier) und ein einziges $C_\varkappa$-Gen die Synthese der beiden Kettenabschnitte kontrolliert. Bevor es zur Synthese einer bestimmten Kette kommt, werden ein oder mehrere $V_\varkappa$-Gene an das $C_\varkappa$-Gen gekoppelt. Das vollzieht sich wahrscheinlich auf dem DNA-Niveau, so daß am Ende ein einzelner m-RNA-Strang entsteht, der für die gesamte L-Kette kodiert, die in einem Stück an den Ribosomen synthetisiert wird. Ähnliches gilt auch für die λ-Ketten und die Schwerketten.

Die Schwer- und Leichtketten werden getrennt voneinander an verschiedenen Polysomen synthetisiert und erst später zu einem vollständigen Immunglobulinmolekül zusammengesetzt. Die Synthesen von Schwer- und Leichtketten sind mengenmäßig einander angepaßt. Im Zytoplasma herrscht ein leichter Überschuß an freien Leichtketten, die wahrscheinlich zu einem Zeitpunkt an die Schwerketten gebunden werden, wenn diese noch an den Ribosomen sitzen. Durch diesen Vorgang wird die Loslösung der Schwerkette von den Ribosomen eingeleitet, so daß die Synthese einer neuen Schwerkette beginnen kann, d. h. daß das System selbstregulierend ist.

3.5.3 Der Zusammenbau und die Ausscheidung von Immunglobulinmolekülen

Nach der abgelaufenen Synthese von γ- und Leichtketten und deren Zusammenbau zu einem vollständigen IgG-Molekül innerhalb der Zelle treten bereits immunologisch aktive Antikörper in den Zisternen des rauhen endoplasmatischen Retikulums auf. Wird die Synthese in isolierten Plasmazellen durch die Zugabe von radioaktiven Aminosäuren in das Kulturmedium verfolgt, wird die Markierung sofort in die intrazellulären Polypeptidketten eingebaut, jedoch erfolgt die Sekretion der frisch entstandenen Immunglobulinmoleküle erst etwa 30 Minuten später. Während dieser Zeitspanne werden die Antikörper in die

Zisternen des endoplasmatischen Retikulums transportiert, durchlaufen den Golgi-Apparat und werden, in sekretorische Vesikel eingeschlossen, in Richtung der Zelloberfläche transportiert. Nach der Fusion der Vesikel mit der Oberflächenmembran wird der Vesikelinhalt von der Zelle abgegeben. Alle diese Einzelschritte laufen in einer geordneten Reihenfolge ab. Die Disulfidbrücken zwischen den einzelnen Ketten bilden sich nur sehr langsam aus, was bis zu 20 Minuten nach Beendigung der Synthese der Polypeptidketten dauern kann; abschließend wird noch der Kohlehydratanteil an die Schwerketten gebunden, und die fertigen Antikörpermoleküle werden von der Zelle mit derselben Geschwindigkeit sezerniert, wie neue Ketten synthetisiert werden.

Im Falle des IgM werden die μ-Ketten und die Leichtketten zuerst zu Untereinheiten (Monomeren) zusammengebaut; derartige Monomere lassen sich nur intrazellulär nachweisen. Ein fertiges IgM-Molekül hat einen relativ hohen Prozentsatz an Kohlehydraten von etwa 12%. Dieser Polysaccharidanteil besteht aus in festgelegter Reihenfolge aneinander gebundenen Zuckerresten, die charakteristische, an die Schwerketten gekoppelte Seitenketten darstellen. Die in der Plasmazelle vorliegenden IgM-Monomere enthalten ausschließlich den vorwiegend aus Mannose und Glukosamin aufgebauten inneren Teil (Kern oder „core") der Kohlehydratseitenkette. Der Rest der Zuckereinheiten wird unmittelbar vor der Sekretion aus der Plasmazelle an die μ-Ketten des vollständigen 19S-IgM-Moleküls angekoppelt.

3.5.4 Die Synthese von membrangebundenen Immunglobulinen

Alle antigensensitiven B-Lymphozyten tragen auf ihrer Oberfläche die durch den Lymphozyten selbst synthetisierten membrangebundenen Immunglobuline. Auch in diesem Fall sind die Immunglobuline hochgradig homogen, verglichen mit dem Rest der Zellpopulation (s. S. 11). Im Hinblick auf das IgG, IgA und IgM gehören alle auf einem Lymphozyten gelegenen Moleküle demselben Leichtkettentyp und Schwerkettentyp einer bestimmten Klasse und Unterklasse an, und im Falle eines heterozygoten Individuums zeigen auch sie das Phänomen der „allelic exclusion" (s. S. 66).

Das IgD kommt sehr oft zusammen mit dem IgM auf der Lymphozytenoberfläche vor. Beide Immunglobulintypen fungieren als Antigenrezeptoren, und, obwohl sie sich auf der Membran voneinander unabhängig bewegen, haben sie eine identische V-Region und dieselbe Antikörperspezifität.

Über die Synthese und die Eigenschaften von membrangebundenen Immunglobulinen ist weit weniger bekannt als über die Synthese von freien Antikörpermolekülen. Nachdem die Leicht- und Schwerketten synthetisiert und zu vollständigen IgG-Molekülen oder IgM-Monomeren zusammengefügt wurden, werden die Immunglobuline nicht in die flüssige Phase der Zisternen überführt, sondern bleiben an die membranösen Strukturen im Zellinnenraum gebunden, die daraufhin an die Peripherie transportiert werden, um sich mit der Zellmembran zu vereinigen.

Die löslichen Immunglobuline haben einen anderen Abbau und Umbau

(„turnover“) als die membrangebundenen Immunglobuline, die sich in dieser Hinsicht der Zellmembran und ihren Komponenten anpassen.

Im Gegensatz zu dem von den Plasmazellen ausgeschiedenen 19S-IgM (Pentamer) handelt es sich bei dem membrangebundenen, auf den B-Lymphozyten gelegenen IgM immer um den 7S-Typ (Monomer). Die einzelnen Untereinheiten bilden niemals Polymere und enthalten nur den weitgehend aus Mannose und Glukosamin aufgebauten Kern der Kohlehydratseitenkette.

3.5.5 Die in vitro Synthese von Antikörpern durch kontinuierlich wachsende Zell-Linien

Momentan sind hauptsächlich zwei Methoden in Gebrauch, um kontinuierlich wachsende Zell-Linien mit der besonderen Eigenschaft zu erhalten, Immunglobuline und spezifische Antikörper zu synthetisieren.

Das Epstein-Barr-Virus (EBV) zeigt eine besondere Affinität zu Lymphozyten. Eine in vitro Infektion und Transformation von B-Zellen mit Hilfe des EBV führt zur Bildung kontinuierlich wachsender Zell-Linien, deren bemerkenswerte Eigenschaft darin besteht, daß sie Immunglobuline synthetisieren und ins Medium abgeben. Durch eine geeignete Selektion bestimmter B-Lymphozytenpopulationen können Kulturen erhalten werden, die Immunglobuline mit einem hohen Anteil an monospezifischen Antikörpern produzieren. Jedoch ist die Konzentraion der ins Medium abgegebenen Antikörper relativ gering, so daß sich diese Methode nicht zur Gewinnung großer Antikörpermengen eignet.

Eine andere Technik, mit deren Hilfe das kontinuierliche Wachstum antikörpersynthetisierender Zellen erhalten werden kann, besteht in der Fusion normaler Immun-B-Lymphozyten mit den Zellen geeigneter, transplantierbarer Plasmazelltumoren. Die auf diese Weise erhaltenen Hybridzellen vereinigen in sich die beiden relevanten Eigenschaften der ursprünglichen Partner, d. h. die Fähigkeit, kontinuierlich zu wachsen, die von den malignen Plasmazellen stammt, und die Fähigkeit, spezifische Antikörper zu synthetisieren und zu sezernieren, die von der normalen aktivierten B-Zelle stammt, so daß im Endeffekt stetig wachsende Zell-Linien erhalten werden, die hoch spezifische monoklonale Antikörper bilden und ins Medium abgeben. Der entscheidende Punkt besteht in der optimalen Selektion der Plasmazelltumorlinie. In den meisten Fällen werden Plasmazelltumore verwendet, die von sich aus weder leichte noch schwere Ketten synthetisieren, so daß die Hybridzelle lediglich die Antikörperspezifität des normalen B-Lymphozytenpartners produziert. Die größte Schwierigkeit dieser Technik besteht darin, aus einer enormen Zahl fusionierter Zellen diejenigen wenigen Zellen zu selektionieren und zu züchten, die in hoher Konzentration ausschließlich den Antikörper mit der gesuchten Spezifität bilden. Ist dies erst einmal gelungen, können die Hybridzellen in Form von kontinuierlich wachsenden Zell-Linien im großen Maßstab gezüchtet werden und die sezernierten Antikörper aus dem Medium isoliert werden. Der besondere Vorteil dieser Methode besteht darin, daß die Antikörper von außerordentlicher Homogenität und Monoklonialität sind und daß ihre Eigenschaften über eine lange Kultivierungsdauer konstant bleiben; außerdem können sie in großen Mengen isoliert werden (mehrere mg/ml). Obwohl diese Hybridomtechnik erst 1975 entwickelt wurde, hat sie in den letzten Jahren bereits eine weite Verbreitung gefunden, und es ist wahrscheinlich, daß sie für die Produktion von Antikörpern für diagnostische Zwecke von fundamentaler Bedeutung werden wird. Eine andere Schwierigkeit besteht momentan darin, geeignete menschliche Plasmazelltumore für eine Fusion zur Verfügung zu haben. Ist dieses Problem erst einmal gelöst, können menschliche Hybridom-Zell-Linien hergestellt werden und humane monoklonale Antikörper von gewünschter Sepzifität in großen Mengen für Laboratoriumszwecke isoliert und für die in vivo Applikation eingesetzt werden. Ein derartiges Konzept würde eine völlig neue Ära der Immuntherapie einleiten, die auf dem passiven Transfer von Antikörpern basiert.

3.6 Katabolismus der Immunglobuline

Der unter normalen Bedingungen und bei verschiedenen Krankheiten ablaufende Katabolismus des IgG läßt sich am besten durch die Bestimmung des Turnovers von intravenös applizierten, radioaktiv markierten IgG-Molekülen verfolgen. Bei einem derartigen Vorgehen können nur dann eindeutige Informationen erhalten werden, wenn das Protein im Verlauf der Reinigung und Markierung schonend behandelt wurde und noch in seinem nativen Zustand vorliegt.

Die biologische Halbwertszeit des IgG ist etwa 23 Tage; pro Tag werden ungefähr 7% des intravaskulären IgG abgebaut, und etwa 45% der gesamten IgG-Menge liegt unter normalen Bedingungen in den Blutgefäßen vor; d. h. daß sich mehr als die Hälfte aller im Körper anwesenden IgG-Antikörper extravaskulär in den interstitiellen Flüssigkeiten befinden, wo sie für die lokale Abwehr von Infektionen und die Ausbildung von immunologisch vermittelten Gewebsverletzungen, hauptsächlich Typ 3-Reaktionen (s. S. 162f), verantwortlich sind. Über den Ort des Katabolismus ist relativ wenig bekannt, aber etwa ein Drittel des gesamten Abbaus geschieht in der Leber und ein weiteres Drittel im Darm, wo die Immunglobuline in die einzelnen Aminosäuren gespalten werden, die dann ihrerseits von der Darmschleimhaut wieder resorbiert werden. Bei bestimmten Krankheitsformen ist dieser normale Abbauweg drastisch verändert: bei erhöhten IgG-Konzentrationen im Serum wird der Katabolismus verstärkt und die biologische Halbwertszeit erniedrigt; d. h. der IgG-Abbau ist so reguliert, daß die IgG-Konzentration im Serum langsamer abnimmt als die Neusynthese der IgG-Moleküle. Ausgedehnte, mit humoralen Immundefekten gekoppelte Hypogammaglobulinämien lassen sich meistens auf eine gestörte Synthese zurückführen. Mittelmäßige Hypogammaglobulinämien können bei verschiedenen Formen von Immundefekten durch eine verminderte Synthese und durch einen erhöhten Katabolismus erklärt werden, wie er für nephrotische Syndrome und für einige mit hohem Verlust von Proteinen einhergehenden Enteropathien typisch ist.

Jede Immunglobulinklasse hat ihren eigenen Protein-Turnover mit verschiedenen Syntheseraten, intrazellulären und extrazellulären Verteilungen und unterschiedlichen biologischen Halbwertszeiten; so wird auch die Konzentration einer jeden Immunglobulin-Klasse unabhängig von den anderen reguliert.

Der größte Zeil des IgM (etwa 80%) kommt intravaskulär vor, und sein Turnover vollzieht sich wesentlich schneller als der des IgG mit einer Halbwertzeit von ungefähr zehn Tagen. Wesentlich weniger Information liegt über das IgE vor. Es kommt in extrem geringen Konzentrationen im Serum vor (1 mg/l), und es hat eine sehr kurze Halbwertszeit von etwa 2,3 Tagen. Das im Blut vorkommende IgE steht in einem dynamischen Gleichgewicht mit dem IgE, das an spezifische, auf der Oberfläche von Mastzellen lokalisierte IgE-Rezeptoren gebunden ist; dieses auf der Zelloberfläche vorkommende IgE hat einen wesentlich geringeren Turnover und eine Halbwertzeit von etwa 1–2 Wochen. Folglich ist es für die Initiierung allergischer Reaktionen lange nach der in den Plasmazellen abgelaufenen Synthese und für die anschließende lokale Bindung an die Mastzellen von verschiedenen Geweben verantwortlich.

4 Die Antigen-Antikörper-Reaktion und die dazugehörigen immunologischen Methoden

Wenn man die Antigen-Antikörper-Reaktion verstehen will, ist es hilfreich, sie in zwei Phasen getrennt zu betrachten. Die erste Phase, bei der das Antigen an den Antikörper gebunden wird, geht sehr schnell vor sich (im Laufe von Millisekunden) und stellt die eigentliche und spezifische Immunreaktion dar. In der zweiten Phase kann als Folge der Bindung des Antigens an den Antikörper ein sekundäres, sichtbares Erscheinungsbild auftreten. Die Entwicklung der zweiten Phase kann sehr lange dauern (mehrere Stunden) und hängt von den Eigenschaften des Antigens, der Antikörper und anderen, vielleicht noch am System beteiligten Faktoren ab. Dieses Kapitel beschreibt die primäre Phase, d. h. die Reaktion zwischen Antigen und Antikörper, die sichtbaren Folgen wie Präzipitation, Agglutination und Lyse und die grundlegenden Prinzipien einiger wichtiger immunologischer Techniken.

4.1 Antigen-Antikörper-Reaktion

Werden Antikörper zu einer Antigenlösung gegeben, reagieren die beiden Partner unter der Bildung von Antigen-Antikörper-Komplexen.

Antigen + Antikörper ⇌ Antigen-Antikörper-Komplex

Diese Reaktion ist wie jede chemische Reaktion reversibel; d. h. daß eine fortwährende Assoziation und Dissoziation abläuft; in einem geschlossenen System wird letztlich ein Gleichgewicht erreicht, bei dem in einer gegebenen Zeiteinheit die Assoziationsrate gleich der Dissoziationsrate ist. Wird mehr Antigen oder Antikörper hinzugegeben, ändert sich das Gleichgewicht so lange, bis sich ein neues eingestellt hat, ein Prinzip, das für eine Reihe von immunologischen Reaktionen von Wichtigkeit ist.

$$\text{Antigen} + \text{Antikörper} \underset{k_d}{\overset{k_a}{\rightleftharpoons}} \text{Antigen-Antikörper-Komplex}$$

k_a ist die Assoziations- und k_d die Dissoziationskonstante. Die Reaktion verläuft nach dem Massenwirkungsgesetz und die Gleichgewichtskonstante (K) ist definiert als

$$K = \frac{k_a}{k_d} = \frac{(\text{Antigen-Antikörper-Komplex})}{(\text{Antigen}) \times (\text{Antikörper})}$$

Passen Antigen und Antikörper sehr gut zueinander, wie im linken Teil von Abb. 20 dargestellt, verschiebt sich das Gleichgewicht in Richtung der Assoziation, der Wert von K ist als Zeichen einer hohen Bindungsenergie sehr groß (5–8 kcal/Mol), und die beteiligten Antikörper fallen in die Kategorie der „high

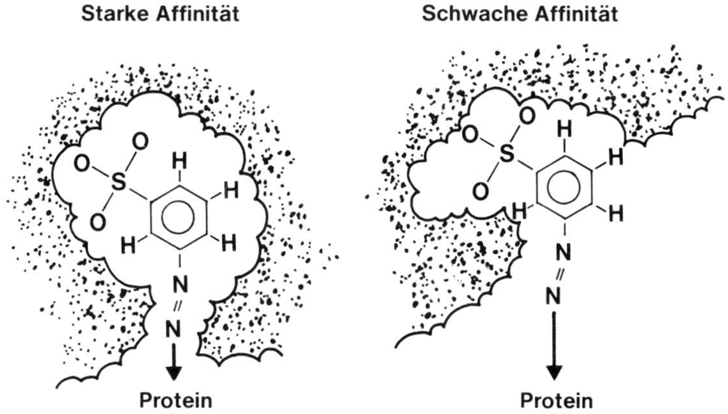

Abb. 20 Die Stärke der Antikörperaffinität hängt weitgehend davon ab, wie gut das Antigen in die Antigenbindungsstelle des Immunglobulins hineinpaßt.

affinity antibodies". Passen Antigen und Antigenbindungsstelle weniger gut zueinander, wie im rechten Teil der Abb. 20 dargestellt, binden die Antikörper aufgrund der verminderten Bindungsenergie weniger Antigen, der K-Wert ist kleiner, und die beteiligten Antikörper werden als „low affinity antibodies" bezeichnet.

Unsere Kenntnis über die primäre Reaktion zwischen Antigen und Antikörper stammt aus Experimenten mit Antikörpern, die gegen einfach gebaute organische Verbindungen gerichtet sind, z. B. gegen Haptene, wobei man sich für das Studium derartiger Reaktionen der wertvollen und informativen Methode der Gleichgewichtsdialyse bedient. Das grundlegende Prinzip der Gleichgewichtsdialyse ist in Abb. 21 erklärt: Die Reaktion wird in einer kleinen Kammer durchgeführt, die durch eine semipermeable Membran in zwei Hälften unterteilt ist. In der einen Kammerhälfte befinden sich gereinigte Antikörper in einer bekannten Konzentration, die aufgrund ihres großen Molekulargewichts die semipermeable Membran nicht passieren können und in der linken Kammerseite bleiben. In die rechte Kammerhälfte wird eine wäßrige Lösung des Haptens gegeben. Diese wesentlich kleineren Moleküle können ungehindert durch die Membran diffundieren und werden thermodynamischen Gesetzen zufolge in beiden Kammerhälften gleichmäßig verteilt. Durch kontinuierliche Probenentnahmen aus der rechten Kammerhälfte wird die Konzentration von noch freiem Hapten solange bestimmt, bis sie als ein Zeichen der Gleichgewichtseinstellung konstant bleibt. Über die Bestimmung der Gesamt-Hapten-Konzentration in der linken Hälfte läßt sich die Menge an gebundenem Hapten berechnen. Nach der Durchführung einer Versuchsserie mit verschiedenen Ausgangskonzentrationen an Hapten und bekannter Antikörperkonzentration kann man mit Hilfe graphischer und mathematischer Methoden die Antikörper-Valenz, die Assoziationskonstante K und andere, für das Verständnis der kinetischen Vorgänge bei der Antigen-Antikörper-Reaktion wichtige Parameter bestimmen.

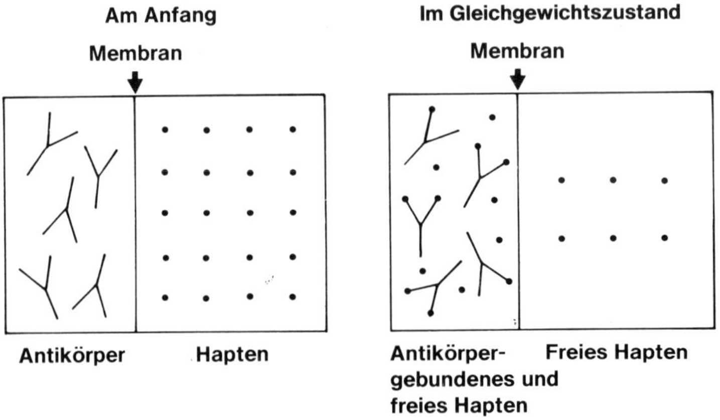

Abb. 21 Das Prinzip der Gleichgewichtsdialyse

Mit Hilfe derartiger Experimente konnte gezeigt werden, daß IgG-Antikörper zwei Bindungsstellen haben (ihre Valenz ist 2) und daß jedes gegen ein bestimmtes Antigen gerichtetes menschliches oder tierisches Antiserum eine Mischung aus Antikörpermolekülen mit unterschiedlichen Assoziationskonstanten enthält.

Für IgG-Antikörper liegt die Assoziationskonstante K in der Größenordnung von 10^5–10^9 l/Mol. Derartige Werte liefern wichtige Informationen über die verschiedenen, an der Antigenbindung beteiligten Arten der chemischen Bindung, die ausschließlich von nicht-kovalenter Natur sind. Sehr oft spielen elektrostatische Anziehungskräfte zwischen entgegengesetzt geladenen Gruppen eine wichtige Rolle. So wird die bei neuralem pH positiv geladene ε-Aminogruppe der Aminosäure Lysin eine im Bereich der antigenen Determinante gelegene, negativ geladene Gruppe anziehen. Die Bindungsstärke nimmt mit dem Quadrat der Entfernung der beiden geladenen Gruppen voneinander ab. Reversible und leicht zu spaltende Wasserstoffbrücken bilden sich zwischen den hydrophilen -OH-, -NH_2- und -COOH-Resten aus. Ein weiterer wichtiger Parameter ist der Abstand der einzelnen Gruppen voneinander. Bei den Van der Waals-Kräften, der dritten Form der nicht-kovalenten Bindung, kommt es zur Interaktion zwischen den äußeren Bereichen der Elektronenwolken der einzelnen Gruppen; diese Form der Anziehungskraft nimmt mit der sechsten Potenz der Entfernung ab. In vielen Fällen spielen auch hydrophobe Bindungen eine Rolle. In wäßrigen Lösungen haben die Seitenketten der Aminosäuren Valin, Leucin und Phenylalanin einen hydrophoben Charakter. Werden hydrophobe Bereiche in enge Nachbarschaft zueinander gebracht, kommt es zur spontanen Verdrängung der um jeden hydrophoben Rest versammelten, in gewisser Weise ausgerichteten und in ihrer freien Beweglichkeit behinderten Wassermoleküle. Das führt zu einer Erhöhung der Entropie und zu einer Erniedrigung der „freien Energie" des Systems und begünstigt die gegenseitige Anziehung der hydrophoben Bezirke.

Zusammengefaßt kann gesagt werden, daß die Entfernung zwischen den reaktiven Gruppen von Antigen und Antikörper von ausschlaggebender Bedeutung ist. Passen sie gut zueinander, ähnlich wie der Schlüssel in ein Schloß, kommt es zu einem engen und optimalen Kontakt zwischen den einzelnen reaktiven Gruppen, so daß die Bindungsenergie relativ groß ist, vor allen Dingen, wenn mehrere Seitengruppen zur Bindung beitragen. Besteht nur ein ungenügender Kontakt und herrscht ein größerer Abstand der reaktiven Gruppen zueinander, ist auch die Bindungsenergie stark erniedrigt. Durch diese Erscheinung des optimalen Zueinanderpassens und den daran beteiligten physikalischen Parametern wird (ähnlich wie bei einem Enzym-Substrat-Komplex) die hohe Spezifität der Antikörper erklärt. Die Oberfläche einer antigenen Determinante oder, besser gesagt, die dreidimensionale Struktur der äußeren Elektronenwolken des Haptens müssen maßgerecht in die Antigenbindungsstelle des Antikörpermoleküls hineinpassen. Auch antigene Determinanten mit ähnlicher, aber nich identischer Struktur passen oft, wenn auch mit geringerer Affinität, in die Antigenbindungsstelle. Dieses Phänomen wird Kreuzreaktion genannt, bei der aufgrund einer kleineren, im engen Kontakt stehenden Oberfläche die Bindungsenergie erniedrigt ist.

4.2 Präzipitation

Werden Antikörper und Antigen in wäßrigem Milieu miteinander vermischt, kommt es zur Immunreaktion und zur Bildung von Antigen-Antikörper-Komplexen. Diese Reaktion läuft extrem schnell ab (wenige Millisekunden). Im Verlauf einer längeren Zeitspanne können sich die Antigen-Antikörper-Komplexe zu größeren Aggregaten zusammenlagern, die nicht mehr löslich sind und in Form eines Präzipitates aus der Lösung ausfallen.

Für eine erfolgreiche Präzipitation müssen divalente IgG-Antikörper mit polyvalenten Antigenen reagieren oder IgM-Antikörper mit zumindest divalenten Antigenen. Diese Bedingung ist eine notwendige Voraussetzung dafür, daß die Antigen-Antikörper-Komplexe ein großes Netzwerk formen. Die daran beteiligten Bindungen müssen für die Ausbildung stabiler Komplexe stark genug sein. Es kommt oft, aber nicht immer, zur Immunpräzipitation, wenn Antigen und Antikörper in einem wäßrigen Milieu zusammengebracht werden.

Eine in Abb. 22 dargestellte quantitative Präzipitationskurve liefert wichtige Informationen über die Stöchiometrie einer Präzipitationsreaktion. Um eine derartige Kurve zu erhalten, wird eine konstante Menge an Antikörpern in eine Reihe von Reagenzgläsern mit ansteigenden Antigenkonzentrationen gegeben. Nach der Durchmischung werden die Reagenzgläser für eine bestimmte Zeit inkubiert, zentrifugiert und der klare Überstand wird abgehoben und aufbewahrt. Die Immunpräzipitate werden gründlich gewaschen und anschließend wird ihr Proteingehalt bestimmt. Die Abb. 22 zeigt eine auf diese Weise erhaltene typische Präzipitationskurve, bei der die Menge an präzipitiertem Protein erst zunimmt, dann ein Maximum erreicht und zuletzt wieder geringer wird. Anschließend wird der aufbewahrte Überstand auf noch freie Antikörper (die noch zusätzliches Antigen präzipitieren können) und freies Antigen untersucht.

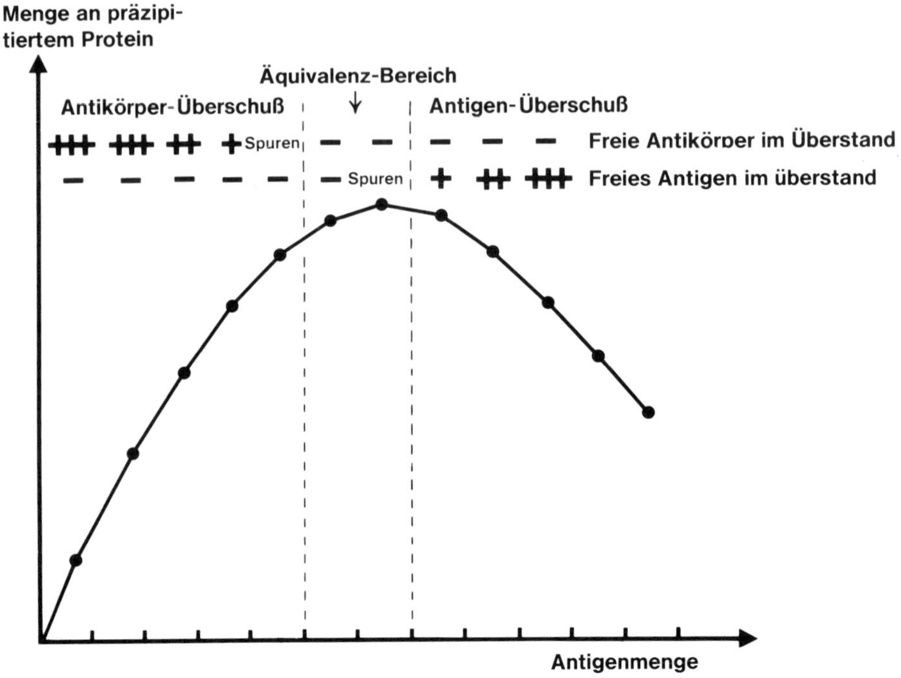

Abb. 22 Die quantitative Präzipitationskurve

Eine typische Präzipitationskurve läßt sich in drei distinkte Abschnitte unterteilen: Im Bereich des Antikörperüberschusses kommt es bei der sukzessischen Zunahme der Antigenkonzentration zu einem raschen Anstieg der präzipitierten Proteinmenge. Alles vorhandene Antigen wird aus der Lösung ausgefällt, und im Überstand herrscht ein Überschuß an freien Antikörpern. Im Äquivalenzbereich liegt ein optimales Verhältnis zwischen Antigen und Antikörper vor, und beide Reaktionspartner werden gleichermaßen aus der Lösung ausgefällt; in diesem Bereich läuft die Reaktion auch mit maximaler Geschwindigkeit ab. Der Bereich des Antigenüberschusses ist durch eine verminderte Menge an ausgefälltem Protein charakterisiert. Im Überstand sind freie Antigene, aber keine freien Antikörper vorhanden. Liegt ein extremer Antigenüberschuß vor, kommt es bisweilen zu überhaupt keiner Präzipitationsreaktion. Mit Hilfe der Ultrazentrifugation konnte nachgewiesen werden, daß in diesem speziellen Fall lösliche Antigen-Antikörper-Komplexe vorliegen, bei denen, wie die Abb. 23 zeigt, zwei Antigenmoleküle pro Antikörper gebunden sind. Diese Komplexe sind nicht groß und hydrophob genug, um aus der Lösung spontan auszufallen.

Präzipitationskurven können verschiedene Verläufe haben: Sind IgM-Antikörper anstelle von IgG-Antikörpern oder große Antigene anstatt kleiner Antigene beteiligt, tritt im Bereich des Antigenüberschusses eine verminderte Löslichkeit auf. Es sind auch Fälle bekannt, bei denen die Immunkomplexe im Bereich des Antigen- und Antikörperüberschusses löslich sind; in einem solchen Fall hat die Präzipitationskurve einen charakteristischen Verlauf: Anstieg und

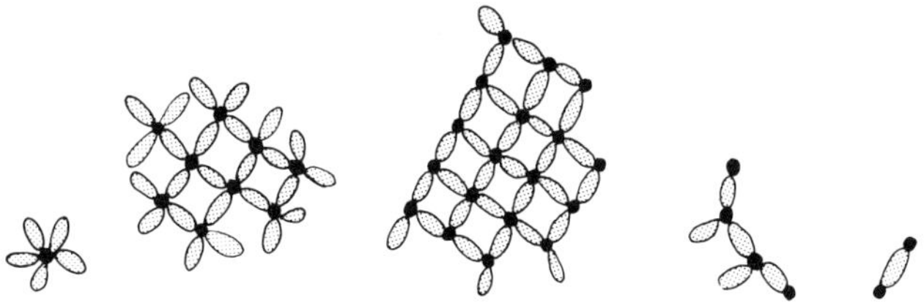

Molekulares Verhältnis	**Antikörper / Antigen**	5/1	3/1	2.5/1	0.8	0.5

Abb. 23 Die Zusammensetzung des Immunpräzipitats in Abhängigkeit von verschiedenen relativen Konzentrationen von Antigen und Antikörper

Abfall sind sehr steil, und das dazwischenliegende Plateau überstreicht nur einen sehr engen Bereich. Das deutet darauf hin, daß die Antigen-Antikörper-Komplexe nur innerhalb eines eng begrenzten Antigenkonzentrationsbereiches gebildet werden, wenn die Antikörperkonzentration gleichzeitig konstant gehalten wird. In einem solchen Fall spricht man von einer *Flokulationskurve,* wie sie für Pferde-Antikörper typisch ist.

Die Abb. 23 zeigt, wie sich die Zusammensetzung der Antigen-Antikörper-Komplexe bei unterschiedlichen Antigen- zu Antikörperverhältnissen ändert: Im Bereich des extremen Antikörper-Überschusses und bei einem Verhältnis von 5:1 von Antikörper zu Antigen werden fünf Antikörpermoleküle pro Antigen gebunden. Dieser Wert ist gleichzeitig ein Maß für die Valenz des Antigenmoleküls, die Auskunft darüber gibt, wieviele auf der Oberfläche eines Antigens gelegene antigene Determinanten gleichzeitig mit spezifischen, gegen das gesamte Antigen gerichteten Antikörpern reagieren können. Bei derartigen Experimenten kam man zu der Erkenntnis, daß ein Proteinmolekül viele antigene Determinanten haben kann; so hat das Serumalbumin mindestens 6, das Apoferritin maximal 26 und das Thyreoglobulin maximal 40 antigene Determinanten.

Die verschiedenen Formen der Immunkomplexe unterscheiden sich auch in ihrer biologischen Wirkungsweise. Die im mittelmäßigen Antigenüberschuß entstandenen löslichen Komplexe binden bestimmte Komplementkomponenten und aktivieren das Komplementsystem. Das führt zur Bildung von vasoaktiven und stark chemotaktisch aktiven Bruchstücken bestimmter Komplementkomponenten (z. B. C3a und C5a). Folglich werden derartige Antigen-Antikörper-Komplexe Entzündungsreaktionen und Gewebsschädigungen verursachen. Hierbei handelt es sich um einen wichtigen pathogenetischen Mechanismus, der bei einer Reihe von in Kapitel 10 näher beschriebenen „Immunkomplexkrankheiten" abläuft. Antigen-Antikörper-Komplexe, die in Gegenwart von Antikörperüberschuß gebildet werden, binden nur in einem wesentlich geringeren Ausmaß Komplementkomponenten und sind in vivo nicht an der Induktion von akuten Entzündungsreaktionen beteiligt.

In der Laboratoriumsroutine ist die Durchführung von Präzipitationsreaktionen in Agar- oder Agarosegelen sehr verbreitet. Die Abb. 24 zeigt die Versuchsanordnung und das Resultat einer doppelten Geldiffusion, die auch als

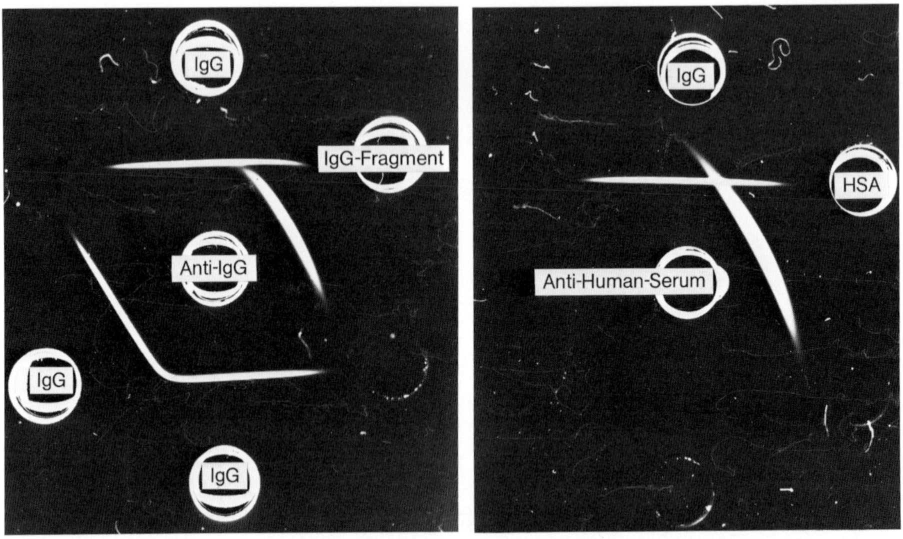

Abb. 24 Die Methode der doppelten Geldiffusion. Die Abbildung zeigt die drei wichtigsten Präzipitationsmuster, die Reaktion bei totaler Identität, die Reaktion bei partieller Identität und die Reaktion bei keiner Identität

Ouchterlony-Technik bezeichnet wird: 5 ml einer erhitzten 1%igen Agarose-Lösung werden auf eine 5 × 5 cm große Glasplatte gegossen; nach dem Erkalten bildet die Agarose ein Gel, in dem die meisten Proteine in der bis zu 99% des gesamten Gels darstellenden wäßrigen Phase frei diffundieren können; die Diffusionsgeschwindigkeit hängt von der Proteinkonzentration und der Molekülgröße ab. Aus dem Gel werden in einer bestimmten Anordnung runde Löcher mit einem Durchmesser von 1 bis 5 mm ausgestanzt. In dem auf der linken Seite von Abb. 24 dargestellten Experiment werden Antikörper gegen menschliches IgG in das mittlere Loch gefüllt und Lösungen von verschiedenen Antigenen in die äußeren Löcher. Die Proteine diffundieren in radialer Richtung aus den Löchern hinaus, und an der Stelle, wo sich Antigen und entsprechende Antikörper treffen, kommt es zur Immunreaktion und Immunpräzipitation, die sich in Form einer scharf begrenzten Präzipitationsbande manifestiert. In dem unteren Teil des linken Bildes (Abb. 24) reagierten die Antikörper mit demselben, in die beiden benachbarten Löcher gefüllten Antigen. Die beiden Präzipitationslinien gehen ineinander über und bilden eine einzige Bande, was als *Reaktion bei Identität* bezeichnet wird. Im oberen Teil des linken Bildes von Abb. 24 reagierten die Antikörper mit zwei Antigenen, die zwar nicht identisch sind, aber viele Determinanten gemeinsam haben. Die beiden Präzipitationslinien gehen nur teilweise ineinander über, wobei die IgG-Anti-IgG-Linie einen Sporn (spur) ausbildet, der über die durch das Anti-IgG und IgG-Fragment gebildete Präzipitationslinie hinausragt. Hierbei spricht man von der *Reaktion bei partieller Identität.* Auf dem rechten Bild von Abb. 24 reagierten die im mittleren Loch befindlichen Antikörper mit zwei verschiedenen Antigenen in den beiden peripheren Löchern. Die beiden Präzipitationslinien laufen nicht

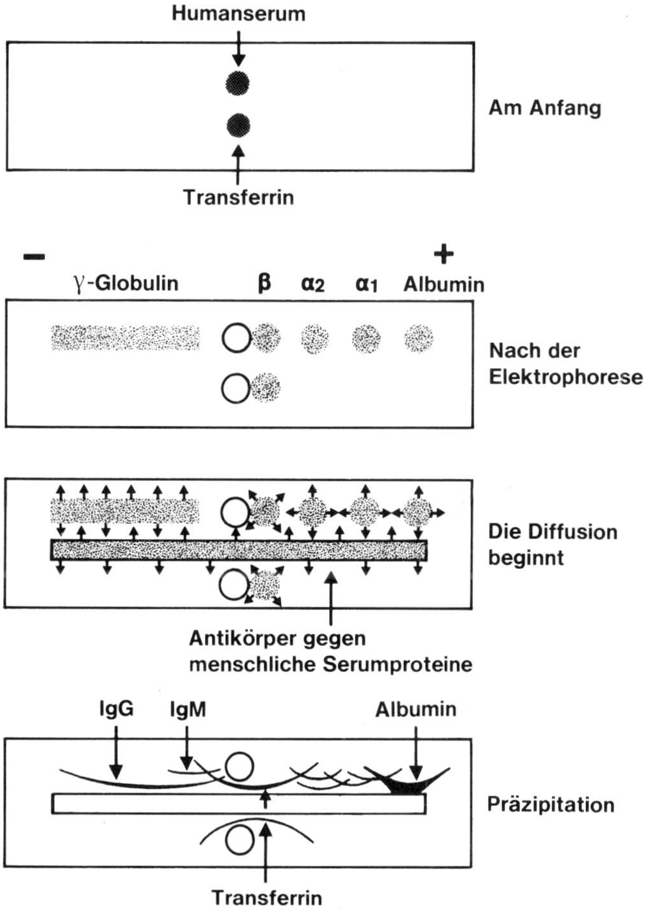

Abb. 25 Das Prinzip der Immunelektrophorese

ineinander, sondern überschneiden sich, was als *Reaktion bei keiner Identität* bezeichnet wird.

Bei der Untersuchung komplexer Systeme, z. B. der Reaktion von komplettem Humanserum mit entsprechenden xenogenen Anti-Humanserum-Antikörpern erhält man für jede Antigen-Antikörper-Kombination eine individuelle Präzipitationslinie. Dabei überlagern sich mehrere Linien, so daß das Ergebnis nur sehr schwierig zu interpretieren ist. Bei einer derartigen Fragestellung liefert die *Immunelektrophorese* (Abb. 25) wesentlich genauere und detailliertere Informationen: Das Agar- oder Agarose-Gel wird in einem bestimmten Elektrophorese-Puffer, gewöhnlich einem Barbituratpuffer, pH 8,6, angesetzt. Die Antigenlösung, z. B. Humanserum, wird in ein in den Agar gestanztes Loch gefüllt, das Gel anschließend mit den Elektroden verbunden und ein elektrisches Feld angelegt. Aufgrund der unterschiedlichen Ladungen haben die einzelnen Serumproteine im elektrischen Feld eine unterschiedliche Wanderungsgeschwindigkeit. Nach einer bestimmten Zeit wird der Strom ausgeschaltet und in der Mitte der Glasplatte ein rechteckiger Trog aus dem Gel ausge-

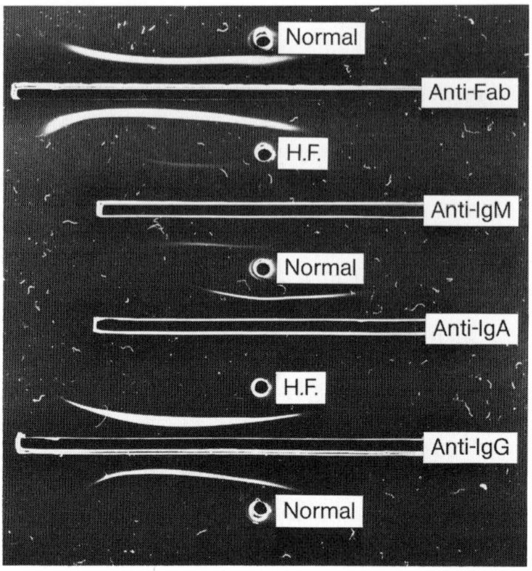

Abb. 26 Der immunelektrophoretische Nachweis eines isolierten IgA-Defektes

schnitten und mit dem Antiserum gefüllt. Antigen und Antikörper diffundieren aufeinander zu und an den Stellen, an denen die zueinander passenden Antigene und Antikörper miteinander reagieren, bilden sich Präzipitationslinien aus. Unter standardisierten Bedingungen ist die Form und die Lage der Präzipitationslinie für ein bestimmtes Serumprotein charakteristisch. Sehr oft erhält man einander überschneidende Präzipitationslinien, so daß es bei gewissen Fragestellungen günstiger ist, besonders wenn Immunglobuline von Normalpersonen und von Patienten miteinander verglichen werden sollen, monovalente Antikörper zu verwenden, die nur mit einem einzigen Antigen reagieren: Die Abb. 26 zeigt die Immunelektrophorese des Serums H.F. im Vergleich zu einem normalen Kontrollserum. Die zu den Immunglobulin-Klassen IgA, IgG und IgM gehörenden Präzipitationslinien haben jeweils eine typische Lage und Form im Gel. Dem Serum H.F. fehlt das IgA, ein Befund, der für einen Immundefekt charakteristisch ist (s. S. 138f). In ähnlicher Weise können mit Hilfe der Immunelektrophorese Seren von Patienten untersucht werden, die multiple Myelome, Makroglobulinämien und andere in diese Kategorie fallende Anomalien haben (s. Kap. 9).

Die Abb. 27 verdeutlicht das Prinzip einer weiteren immunologischen Methode, mit deren Hilfe Immunglobuline quantitativ bestimmt werden können (Mancini-Technik). Der linke Teil der Abbildung zeigt eine Glasplatte, die mit einem IgG-Antikörper enthaltenen Agarosegel beschichtet ist. Fünf Mikroliter von sechs verschiedenen Lösungen mit bekannter IgG-Konzentration und zwei Serumproben von einem Patienten mit Hypogammaglobulinämie werden in die kreisförmigen, in das Gel gestanzten Löcher gefüllt. Während das Antigen in das Gel diffundiert, bildet sich ein konzentrischer Präzipitationsring aus, dessen Fläche bzw. Durchmesser der Antigenkonzentration proportional ist. Die graphische Auswertung erfolgt mittels einer im rechten Teil der Abb. 27 dargestellten Standardkurve: Trägt man den Logarithmus der Antigenkonzentration auf der Ordinate auf und den Durchmesser des Präzipitationsrings in einem linearen Maßstab auf der Abszisse, erhält man eine Gerade, von der die

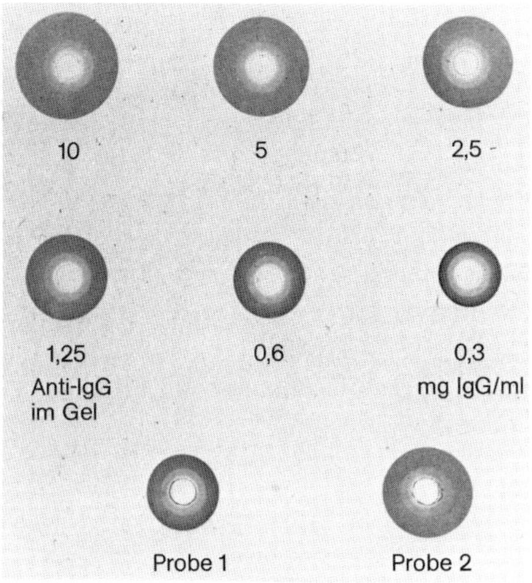

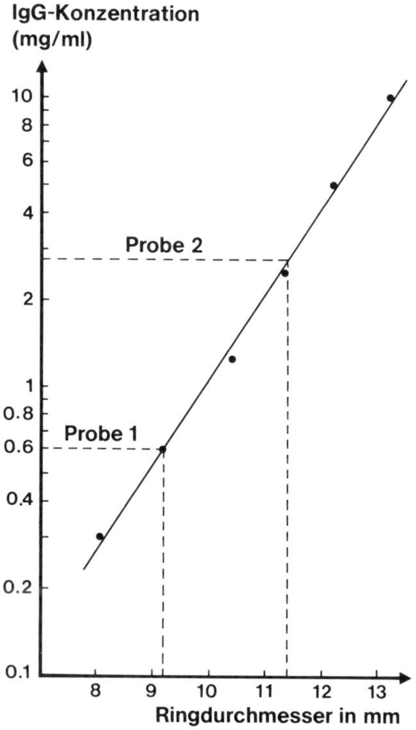

Abb. 27 Die quantitative Bestimmung von IgG mit Hilfe der radialen Diffusionsmethode. Die linke Bildhälfte zeigt Immunreaktionen, bei denen das Gel Anti-IgG Immunglobuline enthält. Der Durchmesser der ringförmigen Präzipitate ist proportional zur Antigenkonzentration. Die rechte Bildhälfte zeigt eine Standardkurve und das Prinzip, wie die Serum-IgG-Konzentration bei einem Patienten mit einem humoralen Immundefekt vor und nach einer IgG-Therapie bestimmt wird

Antigenkonzentration der beiden unbekannten Proben direkt abgelesen werden kann. Diese Methode der einfachen radialen Immundiffusion wurde 1965 von Mancini und seinen Mitarbeitern entwickelt. Diese Technik versetzt uns in die Lage, in einer Mischung aus verschiedenen Proteinen die Konzentration einer einzelnen Komponente quantitativ zu bestimmen, wobei allerdings die Voraussetzung erfüllt sein muß, daß ein spezifischer, gegen dieses eine Protein gerichteter Antikörper in relativ großer Menge zur Verfügung steht. Bereits fertig beschichtete Gelplatten, die hochspezifische, gegen die einzelnen menschlichen Plasmaproteine gerichtete Antikörper enthalten, werden von vielen immunologisch-diagnostisch orientierten Firmen angeboten.

Die Abb. 28 zeigt die Rocket-Immunelektrophorese nach Laurell: Das auf einer Glasplatte befindliche Agarose-Gel wurde in einem Barbituratpuffer (pH 8,6) angesetzt und enthält Antikörper gegen humanes Serumalbumin (anti-HSA). Die Bedingungen sind so gewählt, daß die Antikörper während der elektrophoretischen Auftrennung nicht wandern und das HSA sich in Richtung der Anode bewegt (nach oben in der Abb. 28). Dabei reagieren die Antigenmoleküle mit den Antikörpern, und raketenförmige Präzipitationsmuster (rockets) bilden sich aus. Da die Antigen-Antikörper-Komplexe in Gegenwart von überschüssigem Antigen löslich sind, wandern die Komplexe bis zu einem Punkt, wo dies nicht mehr der Fall ist, so daß sich im Gel Immunpräzipitate ausbilden. Nach einer gewissen Zeit wird ein Gleichgewicht erreicht, das

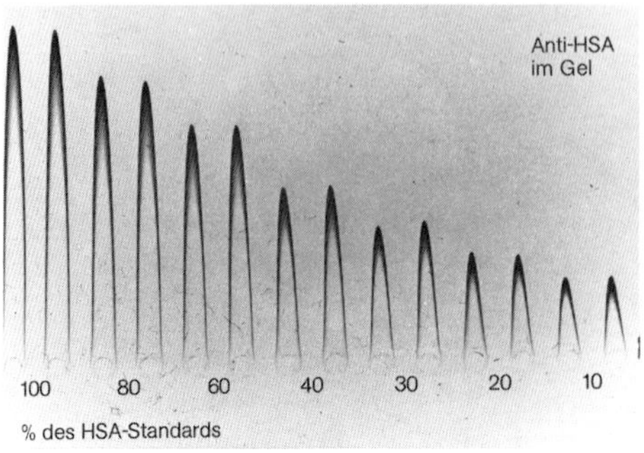

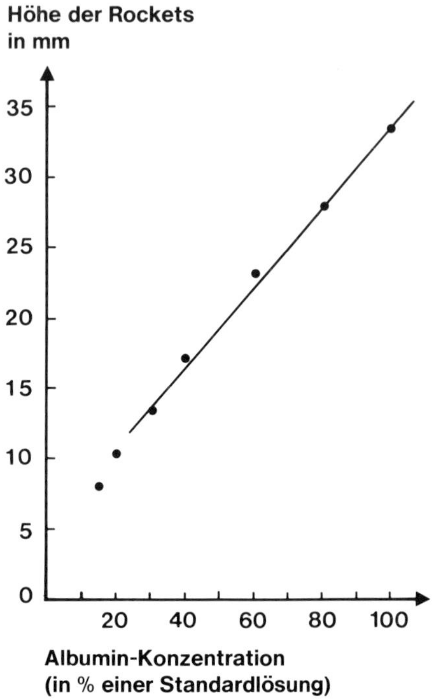

Abb. 28 Die quantitative Bestimmung von Albumin mit Hilfe der Rocket-Immunelektrophorese. Im linken Teil sind die typischen „Rockets" dargestellt. Jeweils doppelt angesetzt, werden verschiedene Albuminkonzentrationen in der Gelelektrophorese analysiert, bei der das Agarosegel Anti-Albumin-Antikörper enthält. Der rechte Teil der Abbildung zeigt eine auf diese Weise erhaltene Standardkurve

dadurch charakterisiert ist, daß die „rockets" nicht mehr höher werden und alles Antigen durch die vorhandenen Antikörper präzipitiert wurde. Im rechten Teil der Abb. 28 ist die bei der graphischen Auswertung erhaltene Standardkurve dargestellt, die anzeigt, daß die Höhe der „rockets" der Antigenkonzentration direkt proportional ist. Die Rocket-Immunelektrophorese ist wesentlich empfindlicher als die radiale Immundiffusion und ist für die quantitative Bestimmung der Serumproteine gut geeignet, bei denen die genaue Bestimmung von Konzentrationsunterschieden von diagnostischer Wichtigkeit ist.

4.3 Agglutination

Erythrozyten, Bakterien und andere Zelltypen, die im wäßrigen, physiologischen Milieu eine mehr oder weniger stabile Suspension bilden, werden normalerweise durch die Zugabe entsprechender Antiseren aggregiert, eine Erscheinung, die Agglutination genannt wird. Die daran beteiligten grundlegenden Prinzipien und Mechanismen entsprechen weitgehend denen, die an der Reaktion zwischen löslichen Antikörpern und löslichen Antigenen mitwirken; wegen ihrer großen klinischen Bedeutung sollen die Agglutinierungsreaktionen an dieser Stelle näher abgehandelt werden.

Agglutinationsreaktionen sind sowohl an der schnellen und einfachen Typisierung von Erythrozyten beteiligt (Blutgruppenbestimmung) als auch an der Identifizierung und Typisierung von unterschiedlichen Bakterienstämmen und anderer Mikroorganismen unter Verwendung bekannter und gut definierter Antiseren. Wird dieses Prinzip umgekehrt, können bestimmte, in Patientenseren vorhandene Antikörper mit Hilfe von serologisch definierten Bakterien oder Erythrozyten nachgewiesen und quantifiziert werden.

Um eine Agglutination zu erreichen, müssen die Antikörper-Moleküle mindestens zwei Bindungsstellen haben, so daß jedes von ihnen unter Ausbildung einer Brücke mit zwei Partikeln reagieren kann. Jedoch führt die Immunreaktion zwischen einem divalenten Antikörper und entsprechenden Partikeln nicht immer zur Agglutination. Diese Tatsache ist von großer praktischer Bedeutung, was am Beispiel der am menschlichen Rh-Blutgruppensystem beteiligten Antigene und Antikörper gezeigt werden soll: Die roten Blutkörperchen eines Rh(D)-positiven Individuums werden mit Anti-D-Antikörpern bei 37 °C inkubiert. Das führt bisweilen zur Agglutination der in physiologischer Kochsalzlösung suspendierten Erythrozyten; die zu diesem Typ gehörenden Anti-Rh-Immunglobuline werden deshalb auch vollständige oder „saline-agglutinating" Antikörper genannt. Normalerweise gehören sie der IgM-Klasse an. Ein weiterer Typ der Anti-Rh-Antikörper reagiert unter denselben experimentellen Bedingungen auch mit den roten Blutkörperchen, ohne jedoch eine Agglutination auszulösen. Diese Immunglobuline werden unvollständige Antikörper genannt und gehören normalerweise der IgG-Klasse an. Dieses unterschiedliche Verhalten kann wie folgt erklärt werden:

Betrachtet man sich eine in einer 0,9%igen NaCl-Lösung befindliche Erythrozytensuspension unter dem Mikroskop, so sieht man, daß die roten Blutkörperchen nicht statistisch verteilt sind, sondern einen nahezu identischen Abstand voneinander haben. Das beruht darauf, daß die Oberfläche der roten Blutkörperchen negativ geladen ist, was zu einer gegenseitigen Abstoßung und zu einer gleichmäßigen Verteilung führt. Die Abstoßungskraft, die den Abstand der einzelnen Erythrozyten zueinander bestimmt, wird durch ein Oberflächenpotential, das sogenannte Zeta-Potential festgelegt.

Die zur IgM-Klasse gehörenden Anti-Rh-Antikörper haben maximal zehn Bindungsstellen und einen Durchmesser von 350–420 Ångströms. Die zur IgG-Klasse gehörenden Anti-Rh-Immunglobuline haben jedoch nur zwei Bindungsstellen, die ungefähr 200 Å voneinander entfernt sind. Um eine Agglutination zu erreichen, muß jeder Anti-Rh-Antikörper mit mindestens zwei verschiedenen Erythrozyten gleichzeitig reagieren, so daß es zur Ausbildung von Brücken kommt. Es ist klar, daß unter sonst gleichen Bedingungen die Erythrozyten dichter beieinander liegen müssen, um durch IgG-Antikörper agglutiniert zu werden. Sind die roten Blutkörperchen in einem Medium mit geringer Ionenstärke (z. B. wäßrige Sucroselösung) suspendiert, stoßen sie sich aufgrund des ausgeprägten Zeta-Potentials so stark ab, daß selbst die IgM-Antikörper den großen Abstand nicht überbrücken können und folglich keine Agglutination stattfindet. Sind die Erythrozyten in einem Elektrolyten, wie z. B. 0,9%iger NaCl-Lösung, suspendiert, bilden die positiv geladenen Natriumionen auf der Erythrozytenoberfläche eine Schutzschicht aus, deren Durchmesser nach außen hin mit der Entfernung abnimmt. Dadurch wird das Zeta-Potential erniedrigt und der Abstand zwischen den einzelnen Erythrozyten verkleinert. Das führt dazu, daß die zur IgM-Klasse gehörenden Anti-Rh-Antikörper die roten Blutkörperchen agglutinieren können; der Abstand der Erythrozyten ist jedoch noch so groß, daß die kleineren IgG-Moleküle keine Brücken ausbilden können, sondern nur mit den antigenen Determinanten auf einzelnen Erythrozyten reagieren. So kommt es zwar zur Bindung von Anti-Rh-Antikörpern, aber nicht zur Agglutination. Durch die Zugabe gewisser Proteine wird das Zeta-Potential weiter erniedrigt. In der Gegenwart von 22%igem Albumin ist das Zeta-Potential so stark reduziert und der Abstand zwischen den Erythrozyten so klein geworden, daß auch die zur IgG-Klasse gehörenden Anti-Rh-Antikörper eine Agglutination durchführen können.

Ein ähnlicher Effekt wird durch die Behandlung der Erythrozyten mit proteolytischen Enzymen unter definierten Bedingungen erzielt. Nach der Inkubation mit Trypsin binden Rh(D)-positive rote Blutkörperchen mehr Anti-D-Antikörper als unbehandelte Erythrozyten, und das Zeta-Potential ist vermindert. Das führt dazu, daß selbst inkomplette Anti-D-Antikörper die in physiologischer Kochsalz-Lösung suspendierten, behandelten D-positiven Erythrozyten agglutinieren können. Die Bindung von inkompletten Anti-D-Immunglobulinen an Rh(D)-positive rote Blutkörperchen kann auch mit Hilfe der indirekten Antiglobinreaktion (s. Kap. 12) nachgewiesen werden.

Agglutinationsreaktionen sind gegenüber vielen externen Einflüssen empfindlich, so daß die Tests unter gut definierten und optimalen Bedingungen in Hinblick auf Temperatur, Ionenstärke und pH durchgeführt werden müssen. Normalerweise reagieren Immunantikörper am stärksten bei 37 °C, währenddessen natürlich vorkommende Antikörper und Autoantikörper (s. S. 26f) sehr oft bei Temperaturen unter 37°C ihr Reaktionsoptimum haben. Ein extremes Beispiel für den Temperatureinfluß sind die Kälteagglutinine, die in Kapitel 12 noch eingehender besprochen werden sollen. Sie reagieren am besten bei 4°C; wenn der Titer hoch ist, wird auch noch bei 20°C eine schwache, jedoch eindeutige Reaktion beobachtet; bei 37°C findet keine Agglutination mehr statt.

Das Prinzip der Agglutination wird auch in der klinischen Diagnostik für die Bestimmung von Antikörperkonzentrationen in verschiedenen Serumproben verwendet. Dabei werden konstante Volumina von ansteigenden Serumverdünnungen (gewöhnlich ½, ¼, ⅛, 1/16 etc.) zu einer konstanten Menge der relevanten Zellsuspension gegeben, und nach der Durchmischung wird nach einer definierten Reaktionszeit das Ergebnis abgelesen. Die Stärke einer Antikörperreaktion wird üblicherweise durch den *Titer* ausgedrückt, der durch den reziproken Wert der höchsten Verdünnung definiert ist, bei der noch eine eindeutige Reaktion stattfindet. Erfolgt bei einer Verdünnung von 1:128 noch eine positive, bei 1:256 jedoch nur eine geringfügige oder keine Reaktion, dann ist der Antikörpertiter des entsprechenden Serums 128.

Der Agglutinationstiter ist jedoch kein genaues Maß für die Antikörperkonzentration in einem Serum. Er hängt normalerweise von der Immunglobulin-Klasse ab, da IgM-Antikörper pro mg Antikörperprotein eine stärkere Reaktion als die IgG-Antikörper zeigen. Auf der anderen Seite liefert der Antikörpertiter wichtige Informationen über die relative Antikörperaktivität in unterschiedlichen Serumproben verschiedener Individuen.

Agglutinationsreaktionen spielen auch bei der Diagnose von bakteriellen

Infektionen eine große Rolle, da während des Krankheitsverlaufes oft drastische Veränderungen in den Serum-Konzentrationen entsprechender Antikörper gegen die Mikroorganismen auftreten. Ein bekanntes Beispiel für die Agglutination eines bestimmten Bakterienstammes stellt die *Widal-Reaktion* dar, die für die Diagnose von Infektionen mit Salmonella typhii eingesetzt wird. Auf einem ähnlichen Prinzip beruht der *Paul-Bunnel-Test,* mit dem heterophile Agglutinine in menschlichen Seren nachgewiesen werden, worunter man in diesem speziellen Fall Antikörper versteht, die Schafserythrozyten zu agglutinieren vermögen und durch Rindererythrozyten absorbiert werden können. Eine signifikante Erhöhung des Titers solcher Antikörper sowie eine erhöhte Konzentration von polyklonalem IgM wird bei den meisten Fällen der infektiösen Mononukleose beobachtet.

Werden Antikörper mit Hilfe von Agglutinationsreaktionen nachgewiesen, dann ist zu beachten, daß nicht nur unverdünnte Seren getestet werden. Es sind Seren bekannt, die erst bei einer entsprechenden Verdünnungsstufe eine starke Agglutinations-Reaktion zeigen, während sie im unverdünnten Zustand oder bei einer niedrigeren Verdünnungsstufe so gut wie keine Agglutination hervorrufen. Ein derartiges Prozonphänomen kann auf verschiedene Weise erklärt werden: Es wurde beobachtet, daß einige Seren sowohl IgG- als auch IgM-Antikörper gegen dasselbe Antigen enthalten; bei einer niedrigen Verdünnungsstufe werden hauptsächlich die affineren IgG-Antikörper an die Erythrozyten gebunden, wodurch die Agglutination durch die IgM-Antikörper blokkiert wird, während die IgM-Antikörper die Erythrozyten bei einer höheren Verdünnung, d. h. bei einer verminderten IgG-Konzentration agglutinieren können. Weiterhin tritt keine Agglutination auf, wenn ein starker Antikörperüberschuß vorliegt, da hierbei Bedingungen wie im linken Teil der quantitativen Präzipitationskurve in der Abb. 22 auf S. 76 vorliegen (Bereich des Antikörperüberschusses). Die Partikel sind mit Antikörpermolekülen bedeckt, so daß keine freien antigenen Determinanten mehr für eine Brückenbildung zwischen mehreren Partikeln zur Verfügung stehen und damit eine Agglutination verhindert wird.

Bei den eben genannten Beispielen reagieren die Antikörper mit Antigenen, die ein fester oder natürlicher Bestandteil der roten Blutkörperchen oder der Mikroorganismen sind. Mit Hilfe des *passiven Hämagglutinationstests* können jedoch auch Antikörper gegen eine Vielzahl löslicher Antigene untersucht werden, so daß die Anwendungsmöglichkeiten der Agglutinationsreaktion beträchtlich erweitert werden: Dabei werden lösliche Antigene an die Oberfläche von Erythrozyten oder Plastikpartikel angelagert bzw. gekoppelt, die dann in Form einer zellulären Matrix nur passiv an der Agglutinationsreaktion teilnehmen; sie dienen lediglich dazu, durch ihre Agglutination eine positive Reaktion zwischen Antigen und Antikörper anzuzeigen. Passive Hämagglutinationstests sind wesentlich empfindlicher als die in Lösung oder in einem Gel durchgeführten Agglutinationsreaktionen.

Die löslichen Antigene können auf verschiedene Weise an die Erythrozytenoberfläche gebunden werden:

Eine Reihe von bakteriellen Polysaccharidantigenen reagiert unter der Ausbildung einer heterovalenten Bindung direkt mit bestimmten Komponenten der

Erythrozytenoberfläche. Zu diesem Zweck werden die roten Blutkörperchen unter kontrollierten Bedingungen mit den Polysaccharidantigenen vermischt, inkubiert, gewaschen und in einem geeigneten Medium suspendiert; der fertige zelluläre Antigenträger kann jetzt für eine Agglutinationsreaktion und zum Nachweis von Antikörpern gegen Polysaccharidantigene eingesetzt werden.

Da Proteinantigene normalerweise nicht mit der Erythrozytenoberfläche reagieren, müssen sie auf chemischem Wege gekoppelt werden: durch die Behandlung mit Tanninen, Chromtrichlorid oder Bis-diazo-Benzidin werden auf der Zelloberfläche reaktive, funktionelle Gruppen eingeführt, über die das Proteinantigen kovalent an die Zelle gebunden wird. Thyreoglobulin läßt sich auf diese Weise sehr einfach an tanninbehandelte Erythrozyten binden, mit deren Hilfe Anti-Thyreoglobulin-Antikörper nachgewiesen werden, die für die Diagnose vieler Schilddrüsenerkrankungen von großer Bedeutung sind (s. Kap. 18).

Bei einer Reihe von serologischen Reaktionen fungieren Immunglobuline selbst als Antigene, was eine weitere Möglichkeit darstellt, Antigene für passive Hämagglutinationsreaktionen an Erythrozyten zu immobilisieren. Ein weit verbreitetes Beispiel ist der Nachweis von Rheumafaktoren mit Hilfe des *Waaler-Rose-Tests,* der in Kap. 16 noch näher besprochen werden soll: Durch die Reaktion von Kaninchenantikörpern gegen Schafserythrozyten mit den Schafserythrozyten werden Kaninchen-IgG an der Zelloberfläche gebunden; dabei muß aber die Antikörperkonzentration so bemessen sein, daß es nicht schon bei diesem Reaktionsschritt zur Agglutination der roten Blutkörperchen kommt. Bei dem nächsten sich anschließenden Schritt werden die mit IgG beladenen Erythrozyten durch Rheumafaktoren agglutiniert, die ihrer Natur nach IgM-Antikörper gegen antigene Determinanten auf IgG-Molekülen sind. Dasselbe Prinzip liegt auch der *indirekten Antiglobinreaktion (indirekter Coombs-Test,* s. S. 177) zugrunde.

In den letzten Jahren werden auch verstärkt verschiedene Arten von Latexpartikeln als Antigenträger bei der passiven Agglutinationsreaktion verwendet, besonders für den Nachweis von Anti-Thyreoglobulin-Antikörpern, Anti-Nukleoprotein-Antikörpern, Rheumafaktoren, Antikörper gegen bakterielle Antigene und vieles mehr. Testbereite Reagenzien sind größtenteils kommerziell erhältlich und werden in der klinischen Diagnose für den schnellen und reproduzierbaren Nachweis verschiedener Antikörperarten eingesetzt. Manchmal haben diese Reagenzien jedoch nur eine ungenügende Stabilität, so daß falsch-positive oder falsch-negative Ergebnisse auftreten. Um verläßliche Daten zu erhalten, ist es notwendig, gute Kontrollreagenzien zur Verfügung zu haben und geeignete Kontrollversuche durchzuführen, bei denen definierte positive oder negative Seren unter identischen Versuchsbedingungen zusammen mit dem Patientenserum ausgetestet werden.

Eine andere, weit verbreitete Methode ist die *Agglutinationshemmungsreaktion:* In der Abb. 29 ist das Prinzip am Beispiel des immunologischen Schwangerschaftstests erläutert: Der Testsatz besteht aus mit Choriongonadotropin beschichteten Latexpartikeln und aus einer genau festgelegten Konzentration von Anti-Choriongonadotropin-Antikörpern, die die Partikel agglutinieren. Im Falle der Schwangerschaft werden große Mengen an Choriongonadotropin in

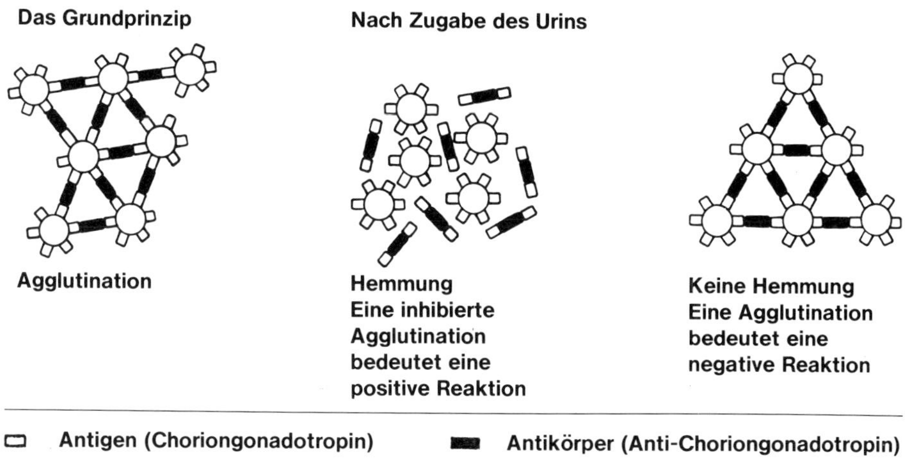

Abb. 29 Der Nachweis von Choriongonadotropin mit Hilfe der Agglutinationshemmungsreaktion

den Urin abgegeben. Wird ein Schwangerschaftsurin mit dem Antiserum vermischt, kommt es zur teilweisen oder vollständigen Neutralisation der Antikörper-Aktivität und zur Abschwächung oder Blockierung der Agglutinationsreaktion. Wird aber Urin verwendet, der nur Spuren des Choriongonadotropin enthält, findet keine Neutralisation statt und die Latexpartikel werden durch die Antikörper agglutiniert, d. h. der Schwangerschaftstest fällt negativ aus. Auf diese Weise kann eine Schwangerschaft mit Sicherheit schon zwölf Tage nach Ausbleiben der Menstruation bestimmt werden. Die Aussage ist aber nur dann zuverlässig, wenn gleichzeitig entsprechende Kontrollen durchgeführt wurden, bei denen bekannte positive und negative Urine zusammen mit dem Patientenurin unter identischen Versuchsbedingungen getestet wurden, und wenn diese Kontrollen eindeutige Reaktionen zeigten.

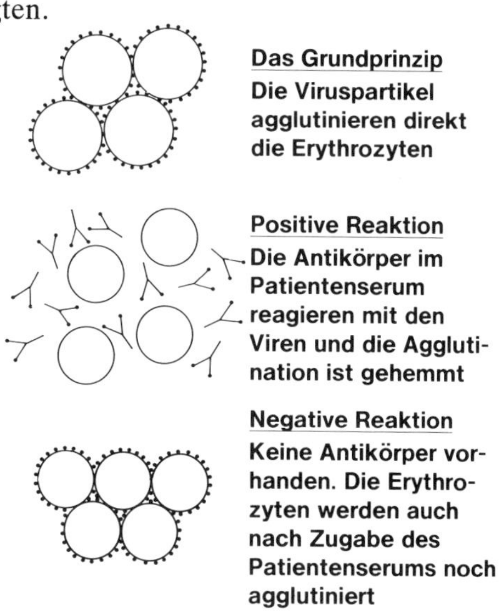

Abb. 30 Der Nachweis von Virusantikörpern mit Hilfe des Hämagglutinationshemmungstests

Die Agglutinationshemmungstests sind auch für die Virologie von großer Bedeutung. Ihnen liegt jedoch, wie die Abb. 30 zeigt, ein etwas anderes Prinzip zugrunde: Eine Reihe von Viren wie z. B. Myxoviren, Paramyxoviren, Arenaviren, Arboviren und Rötelviren sind in der Lage, Erythrozyten direkt zu agglutinieren. Bei einer Virusinfektion wird das Virus durch die gegen es gerichteten spezifischen Antikörper neutralisiert, so daß es die Erythrozyten nicht mehr agglutinieren kann. Akute Virusinfektionen können serologisch durch den signifikanten Anstieg des Antikörpertiters diagnostiziert werden. Dabei werden immer zwei Serumproben benötigt; die erste sollte während der akuten Phase so früh wie möglich entnommen werden und die zweite mindestens eine Woche später.

4.4 Lyse

Die Kooperation von spezifischen Antikörpern und Komplement führt zur irreversiblen Beschädigung von Erythrozytenmembranen oder Bakterien, was als Hämolyse bzw. Bakteriolyse bezeichnet wird. Das Komplementsystem wird in Kap. 5 noch ausführlich beschrieben.

Eine Reihe von immunologischen Reaktionen und Methoden beruhen auf der Wirkung des Komplementsystems, wobei man zwischen den direkten Reaktionen, die durch die Lyse von Zielzellen charakterisiert sind, und den indirekten Reaktionen unterscheidet, wie z. B. die Komplementbindungsreaktion (KBR), die für den allgemeinen Nachweis von Antigen-Antikörper-Reaktionen herangezogen werden.

Im Fall der Erythrozyten kann die Zell-Lyse sehr einfach durch das Freiwerden von Hämoglobin aus den beschädigten roten Blutkörperchen nachgewiesen werden. Andere Zelltypen werden oft mit radioaktivem Chrom (Cr-51) markiert, und die Menge an freigesetzter Radioaktivität stellt ein genaues und empfindliches Maß für die Stärke der durch das Zusammenwirken von spezifischen Antikörpern und Komplement hervorgerufenen Zellbeschädigung (= Lyse) dar. Eine lebende, intakte Zelle ist von einer Zellmembran umgeben, die das eindringen von unphysiologischen Molekülen in das Zellinnere verhindert. Der Farbstoff *Trypan-Blau* ist ein oft zitiertes und angewendetes Beispiel für eine Verbindung, die nicht in lebende, wohl aber in beschädigte oder tote Zellen eindringen kann, die unter dem Mikroskop aufgrund ihrer blauen Färbung sehr leicht von den farblosen, lebenden Zellen unterschieden werden können. Eine derartige Reaktion wird z. B. vor einer Transplantation (s. Kap. 24) für die Charakterisierung von bestimmten Gewebeantigenen (Histokompatibilitätsantigenen, HLA-Antigenen) auf Lymphozytenoberflächen verwendet. Eine Zelle, die durch die Reaktion von Antikörpern und Komplement beschädigt wurde, ist nicht mehr in der Lage, ihre normalen Funktionen auszuüben, was ebenfalls für den Nachweis von Antigen-Antikörper-Reaktionen herangezogen wird. Ein bekanntes Beispiel dafür sind die Anti-Thrombozyten-Antikörper, die nur in Gegenwart von bestimmten Medikamenten ihre Aktivität entfalten. Bei der Sedormid purpura (s. S. 295) wird die Gerinnungsfunktion vollständig gehemmt, wenn normale Thrombozyten in Gegenwart des

Medikaments mit normalem Komplement und den Antikörpern des Patienten inkubiert werden. Die meisten Antigen-Antikörper-Komplexe sind in der Lage, das Komplementsystem zu aktivieren und bestimmte Komplementkomponenten zu binden. Bei der *Komplementbindungsreaktion (KBR)* wird unter genau definierten Versuchsbedingungen der Verbrauch einer optimalen und standardisierten Menge an Komplement für den Nachweis der Antigen-Antikörper-Reaktion verwendet. Damit kann entweder mit Hilfe eines bekannten Antikörpers ein unbekanntes lösliches Antigen nachgewiesen werden oder unter Verwendung eines bekannten Antigens ein unbekannter Antikörper. Sind im ursprünglichen Reaktionsansatz das Antigen oder der Antikörper nicht vorhanden, ist die Reaktion negativ, d. h. es wurde kein Komplement verbraucht; die Menge des noch vorhandenen Komplements wird durch ein definiertes Indikatorsystem quantifiziert, das normalerweise aus Schafserythrozyten besteht, die mit Kaninchen-Anti-Schafserythrozyten-Antikörpern beladen (= sensibilisiert) wurden. Dieses Reagenz wird oft als *„Ambozeptor"* bezeichnet. Die KBR wird für den Nachweis von einer Vielzahl von verschiedenen Antigenen verwendet, seien sie löslich oder partikulär, oder seien sie ihrer chemischen Zusammensetzung nach Proteine, Kohlehydrate oder Lipide, wobei die letztere Molekülklasse von besonderer Bedeutung ist. Die KBR eignet sich speziell für den Nachweis löslicher Antigene in einer Rohpräparation wie z. B. der Bestimmung eines bestimmten Virus oder von viralen Antigenen in Gewebehomogenaten.

Die *Wassermann-Reaktion* (Syphilisnachweis) ist ein bekanntes Beispiel für den Einsatz der KBR in der klinischen Diagnostik: das Komplement bindet an einen Immunkomplex, der sich bei der Reaktion der Patientenantikörper mit dem Antigen Kardiolipin bildet, das durch eine Alkoholextraktion aus Rinderherzen gewonnen wird. Bisher hat man noch keine Erklärung dafür, warum derartige heterophile Antikörper bei Patienten mit Syphilis vorkommen. Falsch-positive Reaktionen werden hauptsächlich im Zusammenhang mit dem Lupus erythematodes (s. S. 218ff) beobachtet.

Auch im Rahmen der serologischen Diagnose von verschiedenen Infektionskrankheiten wird die Komplementbindungsreaktion eingesetzt. Eine weitere Anwendung findet die KBR bei der Gewebetypisierung für den Nachweis einer Reaktion zwischen Anti-HLA-Antikörpern und Thrombozyten, für den Nachweis von antimikrosomalen Antikörpern im Fall der Thyreoiditis und für den Nachweis von Antikörpern gegen nukleäre und zytoplasmatische Antigene beim systemischen Lupus erythematodes.

4.5 Techniken der Immunfluoreszenz und weitere Prinzipien der Antikörpermarkierung

Das grundlegende Prinzip besteht darin, Antikörpermoleküle mit Hilfe geeigneter chemischer Verbindungen (Fluorochrome) zu markieren, so daß sie bei der Anregung durch ultraviolettes Licht eine sichtbare Fluoreszenz zeigen. Seine hauptsächliche Anwendung findet dieses Prinzip bei der Fluoreszenzmikroskopie, die eine hochempfindliche Technik darstellt, mit der z. B. in Gewebeschnitten die Stellen sichtbar gemacht werden können, an denen die markier-

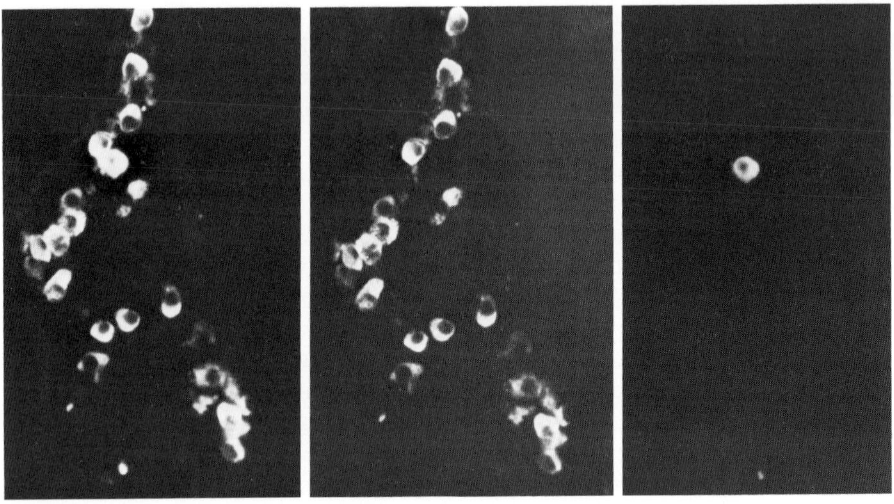

Abb. 31 Der immunfluoreszenzoptische Nachweis von IgA- und IgG-produzierenden Plasmazellen in der Submucosa der Eingeweide. Die Anti-IgA-Antikörper sind mit Fluoreszein markiert, das bei entsprechender Anregung grün fluoresziert und die Anti-IgG-Antikörper sind mit Rhodamin gekoppelt, das im ultravioletten Licht eine rote Fluoreszenz zeigt. Das linke Bild wurde unter Bedingungen aufgenommen, unter denen gleichzeitig die rote und die grüne Fluoreszenz sichtbar ist, während das mittlere Bild nur die grüne und das rechte Bild nur die rote Fluoreszenz zeigt. Demnach enthält die intestinale Submucosa einen hohen Überschuß an IgA-Plasmazellen; die IgA- und IgG-Immunglobuline werden von getrennten Zellen gebildet

ten Antikörpermoleküle mit den korrespondierenden Antigenen reagiert haben. Die üblicherweise verwendeten Fluorochrome werden in zwei Gruppen eingeteilt, den Derivaten des Fluoreszeins, die eine grünlich-gelbe Fluoreszenz zeigen, und den Derivaten des Rhodamins, die eine rote Fluoreszenz zeigen. Durch die Markierung von zwei verschiedenen Antikörperpopulationen mit zwei verschiedenen Fluorochromen lassen sich in einem Gewebeschnitt gleichzeitig zwei verschiedene Antigene nachweisen; zusätzlich kann man auch noch eine Aussage darüber machen, ob diese Antigene auf nur einem Zelltyp oder auf verschiedenen Zelltypen vorkommen. Die Abb. 31 zeigt Plasmazellen in einem Gewebepräparat der Submucosa aus dem Darmbereich eines normalen Individuums, die mit Fluoreszein-markierten Anti-IgA-Antikörpern und mit rhodaminmarkierten Anti-IgG-Antikörpern behandelt worden waren. Der Gewebeschnitt wurde anschließend im Mikroskop unter Verwendung verschiedener Filter bzw. Wellenlängen photographiert. Das linke Bild zeigt die grünliche und die rote Fluoreszenz, das mittlere Bild lediglich die grünliche und das rechte Bild nur die rote Fluoreszenz. Aus der Abb. 31 ist klar zu erkennen, daß in der Submucosa der Eingeweide ein großer Überschuß an IgA-Plasmazellen herrscht und daß die IgA- und IgG-Immunglobuline in verschiedenen Zellen synthetisiert werden.

Bei der *direkten Technik* werden die gegen das zu untersuchende Antigen gerichteten Antikörper markiert und unmittelbar für den Nachweis des Antigens eingesetzt. Die Gewebeprobe wird zuerst mit den markierten Antikörpern unter genau definierten und standardisierten Bedingungen inkubiert; danach wird das Präparat sorgfältig gewaschen, um die nicht an der Immunreaktion beteiligten Proteine und überschüssige Antikörper zu entfernen. Nachdem das Präparat mit einem Deckglas abgedeckt wurde, wird es sofort unter dem Mikroskop betrachtet. Die Abb. 65 zeigt ein Anwendungsbeispiel der direkten Technik, bei dem Amyloid aus dem pankreatischen Gewebe mit fluorochrommarkierten Antikörpern behandelt worden war, die gegen die Proteinkomponente der amyloiden Fibrillen gerichtet sind (Protein AA, s. S. 227ff).

Bei der *indirekten Methode,* auch *Sandwich-Technik* genannt, wird das Präparat zuerst mit einem unmarkierten Antikörper vorbehandelt, der gegen das zu untersuchende Antigen gerichtet ist. Bei dem in Abb. 32 dargestellten Beispiel wurde ein Leberschnitt mit dem Serum eines am systemischen Lupus erythematodes erkrankten Patienten inkubiert, um zu untersuchen, ob es die für dieses Krankheitsbild charakteristischen antinukleären Faktoren (ANF, s. S. 205ff) enthält. Nachdem der Schnitt zur Entfernung überschüssiger Antikörper und anderer Serumproteine gründlich gewaschen worden war, wird er mit fluorochrommarkierten Antikörpern gegen humanes IgG behandelt; bei einer positiven Reaktion, wie sie im linken Teil der Abb. 32 dargestellt ist, reagierte der markierte Anti-human-IgG-Antikörper mit menschlichem IgG, das während des ersten Reaktionsschrittes an die spezifischen, im Zellkern lokalisierten Antigene gebunden wurde. Der rechte Teil der Abb. 32 zeigt eine negative Kontrolle; es wird keine Kernfluoreszenz beobachtet, da aufgrund des Fehlens der nukleären Antigene während des ersten Reaktionsschrittes kein IgG gebunden wurde und folglich während des zweiten Reaktionsschrittes auch keine markierten Anti-IgG-Antikörper gebunden wurden. Die Verwendung der indi-

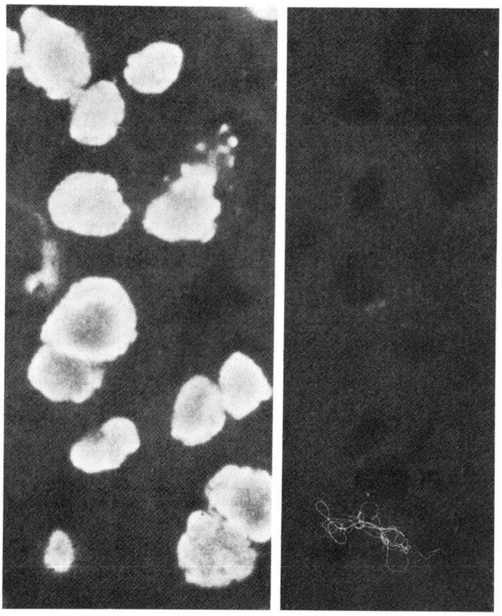

Abb. 32 Der Nachweis eines antinukleären Faktors (ANF) mit Hilfe der indirekten Immunfluoreszenz. Die linke Bildhälfte zeigt eine positive Reaktion mit einer starken Fluoreszenz der Zellkerne, die rechte Bildhälfte eine negative Kontrolle

rekten Methode bringt eine Reihe von Vorteilen mit sich. Sie ist erstens wesentlich empfindlicher als die direkte Technik, und zweitens können durch die Verwendung einer einzigen Fluorochrom-markierten Präparation von Anti-human-IgG-Antikörpern menschliche IgG-Antikörper gegen eine große Anzahl verschiedener Antigene nachgewiesen werden. Allerdings ist die indirekte Methode wesentlich zeitaufwendiger und benötigt für eine genaue Aussage mehr Kontrollversuche.

Die Techniken der Immunfluoreszenz nehmen in der medizinischen Immunologie eine Schlüsselposition ein. Sie werden hauptsächlich für den Nachweis von bestimmten Autoantikörpern eingesetzt. Antinukleäre Faktoren treten speziell beim systemischen Lupus erythematodes, der rheumatoiden Arthritis und anderen, im Zusammenhang mit dem Kollagen auftretenden Erkrankungen auf (s. S. 204ff) sowie auch bei chronischen Lebererkrankungen (s. S. 195ff) und autoimmunen Phänomenen im endokrinen System. Ebenso können auch mit Hilfe der indirekten Immunfluoreszenz Autoantikörper gegen Antigene der Schilddrüse nachgewiesen werden, wie auch Antikörper gegen Antigene der glatten Muskulatur, der Haut, in Mitochondrien und in parietalen Zellen. Zwei Beispiele für derartige Antikörper sind in Abb. 33 abgebildet; in den entsprechenden Kapiteln über die einzelnen in den verschiedenen Organen vorkommenden Krankheiten sollen diese Antikörper noch näher beschrieben werden.

Immunofluoreszenz-Techniken werden auch für die Untersuchung von Biopsien eingesetzt, die entweder in Form von tiefgefrorenen Schnitten oder als Gewebepräparate vorliegen, die zuvor mit unterschiedlichen histologischen Methoden fixiert wurden. Der Hauptanwendungsbereich liegt im Nachweis von

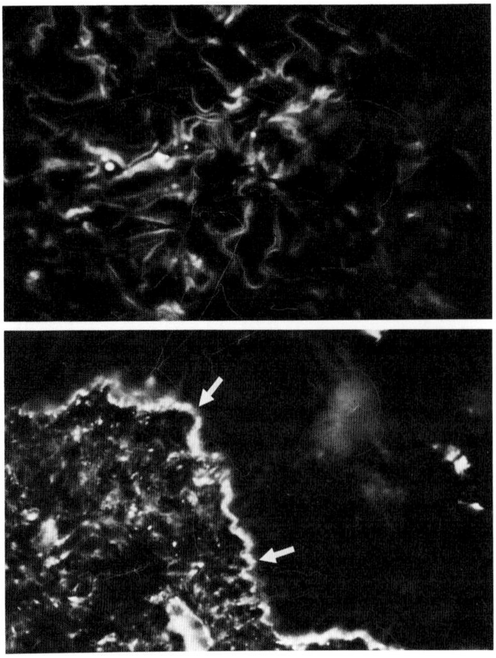

Abb. 33 Der Nachweis von Autoantikörpern mit Hilfe der indirekten Immunfluoreszenz. Das obere Bild zeigt die Reaktion von Antikörpern gegen die Basalmembran der Nierenglomeruli. Der Gewebeschnitt einer normalen Niere wurde mit dem Serum eines Patienten mit Goodpasture-Syndrom behandelt, anschließend gewaschen und mit fluoreszeinmarkierten Anti-Human-IgG-Antikörpern inkubiert. Das untere Bild zeigt Autoantikörper, die mit der Basalmembran der Haut reagiert haben. Nach der Behandlung mit den markierten Antikörpern erscheint eine stark fluoreszierende Linie, die mit Pfeilen markiert ist. In der rechten und der oberen Bildhälfte sieht man noch eine schwache Fluoreszenz zwischen den Epithelzellen

Immunglobulinen in Gewebepräparaten. Dabei handelt es sich zum Teil um Antikörper, die in vivo mit dem im Gewebe befindlichen Antigen reagiert haben und teilweise um die in Immunkomplexen vorkommenden Antikörper, die sich, wie in Kapitel 10 noch ausführlicher beschrieben, bei den einzelnen Immunkomplex-Erkrankungen in verschiedenen Geweben abgelagert haben. Dabei ist es wichtig herauszufinden, ob im Gewebe auch gleichzeitig gewisse Komplementkomponenten vorkommen und ob sie an derselben Stelle wie die gebundenen Immunglobuline liegen. Im Fall von Immundefekten, lokalen Entzündungsreaktionen auf Schleimhäuten, Erkrankungen des gastrointestinalen Traktes und proliferativen Krankheiten des Immunsystems liefern immunfluoreszenztechnische Studien an Plasmazellen und die Untersuchung ihres Immunglobulingehaltes wertvolle Information über den Immunstatus des Patienten.

Werden z. B. IgG-Moleküle im Plasma von Plasmazellen nachgewiesen, die sich in gefrorenen Schnitten oder in fixierten Gewebepräparaten befinden, so kann man daraus schließen, daß diese Zellen selbst die Antikörper aktiv synthetisieren und sezernieren. Dagegen ist ein Fluorochrom-markierter Anti-Immunglobulin Antikörper, der zu suspendierten, lebendigen Zellen gegeben wird, nicht in der Lage, die intakte Zellmembran zu durchdringen und in das Zytoplasma zu gelangen, so daß eine Reaktion nur mit den Immunglobulinen stattfindet, die sich auf der Zelloberfläche befinden und die entweder ein integraler Bestandteil der Membran sind oder nur passiv an die Oberfläche angelagert wurden. Die membrangebundenen Immunglobuline stellen den wichtigsten Marker für periphere menschliche B-Lymphozyten dar. Die Eigenschaften derartiger Immunglobuline wurden bereits in Kap. 1 ausführlich beschrieben.

Fluorochrommarkierte Antiseren werden auch in der Mikrobiologie für die schnelle und reproduzierbare Identifizierung von Bakterien verwendet. In der Virologie wird diese Methode besonders für den Nachweis von Viren oder viraler Antigene in und auf Geweben oder verschiedenen kultivierten Zellen eingesetzt.

Die Markierung mit dem Enzym *Peroxidase* stellt eine weitere Methode dar, mit der man für gewisse histologische Untersuchungen Antikörpermoleküle markieren und sichtbar machen kann. Ebenso kann auch markiertes Antigen verwendet werden, um solche Zellen zu identifizieren, die die gegen dieses Antigen gerichteten Antikörper produzieren.

Im Rahmen der immunhistologischen Techniken hat die Markierung von Antikörpern mit dem Enzym Peroxidase in den letzten Jahren eine zunehmende Bedeutung erlangt. Der besondere Vorteil dieser Methode liegt darin, daß das zu untersuchende Material im Lichtmikroskop und im Elektronenmikroskop betrachtet werden kann. Außerdem sind die Präparate wesentlich stabiler und können unter einfacheren mikroskopischen Bedingungen untersucht werden als das für fluorochrommarkierte Antikörper der Fall ist. Es ist anzunehmen, daß bei einer weiteren Verfeinerung dieser Technik die peroxidasemarkierten Antikörper eine generelle Anwendung finden werden.

In den letzten Jahren wurde eine neue Antikörpermarkierungsmethode entwickelt, die bei der ELISA-Technik (enzyme linked immunosorbant assay) angewandt wird. Der Antikörper wird mit einem Enzym markiert, meistens der alkalischen Phosphatase, der Peroxidase oder der β-Galaktosidase. Im Anschluß an die Antigen-Antikörper-Reaktion wird das entsprechende lösliche Substrat zugegeben und dic Enzymaktivität bestimmt. Diese Methode ist sehr empfindlich, und die verwendeten Reagenzien sind wesentlich stabiler als radioaktiv markierte Antigene oder Antikörper. Diese Technik eignet sich für groß angelegte Untersuchungen, und es ist ziemlich wahrscheinlich, daß die ELISA-Methode in den nächsten Jahren in der Klinikroutine eine generelle Anwendung für die Bestimmung zahlreicher Antigene und Antikörper finden wird.

4.6 Radioimmunologische Techniken

Dadurch daß man Antigene und Antikörper mit radioaktiven Isotopen markiert, läßt sich die Empfindlichkeit von einer Reihe von immunologischen Techniken noch beträchtlich steigern. Die Bestimmung der Radioaktivität ist ein objektives und verläßliches Maß, um eine unbekannte Menge an Antigen oder Antikörper zu bestimmen, selbst wenn sie nur in sehr geringen Konzentrationen vorhanden sind. Aus diesem Grund finden radioimmunologische Methoden eine immer stärkere Anwendung.

Die Abb. 34 zeigt das Ergebnis einer Autoradiographie, die im Anschluß an eine immunelektrophoretische Auftrennung durchgeführt wurde. In der linken Bildhälfte ist die normale Immunelektrophorese des Serums Sö zu sehen, dem eine geringe Menge an J-125-markiertem menschlichem Serumalbumin (HSA) beigemengt wurde. Die Untersuchungen wurden durchgeführt, um eine Erklärung für den pathologischen Verlauf der dem Albumin und dem IgM entsprechenden Präzipitationslinien zu finden. Die Albumin-Linie dehnt sich in atypischer Weise in Richtung der Kathode aus; die IgM-Linie ist wesentlich stärker als normal ausgeprägt und zeigt eine pathologische Verlängerung in Richtung der Anode. Der rechte Teil des Bildes zeigt den entsprechenden, mit Hilfe der

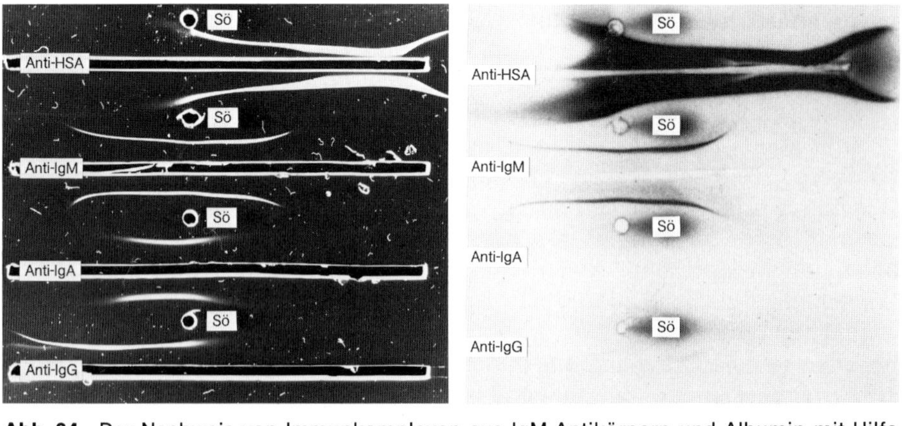

Abb. 34 Der Nachweis von Immunkomplexen aus IgM-Antikörpern und Albumin mit Hilfe der Autoradiographie im Anschluß an die Immunelektrophorese

Autoradiographie gewonnenen Befund: Aus der Tatsache, daß die gesamte Albumin-Linie markiert wurde, kann man schließen, daß sich das markierte Albumin gegenüber den Anti-HSA-Antikörpern genauso verhält wie das aus dem Patientenserum stammende Albumin. Jedoch wird auch die IgM-Linie markiert, was bei entsprechenden Kontrollexperimenten mit Normalseren nicht beobachtet wurde, denen vor der elektrophoretischen Auftrennung ebenfalls radioaktiv markiertes HSA zugegeben wurde. Ein spezifischer Anti-IgM-Antikörper kann jedoch nur dann markiertes Albumin präzipitieren, wenn es an IgM gebunden ist. Damit lassen sich die pathologischen Befunde dadurch erklären, daß das aus dem Patienten Sö stammende Albumin mit dem eigenen IgM reagiert hat.

Für eine Reihe von Fragestellungen wird die Autoradiographie auch in Verbindung mit der in Gelen durchgeführten Immunpräzipitation eingesetzt. So kann man die pathologische Bindung von markierten Antigenen an verschiedene, in Patientenseren vorkommenden Immunglobulinen nachweisen; nach der Vermischung von Patientenserum und geringen Mengen an markiertem Antigen kann mit Hilfe der Rocket-Immunelektrophorese (s. S. 81f) die Konzentration von solchen Proteinen quantitativ bestimmt werden, die im Serum nur in geringen Mengen vorhanden sind, wie z. B. das Alpha-Fötoprotein (s. S. 268f); dieselbe Methode wird auch für den Nachweis von Proteinen verwendet, die von kultivierten Zellen synthetisiert und in das Kulturmedium abgegeben werden.

Das grundlegende Prinzip des Radioimmunassays ist in der Abb. 35 dargestellt: Die benötigten Reagenzien sind radioaktiv markiertes, hoch gereinigtes Antigen und entsprechende, gegen dieses Antigen gerichtete Antikörper. Es wird immer eine konstante Antikörpermenge verwendet, die so bemessen ist, daß sie nicht alles angebotene Antigen zu binden vermag. Sich in Lösung befindliche markierte und unmarkierte Antigene konkurrieren um die anwesenden Antikörpermoleküle, und nach Erreichen des Gleichgewichts ist die Menge an gebundenem markiertem Antigen um so niedriger, je höher der Anteil an unmarkiertem Antigen in der Lösung ist. Der wesentliche und wichtige Schritt besteht nach der Immunreaktion darin, die an die Antikörper gebundenen Antigene und die noch freien Antigene voneinander zu trennen, so daß die Radioaktivität in einer dieser beiden Fraktionen genau bestimmt werden kann. Zu diesem Zweck sind mehrere Methoden in Gebrauch: Bei Verwendung eines niedermolekularen Antigens wird das freie Antigen an Aktivkohle adsorbiert, eine Technik, die für Immunkomplexe nicht angewendet werden kann. Bei einer weiteren Methode wird der Immunkomplex, der aus Antigen und z. B. Meerschweinchenantikörpern besteht, durch das Ausfällen mit Kaninchen-Anti-Meerschweinchen-IgG-Antikörpern von den ungebundenen Antigenen abgetrennt.

Die Abb. 35 zeigt eine weitere, weit verbreitete Technik zur Isolierung von Immunkomplexen: Sie wird hauptsächlich dann eingesetzt, wenn Antigene mit sehr unterschiedlichen Molekulargewichten quantitativ bestimmt werden sollen; die Methode kann aber auch leicht dahingehend abgewandelt werden, daß mit ihrer Hilfe Antikörper gegen markierte Antigene nachgewiesen werden können. Ein bestimmtes bakterielles Protein, das Protein A genannt wird,

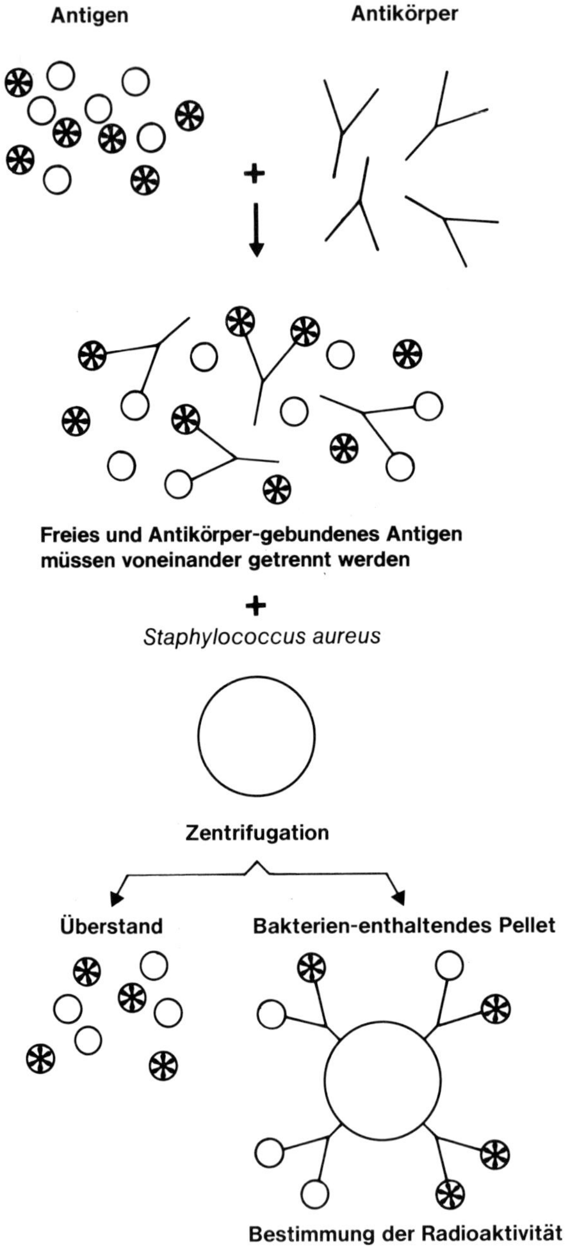

Abb. 35 Das Prinzip des Radioimmunassays

kommt in der Zellwand von einigen Staphylokokkenstämmen vor. Dieses Protein besitzt die einzigartige Eigenschaft, sich mit dem Fc-Teil der meisten Wirbeltier-IgG-Antikörper zu verbinden. Durch die Zugabe der Staphylokokken werden die Immunkomplexe an die Oberfläche von Bakterien gebunden, so daß sich das ungebundene Antigen nach einem einfachen Zentrifugationsschritt im Überstand befindet, während das an den spezifischen Antikörper gebundene

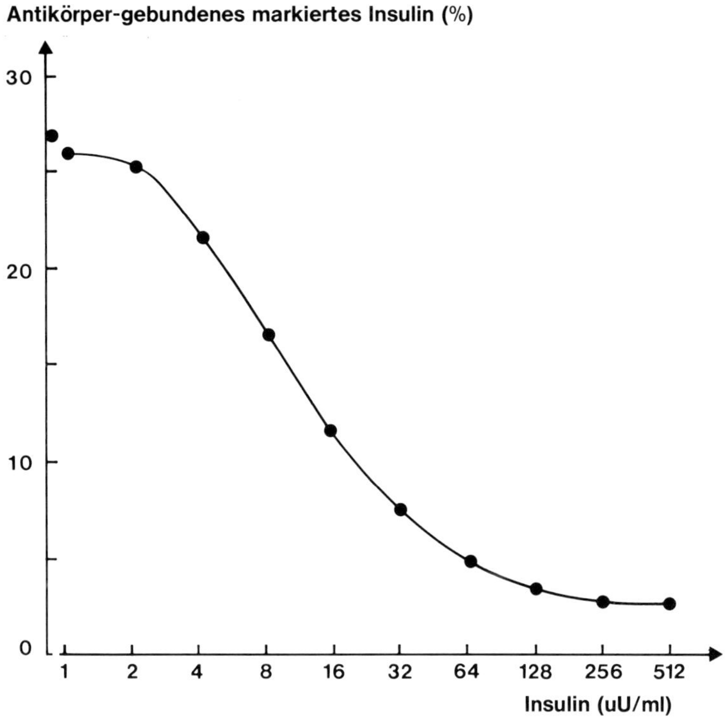

Abb. 36 Die Standardkurve für den radioimmunologischen Nachweis von Insulin

Antigen in Form eines an der Bakterienoberfläche immobilisierten Immunkomplexes im Pellet auftaucht. Nach der Entfernung des Überstandes wird die Radioaktivität des Pellets bestimmt. In der Abb. 36 ist die Standardkurve des Radioimmunassays für Insulin dargestellt: Auf der Ordinate ist die Menge (in %) an markiertem Insulin aufgetragen, das an die Antikörper und damit an die pelletierten Bakterien nach der Zugabe von unterschiedlichen, genau definierten Mengen an unmarkiertem Insulin gebunden wurde. Auf diese Weise kann eine unbekannte Insulinmenge im Patientenserum dadurch ermittelt werden, daß eine bestimmte Menge an markiertem Insulin, Anti-Insulin-Antikörpern, Patientenserum und Staphylokokken in einer festgelegten Reihenfolge zusammengegeben und inkubiert werden; anschließend erfolgt die Zentrifugation, die Bestimmung der radioaktiven Zerfälle in dem bakteriellen Pellet und das Ablesen der Insulin-Konzentration aus der Standardkurve.

Niedermolekulare, biologisch aktive Moleküle verhalten sich normalerweise wie Haptene; durch ihre Kopplung an einen hochmolekularen Träger wie z. B. Albumin und durch die Immunisierung von geeigneten Tieren mit diesem Komplex können spezifische, gegen diese Haptene gerichtete Antikörper hergestellt werden. Derartige Antiseren haben sich für Radioimmunassays als sehr wertvoll herausgestellt. Diese Technik kann derartig verfeinert werden, daß sie für die Bestimmung von Antigenkonzentrationen bis zu wenigen Nanogramm

Tabelle 7 Einige Substanzen, die mit Hilfe radioimmunologischer Techniken quantitativ bestimmt werden können

ACTH, Vasopressin, Wachstumshormon
Thyreoglobulin, Parathormon, Kalzitonin
Insulin, Glukagon
Aldosteron, Testosteron, Östradiol
Gastrin, Sekretin
Angiotensin
Prostaglandine
Digitalis-Alkaloide, Morphin
Humanes IgE, spezifische IgE-Antikörper
Alpha-Fötoprotein, karzinoembryonales Antigen (CEA)
Alpha-Kristallin
Hepatitis-assoziierte Antigene

pro Milliliter verwendet werden kann. In der Tab. 7 sind einige Antigene angegeben, die heutzutage mit Hilfe radioimmunologischer Techniken routinemäßig bestimmt werden. Diese Liste wird ständig größer, und die Radioimmunassays gewinnen in der Medizin und anderen biologischen Disziplinen immer mehr an Bedeutung.

Die Bestimmung der Gesamt-IgE-Konzentration mit Hilfe des Radioimmunosorbenttests (RIST) und vor allen Dingen die Bestimmung von spezifischen IgE-Antikörpern mit Hilfe des Radioallergosorbenttests (RAST) sind oft bei der Diagnose von allergischen Krankheiten von großem Vorteil (s. S. 171).

5 Das Komplementsystem

Bereits sehr früh in der Geschichte der Immunologie hatte man erkannt, daß frisches Serum Faktoren enthält, die zusammen mit spezifischen Antikörpern reagieren und deren Wirkung verstärken. Ein Pionier auf diesem Gebiet war Bordet, der im Jahr 1895 die folgenden Experimente mit Cholera-Bazillen durchführte:

1. Cholerabazillen + spezifisches Antiserum: vollständige Lyse der Bakterien.
2. Cholerabazillen + spezifisches Antiserum, das für 30 Minuten bei 56°C vorbehandelt worden war: Agglutination, aber keine Lyse der Bakterien.
3. Cholerabazillen + spezifisches, hitzebehandeltes Antiserum + frisches normales Serum: vollständige Lyse der Bakterien.
4. Cholerabazillen + frisches normales Serum: weder Lyse noch Agglutination der Bakterien.

Diese klassischen Experimente ließen klar erkennen, daß für die Einleitung der Bakteriolyse sowohl spezifische Antikörper als auch noch andere Komponenten notwendig sind, die im frischen normalen Serum oder im Serum immunisierter Tiere vorhanden sind. Diese Faktoren bzw. diese bestimmte immunologische Aktivität des frischen Serums wurde später *„Komplement"* genannt. Für die meisten weiterführenden Experimente wurde ein Modellsystem verwendet, das aus Hammelerythrozyten und Anti-Hammelerythrozyten-Antikörpern bestand, die durch die Immunisierung von geeigneten Tieren mit Hammelerythrozyten hergestellt wurden. Durch das Zusammenwirken von spezifischen Antikörpern und Komplement kommt es zur Perforierung bzw. Zerstörung der Erythrozytenmembran und zur Freisetzung von Hämoglobin; seine Konzentration kann mit Hilfe photometrischer Methoden sehr einfach bestimmt werden, was ein besonderer Vorteil dieses immunhämolytischen Modellsystems ist. Im Laufe der Zeit wurden noch eine Reihe ähnlicher Systeme, auf die hier nicht näher eingegangen werden soll, für den Nachweis des Komplements entwickelt. Das gemeinsame, allen diesen Tests zugrundeliegende Merkmal ist die durch das Komplement verursachte, irreversible Schädigung von Zellmembranen. Folglich kann das Komplementsystem als eine zytotoxische Aktivität definiert werden, die in allen normalen Seren vorhanden ist und die nach ihrer Aktivierung durch spezifische Antikörper zur irreversiblen Zerstörung von Zellmembranen führt.

Das Komplementsystem, das infolge der Reaktion von Antikörpern mit Antigenen aktiviert wird, besteht aus neun verschiedenen Komponenten, die Proteine sind und die in einer charakteristischen und geordneten Reihenfolge miteinander reagieren. Inzwischen konnten alle diese Komponenten in biochemisch reiner Form isoliert werden und erhielten eine individuelle Nummer. Die erste Komponente, das C1, besteht aus drei verschiedenen Proteinen, die durch Ca^{++}-Ionen zusammengehalten werden und C1q, C1r und C1s genannt werden. Die übrigen acht Komponenten sind C2, C3, C4, C5, C6, C7, C8 und C9. Einige dieser Faktoren kommen im Serum als Proenzyme vor, die erst im Laufe der

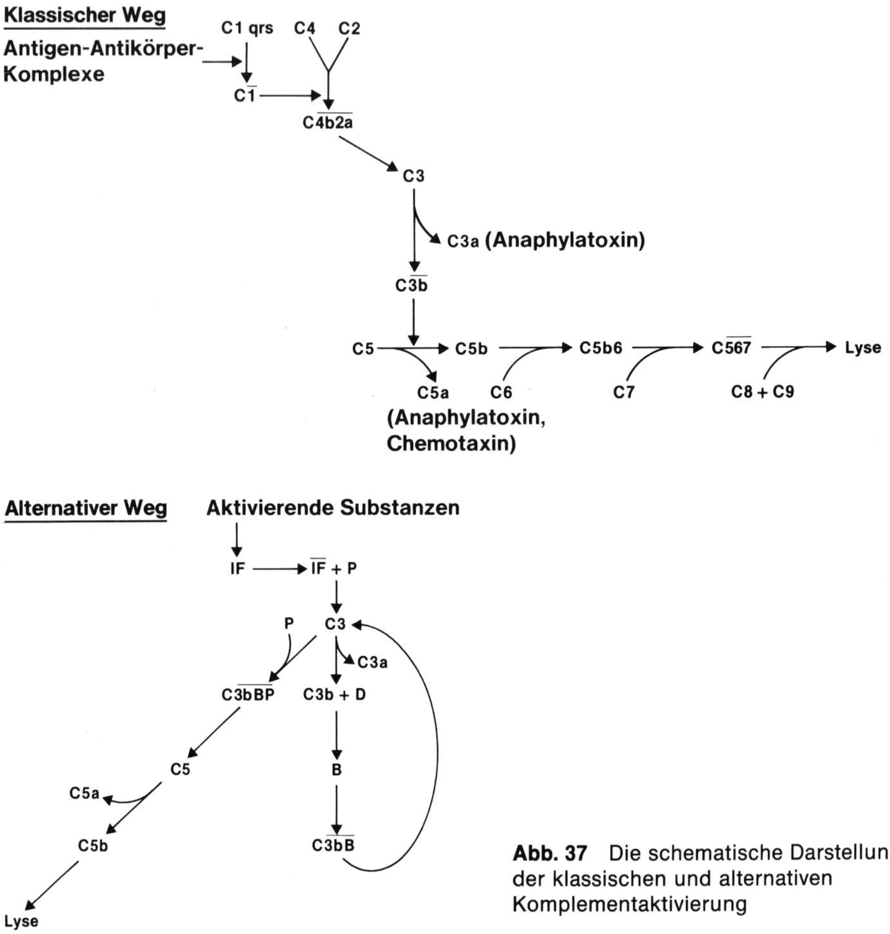

Abb. 37 Die schematische Darstellung der klassischen und alternativen Komplementaktivierung

gesamten Reaktionsfolge durch eine andere Komponente in ihre aktive Form überführt werden. Das spezifische Substrat eines jeden derartigen Enzyms ist die nächste Komponente, so daß die gesamte Komplementaktivierung aus einzelnen, stufenweisen Aktivierungsschritten besteht. Der aktive Zustand einer Komponente wird durch einen horizontalen Querstrich über der Nummer angezeigt, z. B. $C\overline{42}$.

In der Abb. 37 sind die Einzelschritte der Komplementaktivierung und die beiden verschiedenen Möglichkeiten, diese Aktivierung einzuleiten, schematisch dargestellt, der klassische Mechanismus und der „alternate pathway“.

5.1 Der klassische Mechanismus der Aktivierung

Die verschiedenen Komponenten, aus denen das System aufgebaut ist, lassen sich in drei funktionelle Einheiten unterteilen:

1. Die Erkennungseinheit, bestehend aus den Komponenten C1q, C1r und C1s.

2. Die Aktivierungseinheit, bestehend aus C4, C2 und C3.
3. Die Membranzerstörungseinheit, bestehend aus den Komponenten C5 bis C9.

Durch die Reaktion von Schafserythrozyten (E) mit spezifischen, gegen Oberflächendeterminanten gerichteten Antikörper (A) kommt es zur Bildung von Immunkomplexen (EA) auf der Membran der roten Blutkörperchen. Das führt zur Anlagerung der ersten Komplementkomponente C1q an den membrangebundenen Antigen-Antikörper-Komplex. Die Besonderheit dieser Reaktion besteht darin, daß das C1 nicht mit freien, in Lösung befindlichen Antikörpern, sondern nur mit solchen Antikörpern reagiert, die an Antigene gebunden sind. Wahrscheinlich spielen dabei Konformationsänderungen im Fc-Teil des Antikörpers eine Rolle. Durch die Bindung des C1q wird aus der C1s-Komponente eine aktive Esterase. Obwohl die C1-Komponente aus vier durch Ca^{++}-Ionen zusammengehaltenen Einzelproteinen besteht, wird sie als ein Molekül angesehen, so daß das aktivierte $C\overline{1}$ als C1-Esterase bezeichnet wird; der jetzt vorliegende, aktivierte Gesamt-Komplex ist $EAC\overline{1}$. Sein natürliches Substrat ist die im Serum vorkommende C4-Komponente, die in ein kleines, physiologisch wahrscheinlich irrelevantes C4a-Bruchstück und in ein großes C4b-Fragment gespalten wird. Es besitzt jetzt eine aktive Bindungsstelle, mit der es sich direkt an die Zelloberfläche anlagert; auf diese Weise kommt es in der engen Nachbarschaft um jedes aktivierte C1q zur Bindung vieler C4b-Moleküle an die Erythrozytenoberfläche. Wird das C4b nicht sofort gebunden, wird seine Bindungsfähigkeit sehr schnell inaktiviert, und es liegt dann in Form eines C4bi-Fragmentes (i = inaktiv) im Serum vor. Der aktive $EAC\overline{1}$-Komplex ist auch in der Lage, die C2-Komponente in mehrere Fragmente zu spalten. Das wichtigste und aktivste von ihnen lagert sich an das auf der Oberfläche befindliche C4b-Fragment an, ein Vorgang, der nur in der Gegenwart von freien Mg^{++}-Ionen abläuft. Der neue aktive $C\overline{42}$-Komplex besitzt enzymatische Aktivität und wird C3-Konvertase genannt, da sie die nächste Komponente, das C3, als natürliches Substrat hat. Für alle weiteren Reaktionsschritte wird kein aktiviertes $C\overline{1}$ mehr benötigt.

$C\overline{42}$ spaltet die C3-Komponente in zwei Fragmente, C3a und C3b. Das C3a-Bruchstück, das ein Molekulargewicht von 8900 daltons hat, ist nicht an der Hämolyse beteiligt. Jedoch ist es ein physiologisch hochwirksames Protein, das als *Anaphylatoxin* wirkt und die Freisetzung von vasoaktiven Substanzen wie z. B. Histamin hervorruft; damit ist das C3a-Fragment ein wichtiges Vermittlermolekül bei der Einleitung von Entzündungsreaktionen. Das C3b-Fragment wird ebenfalls an die Zellmembran gebunden, jedoch nicht an den aktiven $C\overline{42}$-Komplex, sondern direkt an spezielle, dafür vorgesehene C3b-Rezeptoren auf der Zellmembran. Auf diese Weise wird erreicht, daß ein einziger $C\overline{42}$-Komplex die Bindung von mehreren C3b-Molekülen an die Zelloberfläche katalysiert, ein Beispiel für das bei der gesamten Reaktionskaskade mehrfach anzutreffende Prinzip der Verstärkung. Die restlichen, nicht an die spezifischen Rezeptoren gebundenen C3b-Moleküle zirkulieren frei im Serum und werden durch Proteasen in noch kleinere Fragmente gespalten, die an der Aktivierungssequenz nicht teilnehmen.

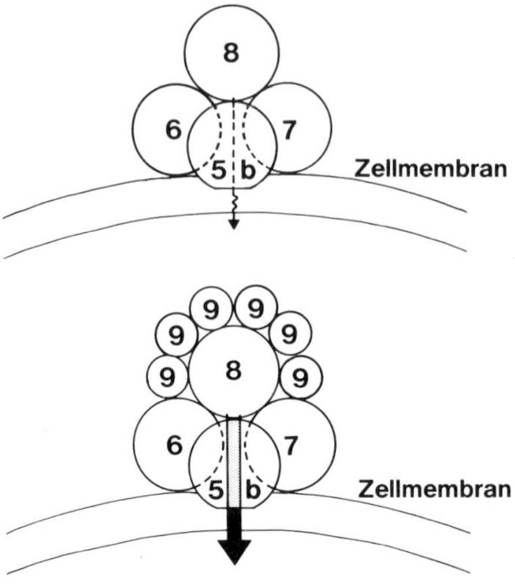

Abb. 38 Am Ende der Komplementaktivierung bilden die späten Komponenten auf der Zelloberfläche große Komplexe. Das C8 verursacht bereits eine Beschädigung der Zellmembran, eine Wirkung, die durch das C9 noch beträchtlich verstärkt wird

Durch die Bindung des C3b an die Zellmembran entsteht eine neue proteolytische Aktivität, die die C5-Komponente in zwei Bruchstücke aufspaltet, das C5a und C5b. Das C5a hat eine relative Molekülmasse von 15500 und stellt aufgrund seiner anaphylatoxischen Aktivität einen wichtigen, an Entzündungsprozessen beteiligten Serumfaktor dar; er zeigt eine starke chemotaktische Aktivität und besitzt die charakteristische Fähigkeit, bestimmte Zelltypen zur Sekretion von Histaminen anzuregen. Das C5b lagert sich in der Nähe des C3b an die Membranoberfläche an und bildet einen Komplex mit den Komponenten C6 und C7. Anschließend wird das C8 an den aktiven $\overline{C567}$-Komplex gebunden. Die vier zuletzt genannten Komponenten liegen sehr dicht beieinander und an den Stellen, an denen sie die Membran berühren, entstehen kleine Löcher, in die Ionen aus der umgebenden Flüssigkeit einströmen und die die Ausgangspunkte für eine langsame Zell-Lyse sind. Nachdem sich auch noch die letzte Komponente an den vorigen Komplex angelagert hat, kommt es zur Ausbildung größerer Läsionen, so daß der hämolytische Vorgang jetzt wesentlich schneller abläuft. Das heißt mit anderen Worten, daß das C8 die Aktivität einer Phospholipase hat, die durch das C9 noch wesentlich verstärkt wird. Dieser Vorgang ist in Abb. 38 noch einmal schematisch dargestellt. Unter dem Elektronenmikroskop sind in der Zellmembran von komplementbeschädigten, hämolysierten Erythrozyten runde Löcher mit einem Durchmesser von ungefähr 10 nm sichtbar.

5.2 Wichtige Prinzipien der Komplementaktivierung

1. Einige Komplementkomponenten werden durch Hitzebehandlung zerstört, wie z. B. das C1q, das die gesamte Aktivierungssequenz startet. Der Ausdruck *„hitzeinaktiviertes Serum“* bezieht sich auf eine 30minütige Behandlung des Serums bei 56 °C. Das führt dazu, daß zwar die Komplementaktivität vollständig

zerstört wird, daß aber die meisten Antikörper ihre Aktivität und Funktionalität noch beibehalten.

2. Die nach dem klassischen Weg erfolgte Komplementaktivierung erfordert die Anwesenheit von freien Ca^{++}- und Mg^{++}-Ionen; folglich kann das Komplement durch Reagenzien inaktiviert werden, die diese Ionen komplexieren wie z. B. Zitrat oder EDTA.

3. Heparin ist ein bekannter Inhibitor, der die Umwandlung von Prothrombin zu Thrombin und damit die Blutgerinnung verhindert; weiterhin kann das Heparin auch bestimmte, für die Komplementaktivierung wichtige Enzyme hemmen, so daß die Komplementfunktion in heparinisiertem Plasma fehlt. Diese Erscheinung tritt nicht ein, wenn nur geringe Haparindosen verwendet werden, die dann aber so niedrig sind, daß auch die Koagulation nur unvollständig gehemmt ist.

4. Viele Komplementfaktoren, die im Serum als inaktive Proenzyme vorliegen, werden durch die in dem Reaktionsablauf vorhergehende Komponente gespalten und in aktive Enzyme überführt, die ihrerseits wieder auf die nächstfolgende Komponente einwirken. Bei den Spaltungsreaktionen werden aber auch andere, biologisch und physiologisch aktive Fragmente gebildet und ins Serum entlassen; so z. B. die Komponenten C3a und C5a, die anaphylatoxische und chemotaktische Eigenschaften zeigen und die für die Freisetzung von Histamin verantwortlich sind. Diese für Entzündungsreaktionen wichtigen Mediatoren werden noch vor Beendigung der gesamten Aktivierungssequenz freigesetzt, während die irreversible Membranschädigung von einer bis zum Ende ablaufenden Reaktionskette und damit der Aktivierung von C8 und C9 abhängt. Auch der hochmolekulare $C\overline{567}$-Komplex besitzt eine starke chemotaktische Aktivität.

5. Die Komplementaktivierung stellt eine Kettenreaktion dar, deren wichtigstes Merkmal die bereits beschriebenen Verstärkungsmechanismen sind: Einige aktivierte Faktoren werden nicht an die vorausgegangene Komponente, sondern an dafür vorgesehene Rezeptoren auf der Zelle gebunden, so daß z. B. ein einziger aktiver $C\overline{42}$-Komplex die Bindung von mehreren hundert C3b-Molekülen an die Zellmembran katalysiert.

6. Da die einzelnen Komplementkomponenten die Bausteine eines immunologisch hochreaktiven Systems darstellen, ist es von biologischer Sicht her von größter Wichtigkeit, daß es nur lokal auf der Zellmembran und im Zusammenhang mit einer Immunreaktion und nicht unspezifisch oder spontan im Kreislauf aktiviert wird.

Die Kontrolle des Gesamtsystems erfolgt teilweise durch einen Mechanismus, bei dem die reaktiven, zu einem bestimmten Zeitpunkt gebildeten Fragmente entweder schnell in den anschließenden Reaktionsschritt einbezogen werden oder in Folge eines raschen, spontanen Aktivitätsverlustes inaktiviert werden. Zum Teil kommen im Serum auch spezifische Inaktivatoren vor, die für eine schnelle Blockierung der gebildeten, hoch reaktiven Bruchstücke verantwortlich sind.

Eine derartige generalisierte Aktivierung wird durch die im Serum vorkommenden, natürlichen Inaktivatoren verhindert: Der wichtigste von ihnen, der C1-Esterase-Inhibitor, verbindet sich mit aktiviertem C1 und blockiert die enzymatische Funktion des $C\overline{1}$ und damit die Spaltung und Aktivierung der Komponenten C4 und C2.

$$C1 \rightarrow C\overline{1} \rightarrow \overset{C4}{\rightarrow} C\overline{42}$$
$$\uparrow C2$$

C1-Esterase-Inhibitor

Auch wenn der C1-Esterase-Inhibitor im Serum anwesend ist, kann der auf der Zelloberfläche vorkommende $EAC\overline{1}$-Komplex die C2- und C4-Komponenten aktivieren, wahrscheinlich deshalb, weil die enzymkatalysierten Spaltungsreaktionen in lokal sehr hohen Konzentrationen und so schnell ablaufen, daß sie durch den Esterase-Inhibitor nicht gehemmt werden können.

Der natürlich vorkommende C3b-Inaktivator spaltet das C3b in die beiden inaktiven Fragmente C3c und C3d; das eine von ihnen ist mit dem β_{1A}-Globulin identisch, das als Zeichen einer erfolgreichen in vivo Komplementaktivierung in frischem EDTA-Plasma vorkommt.

5.3 Biologische Bedeutung und Wirkungen des Komplements in vivo

Die von Bordet durchgeführten klassischen Experimente zeigten, daß in vitro die Bakteriolyse durch das Zusammenwirken von spezifischen Antikörpern und Komplement verursacht wird. Derselbe Vorgang läuft auch in vivo ab: Gegen gram-negative Bakterien gerichtete Antikörper leiten nach ihrer Reaktion mit den antigenen Determinanten die Fixierung des Komplements und die direkte in vivo Bakteriolyse ein. Damit trägt das Komplement zur Abwehr von Infektionen bei, die durch eine große Vielzahl von verschiedenen Bakterienstämmen verursacht werden können. Für eine erfolgreiche Bakteriolyse müssen alle Komplementkomponenten aktiviert werden. Bevor die Reaktionsfolge zu den Faktoren C8 und C9 gelangt, werden bereits physiologisch aktive Fragmente gebildet, die ebenfalls an der Abwehr von Infektionen beteiligt sind.

Auf die Bedeutung der C3a- und C5a-Fragmente im Hinblick auf die Einleitung von Entzündungsreaktionen wurde bereits in diesem Kapitel hingewiesen.

Durch einen weiteren Abwehrmechanismus, die *Phagozytose,* werden Bakterien ebenfalls neutralisiert und zerstört. Das Signal für eine verstärkte Phagozytose wird durch die Bindung spezifischer Antikörper an entsprechende antigene Determinanten auf der Bakterienoberfläche gegeben. Damit wirken Antikörper als *Opsonine,* d. h. als Substanzen, die eine schnellere Aufnahme fremder Teilchen durch Phagozytose bewirken. Ein ähnliches Phänomen tritt auch dann auf, wenn verschiedene Komplementkomponenten an die auf der Bakterienmembran komplexierten Antikörper gebunden werden.

Immunadhärenz. Nach der Aktivierung der C3-Komponente in der eben beschriebenen Weise durch Antigen-Antikörper-Komplexe kommt es zur Bindung des Immunkomplexes an verschiedenen Arten von Partikeln oder Zellen. Das aktivierte C3 lagert sich an die auf der Membran von Makrophagen und anderen phagozytierenden Zellen gelegenen spezifischen Rezeptoren an und leitet eine verstärkte Phagozytose ein. Da aufgrund des eben besprochenen

Verstärkermechanismus pro ursprünglich an einen Immunkomplex fixiertes C1q viele C3-Moleküle an die Oberfläche von Bakterien oder Erythrozyten gebunden werden, wird die Phagozytose durch das Komplement wesentlich mehr gesteigert, als dies durch Antikörper erreicht werden kann.

Konglutination. Mit Komplementkomponenten oder Komplement-Fragmenten beladene Partikel werden sowohl durch *Konglutinine,* die in den meisten normalen Seren in niedriger Konzentration vorliegen, als auch durch Immunkonglutinine agglutiniert. Die letztgenannte Substanzgruppe stellt eine besonders interessante Antikörperpopulation dar, die während der akuten Phase einer Infektionskrankheit sehr schnell gebildet wird. Es handelt sich dabei um Autoantikörper, die aber nicht mit den frei im Serum vorkommenden, nativen Komplementkomponenten reagieren, sondern mit antigenen Determinanten, die bei der Aktivierung und Bindung des C3 und C4 neu exponiert werden. Dieser Vorgang führt zur Verstärkung der in vivo Komplementaktivität und zur erhöhten Resistenz gegenüber bestimmten Infektionskrankheiten.

Es sind Fälle bekannt, bei denen Viren durch gegen sie gebildete spezifische Antikörper nur ungenügend neutralisiert werden. Durch die Einbeziehung von C1 und C4 kommt es dann zu einer wesentlich effektiveren Virusabwehr.

Andererseits kann das Komplement auch eine erhöhte Gewebsschädigung verursachen, wenn die Aktivierung durch Antigen-Antikörper-Reaktionen vom Typ 2 und Typ 3 eingeleitet worden war. Die Zerstörung von Erythrozyten durch Alloantikörper verläuft wesentlich effektiver und schneller, wenn das Komplementsystem mit einbezogen wird (s. S. 174). Auf den Seiten 187, 214f und 219f ist der Einfluß des Komplements bei der Gewebeschädigung noch näher erläutert, die bei immunologisch bedingten Krankheiten wie dem systemischen Lupus erythematodes, der rheumatoiden Arthritis und der Glomerulonephritis auftreten. Die *Arthus-Reaktion* läßt sich auf eine lokale Bildung und den lokalen Abbau von Antigen-Antikörper-Komplexen zurückführen; die dabei auftretende Gewebeschädigung wird hauptsächlich durch bestimmte aktivierte Komplementkomponenten verursacht.

5.4 Der alternative Mechanismus der Aktivierung

Der C3-Faktor nimmt im Komplementsystem eine zentrale Stellung ein. Beim klassischen Aktivierungsmechanismus entsteht das C3b-Fragment, das die gesamte Reaktionssequenz bis zum C9 einleitet, durch die Wirkung des aktivierten C$\overline{42}$-Komplexes (= C3-Konvertase) auf das C3-Molekül. Es kann jedoch auch durch eine andere Konvertase gespalten werden, die am Ende einer völlig anderen Reaktionssequenz in aktivierter Form vorliegt. Diese Reaktionsfolge bezeichnet man als den *alternativen Aktivierungsmechanismus,* dessen Initiierung antikörperunabhängig ist und dessen Bedeutung in der unspezifischen Abwehr von Infektionen liegt. Er kann durch verschiedenartige Substanzen gestartet werden, von denen die wichtigsten die bakteriellen Lipopolysaccharide und bestimmte Zelloberflächenkomponenten mehrerer Parasiten-Typen sind. Auch die Proteine des alternativen Aktivierungsmechanismus können in verschiedene Einheiten unterteilt werden:

1. Die Erkennungseinheit,
2. die Aktivierungseinheit, die eine positive Rückkopplungsschleife enthält, und
3. die Membranzerstörungseinheit, die mit der Bildung des C5b-Fragments beginnt und die mit der Reaktionssequenz des klassischen Aktivierungsmechanismus identisch ist.

Die Erkennungseinheit besteht aus dem Initiationsfaktor (IF), der durch verschiedene Substanzen aktiviert werden kann, von denen die wichtigsten die Lipopolysaccharide von Bakterien (Endotoxine) sind. In analoger Weise können auch Dextrane, Inulin und aggregiertes IgA aktivierend wirken. Die Inkubation eines Normalserums mit z. B. Inulin führt über die Aktivierung des C3 zur Bildung von kleinen Mengen an C3b. Es ist möglich, daß für diese einleitende Spaltung des Faktors C3 sowohl der Initiationsfaktor als auch das Properdin benötigt werden. Eine weitere Komponente, der Faktor D, spaltet in Anwesenheit von C3b den Faktor B, so daß ein C3bB-Komplex entsteht, der in Form einer positiven Rückkopplungsschleife natives C3 zu spalten und zu aktivieren vermag. Durch die Anlagerung des Properdins P an den C3bB-Komplex kommt es zur Bildung der stabilen C3-Konvertase (C3bBP). Die biologisch essentielle Eigenschaft des Systems besteht in einer Selbstaktivierung und damit Verstärkung, bei der das ursprünglich gebildete C3b-Fragment die ständige Spaltung des C3-Faktors katalysiert, die so lange anhält, bis die anderen benötigten Komponenten verbraucht sind. Der C3bBP-Komplex bestitzt ebenfalls eine C5-Konvertase-Aktivität und katalysiert die Spaltung von C5 in die beiden Fragmente C5a und C5b; während das C5a-Bruchstück im Blutkreislauf verschwindet, wird das C5b an die Zellmembran gebunden. Von jetzt an vollzieht sich die vom C6 bis C9 verlaufende Reaktionskette gemäß den Schritten des klassischen Aktivierungsmechanismus.

Bis heute herrscht noch keine völlige Klarheit über die physiologische Bedeutung der nach dem „alternate pathway“ ablaufenden Komplementaktivierung. Da dieses Komplementsystem bereits schon durch kleine Mengen an bakteriellen Endotoxinen aktiviert werden kann, ist dieser Mechanismus der Immunabwehr bei einer Infektion mit gram-negativen Bakterien schon dann voll aktiv, wenn die Synthese der spezifischen Antikörper noch nicht abläuft. Sowohl IgG- als auch IgM-Antikörper aktivieren das Komplementsystem nach dem klassischen Mechanismus. Native IgA-Immunglobuline sind dazu nicht in der Lage, während aggregiertes IgA das System über den „alternate pathway“ starten kann. Wahrscheinlich spielt die Aktivierung des „alternate pathway“ eine wichtige Rolle bei der Entstehung des Endotoxinschocks, eine schwerwiegende Komplikation im Verlauf von Infektionen durch gram-negative Bakterien (s. auch die Diskussion über die Shwartzman-Reaktion, S. 265).

5.5 Komplementbindungsreaktion (KBR)

Bestimmte Komplementkomponenten lagern sich an die meisten Antigen-Antikörper-Komplexe an. Folglich ist der Verbrauch von Komplement ein

Indikator für das Ablaufen einer Antigen-Antikörper-Reaktion. So kann die Komplementbindungsreaktion unter Verwendung eines bekannten Antikörpers zum Nachweis eines unbekannten Antigens verwendet werden, oder umgekehrt, zum Nachweis eines unbekannten Antikörpers unter Zuhilfenahme eines bekannten Antigens. In beiden Fällen wird Komplement an den Immunkomplex gebunden, so daß eine positive Reaktion mit dem Verbrauch einer optimalen und standardisierten Menge an Komplement einhergeht. Im Fall einer negativen Reaktion, d. h. wenn das Antigen, der Antikörper oder beide Reaktionspartner fehlen, ist die gesamte, ursprünglich in das in vitro System gegebene Komplementmenge noch vorhanden, die durch ein definiertes Indikatorsystem quantitativ bestimmt wird; es besteht normalerweise aus Schafserythrozyten, die mit Kaninchen-Anti-Schafserythrozyten-Antikörpern beladen wurden; auch dieses System ist in der Lage, das Komplementsystem zu aktivieren, was zur spezifischen Lyse der Erythrozyten führt; damit ist die Menge an freigesetztem Hämoglobin (meßbar durch die Bestimmung der Absorption bei 413 nm) proportional der Menge an ursprünglich noch vorhandenem Komplement bzw. umgekehrt proportional der Menge an Antigen oder Antikörper.

In der medizinischen Diagnostik findet die KBR bei der Wassermann-Reaktion ihre wichtigste Anwendung, die für den Nachweis der Syphilis eingesetzt wird: Das Komplement wird bei einer Immunreaktion verbraucht, die zwischen den im Patientenserum vorkommenden Antikörpern und dem Kardiolipin abläuft, das durch alkoholische Extraktion aus Rinderherzen gewonnen wird. Zur Zeit ist noch unklar, warum die Patienten Antikörper mit dieser ausgefallenen Spezifität bilden. Falsch-positive Reaktionen werden vor allen Dingen bei Patienten mit systemischem Lupus erythematodes beobachtet. Deshalb müssen im Fall einer positiven Reaktion noch andere diagnostische Kriterien herangezogen werden, wie z. B. der Nachweis, ob das Patientenserum die Bewegung von Spriochäten hemmen kann (der Treponema pallidum Immobilisations-Test, TPI).

5.6 Komplementuntersuchungen im klinischen Bereich

Bei einer Reihe von Krankheiten ist die Serumkonzentration des Komplements verändert. Eine weitverbreitete Untersuchung ist die Bestimmung der gesamten hämolytischen Komplementaktivität im Serum (CH_{50}) oder die Bestimmung der Konzentration einzelner, wichtiger Komponenten, wie das C3 = β_{1C}/β_{1A}-Globulin und das C4 = β_{1E}-Globulin. Aufgrund der Verwendung spezifischer Antiseren gegen diese beiden Proteine und des Einsatzes der einfachen, radialen Diffusion (Mancini-Technik, s. S. 80f) oder der Rocket-Immunelektrophorese (s. S. 81f) ist die Durchführung derartiger quantitativer Bestimmungen relativ einfach. Sie sind vor allen Dingen für diejenigen Differentialdiagnosen wichtig, bei denen eine eindeutige Korrelation zwischen der pathologisch veränderten Komplementkonzentration und dem Verlauf der Krankheit besteht. Im Falle der systemischen Lupus erythematodes ist eine abnehmende Komplementkonzentration ein frühes und sicheres Zeichen dafür, daß die Krankheit in die aktive Phase eintritt. Folglich liefert die kontinuierliche Kontrolle der Serumkomplementkonzentration wichtige Informationen über den Therapieerfolg bei Patienten mit systemischem Lupus erythematodes oder mit Nierenerkrankungen.

Die Struktur der Proteine des Komplementsystems ist ebenso genetisch determiniert, wie das für andere Proteine der Fall ist. Für einige Komplementfaktoren konnte ein Polymorphismus nachgewiesen werden, d. h. das Vorkommen mehrerer genetisch kontrollierter molekularer Varianten, ein Phänomen, das auch als multiple Allelie bezeichnet wird. Die eingehenden Untersuchungen dieses Polymorphismus haben gezeigt, daß die Loci, die die Strukturen der Faktoren Bf, C2 und C4 kontrollieren, innerhalb des HLA-Komplexes liegen, während diejenigen Gene, die die Struktur des C5 und des C6 festlegen, außerhalb dieser Chromosomenregion lokalisiert sind.

Genetische Defekte sind für die Komplementproteine C1r, C2, C4, C3, C5, C6, C7 und C8 bekannt. Sie werden alle in autosomal rezessiver Weise vererbt, und heterozygote Personen haben eine verminderte Konzentration entsprechender Faktoren. Defekte im Komplementsystem sind oft mit charakteristischen klinischen Symptomen assoziiert. Defekte in den frühen Komponenten kommen häufig im Zusammenhang mit Immunkomplexkrankheiten vor. C3-Defekte zeigen eine starke Assoziation zu wiederholten pyogenen Infektionen; Defekte in den Faktoren C6, C7 und C8 korrelieren mit wiederholenden Neisseria-Infektionen.

Ein Polymorphismus konnte für die Faktoren C2, Bf und C4 nachgewiesen werden; die drei dazugehörigen Loci sind eng miteinander gekoppelt und liegen innerhalb des HLA-Komplexes, dicht bei der HLA-B Region. Ein Polymorphismus liegt auch für die Faktoren C3, C6 und C8 vor. Die entsprechenden Loci liegen allerdings außerhalb der HLA-Region und sind nicht mit den anderen drei eben genannten Komplementloci gekoppelt.

Patienten mit dem hereditären angioneurotischen Ödem, das zu einem akuten oder lebensbedrohenden Larynxödem führen kann, haben in ihrem Serum nur eine sehr geringe Konzentration an C1-Esteraseinhibitor oder in manchen Fällen gar keinen C1-Esteraseinhibitor. Dieser Defekt ist auch noch in therapeutischer und biochemischer Hinsicht von besonderem Interesse, da die Patienten mit ε-Amino-Kapronsäure innerhalb kürzester Zeit erfolgreich behandelt werden können.

Da das Komplement auch an lokalen Gewebsschädigungen und einer Reihe von Immunkomplexkrankheiten maßgeblich beteiligt ist, liefert der immunfluoreszenzoptische Nachweis von Komplementfaktoren im beschädigten Gewebe wichtige Informationen über die Diagnose und die Therapie dieser Krankheiten. Diese Erscheinungen werden noch im Zusammenhang mit der rheumatoiden Arthritis (S. 214ff), dem systemischen Lupus erythematodes (S. 219) und den Nierenerkrankungen (S. 187ff) näher behandelt. Die Verwendung von Komplementrezeptoren als Membranmarker bei der differentialdiagnostischen Bestimmung von Lymphozytenpopulationen wurde bereits auf S. 8 ausführlich beschrieben.

6 Zelluläre Immunreaktionen

6.1 Zelluläre Immunreaktionen und die Überempfindlichkeit vom verzögerten Typ

Die zellulären Immunreaktionen werden durch sensibilisierte T-Lymphozyten vermittelt, die in vitro wie auch in vivo mit dem entsprechenden Antigen reagieren, das die ursprüngliche, für die Entwicklung und Differenzierung der sensibilisierten Zellen notwenige Stimulation auslöste. Ebenso wie die Antikörper, die eine ausgeprägte Reaktionsspezifität gegenüber dem relevanten Antigen zeigen, sind auch die durch die T-Lymphozyten vermittelten Immunreaktionen durch ein hohes Maß an Spezifität charakterisiert. Da die zellulären Immunreaktionen von der Anwesenheit sensibilisierter T-Lymphozyten abhängen, d. h. von den zirkulierenden Antikörpern unabhängig sind, können die entsprechenden Immunreaktionen durch den Transfer von T-Lymphozyten übertragen werden.

Die zellulären Immunreaktionen stellen in vivo einen regulären Bestandteil der primären Immunreaktion (s. S. 24) bei denjenigen Individuen dar, die mit dem Antigen vorher noch nicht in Berührung gekommen waren. Ähnlich wie die primäre humorale Immunantwort benötigt auch die zellvermittelte Antwort einen Zeitraum von ungefähr 10–14 Tagen, um ihre maximale Effizienz zu erreichen. Der Begriff „zelluläre Immunreaktion" oder „zellvermittelte Immunreaktion" wird jedoch in den meisten Fällen nur im Zusammenhang mit Immunreaktionen verwendet, die nach einer erneuten Antigenexposition in Form von sekundären Antworten bei bereits sensibilisierten Individuen auftreten. Diese Form der zellulären Immunantwort entwickelt sich wesentlich langsamer als die entsprechende humorale Antwort, was zu der Bezeichnung „Überempfindlichkeit vom verzögerten Typ" führte. Nach der intrakutanen Injektion eines Antigens erreicht die verzögerte Überempfindlichkeit ihr Maximum nach 24–48 Stunden.

Die histologischen Untersuchungen des betroffenen Gewebes zeigen ein zelluläres Infiltrat, das hauptsächlich aus Lymphozyten und Makrophagen besteht. Nur ein geringer Prozentsatz dieser Zellen wird durch die spezifisch sensibiliserten T-Lymphozyten repräsentiert. Den Hauptanteil bilden unspezifische Effektorzellen, meistens Monozyten, Makrophagen und andere T-Lymphozyten-Unterklassen, die alle zusammen mehr als 95% des zellulären Infiltrats darstellen. Zwischen den Reaktionen der verzögerten Überempfindlichkeit und denen der schnellen Überempfindlichkeit bestehen grundlegende Unterschiede. So kommt es innerhalb weniger Minuten zur sofortigen allergischen Reaktion, wenn ein bestimmtes Antigen intrakutan in ein Individuum injiziert wird, das die entsprechenden, gegen dieses Antigen gerichteten IgE-Antikörper hat (s. Kapitel 11); oder es kommt zur Arthus-Reaktion, die schon nach etwa einer halben Stunde sichtbar ist und die ihr Maximum 3–8 Stunden nach der intrakutanen Injektion des Antigens in ein Individuum erreicht, das gegen dieses Antigen präzipitierende Antikörper hat. Bei derartigen Reaktionen wird das Bild einer Vaskulitis beobachtet, die auf den lokalen Einfluß von Immunkomplexen zurückzuführen ist und die von der Infiltration neutrophiler Granulozyten begleitet ist.

Die Reaktionen der zellulären Immunantwort lassen sich in zwei distinkte Phasen einteilen: Bei der ersten handelt es sich um eine spezifische immunologische Reaktion, bei der das Antigen mit kleinen sensibilisierten T-Lymphozyten reagiert und sie zur Blast-Transformation anregt, was mit der Freisetzung von einer Reihe von Lymphokinen und dem Ablaufen zytotoxischer Reaktionen einhergeht. Bei der zweiten Phase handelt es sich um einen immunologisch unspezifischen Mechanismus, der durch die Wirkung der Lymphokine auf andere Zelltypen wie z. B. Makrophagen eingeleitet wird.

Erst im Verlauf der letzten Jahre konnten die den zellulären Immunreaktionen zugrundeliegenden Mechanismen näher charakterisiert werden. Das läßt sich hauptsächlich auf zwei Ursachen zurückführen:

1. Durch die Entwicklung neuer, verfeinerter Methoden konnten die Einzelschritte der zellulären Immunreaktionen in vitro detaillierter untersucht werden, wobei auch für die in vivo Studien wesentlich genauer definierte Antigene zur Verfügung standen.

2. Sowohl durch Tierexperimente als auch durch Untersuchungen menschlicher Krankheiten konnte klar gezeigt werden, daß die zellulären Immunreaktionen eine wichtige Rolle bei der Abwehr von Infektionen und vielleicht sogar maligner Neoplasien spielen und daß sie von direkter pathogenetischer Bedeutung für verschiedene Krankheitsbilder sind. Im folgenden Kapitel sollen einige Methoden zur in vivo und in vitro Untersuchung zellulärer Immunreaktionen sowie ihre Beteiligung an der Entstehung einiger Krankheiten vorgestellt werden. In der Tab. 8 sind die hauptsächlichen Methoden für das Studium zellulärer Immunreaktionen beim Menschen aufgeführt, von denen die meisten auch für Tiermodelle verwendet werden können.

Tabelle 8 Verschiedene Methoden zur Bestimmung zellulärer Immunreaktionen beim Menschen

In vitro

Auszählen von T-Lymphozyten (mit Hilfe der Rosetten-Methode)
Untersuchung der Proliferation nach der Stimulation mit:
- Mitogenen (Phytohämagglutinin, Concanavalin A);
- Antigenen (PPD, Candida-Antigen, etc.);
- allogenen Lymphozyten in der gemischten Leukozytenkultur;
- spezifischen Antikörpern gegen lymphozytäre Membranproteine;

Untersuchung von Lymphokinaktivitäten, z. B. Wanderungshemmungsfaktor;
Bestimmung der direkten Zytotoxizität gegen Zielzellen.

In vivo

Die Reaktion gegen intrakutan applizierte Testantigene (Tuberkulin, PPD, Candida-Antigen, Brucella-Antigen, Mumps-Virusantigen, Streptokinase-Streptodornase);
Sensibilisierung mit Dinitrochlorbenzol (DNCB);
Abstoßung von Hauttransplantaten

6.2 Zelluläre Immunreaktionen in vitro

Für die in vitro Untersuchung zellulärer Immunreaktionen macht man sich drei wichtige Eigenschaften sensibilisierter T-Lymphozyten zunutzte, die nach dem Kontakt mit einem homologen Antigen auftreten:

1. Blast-Transformation zusammen mit einer verstärkten DNA- und Proteinsynthese.
2. Die Sekretion von Lymphokinen, die durch sensibilisierte T-Lymphozyten ausgeschiedene humorale Effektormoleküle darstellen.
3. Die direkte Zytotoxizität spezifischer T-Lymphozyten gegen die das Antigen tragenden Zielzellen.

6.2.1 Die Blast-Transformation von T-Lymphozyten

Zur Zeit gibt es eine Reihe von verschiedenen Substanzen und Möglichkeiten, Lymphozyten zur Blast-Transformation und Zellteilung anzuregen:

(1) Aus unterschiedlichen Pflanzengattungen isolierte Lektine und andere, meistens chemische Substanzen, die unter dem Oberbegriff *Mitogene* zusammengefaßt sind, können eine unspezifische Lymphozytenstimulation hervorrufen.

(2) Ein ähnlicher Effekt wird durch Antigene hervorgerufen, gegen die die T-Lymphozyten sensibilisiert worden waren.

(3) In einem der in vivo Situation analogen in vitro Modell können die Lymphozyten eines genetisch unterschiedlichen Individuums derselben Spezies, sogenannte *allogene Lymphozyten,* eine Blast-Transformation induzieren.

(4) Dasselbe wird auch durch Antiseren gegen die auf der Membran von T-Lymphozyten vorkommenden antigenen Determinanten erreicht. In jedem Fall reagiert eine stimulierte Zelle mit der Blast-Transformation, d. h. sie wird größer, hat ein ausgeprägteres Zytoplasma und zeigt eine stark erhöhte DNA- und Proteinsynthese. Obwohl die Blast-Transformation morphologisch direkt nachgewiesen werden kann, handelt es sich hierbei nur um eine sehr ungenaue Methode. Der übliche und am häufigsten eingeschlagene Weg besteht in der Bestimmung der DNA-Synthese über den Einbau radioaktiv markierter Präkursoren in die DNA, wie z. B. Thymidin, die nach einer genau festgelegten Zeit nach dem Beginn der Stimulation in das Kulturmedium gegeben werden. In der Tab. 8 sind noch einmal die wichtigsten Agenzien zusammengefaßt, die Lymphozyten zu einer Blast-Transformation, DNA- und Proteinsynthese anregen können.

Mitogene. Gewisse Mitogene üben lediglich auf T-Lymphozyten einen stimulierenden Effekt aus. Die gebräuchlichsten von ihnen sind das Phytohämagglutinin (PHA) und das Concanavalin A (Con A); das „pokeweed mitogen“ (PWM) ist in der Lage, sowohl T- als auch B-Lymphozyten zu stimulieren. Die Mitogene PHA und Con A werden sogar in der Diagnose für die Bestimmung der Lymphozytenreaktivität und des Immunstatus von Patienten eingesetzt, um

z. B. eine eventuell erniedrigte zelluläre Immunität festzustellen (s. S. 139f). Bestimmte Endotoxine, die bei Mäusen als reine B-Lymphozytenmitogene wirken, stimulieren beim Menschen B- und T-Zellen. Die neuesten Ergebnisse scheinen darauf hinzudeuten, daß manche Mitogene die einzelnen T-Zellsubpopulationen verschieden beeinflussen können.

Antigene. Lymphozyten lassen sich auch durch spezifische Antigene stimulieren, deren bekannteste Vertreter das PPD (purified protein derivative) aus Tuberkelbazillen, Candida-Antigene und Brucella Antigene sind; daneben gibt es noch weitere mikrobielle oder bakterielle Antigene, die zelluläre Immunreaktionen einleiten können. Alle diese Substanzen sind in der Lage, in vitro sekundäre Immunantworten zu erfassen und entweder normale, erhöhte oder erniedrigte Immunreaktionen gegenüber einem gegebenen Antigen nachzuweisen. Derartige Untersuchungen sind für die klinische Diagnose von großer Bedeutung, da sie selektive Immundefekte, z. B. gegenüber Candida albicans (s. S. 128) aufdecken können. Um aber optimale und reproduzierbare Ergebnisse zu erhalten, ist es unbedingt notwendig, hochgereinigte und standardisierte Antigen-Präparationen zu verwenden.

Die gemischte Lymphozytenkultur (mixed lymphocyte culture, MLC). Bei der MLC, die für eine Reihe von verschiedenen Fragestellungen immer häufiger eingesetzt wird, werden die Lymphozyten von zwei verschiedenen Individuen in vitro miteinander vermischt. Werden dafür Lymphozyten von eineiigen Zwillingen oder Mäusen eines Inzuchtstammes verwendet, findet keine Lymphozytenstimulation statt. Werden jedoch die Lymphozyten von zwei genetisch unterschiedlichen Individuen derselben Spezies, d. h. allogene Lymphozyten, eingesetzt, erkennen die T-Lymphozyten des einen Individuums die fremden, auf der Zelloberfläche gelegenen Transplantationsantigene (Gewebsantigene, Histokompatibilitätsantigene) des anderen Individuums und reagieren mit einer Blast-Transformation und einer starken Mitose. Dadurch daß die Lymphozyten des einen Individuums mit Mitomycin C behandelt werden, wird die Proliferationsfähigkeit dieser Zellpopulation gehemmt, nicht aber ihre stimulierende Wirkung; d. h., daß die immunologische Eigenschaft der Transplantationsantigene durch das chemische Agens nicht beinflußt wird. Auf diese Weise erhält man eine unidirektionale MLC-Stimulierung, was ein wichtiger Schritt in Richtung der Bestimmung des immunologischen Reaktionsmusters eines einzelnen Individuums darstellt. Die neuesten Ergebnisse lassen erkennen, daß die für die Stimulation verantwortlichen Antigene hauptsächlich auf den B-Lymphozyten lokalisiert sind, während die T-Lymphozyten die Responderzellen, d. h. die stimulierte und proliferierende Zellpopulation, darstellen.
In den letzten Jahren wurde die MLC sehr erfolgreich in der Gewebetypisierung für die Identifizierung der LD-Antigene eingesetzt, wobei die Bezeichnung *„LD“* für „lymphocyte defined“ steht (s. S. 273). Bei einer derartigen Bestimmung werden in einer unidirektionalen MLC die Lymphozyten mit dem unbekannten LD-Typ mit den Mitomycin C behandelten Lymphozyten von Personen mit bekannten LD-Typen vermischt; im Falle einer Inkompatibilität kommt es zu einer positiven Reaktion, d. h. zu einer Proliferation der zu untersuchen-

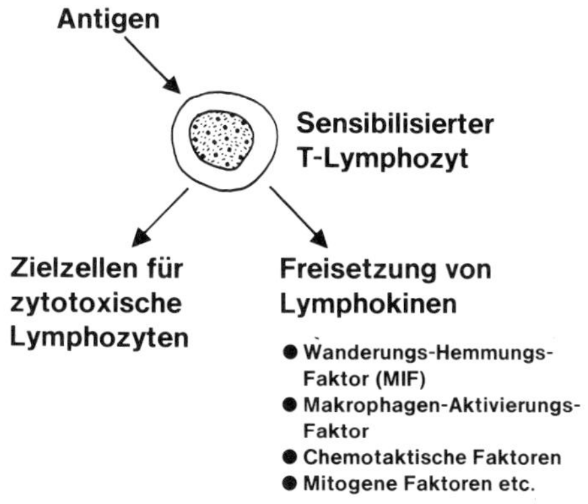

Abb. 39 Die schematische Darstellung der Effektormechanismen von T-Lymphozyten. Nach der Stimulierung durch das Antigen können die sensibilisierten T-Lymphozyten entweder einen direkten zytotoxischen Effekt auf die Zielzellen ausüben oder Lymphokine freisetzen

den Lymphozyten. Derartige Bestimmungen sind die notwendigen Voraussetzungen, um bei einer Knochenmarkstransplantation die Gewebeverträglichkeit zwischen Spender und Empfänger zu ermitteln und eine eventuell auftretende „graft-versus-host" Reaktion vorhersagen und vermeiden zu können. Aber auch in anderen Bereichen der Organtransplantation hat die MLC für die Auswahl der besten Spender-Empfänger-Kombination ihre generelle Anwendung gefunden.

Antikörper gegen Antigene der Lymphozytenmembran. Sie stellen die vierte Substanzgruppe dar, die eine Lymphozytenstimulation auslösen kann. Durch die Verwendung spezifischer Antikörper z. B. gegen T-Lymphozyten kann die selektive Stimulierung nur dieser Zellpopulation erreicht werden. Mehrere Studien am Menschen haben ergeben, daß bei bestimmten Krankheiten Anti-Lymphozyten-Antikörper vorkommen, die eine Spezifität gegenüber diesen Lymphozyten zeigen. Derartige in vivo Anti-T-Lymphozyten-Antikörper scheinen für die Pathogenese von Autoimmunerkrankungen, wie z. B. dem systemischen Lupus erythematodes von Bedeutung zu sein.

Lymphokine. Hierbei handelt es sich um lösliche Vermittlermoleküle, die an zellulären Immunreaktionen beteiligt sind. Diese biologisch aktiven Substanzen werden als Folge der Interaktion mit dem spezifischen Antigen von den sensibilisierten T-Lymphozyten abgegeben und lassen sich in den Überständen von kultivierten, stimulierten T-Lymphozyten nachweisen (s. Abb. 39). Die Lymphokine sind physiologisch starke Effektoren, so daß die durch eine relativ kleine Anzahl von sensibilisierten Lymphozyten produzierte Menge an Mediatoren ausreicht, um eine große Anzahl von Effektorzellen zu beeinflussen. Viele Lymphokine sind auch an Entzündungsreaktionen beteiligt.

In der Tab. 9 sind die wichtigsten der bisher bekannten Lymphokine und die von ihnen beeinflußten Zelltypen aufgelistet. Die meisten Lymphokine sind jedoch nur durch ihre Funktion in biologischen Testansätzen definiert; so wissen wir heute noch nicht genau, wieviel unterschiedliche Substanzen an der großen Zahl der bei zellvermittelten Immunantworten ablaufenden Einzelreaktionen beteiligt sind. Bekannt ist allerdings, daß die meisten Lymphokine ihrer

Tabelle 9 Lymphokine

Lymphokin	Beeinflußter Zelltyp
1. Wanderungshemmungsfaktor	Makrophagen, Leukozyten
2. Makrophagenaktivierungsfaktor	Makrophagen
3. Chemotaktischer Faktor	Makrophagen, Leukozyten
4. Lymphozytotoxischer Faktor	Lymphozyten
5. Proliferationshemmungsfaktor	Lymphozyten
6. Blastogener und mitogener Faktor (Helferfaktor?)	Lymphozyten
7. Interferon	Virusinfizierte Zellen
8. Transferfaktor	Lymphozyten
9. Helferfaktor	Lymphozyten
10. Suppressorfaktor	Lymphozyten

Die Lymphokine werden hauptsächlich durch ihre biologische Aktivität charakterisiert, so daß nicht genau bekannt ist, ob die unterschiedlichen Wirkungen auch durch unterschiedliche Substanzen hervorgerufen werden.

Natur nach Proteine sind, und daß für ihre Produktion eine intakte Proteinbiosynthese notwendig ist. Ihre Wirkung ist in den meisten Fällen antigenunabhängig. Der Suppressor-Effekt kann jedoch auch ohne Proteinbiosynthese erfolgen.

Der Migrations-Hemmungs-Faktor (Migration inhibition factor, MIF). Dieser Faktor läßt sich mit Hilfe seiner biologischen Aktivität, die Bewegung normaler Makrophagen zu hemmen, nachweisen. Bei der Durchführung eines derartigen Tests wird eine dichtgepackte Zellsuspension aus Makrophagen und Lymphozyten in eine Kapillare gegeben und in einem definierten Kulturmedium bei 37 °C inkubiert. Im Verlauf von mehreren Stunden kriechen die Makrophagen aus der Kapillare heraus und bilden eine Art Schwamm um die Öffnung des Röhrchens. In Abwesenheit des Antigens im Kulturmedium und ohne die Anwesenheit irgendeines Inhibitors zeigen die Makrophagen das typische, auf der linken Seite von Abb. 40 dargestellte Wanderungsmuster. Ist jedoch das für die Sensibilisierung der Lymphozyten verwendete Antigen anwesend und reagiert erneut mit den entsprechenden T-Lymphozyten, produzieren diese den MIF, der, wie auf dem rechten Teil von Abb. 40 dargestellt, die Wanderung der Makrophagen drastisch und sichtbar hemmt. Erhöhte Konzentrationen an Antigen resultieren in einer vermehrten Produktion und Ausscheidung des MIF und einer verstärkten Wanderungshemmung. Die Spezifität dieses Testsystems liegt in der Reaktion zwischen dem Antigen und den sensibilisierten T-Lymphozyten; im Gegensatz dazu ist der MIF für alle T-Lymphozyten gleich und übt unabhängig von der Spezifität des stimulierenden Antigens einen generellen hemmenden Einfluß auf alle Makrophagen aus. Ist der Inhibitionsfaktor erst einmal produziert, kann er in ein anderes System übertragen werden und zeigt auch in Abwesenheit des Antigens oder der T-Lymphozyten seine hemmende Wirkung. Bei dem MIF handelt es sich um eine Makromolekül mit einer relativen Molekülmasse von 35000–55000, das keine strukturellen Ähnlichkeiten mit den Polypeptidketten der bisher bekannten Immunglobuline hat.

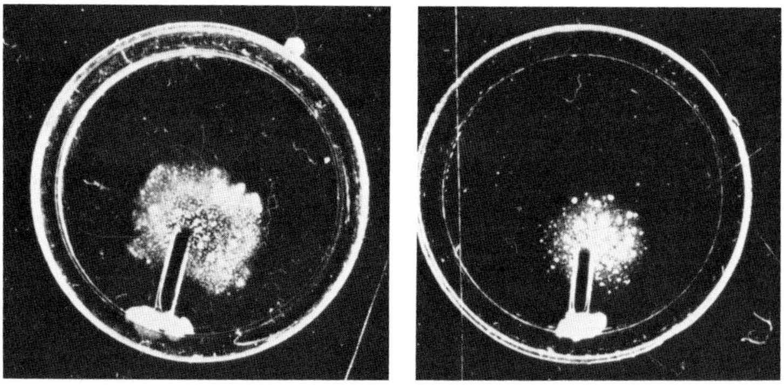

Abb. 40 Der Wanderungshemmungstest. Auf der linken Seite ist eine Kontrolle dargestellt. Die Zellen wandern aus der Kapillare heraus und bilden einen Art Schwamm um die Öffnung. Das rechte Bild zeigt die Wanderungshemmung nach der Zugabe von Antigen

Zur Zeit stellt der MIF das am besten untersuchte Lymphokin dar und der Wanderungs-Hemmtest wird sowohl experimentell als auch in der Diagnose für die Untersuchung zellulärer Immunreaktionen bei bestimmten immunologischen Krankheiten des Menschen herangezogen. Ursprünglich war angenommen worden, daß der MIF ausschließlich für T-Lymphozyten spezifisch ist, aber die neuesten Befunde scheinen darauf hinzudeuten, daß auch B-Lymphozyten den MIF produzieren können.

Der Makrophagenaktivierungsfaktor (MAF) und makrophagenspezifische chemotaktische Faktoren. In die lange Liste der löslichen, stimulierenden Faktoren gehört auch der Makrophagenaktivierungsfaktor, der für eine verstärkte Phagozytose und die Sekretion lysosomaler Enzyme aus den Makrophagen verantwortlich ist. Mit Hilfe der momentan gebräuchlichen Tests ist es nicht möglich, zwischen dem MIF und dem MAF exakt zu differenzieren. Zusätzlich gibt es noch einen makrophagenspezifischen, chemotaktischen Faktor, der die Makrophagen in die Richtung eines Entzündungsherdes anzieht. Dieser Faktor ist zu unterscheiden von den gegen Lymphozyten oder Granulozyten gerichteten chemotaktischen Faktoren.

Es ist durchaus möglich, daß der MIF, der MAF und der chemotaktische Faktor zusammen an entzündlichen Prozessen beteiligt sind. Der chemotaktische Faktor zieht die Makrophagen zu dem Entzündungsgebiet hin, der MIF veranlaßt sie, am Entzündungsherd zu bleiben, und der MAF regt die Makrophagen zu einer erhöhten Aktivität an, wie z. B. eine verstärkte Phagozytose von Partikeln. Alle diese verschiedenen biologischen Aktivitäten sind für den Widerstand gegen Infektionen mit Mikroorganismen wichtig, die, wie z. B. Mykobakterien, intrazellulär in Makrophagen leben (s. S. 124f).

Lymphotoxine und Wachstumshemmungsfaktoren. Der zellfreie Überstand von Lymphozytenkulturen, die mit spezifischen Antigenen, Mitogenen oder Anti-Lymphozyten-Seren stimuliert wurden, enthält Substanzen, die gegenüber verschiedenen Zielzellen zytotoxisch wirken. Das beim Menschen vorkommende Lymphotoxin ist ein β-Globulin mit einer relativen Molekülmasse von etwa 80000 und zeigt keine strukturelle Ähnlichkeit zu den Polypeptidketten der bekannten Immunglobulin-Klassen. Darüber hinaus haben die zytotoxischen Faktoren noch eine wachstumshemmende Wirkung.

Blastogene Faktoren. Die zu diesem Lymphokintyp gehörenden Faktoren üben auf andere Lymphozyten einen stimulierenden Einfluß aus, so daß diese Zellen dazu veranlaßt werden, gegenüber bestimmten Zielzellen zytotoxisch zu wirken.

Interferon. Auch das Interferon stellt eine Art Lymphokin dar, das für die Abwehr von Virusinfektionen wichtig ist. Praktisch kann es durch alle im Körper vorkommenden Gewebe- und Zelltypen gebildet werden, jedoch stellen die lymphatischen Gewebe und die T-Zellen die wichtigsten Synthesestätten des Interferons dar. Teilweise gereinigtes Interferon ist sehr heterogen und überstreicht einen relativen Molekülmassenbereich von etwa 20000 bis 100000. Es ist sehr wahrscheinlich, daß das Interferon aus einer strukturellen Untereinheit mit einer relativen Molekülmasse von etwa 12000 besteht, bei der es sich um ein sehr stabiles Glykoprotein handelt. Die wichtigsten Eigenschaften des Interferons sind in dem Kapitel über die Immunabwehr von Infektionen noch näher beschrieben (s. S. 125).

Transfer-Faktor. Bereits im Jahr 1942 wurde von Landsteiner und Chase die Übertragung zellulärer Immunreaktionen durch die Injektion lebender Lymphozyten aus einem sensibilisierten Spender in ein nicht sensibilisiertes Individuum beschrieben. In den darauf folgenden Jahren konnte Lawrence zeigen, daß die Überempfindlichkeit vom verzögerten Typ oder zelluläre Immunreaktionen generell durch die Verabreichung eines dialysierten Lymphozytenextraktes von Mensch zu Mensch übertragen werden konnte; die für diese Phänomene verantwortliche niedermolekulare Substanz erhielt später den Namen „transfer factor". So konnte z. B. die Fähigkeit zu einer positiven kutanen Reaktion gegenüber PPD durch die Verabreichung des „transfer factor" von einem Tuberkulin-positiven Individuum in ein Tuberkulin-negatives Individuum übertragen werden. Dieses erstaunliche Phänomen konnte bis heute noch nicht in seinen Einzelheiten völlig aufgeklärt werden. Zur Zeit sieht es so aus, als ob der „transfer factor" zelluläre Immunreaktionen verstärken kann, wobei jedoch noch nicht bekannt ist, ob es sich dabei um einen spezifischen oder unspezifischen Mechanismus handelt. Bei dem „transfer factor" handelt es sich um eine niedermolekulare Substanz mit einer relativen Molekülmasse von weniger als 10000. Es ist kein Antigen, ist hitzelabil und hat keine strukturelle Ähnlichkeit zu den Polypeptidketten der bekannten Immunglobuline; wahrscheinlich handelt es sich um ein Polynukleotid.

In den letzten Jahren wurde der „transfer factor" nur mit geringem Erfolg unter verschiedenen klinischen Bedingungen eingesetzt, um bei Immundefekten, Autoimmunerkrankungen und Krebserkrankungen die zellvermittelten Immunreaktionen zu verstärken.

Suppressor- und Helferfaktoren. Diese Faktoren sind löslich und können in zwei Hauptgruppen unterteilt werden, die antigenspezifischen Faktoren und die unspezifischen Faktoren. Die erstgenannte Gruppe bindet das Antigen und trägt MHC-kodierte Antigene (Ia-Antigene) und idiotypische Determinanten.

6.2.2 Zytotoxizität

Sensibilisierte T-Lymphozyten können auf andere Zellen eine spezifische und direkte Zytotoxizität ausüben, wenn diese Zielzellen auf ihrer Oberfläche diejenigen antigenen Strukturen tragen, die zur Sensibilisierung der T-Lymphozyten führten. Diese Form der Abtötung von Zielzellen ist von der Anwesenheit spezifischer zirkulierender Antikörper unabhängig und setzt lediglich einen engen Kontakt von Effektorzellen und Zielzelle voraus. Dieser Mechanismus der Immunabwehr läuft hauptsächlich bei der Neutralisation von Mikroorganismen und der Abstoßung von Transplantaten ab. Auch an der Abwehr und der Zerstörung gewisser maligner Tumoren scheinen diese durch sensibilisierte Effektor-T-Lymphozyten verursachten zytotoxischen Reaktionen beteiligt zu sein. Wahrscheinlich spielen auch derartige zelluläre Mechanismen bei pathologischen Erscheinungen wie Gewebsschädigungen und anderen, auf immunologische Vorgänge zurückzuführende Krankheiten eine Rolle (s. S. 163f).

Ebenso wie andere immunologische Reaktionen, zeigen auch die zytotoxischen Reaktionen ein hohes Maß an Antigenspezifität. Sensibilisierte T-Lymphozyten üben ihre zytotoxische Wirkung nur auf solche Zielzellen aus, die auf ihrer Oberfläche die antigenen Strukturen tragen, die ursprünglich mit Hilfe von spezifischen, membranlokalisierten Rezeptoren erkannt worden waren und die Stimulierung der Lymphozyten einleiteten. Für diesen Vorgang muß ein enger Kontakt zwischen Lymphozyt und Zielzelle bestehen, und für eine erfolgreiche Abtötung muß der Lymphozyt lebendig sein und seine volle metabolische Aktivität haben. Es sieht so aus, als würde eine direkte Korrelation zwischen den in vivo beobachteten Reaktionen der verzögerten Überempfindlichkeit und der unter in vitro Bedingungen gefundenen spezifischen Zytotoxizität gegenüber den entsprechenden Zielzellen bestehen.

Neben der spezifischen Erkennung des Antigens zeigt die Interaktion zwischen zytotoxischen T-Lymphozyten und Zielzellen eine strenge Restriktion für MHC-kodierte Antigene (den HLA-A-, B-, C-Antigenen beim Menschen). Das bedeutet, daß die Zielzelle (z. B. eine virusinfizierte Zelle) die gleichen MHC-kodierten Genprodukte tragen muß wie die zytotoxische T-Zelle, um eine optimale Zell-Lyse zu erhalten. Die Details dieser Interaktion, die zuerst durch Zinkernagel und Doherty bei der Maus beschrieben wurden, sind bis jetzt noch nicht genau bekannt. Zu ihrer Erklärung wurden hauptsächlich zwei Theorien vorgeschlagen: Bei der „dual recognition“ trägt die zytotoxische Zelle zwei distinkte Rezeptortypen, von denen der eine das fremde Antigen (z. B. Virusantigen) auf der Zielzelle und der andere die passende MHC-kodierte Oberflächendeterminante auf der Zielzelle erkennt. Die andere Theorie postuliert, daß infolge der Virusinfektion die MHC-kodierten Selbstantigene der Wirtszelle so verändert werden, daß die zytotoxische T-Zelle nur einen Rezeptor zur Erkennung dieser jetzt fremden Struktur benötigt (Theorie des „altered self“).

Auch nicht sensibilisierte T-Lymphozyten können gegenüber Zielzellen eine allerdings unspezifische Zytotoxizität zeigen, nachdem sie durch unspezifische Substanzen, z. B. PHA, stimuliert worden waren. Es ist jedoch wahrscheinlich, daß diese Form der mitogeninduzierten Zytotoxizität nicht nur die Anwesenheit von T-Lymphozyten, sondern auch das Vorhandensein anderer Leukozyten oder lymphozytenähnlicher Zellen erfordert.

6.2.3 Andere, den zellulären in vitro Reaktionen verwandte Immunmechanismen

An dieser Stelle soll noch einmal betont werden, daß die eben beschriebenen, von spezifisch sensibilisierten T-Lymphozyten vermittelten zytotoxischen Reaktionen in Abwesenheit humoraler Antikörper ablaufen und damit streng von den Reaktionen zu trennen sind, die unter dem Begriff der antikörperabhängigen zellulären Zytotoxizität fallen; an dieser speziellen Form der Immunreaktion ist der dritte Lymphozyten-Typ beteiligt, die sogenannten K-Zellen (s. S. 16ff). Das für eine Zytotoxizitätsreaktion notwendige Signal wird durch die auf der Zielzelle im Laufe einer Immunreaktion gebundenen Antikörper gegeben. Da die K-Zellen keine spezifischen Antigenrezeptoren auf ihrer Oberfläche tragen, wie das z. B. bei T- und B-Lymphozyten der Fall ist, wird die immunologische Spezifität dieser Reaktion durch die gebundenen Antikörper festgelegt. Ihre Erkennung erfolgt über den auf der Membran von K-Zellen lokalisierten Fc-Rezeptor, der die Fc-Teile der gebundenen Antikörper erkennt (s. S. 17).

Bei einem weiteren Abwehrmechanismus können bestimmte Lymphozyten solche Zielzellen schädigen, die mit gewissen Komplement-Komponenten, wahrscheinlich C3 und C4, beladen sind; möglicherweise sind an dieser Form der Zytotoxizität auch K-Zellen beteiligt, so daß es sich hierbei nicht um eine spezifische, T-Zell-vermittelte Zytotoxizität handelt.

6.3 In vivo Bestimmung zellulärer Immunreaktionen und die Überempfindlichkeit vom verzögerten Typ

6.3.1 Antigene

Das wohl bekannteste Beispiel für die Überempfindlichkeit vom verzögerten Typ ist die Tuberkulinreaktion. Nach der intrakutanen Injektion von Tuberkulin in ein sensibilitiertes Individuum kommt es zu Entzündungsreaktionen und zu Erythemen, die ihr Intensitätsmaximum nach 24–48 Stunden erreichen.

Die Anfangsphase ist durch eine Vasodilatation und eine Infiltration mit Granulozyten gekennzeichnet, die späte Phase, die nach etwa 24 Stunden beginnt, hauptsächlich durch die Infiltration mononukleärer Zellen. Sie werden vor allem durch zwei Zell-Typen repräsentiert, sensibilisierte T-Lymphozyten, die aber maximal nur 5% aller infiltrierten Zellen ausmachen, und Makrophagen und nicht sensibilisierte Lymphozyten, die die restlichen 95% der mononukleären Zellen darstellen und die nach ihrer Stimulierung durch die von den sensibilisierten T-Lymphozyten produzierten Lymphokine zu wichtigen Effektorzellen werden.

Durch die Standardisierung der verschiedenen, häufig verwendeten Antigene konnte diese Form der Hautreaktion soweit optimiert werden, daß die gegen ein vorgegebenes Antigen in vivo ablaufenden spezifischen Immunreaktionen genau erfaßt werden können. Neben dem PPD sind noch weitere mikrobielle Antigene wie das Candida-Antigen, Brucella-Antigen, Steptokinase-Streptodornase, bestimmte Virus- und Bakteriophagenantigene standardisiert worden. Im Vordergrund stehen dabei bestimmte selektive oder generalisierte Immundefekte, die durch entsprechende in vivo Teste mit Hilfe definierter Antigene genau charakterisiert werden können. Um jedoch eindeutige und reproduzierbare Ergebnisse zu erhalten, dürfen nur exakt definierte Antigene und standardisierte Immunisierungs- und Auswertungsverfahren verwendet werden.

6.3.2 Die Sensibilisierung mit Dinitrochlorbenzol (DNCB)

Neben den eben genannten spezifischen Antigenen wird auch das DNCB in der Klinikroutine eingesetzt. Es handelt sich hierbei um eine niedermolekulare, chemisch reaktive Substanz, die sich nach der in vivo Applikation mit nicht näher bekannten Proteinen der Haut verbindet und daraufhin bei praktisch allen normalen Individuen zelluläre Immunreaktionen induziert. Vor allen Dingen zeigen Patienten mit zellulären Immundefekten häufig eine abgeschwächte Reaktion gegenüber dem DNCB.

6.4 Zelluläre Immunreaktionen in Verbindung mit klinischen Phänomenen

6.4.1 Die Abwehr von Infektionen

Eine lebenswichtige und lebenserhaltende Funktion kommt den zellulären Immunreaktionen bei der Abwehr von Infektionen zu, die durch Bakterien, Viren, Pilze und Protozoen hervorgerufen werden. Die Abwehrreaktionen beinhalten sowohl die Produktion von Lymphokinen, wie Interferon und den „macrophage activating factor (MAF)“, als auch die direkte Zytotoxizität gegenüber Mikroorganismen oder körpereigenen Zellen, die vom Immunsystem über die neu exprimierten Oberflächenantigene erkannt werden. In dem diesem speziellen Themenkreis gewidmeten Kap. 7 sind die Immunologie und speziell die zellulären Immunreaktionen bei der Abwehr verschiedener Infektionstypen noch näher erläutert; die im Fall von Immundefekten beobachtete verminderte Resistenz gegenüber Infektionen wird im Kap. 8 noch eingehender behandelt.

6.4.2 Zelluläre Immunreaktionen gegen Tumoren

Bis jetzt konnte noch nicht eindeutig nachgewiesen werden, daß zelluläre Immunreaktionen an der Kontrolle und der Vernichtung maligner Tumoren in vivo entscheidend beteiligt sind. Im Gegensatz dazu konnte das mit Sicherheit in den experimentellen Modellen virusinduzierter Tumoren gezeigt werden, so daß es ziemlich wahrscheinlich ist, daß auch im Menschen ähnliche Reaktionen bei der immunologischen Abwehr maligner Neoplasien ablaufen. Weiterhin sieht es so aus, als ob den zellulären Immunreaktionen die Funktion einer ständigen immunologischen Überwachung zukommt, die das Entstehen neuer Tumorzellklone verhindern soll. Das Signal, diese Krebszellen als fremd zu erkennen und sie mit Hilfe der T-Zell-vermittelten Zytotoxizität zu eliminieren, kommt von den neuen, bei vielen Typen von Krebszellen auftretenden Oberflächenantigenen. In diesem Zusammenhang spielen auch die NK-Zellen eine wichtige Rolle, da eine ihrer wichtigsten Funktionen in der zytolytischen Aktivität gegenüber Tumorzellen liegt.

Auch wenn ein bereits etablierter Tumor vorliegt, kann eine effektive zelluläre Immunität die weitere Ausdehnung der Geschwulst verhindern oder verzögern. In dem speziellen Kapitel über Tumorimmunologie sollen noch weitere zu diesem Themenkreis gehörende Aspekte behandelt werden, speziell die im Fall eines malignen Tumors vorliegenden komplexen immunologischen Verhältnisse, wie die Interaktion zwischen den weitgehend als Schutzfunktion konzipierten zellulären Immunreaktionen und den zirkulierenden, gegen Tumorantigene gerichteten Antikörper, die in vielen Fällen durch die Ausbildung eines als *„enhancement"* bezeichneten Phänomens den protektiven Effekt der zellulären Immunreaktionen blockieren können.

6.4.3 Transplantatabstoßung

Nur in wenigen Fällen lassen sich hyperakute Abstoßungsreaktionen auf die Wirkung von bereits vorhandenen starken Antikörpern gegen die Histokompatibilitätsantigene des Donors zurückführen. Normalerweise wird die frühe Abstoßung durch sensibilisierte T-Lymphozyten verursacht. Sie erkennen die fremden Histokompatibilitätsantigene auf der Oberfläche der Spenderzellen, wobei vor allen Dingen die sogenannten LD-Antigene (s. S. 273) für die Stimulierung von T-Lymphozyten und die Induktion zellulärer Immunreaktionen verantwortlich sind. Alle die an diesem Vorgang beteiligten Einzelmechanismen, wie die Erkennung, klonale Selektion, Stimulierung und Bildung spezifischer Effektorzellen sind bei der Abstoßung von transplantierten Geweben oder Organen von zentraler Bedeutung. Die an dem Effektormechanismus und der eigentlichen Abstoßungsreaktion, d. h. der Zerstörung der fremden Zellen, beteiligten Einzelreaktionen konnten bisher weder immunologisch noch biochemisch genau charakterisiert werden. Es ist wahrscheinlich, daß die sensibilisierten T-Lymphozyten die transplantierten Zellen lysieren (direkte Zytotoxizität) und daß sie zusätzlich noch Lymphokine synthetisieren und sezernieren, wie z. B. zytotoxische Faktoren und den MAF (macrophage activating factor), die ihrerseits die Freisetzung lysosomaler Enzyme induzieren, die das Transplantat schädigen und verdauen können.

Eine detailliertere Beschreibung der Vorgänge bei der Transplantatabstoßung wird im Kap. 24 gegeben, das ausschließlich der Transplantationsimmunologie gewidmet ist.

6.4.4 Kontaktdermatitis

Bei der Kontaktdermatitis handelt es sich um eine wichtige, in der Haut ablaufende Form der zellulären Immunreaktion. Die auslösenden Substanzen sind meistens unterschiedliche, niedermolekulare chemische Agenzien wie Farben, Kosmetika, Pharmaka oder andere als Haptene wirkende Chemikalien. Alle diese Haptene tragen chemisch reaktive Gruppen, über die es zur Bindung an nicht näher bekannte Hautproteine kommt, was zur Sensibilisierung von T-Lymphozyten und nach einem erneuten Kontakt mit dem Antigen zu zellulären Immunreaktionen führt, die sich in Form einer Dermatitis manifestieren.

6.4.5 Die Rolle der zellulären Immunreaktionen bei Autoimmunerkrankungen

In verschiedenen tierexperimentellen Modellen konnte gezeigt werden, daß sich Autoimmunerkrankungen auf zelluläre Immunreaktionen zurückführen lassen. Bekannte Beispiele dafür sind die autoimmune allergische Enzephalitis, Thyreoiditis und Orchitis. Es ist ziemlich wahrscheinlich, daß auch die beim Menschen beobachteten Gewebsschädigungen die Folge zellulärer Immunreaktionen sind; diese Phänomene werden noch in dem Kapitel über die verschiedenen Organ-Systeme näher behandelt.

7 Immunreaktionen bei der Abwehr von Infektionen

7.1 Angeborene und erworbene Resistenz gegen Infektionen

Um zu überleben, mußte der Mensch Abwehrmechanismen entwickeln, die ihn gegen die Infektionen durch die enorme Vielzahl der in seiner Umgebung vorkommenden Mikroorganismen schützen. Dabei unterscheiden wir hauptsächlich zwei Formen von Abwehrmechanismen, die angeborene oder natürliche Immunität und die erworbene Immunität.

Bei der angeborenen Resistenz gegenüber Infektionen spielen viele Faktoren eine wichtige Rolle. Das Vorhandensein und der Einfluß genetischer Faktoren konnte bei verschiedenen Spezies eindeutig nachgewiesen werden; der beim Menschen anzutreffende Typ des *Mycobacterium tuberculosis* ruft bei ihm die Tuberkulose hervor und ist auch beim Meerschweinchen hochgradig pathogen, während er bei Kaninchen nur zur Bildung lokaler, schnell heilender Infektionen führt. Weitere wichtige Faktoren sind das Alter, der hormonelle Zustand und die Ernährungsweise. Bei Kindern und Erwachsenen können die Rötelnviren nur eine geringfügige Erkrankung hervorrufen, sind aber oft für das Auftreten ausgeprägter Mißbildungen verantwortlich, wenn die Infektion innerhalb der ersten drei Schwangerschaftswochen erfolgte; Masern, die in den industrialisierten Ländern nur selten mit ernsten Komplikationen verbunden sind, zeigen eine hohe Sterblichkeitsrate in den Entwicklungsländern. Blut, Gewebeflüssigkeit und Zellen enthalten eine Reihe verschiedener, antimikrobieller Substanzen. Ebenso spielen auch phagozytotische Prozesse und Entzündungsreaktionen eine entscheidende Rolle.

Die erworbene Resistenz gegenüber Infektionen, die auf spezifischen Immunreaktionen beruht, ist für den Menschen von lebenswichtiger Bedeutung. Ein besonderes Merkmal pathogenetischer Mikroorganismen liegt in der enormen Vielfältigkeit der verschiedenen Wachstumsmechanismen und Möglichkeiten, Krankheiten zu induzieren. Eine erfolgreiche Eliminierung der Erreger kann nur dann erreicht werden, wenn auch verschiedenartige Abwehrmechanismen vorhanden sind. Folglich wird die Immunität bei einigen Infektionen durch zirkulierende Antikörper vermittelt, bei anderen Infektionen durch zellvermittelte Immunreaktionen, in den meisten Fällen jedoch durch eine gezielte Kooperation beider Mechanismen.

7.2 Humorale Immunität

Die zirkulierenden Antikörper können den Verlauf von Infektionen auf verschiedene Weise beeinflussen:

Bei den Infektionen mit *Corynebacterium diphteriae* und *Clostridium tetani* wachsen die Bakterien lokal, und die Symptome werden durch hochwirksame Toxine verursacht, die aus dem Infektionsgebiet sehr schnell herausdiffundieren und anschließend ausgedehnte toxische Erscheinungen hervorrufen. Die Immunität beruht auf der Bildung von spezifischen Antikörpern, die mit dem Toxin reagieren und es neutralisieren. Diese Form des Abwehrmechanismus ist jedoch in vielen Fällen zu schwach, um einen ausreichenden Schutz zu gewährleisten, hauptsächlich deshalb, weil die Toxinkonzentration, die der Körper noch zu tolerieren vermag, so gering ist, daß sie für das Immunsystem nur einen unzureichenden Stimulus darstellt. So kam es früher während einer Epedemie oft zu wiederholten Diphterieanfällen bei besonders exponierten Krankenschwestern. Das Prinzip und der Vorteil einer Schutzimpfung besteht nun darin, daß wesentlich höhere Dosen an inaktiviertem Toxin, sogenanntes Toxoid, verabreicht werden können, so daß eine starke und reguläre Immunantwort induziert wird; einen lang anhaltenden Schutz erzielt man durch wiederholte Impfungen, bei denen man sich den Gedächtnis- und Verstärkermechanismus der sekundären Immunantwort (s. S. 24f) zunutze macht.

Bei einer Infektion mit *Streptococcus pneumoniae* sind die Bakterien erst dann in der Lage, ernsthafte Symptome hervorzurufen, wenn sie sich stark vermehrt haben und in großer Zahl vorliegen. Die Pneumokokken können im Anschluß an eine Phagozytose in den neutrophilen Granulozyten nicht mehr weiterleben, so daß ihre Virulenz von dem Vorhandensein solcher kapsulären Antigene abhängt, die eine Phagozytose verhindern. So besteht der wichtigste Punkt bei der Immunität gegen Pneumokokken in der Produktion zirkulierender Antikörper, die mit den auf der Bakterienoberfläche vorhandenen Polysaccharidantigenen spezifisch reagieren und damit eine signifikant verstärkte Phagozytose und letztendlich die Zerstörung der Bakterien einleiten. Eine ähnliche Funktion kommt auch den Antikörpern gegen die Zellwandantigene auf *Hämophilus influenza* und gegen die M-Antigene bei *Streptococcus pyrogenes* zu.

Das Komplementsystem, das im Kap. 5 getrennt abgehandelt wurde, arbeitet sehr oft Hand in Hand mit den Antikörpern, entweder durch eine unmittelbare Beteiligung an der Bakteriolyse (besonders bei gram-negativen Bakterien) oder durch ihre charakteristische Eigenschaft, die antikörperinduzierte Phagozytose noch zu verstärken (Opsonine). Die Agglutination von Bakterien trägt ebenfalls zur Verhinderung der Infektionsausbreitung im Körper bei.

Auch verschiedene Typen von Viren können durch zirkulierende Antikörper neutralisiert werden. Das bedeutet nicht etwa, daß das Virus abgetötet wird, sondern daß es nach der Immunreaktion nicht mehr in der Lage ist, an Zellen zu binden und in sie einzudringen. Folglich ist die antikörpervermittelte Immunabwehr bei der Verhütung von Krankheiten nach wiederholten Infektionen mit dem gleichen Virus oder nach einer Erst-Infektion, nachdem das Individuum zuvor passiv immunisiert worden war (s. S. 297), von größter Wichtigkeit. Diese Form des Abwehrmechanismus setzt allerdings voraus, daß das Virus nach der Infektion für eine bestimmte Zeitdauer im Blut oder der Gewebeflüssigkeit frei vorliegt, bevor es in die Zellen eindringt, oder daß das Virus nach seiner Replikation und vor einem erneuten Eindringen in eine andere Wirtszelle in der interstitiellen Flüssigkeit vorkommt. Befindet sich das Virus erst einmal innerhalb der Zelle, kann es durch das Immunsystem und vor allen Dingen durch die zirkulierenden Antikörper nicht mehr erreicht werden, es sei denn, daß die Zelle lysiert wird, was in einigen Fällen durch die Reaktion von komplementaktivierenden Antikörpern mit den virusinduzierten Antigenen auf Wirtszelloberflächen erreicht werden kann.

7.3 Zellvermittelte Immunität

Da die Membran einer lebenden Zelle für alle vorkommenden Immunglobulintypen nicht passierbar ist, können die zirkulierenden Antikörper nicht an die innerhalb einer Zelle existierenden Mikroorganismen gelangen. Jedoch können mit Hilfe der Reaktionen der zellvermittelten Immunität die intrazellulär in Makrophagen vorkommenden Parasiten neutralisiert werden. Obwohl die Beteiligung zellvermittelter Immunreaktionen bei der Abwehr von Infektionen lange angezweifelt wurde, konnte inzwischen eindeutig nachgewiesen werden, daß sie gerade bei der Abwehr und der Vernichtung intrazellulärer Parasiten wie Mykobakterien, Viren, Protozoen etc. eine zentrale Rolle spielen.

Einer der wesentlichsten Vorgänge der zellvermittelten Immunität ist die Sekretion biologisch aktiver Lymphokine durch sensibilisierte T-Lymphozyten, nachdem sie mit dem Antigen in Kontakt gekommen sind (s. S. 113ff). Die Lymphokine aktivieren die Makrophagen, was zu einer Vergrößerung ihrer Gestalt, einem vermehrten Auftreten größerer Lysosomen im Zytoplasma und einem erhöhten Gehalt an lysosomalen, sauren Hydrolasen führt. Alle diese zellulären Ereignisse tragen dazu bei, daß aktivierte Makrophagen in verstärktem Maß zur Inaktivierung intrazellulärer Parasiten fähig sind. Sowohl die Sensibilisierung als auch die Interaktion zwischen dem Antigen und den T-Lymphozyten sind immunologisch spezifische Reaktionen; bei der Aktivierung der Makrophagen handelt es sich jedoch um einen unspezifischen Vorgang, so daß sie auch andere, in der Umgebung vorkommende intrazelluläre Parasiten inaktivieren können. Die übrigen, ebenfalls von aktivierten T-Lymphozyten produzierten Lymphokine wie z. B. die für Monozyten chemotaktischen Faktoren oder der MIF (migration inhibition factor, s. S. 114) führen zu einer lokalen Akkumulierung aktivierter Makrophagen, die innerhalb eines eng begrenzten Bereiches an der Abwehr der Infektion beteiligt sind. Bisher ist noch nicht genau bekannt, wodurch diese zellvermittelten Reaktionen induziert werden und ob spezielle parasitäre Antigene für das Einleiten der Immunität verantwortlich sind. Im Tierexperiment konnte festgestellt werden, daß lebende Parasiten die Immunität wesentlich effektiver induzieren als tote Parasiten. Weiterhin ist bekannt, daß für eine erfolgreiche Induktion der T-Zellantwort die Parasitenantigene während der Anfangsphase aus Makrophagen heraustreten müssen, d. h. in einem hoch immunogenen Zustand vorliegen müssen und daß diese Antigene in einer späteren Phase mit sensibilisierten T-Lymphozyten reagieren müssen, um sie zur Sekretion der Lymphokine anzuregen und damit die Aktivierung von Makrophagen zu erreichen.

Mikroorganismen, die intrazellulär in anderen Zelltypen als Makrophagen leben, können durch diese immunologischen Abwehrmechanismen nur ungenügend bekämpft werden, so daß sie ihren schädigenden Einfluß ungehindert ausüben können.

Interferon wird durch eine Reihe verschiedener Zelltypen, einschließlich Fibroblasten und Epithelzellen, produziert. Der weitaus größte Teil des Interferons wird jedoch von T-Lymphozyten gebildet und zu einem Zeitpunkt sezerniert, wenn die sensibilisierten T-Lymphozyten mit dem Antigen reagiert haben, eine für alle Lymphokine charakteristische Eigenschaft. Zur Zeit sieht es so aus, als ob die Majorität der bisher bekannten Virusarten durch das Interferon erfolgreich bekämpft werden können, da es die intrazelluläre Replikation des Virus hemmt. Obwohl es sich hier nur um einen unspezifischen Abwehrmechanismus handelt, ist er sehr effektiv, da er bereits kurze Zeit nach der Infektion in Aktion tritt. Obwohl eine virusinfizierte Zelle durch die Lyse irreversibel zerstört wird, läßt sich die Infektion auf diese Weise kontrollieren. Die Replikation eines Virus läuft per definitionem innerhalb der Wirtszelle ab, und die Reifung der neuen Viruspartikel muß bis zu einem gewissen Stadium gelangt sein, bevor sie in der Lage sind, neue Wirtszellen zu infizieren. Wird die Zelle jedoch zu einem Zeitpunkt lysiert, an dem die Replikation diesen entscheidenden Punkt noch nicht erreicht hat, ist eine Wiederinfektion unterbunden. Sowohl die zirkulierenden Antikörper als auch die sensibilisierten T-Lymphozyten können virusinfizierte Zellen spezifisch lysieren, nachdem sie die häufig auf der Wirtszelle neu exprimierten, virusinduzierten Antigene als fremd erkannt und mit ihnen reagiert haben. Es gibt aber auch Beispiele dafür, daß der Wirt selbst als Folge der Immunreaktion gegen die Mirkoorganismen und gegen die bei diesem Vorgang entstehenden Antigene geschädigt wird, was in dem folgenden Kapitel über die Lepra noch genauer beschrieben wird.

7.4 Die Lepra: Ein Modell für die Wichtigkeit von immunologischen Abwehrreaktionen bei chronischen Infektionen

Bei der Lepra handelt es sich um eine chronische Krankheit, die durch die Infektion mit *Mycobacterium leprae* verursacht wird. Dieses Bakterium ist ein obligater intrazellulärer Parasit, der bevorzugt in Makrophagen, Schwannschen Zellen und Muskelzellen lebt; die Krankheit ist besonders in der Haut und den peripheren Nerven ausgeprägt. Das Bakterium selbst ist nicht toxisch und kann im Gewebe vorliegen, ohne daß der Patient irgendwelche Symptome zeigt. Jedoch kommt es durch die Immunreaktionen gegen die Oberflächenantigene von M. leprae zur Gewebeschädigung und als Folge davon zum Auftreten schwerer klinischer Symptome. Damit ist diese Krankheit ein klassisches Beispiel dafür, daß der Typ und die Intensität einer Immunantwort den Verlauf einer chronischen Infektion entscheidend beeinflussen kann und daß aus der Immunreaktion gegen die Antigene des infizierenden Partikels ernste Komplikationen entstehen können.

Generell können infektiöse Krankheiten einen unterschiedlichen Verlauf zeigen. Die beiden Extreme werden durch die Masern und die Poliomyelitis

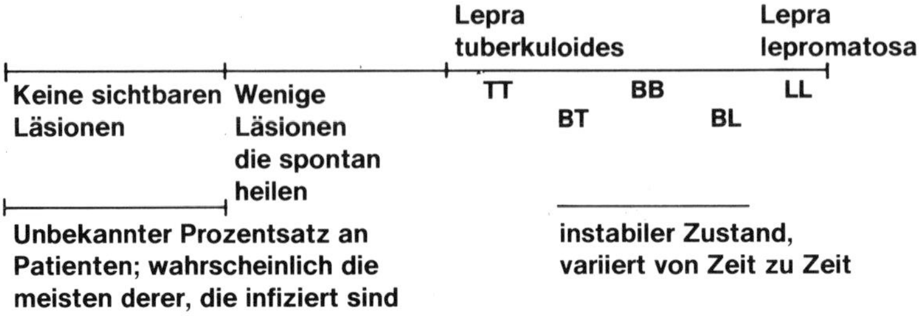

Abb. 41 Die verschiedenen klinischen Verläufe nach der Infektion mit *Mycobacterium leprae.* Die weiteren Einzelheiten sind im Text erklärt

repräsentiert. Die Ernstinfektion eines ungeimpften Individuums mit Masernviren führt in beinahe allen Fällen zum Auftreten typisch klinischer Symptome wie Fieber und Hautausschlag; im Gegensatz dazu kommt es nach der Infektion mit Poliovieren nur bei einem geringen Prozentsatz der Personen und nur unter geeigneten Bedingungen zu den klinischen Anzeichen der Lähmung. Der größte Teil der mit M. leprae infizierten Personen entwickelt eine wirkungsvolle Immunität, so daß das Wachstum und die Ausbreitung des Bakteriums verhindert wird und keine sichbaren Läsionen auftreten (s. Abb. 41). Diese Aussage trifft auf jeden Fall für die Personen zu, die ansonsten gesund sind und sich in einem guten Ernährungszustand befinden. Die Diagnose der subklinischen Infektion ist immer noch schwierig. Hinweise dafür liegen in vielen Fällen dann vor, wenn die Lymphozyten der infizierten Personen eine verstärkte Antwort nach einer in vitro Stimulierung mit M. leprae im Vergleich zu Zellen normaler Individuen zeigen, die mit Leprapatienten keinen Kontakt hatten (Lymphozytentransformationstest, LTT, s. S. 112).

Die Abb. 41 illustriert die verschiedenen Verläufe, die bei der Lepra vorkommen können: Einige Patienten zeigen lediglich vereinzelte Hautläsionen, die spontan heilen, während es bei anderen Patienten zu chronischen Krankheiten kommen kann. Die Lepra kann ein extrem variables klinisches Bild zeigen, dessen Vielfältigkeit am besten an den beiden extremen Formen demonstriert werden kann: Die Patienten mit der tuberkuloiden Lepra (TT) zeigen einige flache, granulomatöse Hautläsionen, die sich durch eine Hypopigmentierung und eine verminderte Gefühlswahrnehmung auszeichnen. In der Abb. 42 ist eine derartige, nur sehr wenig Bakterien enthaltende Läsion abgebildet. Die davon betroffenen Patienten zeigen starke zellvermittelte Immunreaktionen gegenüber M. leprae, wobei die Läsionen eine große Anzahl an epithelialen Zellen und kleinen Lymphozyten enthalten, ein histologisches Bild, das für zelluläre Immunreaktionen typisch ist. Die Abb. 43 zeigt einen an der Lepra lepromatosa (LL) erkrankten Jungen, bei dem verstreute Läsionen vorkommen. Sie enthalten eine enorme Anzahl von größtenteils in Makrophagen lebenden Bakterien. Sie können sich offensichtlich völlig ungehindert vermehren, was ein Anzeichen für einen Immundefekt sein kann. Zwischen diesen beiden Extremen gibt es ein breites Spektrum verschiedener klinischer Bilder, einschließlich der Patienten mit der „borderline leprosy“ (BB). Kommt es zu einer vermehrten Anzahl von Läsionen und Bakterien und zeigt sich gleichzeitig eine verminderte Fähigkeit, zellvermittelte Immunreaktionen gegenüber M. leprae auszubilden, bewegt sich die „borderline group“ von BT über BB nach BL. Die jeweilige Position eines Patienten in dem breiten Spektrum der verschiedenen Verlaufsformen ist in solchen Fällen dynamisch, und die Symptome können bei einem Individuum von Zeit zu Zeit beträchtliche Unterschiede zeigen.

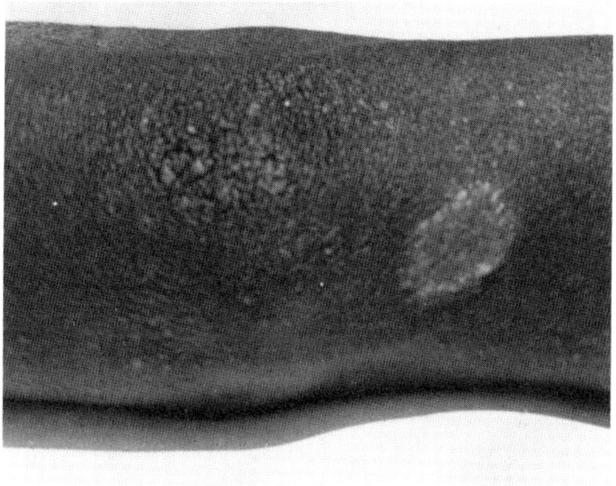

Abb. 42 Eine Läsion im Ellenbogenbereich bei einem Patienten mit tuberkuloider Lepra. Zusätzlich zeigt der Patient noch eine kleinere Läsion im Gesicht

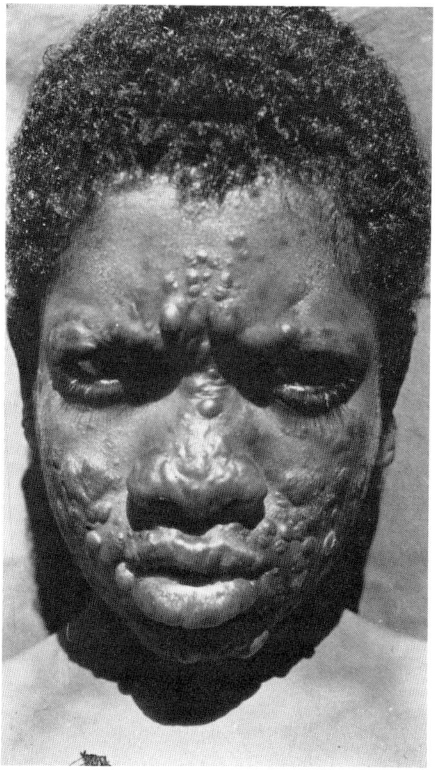

Abb. 43 Ein Junge mit lepromatöser Lepra. Die zahlreichen Knoten im Gesicht und an anderen Körperstellen enthalten enorme Mengen an Bazillen

Die Patienten mit Lepra lepromatosa haben nur eine mittelmäßig verminderte Fähigkeit, gegen einige definierte Antigene zellvermittelte Immunreaktionen durchzuführen. Das kann, muß aber nicht die Folge der Infektion sein. Die um die betroffenen Hautstellen gelegenen regionalen Lymphknoten sind in den thymusabhängigen Bereichen arm an Lymphozyten und enthalten dafür eine große Zahl von Makrophagen-Infiltraten, in denen sich eine enorme Anzahl säurestabiler Bakterien befinden. Den Patienten fehlt offensichtlich die Fähigkeit, gegenüber M. leprae zellvermittelte Immunreaktionen auszubilden, so daß sich die Bakterien ungehindert vermehren können. Die generelle Erniedrigung der zellvermittelten Immunität kann durch eine Behandlung der Krankheit aufgehoben werden, jedoch ist die spezifische Depression der Immunantwort gegenüber M. leprae auch noch viele Jahre nach der Behandlung vorhanden, selbst wenn die säurefesten Bakterien in der Haut nicht mehr nachweisbar sind. Der Grund dafür sowie auch die an dieser speziellen Defizienz beteiligten Mechanismen konnten bisher noch nicht näher aufgeklärt werden. Diese Defizienz ist schon deshalb von besonderem Interesse, da sie für das große Risiko eines Wiederauftretens der Krankheit verantwortlich ist, das bei den Patienten mit der Lepra lepromatosa immer vorhanden ist. Obwohl die Patienten eine hohe Konzentration an Antikörpern gegen M. leprae haben, sind sie offensichtlich nicht in der Lage, den Patienten vor einer Infektion und einem Ausbruch der Krankheit zu schützen.

Ähnliche spezifische Defekte der zellvermittelten Immunität werden auch bei anderen Infektionen mit intrazellulären Parasiten beobachtet, die einen chronischen Verlauf nehmen und die durch ein anscheinend ungehindertes Wachstum der in großer Zahl in den Läsionen vorkommenden Mirkoorganismen gekennzeichnet sind. Bekannte Beispiele für derartige Krankheiten sind die Histoplasmose, die chronisch kutane Candidiasis und tropische Erkrankungen wie die diffuse Leishmaniose und das Kala-Azar.

Bei der Lepra gibt es zusätzlich noch akute oder subakute Episoden, bei denen sich das Erscheinungsbild der Läsionen stark ändern kann, so daß verstärkte Zeichen der Entzündung auftreten. Diese Episoden werden als *Reaktionen* bezeichnet und lassen sich auf Änderungen in der Intensität der Immunabwehr gegen M. leprae selbst oder seine Antigene zurückführen. Ähnliche Vorgänge spielen sich auch bei anderen Infektionskrankheiten ab, jedoch ist dieses Phänomen bei der Lepra besonders auffällig, da der Bazillus selbst praktisch nicht toxisch ist und in extrem hohen Konzentrationen frei im Gewebe vorkommt. Man unterscheidet zwei verschiedene Reaktionsformen:

Erythema nodosum leprosum (ENL). Diese Form kommt nur bei Patienten mit einer großen Anzahl von Bakterien in den Läsionen vor. Es kommt zur Ausbildung kleiner, weicher, subkutaner Knoten, die für wenige Tage sichtbar sind, wobei ständig neue Läsionen erscheinen. Die Knoten zeigen sich oft im Gesicht, an den Armen und den Beinen. Histologisch gesehen sind die Läsionen den bei der Arthus-Reaktion auftretenden Gewebeschädigungen ähnlich (s. S. 162) und sind durch eine lokale Vaskulitis charakterisiert, die von der Infiltration mit neutrophilen Granulozyten begleitet ist. Immunfluoreszenzoptische Untersuchungen an Biopsien zeigen, daß die Läsionen Immunglobuline,

Komplementfaktoren und mykobakterielle Antigene enthalten, so daß es wahrscheinlich ist, daß die Gewebsschädigungen durch Typ 3-Reaktionen verursacht werden und daß die ENL ein typisches Beispiel für eine lokale Immunkomplexkrankheit ist. Die ENL tritt vor allen Dingen nach einer lang anhaltenden Chemotherapie bei Patienten mit Lepra lepromatosa auf. Dieser Reaktionstyp wird wahrscheinlich durch die Freisetzung löslicher Antigene aus beschädigten oder sterbenden Bakterien ausgelöst. Die Antigene werden in die extrazelluläre Gewebsflüssigkeit abgegeben, wo sie mit präzipitierenden Antikörpern reagieren, die bei diesen Patienten oft in hoher Konzentration auftreten. Patienten mit der ENL leiden oft an Fieber, Unwohlsein und anderen Symptomen wie Neuritis, Gelenkschmerzen, vergrößerte Lymphknoten, Iridozyklitis und Proteinurie. Auch zirkulierende Immunkomplexe konnten bei diesen Patienten nachgewiesen werden, so daß sich alle diese Symptome wahrscheinlich auf eine generelle Immunkomplexkrankheit zurückführen lassen.

Die Immunkomplexe, die aus den von den Mikroorganismen stammenden löslichen Antigenen und den entsprechenden Antikörpern zusammengesetzt sind, neigen dazu, sich in den Glomeruli der Niere abzusetzen. Die durch die Typ 3-Reaktionen ausgelöste Glomerulonephritis kann die Grundkrankheit noch komplizieren, die ansonsten einen anderen Verlauf nehmen würde. Sie tritt bei Virusinfektionen auf (bei der experimentellen Infektion mit dem lymphozytären Choriomeningitis-Virus, LCM-Virus), bei Bakterien-Infektionen (Streptokokkeninfektionen), bei Protozoeninfektionen (bei der Malaria stellt das nephrotische Syndrom eine schwere Komplikation dar, die sich auf die Präzipitation von Immunkomplexen zurückführen läßt) und bei Infektionen mit vielzelligen Parasiten (Schistosomiasis, ein bekannter Vertreter der in Entwicklungsländern vorkommenden schweren Krankheiten).

Der zweite bei der Lepra vorkommende Reaktionstyp ist die Folge einer schnell ansteigenden Aktivität zellulärer Immunreaktionen gegen das Bakterium. Er wird als *„reverse reaction“* bezeichnet, und seine klinischen Anzeichen sind dadurch charakterisiert, daß die Hautläsionen verstärkte Anzeichen eines Entzündungsprozesses zeigen, wie Erythem, Ödem und Weichheit. Neue Läsionen bilden sich aus, und oft kommt es zu einer schweren Polyneuritis. Die histologischen Untersuchungen der betroffenen Gebiete zeigen Ödeme und lymphozytäre Infiltrationen. Um das Wachstum der Bakterien zu unterbinden, ist eine verstärkte zelluläre Immunantwort gegen M. leprae vom Wirt aus gesehen zwar erstrebenswert, da M. leprae jedoch im Inneren von Schwannschen Zellen peripherer Nerven lebt, können diese Immunreaktionen zu gravierenden klinischen Komplikationen beim Wirt führen: Bei der Zerstörung des Bakteriums kommt es gleichzeitig auch zur Beschädigung von Nervengewebe. Darin liegt der Hauptgrund für das bei der Lepra beobachtete Phänomen des Funktionsverlustes peripherer motorischer und sensorischer Nerven. In der Abb. 44 ist ein Kind mit dieser typischen Leprareaktion abgebildet: Die hypopigmentierten Läsionen im Gesicht zeigen die Zeichen einer akuten Entzündung, und der Junge kann seine Finger wegen der Neuritis nicht mehr ausstrekken, die zu einer verminderten Funktion der Radialnerven führt. Erfolgt keine Behandlung, kommt es sehr schnell zu einer dauernden irreversiblen Kontraktion der Finger.

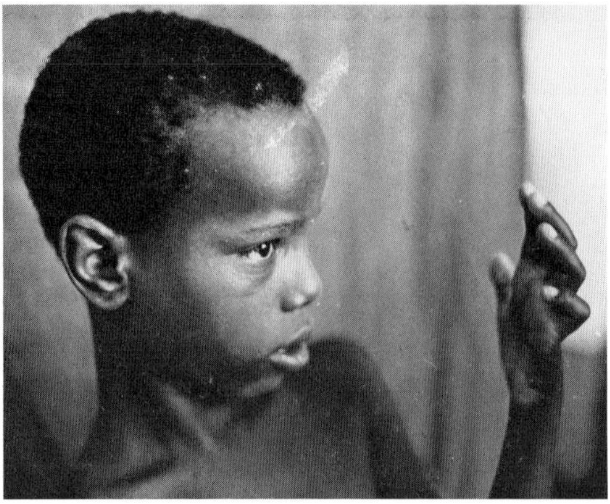

Abb. 44 Ein Junge mit einer typischen Leprareaktion. Die hypopigmentierte Läsion im Gesicht zeigt die Anzeichen einer akuten Entzündungsreaktion; wegen einer Neuritis kann der Patient seine Finger nicht mehr ausstrekken, und im weiteren Verlauf kommt es zum Verlust der Fingerfunktionen

7.4.1 Zellvermittelte Immunreaktionen bei anderen infektiösen Krankheiten

Die mit den zellvermittelten Immunreaktionen verbundenen Prozesse sind auch für die typischen klinischen Symptome und Gewebeschädigungen bei einer Reihe von Infektionen verantwortlich.

Derartige Reaktionen sind für den Aufbau einer effektiven Immunität nach einer Infektion mit *Mycobacterium tuberculosis* essentiell. So sind die Typ 4-Reaktionen gegen Antigene des Tuberkelbazillus für das Erscheinen von Granulomen verantwortlich. Die in den Granulomen der Lunge auftretenden Nekrosen führen zur Bildung von Kavernen und damit zur offenen Lungentuberkulose. Jedoch können derartige Nekrosen für den Wirt auch einen positiven Effekt haben, wenn die Granulome an einer anderen Stelle auftreten. Dieser unterschiedliche Wirkungsmechanismus läßt sich anhand des *Koch-Phänomens* illustrieren: Wird das *Mycobacterium tuberculosis* subkutan in ein Meerschweinchen injiziert, kommt es an der Injektionsstelle zur Bildung von Knoten, die nach wenigen Wochen ulzerieren; die Wunde heilt nicht, sondern die Bakterien breiten sich bis zu den lokalen Lymphknoten aus, und am Ende stirbt das Tier an einer generalisierten Tuberkulose. Wird jedoch einem Versuchstier, das vier bis sechs Wochen vorher eine Infektion durchgemacht hat, eine frische subkutane Injektion lebender Tuberkelbazillen gegeben, kommt es innerhalb weniger Tage zum Auftreten einer starken lokalen Reaktion. Oberhalb der Einstichstelle nekrotisiert die Haut und wird abgestoßen, so daß es zur Ausbildung einer flachen Wunde kommt, die ohne eine gleichzeitige Infektion regionaler Lymphknoten schnell abheilt.

Im Falle der Masern beruht der Hautausschlag wahrscheinlich auf einer generalisierten Typ 4-Reaktion gegen Virusantigene, so daß sowohl der Hautausschlag als auch die schützende Immunabwehrreaktion von einer zellvermittelten Immunantwort abhängen. Nach einer experimentellen intrazerebralen Injektion des lymphozytären Choriomeningitisvirus (LCM-Virus) in Mäuse kommt es zu einem Ausbruch der Krankheit mit den typischen Krampfzuständen, und innerhalb von sechs bis acht Tagen stirbt das Tier. Im histologischen Bild sind große Mengen an Viren und eine ausgeprägte lymphozytäre Infiltration zu erkennen. Diese Typ 4-Reaktionen sind für die Gewebeverletzungen und die klinischen Symptome verantwortlich. Werden Mäuse kurz nach der Geburt mit LCM-Virus infiziert, lassen sich auch noch nach langer Zeit große Mengen des Virus im Blut und im Zentralnervensystem nachweisen. Die Tiere sind unfähig, Typ 4-Reaktionen gegen das Virus zu entwickeln und zeigen folglich keine zerebralen Schädigungen, jedoch kommt es bei ihnen aufgrund der Präzipitation von Virus-Anti-Virus-Antikörper-Komplexen in den Glomeruli zu einer schweren Proteinurie.

7.4.2 Die Bedeutung genetischer Faktoren

Genetische Faktoren sind bei der angeborenen wie auch bei der erworbenen Immunität von größter Bedeutung, was im letzteren Fall durch die Infektion von verschiedenen Mausstämmen mit *Mycobacterium lepraemurium (MLM)* eindeutig gezeigt werden konnte: Durch systematische Bruder-Schwester-Kreuzungen über viele Generationen hinweg können verschiedene Mausstämme gezüchtet werden, bei denen die Mitglieder eines Stammes, analog der Situation bei eineiigen Zwillingen, denselben, für diesen Stamm charakteristischen genetischen Hintergrund haben, während sich die Mäuse der anderen Stämme durch definierte Merkmale in ihrer genetischen Konstitution voneinander unterscheiden. In der Abb. 45 sind die zeitabhängigen Veränderungen der Anzahl säurefester Bazillen in den Fußsohlen von C3H- und C57BL-Mäusen dargestellt, die eine einzige Injektion von 10^6 MLM erhalten hatten. Die Infektion zeigt zwei völlig verschiedene Verläufe: Bei den C57BL-Mäusen nimmt die Zahl der säurefesten Bakerien innerhalb der ersten zwei Wochen kontinuierlich zu, erreicht dann ein Optimum und nimmt im späteren Verlauf wieder ab, was auf die Ausbildung einer effektiven Immunabwehr zurückzuführen ist. In den C3H-Mäusen hingegen nimmt die Zahl der Bakterien über den gesamten getesteten Zeitraum von zwölf Wochen ständig zu. Im histologischen Bild sind die typischen Merkmale einer Typ 4-Reaktion zu sehen, d. h. die Infiltration durch kleine Lymphozyten. Die Abb. 46 zeigt das mikroskopische Bild eines Granuloms von einer MLM-infizierten C3H-Maus. Es besteht zu großen Teilen aus Makrophagen, die eine enorme Anzahl an säurefesten Bakterien enthalten, wobei das Granulom nicht den typischen Ring von Lymphozyten um sich herum zeigt. Dieses Phänomen ist ein charakteristisches Zeichen für das Fehlen einer zellvermittelten Immunität. Zum Vergleich ist in derselben Abbildung das Granulom einer G57BL-Maus abgebildet; die Makrophagen enthalten nur wenige säurefeste Bakterien, wobei jedoch eine auffallend starke Infiltration durch kleine Lymphozyten zu sehen ist. Bisher konnte noch nicht genau abgesichert werden, inwieweit sich beim Menschen die beobachtete Variabilität in der Resistenz gegenüber mykobakteriellen Infektionen auf unterschiedliche genetische Faktoren zurückführen läßt.

Die gezielten Untersuchungen an verschiedenen Mausinzuchtstämmen haben

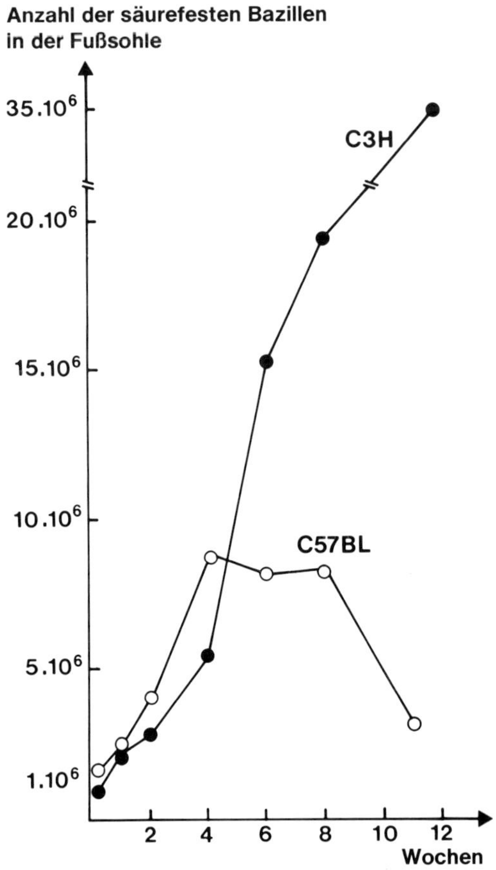

Abb. 45 Die Anzahl säurefester Bazillen im Bereich der Fußsohle bei Mäusen von zwei verschiedenen Inzuchtstämmen, die mit der gleichen Keimzahl von *Mycobacterium lepraemurium* infiziert wurden. Die Infektion zeigt in den beiden Mausstämmen völlig unterschiedliche Verläufe

gezeigt, daß im Hinblick auf die Resistenz gegen bestimmte infektiöse Partikel drastische Unterschiede von Stamm zu Stamm auftreten. In einigen Fällen konnte klar gezeigt werden, daß die Resistenz von einem einzelnen dominanten Gen abhängt. Bei manchen Infektionen sieht es so aus, als ob dieses Gen eng mit dem „major histocompatibility complex" (H-2-Komplex, s. S. 273ff) gekoppelt sei. Es gibt allerdings auch einige andere Beispiele, z. B. die Infektionen mit Salmonella typhimurium und Leishmania donovani, die darauf hindeuten, daß das Resistenz-Gen nicht mit dem H-2-Komplex gekoppelt ist, sondern auf einem anderen Chromosom gelegen ist.

7.5 Immunreaktionen bei Parasiteninfektionen

Zu den wichtigsten und weit verbreiteten Infektionskrankheiten, von denen auf unserer Erde mehrere Millionen Menschen betroffen sind, zählen die Schistosomiasis, Malaria, Onchozerkose und Trypanosomiasis. Sie werden alle durch Parasiten verursacht, die einen komplizierten Generationszyklus zeigen, der

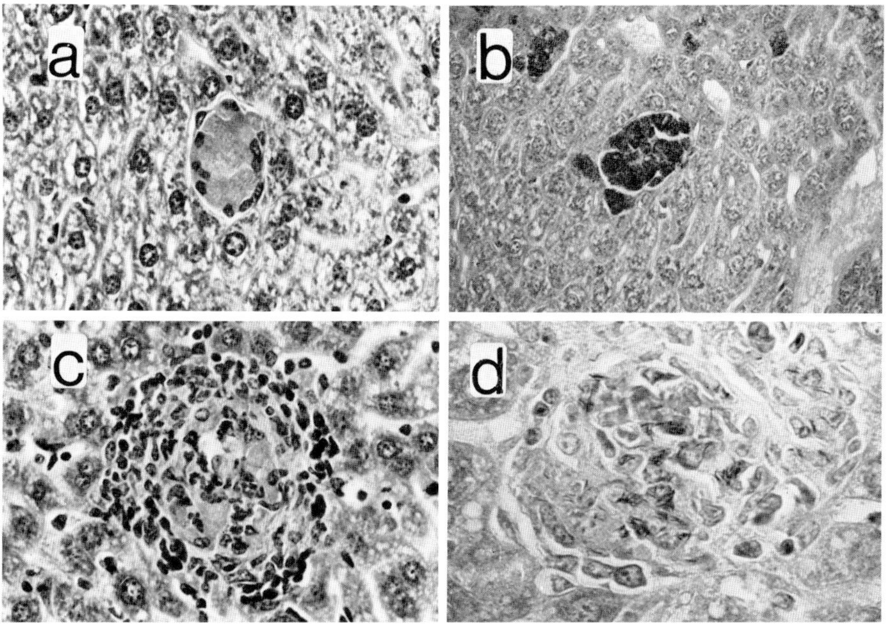

Abb. 46 Typische Läsionen bei C3H- und C57BL-Mäusen nach Infektion mit *Myobacterium lepraemurium*. a und c, Hämatoxylin-Eosion-Färbung; b und d, Ziehl-Neelsen-Färbung zum Nachweis säurefester Bazillen. a und b zeigen die Läsionen bei den C3H-Mäusen, bei denen die Granulome kahl sind und die viele säurefeste Bazillen enthalten. c und d zeigen die Befunde bei den C57BL-Mäusen. Es kommt zu einer ausgeprägten lymphozytären Infiltration, und die Granulome enthalten wesentlich weniger säurefeste Bazillen

abwechselnd im Menschen und anderen Wirtsorganismen (Vektoren) abläuft. Die Häufigkeit dieser Krankheiten kann durch die Schwächung oder den Abbruch des Generationszyklus an geeigneten Stellen reduziert werden, so daß es sinnvoll erscheint, mit Hilfe immunologischer Techniken und Manipulationen gegen die Parasiten vorzugehen. In jedem Fall ist das Überleben eines Parasiten von dem Überleben des Wirtes abhängig, so daß in den meisten Fällen eine erfolgreiche Immunantwort im Wirt die notwendige Voraussetzung dafür ist, daß nicht nur der Wirt, sondern auch der Parasit überlebt und weiter übertragen werden kann. Ist der Wirt nicht in der Lage, eine wirkungsvolle Immunantwort auszubilden, kommt es nach der Infektion zu einem stetigen Ansteig der Parasitenzahl, was zu einem schnellen Ableben des Wirtes führt. Ein weiteres Merkmal der Parasiteninfektion ist, daß der Erreger nur sehr selten durch die Immunreaktion vollständig vernichtet wird. Es geling ihm vielmehr, sich mit Hilfe verschiedener Mechanismen dem Zugriff des Immunsystems zu entziehen, so daß gerade so viele Parasiten überleben, daß es zur Ausbildung eines Gleichgewichts zwischen den beiden Partnern, dem Wirt und den Parasiten, kommt.

Veränderungen des Antigenmusters konnten definitiv bei Plasmodien und Trypanosomen nachgewiesen werden. Die Abb. 47 zeigt den periodischen

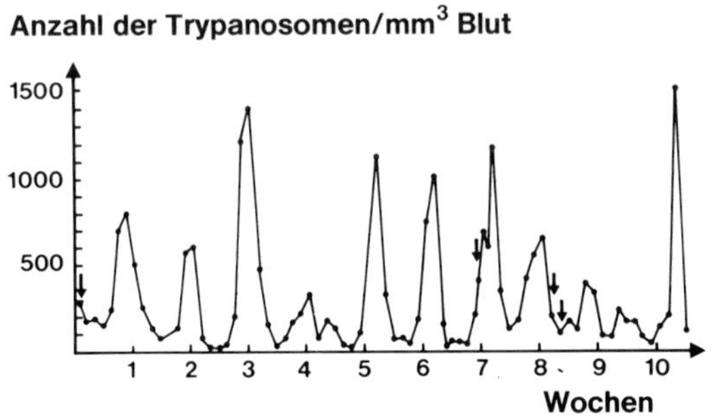

Abb. 47 Die Anzahl von Trypanosomen im Blut eines Patienten mit Schlafkrankheit. Die Keimzahl fluktuiert unabhängig von der Behandlung mit Atoxin, das zu den durch Pfeile gekennzeichneten Zeiten verabreicht wurde (in Anlehnung an Ross und Thomson, 1910)

Anstieg und Abfall der Trypanosomenzahl im Blut eines an der Schlafkrankheit leidenden Patienten. Obwohl der Patient an den mit einem Pfeil markierten Tagen mit Atoxin behandelt wurde, wurde dieser Rhythmus nicht beeinflußt, und die Zahl der Trypanosomen veränderte sich unabhängig von der Behandlung. Eine Remission tritt dann auf, wenn die Wirtsantikörper die Trypanosomen neutralisieren, und der Rückfall ist die Folge der Vermehrung von Parasiten mit neuen Oberflächenantigenen, die erst dann erfolgreich vernichtet werden können, wenn der Wirt seinerseits wieder genügend Antikörper mit der neuen Spezifität gebildet hat. Dieses Phänomen ist die Folge eines Austausches von Glykoproteinen auf der Trypanosomenoberfläche. So wird ein bestimmter Typ eines Glykoproteins nach der Loslösung von der Oberfläche durch einen neuen Glykoproteintyp mit einer anderen antigenen Eigenschaft ersetzt. Der Wechsel zu dem neuen Antigen wie z. B. Typ 3 erfolgt dann, wenn der Wirt eine für die Zerstörung der Trypanosomen mit dem Glykoproteintyp 2 genügende Konzentration an spezifischen Antikörpern gebildet hat. Bei diesem Phänomen handelt es sich um einen normalen Prozeß, und nach der Übertragung der Trypanosomen vom Wirt zurück auf die Tsetsefliege nehmen die Parasiten wieder ihr ursprüngliches Antigenmuster an, so daß nach einer erneuten Infektion der Kreislauf wieder von vorne beginnt.

Parasiteninfektionen können auch die Effektivität des Wirtsimmunsystems vermindern. Die daran beteiligten Wirkungsmechanismen sind sehr kompliziert und können im Laufe einer bestimmten Krankheit und von Parasit zu Parasit verschieden sein. Spezifische Defekte der zellvermittelten Immunität sind für die Lepra lepromatosa und die diffuse kutane Leishmaniose (s. S. 128) typisch; auch bei der Malaria werden ausgeprägte immunsuppressive Erscheinungen beobachtet.

Wieder andere Parasiten können sich mit Wirtsantigenen verbinden, die dann einen wichtigen Teil der Parasitenoberfläche darstellen. Im Fall der Schistosomiasis konnte beobachtet werden, daß die junge Form des Schistosomas gegenüber den durch den Wirt produzierten Antikörpern sehr empfindlich ist, während in einer späteren Phase, wenn bestimmte Wirtsantigene auf der Oberfläche des Parasiten vorhanden sind, sie durch diese Antikörper nicht mehr zerstört werden. Einige wenige Parasiten haben sich die Fähigkeit angeeignet, selbst in immunisierten Individuen intrazellulär in Makrophagen zu überleben. Jedoch ist der Wirt in der Lage, durch die Fusion von Lysosomen mit den die Mikroorganismen enthaltenden Phagosomen den Parasit mit Hilfe lysosomaler Enzyme zu vernichten. Am Beispiel der Toxoplasmose kann klar gezeigt werden, daß die Behinderung einer derartigen Fusion mit einer erhöhten Überlebensrate des Parasiten einhergeht.

Die Prophylaxen gegen derartige Parasiteninfektionen müssen deshalb auf Methoden basieren, die hochspezifisch sind und diese komplexe Wechselbeziehung zwischen Wirt und Parasit berücksichtigen.

7.6 Immunreaktionen bei Virusinfektionen

Auf die Bedeutung zirkulierender Antikörper und zellvermittelter Immunreaktionen bei der Abwehr viraler Infektionen wurde schon Anfang dieses Kapitels hingewiesen (S. 122). Im Fall einer verminderten zellvermittelten Immunität können Virusinfektionen einen ungewöhnlichen und lange andauernden Verlauf nehmen. Derartige „slow-virus infections" werden im Kap. 19 noch näher besprochen; sie sind in Verbindung mit neurologischen Krankheiten wie der subakuten sklerotischen Panenzephalitis und der multiplen Sklerose von besonderer Bedeutung.

7.7 Der Nachweis mikrobieller Antigene im Gewebe und anderen Proben

Der Nachweis von mikrobiellen Antigenen in verschiedenen Proben ist von zunehmender Bedeutung für eine schnelle Diagnose von infektiösen Krankheiten. Die Kultivierung von Viren ist oft sehr zeitaufwendig, und Diagnosen werden bei Verwendung dieser Kulturtechniken oft zu spät gestellt, um für unmittelbare klinische Maßnahmen herangezogen werden zu können. Folglich stellt der Nachweis viraler Antigene im Rahmen der Diagnose von akuten Virusinfektionen einen bedeutsamen Fortschritt dar. Für die direkte Identifizierung dieser Antigene z. B. im Sputum bedient man sich der Immunfluoreszenz, bei der markierte Antikörper gegen entsprechende Virusantigene eingesetzt werden.

Ein anderes Beispiel ist der Nachweis von Polysaccharid-Antigenen im Liquor unter Verwendung der einfachen Gegenstromelektrophorese, bei der z. B. spezifische Antikörper gegen Meningokokkenpolysaccharide als Testreagenzien verwendet werden. Der positive Nachweis eines mikrobiellen Antigens deutet immer darauf hin, daß der dazugehörige Mikroorganismus in der Körperflüssigkeit oder Körperregion anwesend ist. Ein weiterer Vorteil dieser Methode liegt darin, daß der beteiligte Bakterien-Typ auch dann schnell identifiziert werden kann, wenn aufgrund einer ungenügenden Antibiotikatherapie eine Bakterienkultur schwer zu etablieren ist.

8 Immundefekte

Immundefekte zeichnen sich durch ein erhöhtes Infektionsrisiko aus, und bei den schwersten Formen können die Infektionen während des ersten Lebensjahres zum Tod führen. Immundefekte lassen sich in drei Haupttypen unterteilen:

Humorale Immundefekte mit einer verminderten Bildung von zirkulierenden Antikörpern; die Ursachen sind Funktionsmängel bei B-Lymphozyten oder ihren Vorläufern.

Zelluläre Immundefekte mit abgeschwächten oder fehlenden zellvermittelten Immunreaktionen; die Ursachen sind Funktionsmängel bei T-Lymphozyten oder ihren Vorläufern.

Kombinierte Immundefekte mit Funktionsmängeln bei der humoralen und zellulären Immunantwort.

Bei den gravierendsten Formen der Immundefekte sind das B- und T-Zellsystem praktisch vollständig funktionsunfähig. Es gibt auch selektive Immundefekte, bei denen nur eine Immunglobulinklasse oder die Antwort auf ein bestimmtes Antigen betroffen ist. Weiterhin werden quantitative Unterschiede beobachtet, so daß bestimmte Immunreaktionen entweder nur mittelmäßig oder stark abgeschwächt sind. Die primären Immundefekte sind meistens erblich, während die sekundären Immundefekte im Zusammenhang mit anderen Krankheiten oder der Behandlung mit gewissen Medikamenten auftreten.

8.1 Experimentelle Modelle

Die experimentellen Modelle erwiesen sich als besonders wertvoll bei der Untersuchung der Dichotomie des Immunsystems. Die klassischen Experimente wurden zuerst und beinahe ausschließlich an neonatal thymektomierten Mäusen durchgeführt. Nach einem derartigen Eingriff tritt bei den Tieren ein typischer zellulärer Immundefekt mit Lymphopenie und fehlenden zellulären in vivo oder in vitro Immunreaktionen auf, während die Antikörperbildung gegen die thymusunabhängigen Antigene (s. S. 39) nicht betroffen ist und in den lymphatischen Geweben normale Plasmazellkonzentrationen vorliegen. Derartige Immundefekte können durch die Übertragung von Thymusgewebe vollständig revertiert werden. Detaillierte immunologische Studien haben ergeben, daß die thymusabhängigen T-Lymphozyten (Thymuszellen) gewisser Mausstämme ein spezifisches Zellmembranantigen tragen, das Theta-Antigen genannt wird. Nach einer neonatalen Thymektomie verschwinden die thetapositiven Zellen fast vollständig aus dem peripheren Blut und den peripheren Organen.

Ein anderes experimentelles Tiermodell ist die „nackte Maus“ (nude mice), bei der eine angeborene Thymusaplasie vorliegt. Immunologisch gesehen verhalten sich diese Mäuse praktisch identisch zu den neonatal thymektomierten Mäusen. Zusätzlich zu den experimentellen Mausmodellen trugen besonders die an Hühnern durchgeführten Experimente dazu bei, die Aufspaltung des Immunsystems in das B- und das T-Zellsystem zu illustrieren und die verschiedenen Immundefekte zu charakterisieren. Die Hühner besitzen einen Thymus, der funktionell dem der Säugetiere entspricht. Zusätzlich haben die Hühner noch ein anderes Organ, die Bursa Fabricii, die einen engen Bezug zum Darmsystem hat. Wird noch jungen Hühnern der Thymus entfernt, entwickelt sich bei den Tieren ein isolierter T-Zelldefekt mit einer fehlenden zellulären in vivo und in vitro Immunantwort und mit der Abwesenheit von T-Lymphozyten in den thymusabhängigen Bereichen der lymphatischen Gewebe. Diese Befunde entsprechen vollständig denen, die bei neonatal thymektomierten Mäusen und bei Patienten mit isolierten zellulären Immundefekten beobachtet werden.

Die humoralen Immundefekte treten bei Hühnern nach einer frühen Entfernung der Bursa Fabricii auf. Diese Tiere haben nur geringe Konzentrationen an Immunglobulinen und Antikörpern in ihrem Serum und bilden nach Immunisierungen praktisch keine Antikörper. Weiterhin haben sie keine B-Lymphozyten und Plasmazellen in den bursaabhängigen Bereichen der Lymphorgane. Auch diese Befunde entsprechen vollständig denen, die bei Patienten mit isolierten humoralen Immundefekten auftreten.

8.2 Humorale Immundefekte beim Menschen

Der Prototyp für den primären humoralen Immundefekt ist die Brutonsche Form der Agammaglobulinämie, die geschlechtsgebunden (X-Chromosom) rezessiv vererbt wird und folglich nur bei männlichen Nachkommen auftritt. Die typischen immunologischen Befunde sind:

1. Das vollständige Fehlen von sowohl zirkulierenden B-Lymphozyten als auch B-Lymphozyten und Plasmazellen in den Lymphknoten, der Milz und anderen Lymphorganen.
2. Sehr geringe Immunglobulinkonzentrationen im Serum. Die Abb. 48 zeigt das Ergebnis der Agarosegelelektrophorese von dem Serum eines Patienten mit Brutonscher Agammaglobulinämie, bei der die Gammaglobulinbande vollständig fehlt; als Kontrollen dienten ein normales Serum und ein Serum mit polyklonaler Hypergammaglobulinämie.
3. Das Fehlen von Allohämagglutininen, die aufgrund des ABO-Types vorhanden sein sollen, das Fehlen von bestimmten heterophilen Agglutininen, die praktisch bei allen normalen Individuen vorkommen, und das Fehlen einer gezielten Antikörperbildung nach der Stimulation mit Antigenen wie z. B. Diphtherie- und Tetanustoxoiden.

Alle diese defekten Funktionen gehören zum B-Zellsystem und zur humoralen Immunantwort. Im Gegensatz dazu sind der Thymus, die Menge an zirkulierenden T-Lymphozyten, die thymusabhängigen Bereiche der Lymphorgane und die zellulären Immunantworten normal.

Kinder, die diesen Immundefekttyp haben, sind aufgrund der Schutzwirkung

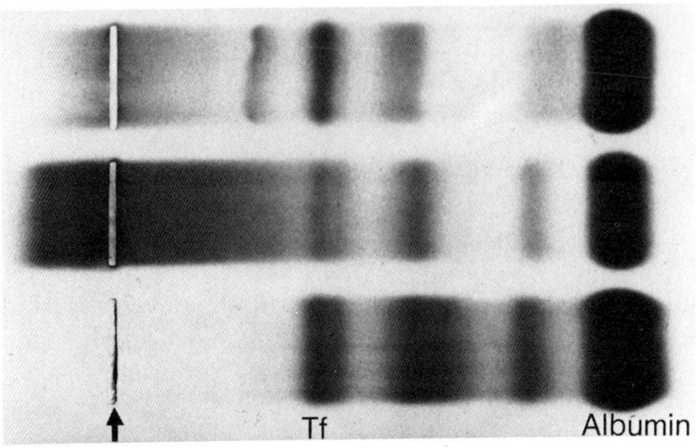

Abb. 48 Der Nachweis einer Agammaglobulinämie mit Hilfe der Agarosegelelektrophorese. Der Pfeil kennzeichnet die Auftragestelle, und die Anode liegt rechts neben der Albuminbande. Tf bezieht sich auf die Transferrinbande. Die Immunglobuline kommen zu beiden Seiten der Auftragestelle zu liegen. Das oberste Serum stammt von einem normalen Individuum. Das mittlere Serum kommt von einem Patienten mit polyklonaler Hypergammaglobulinämie (chronische Lebererkrankung) und zeichnet sich durch eine deutlich erhöhte Konzentration der Immunglobuline aus. Das untere Serum stammt von einem Patienten mit Agammaglobulinämie, bei der die γ-Globulinbande fehlt

der von der Mutter übertragenen Antikörper in den ersten 4–6 Monaten kaum gefährdet. Wenn die Symptome auftreten, werden zuerst sich wiederholende und schwere fiebrige Infektionen beobachtet, wie die Sinusitis, Pneumonie, Otitis und bakterielle Meningitis. Gewöhnlich zeigen Virusinfektionen einen normalen Verlauf; eine Ausnahme bildet die Virushepatitis, die sehr gravierende Formen annehmen kann. Bei den Patienten mit der Brutonschen Form der Agammaglobulinämie treten auch öfters gewisse Autoimmunerkrankungen auf, wie z. B. die rheumatoide Arthritis, die jedoch in Bezug auf die immunologischen Befunde völlig unterschiedlich ist von der klassischen rheumatoiden Arthritis (s. S. 213 ff).

In einigen speziellen Fällen von humoralen Immundefekten treten gerade bei Kindern und bisweilen auch bei Erwachsenen B-Lymphozyten im peripheren Blut auf. In solchen Fällen sind auch enorme Mengen an Suppressor-T-Zellen anwesend, die die relevanten B-Lymphozyten in ihrer Reifung zu ausdifferenzierten, antikörpersynthetisierenden Plasmazellen inhibieren. Bisweilen läßt sich durch die Gabe von Immunglobulinen das exzessive Auftreten der Suppressorzellen einschränken.

In der Zwischenzeit konnten auch *selektive Immundefekte* mit stark erniedrigten Konzentrationen spezieller Immunglobulinklassen identifiziert und genau charakterisiert werden. Der klinisch wichtigste Typ ist die isolierte IgA-Defizienz. Obwohl ihre Frequenz mit 1:700 relativ hoch ist, zeigen die entsprechenden Individuen keine Symptome. Manche Personen mit IgA-Defekt haben jedoch eine erhöhte Infektionsanfälligkeit, wobei die sinopulmonalen Infektionen im Vordergrund stehen. Zusätzlich sind noch mehrere Krankheitsgruppen mit dem erhöhten Vorkommen eines IgA-Defektes assoziiert; z. B. einige Autoimmunerkrankungen wie die rheumatoide Arthritis, der systemische Lupus erythematodes und die Thyreoiditis. IgA-Defekte treten auch in Zusammenhang mit vielen Erkrankungen der Eingeweide auf, z. T. in Form knotiger lymphoider Hycrplasien des Ileums (Ileitis), bei der neben der IgA- und IgM-Defizienz eine erhöhte Neigung zu Infektionen und zur Diarrhoe besteht. Im Stuhl tritt regelmäßig ein spezieller Mirkoorganismus auf, der Lamblia intestinalis. Auch die Steatorrhoe kann mit einer IgA-Defizienz gekoppelt sein, jedoch tritt sie auch bei Personen mit normalem IgA-Spiegel auf. IgA-Defekte kommen häufig in Verbindung mit der Ataxia teleangiectatica, Defektzuständen in anderen Immunglobulinklassen und zellulären Immundefekten vor (s. S. 141).

Isolierte IgD-Defekte treten ebenfalls relativ häufig auf, oft auch zusammen mit IgA-Mangelzuständen. Isolierte IgM- oder IgG-Defekte sind sehr selten; jedoch sind Defekte in gewissen IgG-Subklassen beschrieben worden.

Die Pathogenese humoraler Immundefekte ist nur zum Teil bekannt. Den Patienten mit Agammaglobulinämie fehlen fast vollständig Lymphozyten mit membrangebundenen Immunglobulinen im peripheren Blut, jedoch sind auch Ausnahmen zu dieser Regel bekannt. Ein humoraler Immundefektzustand kann durch eine grundlegende Störung in der Entwicklung von B-Lymphozyten verursacht werden, so daß in solchen Fällen keine Lymphozyten mit membrangebundenen Immunglobulinen vorhanden sind. Dies ist das typische Bild für die Brutonsche Agammaglobulinämie. Defekte können auch bei der Differenzierung von B-Lymphozyten zu vollentwickelten Plasmazellen auftreten. In solchen Fällen beobachtet man eine verminderte humorale Immunität mit einer normalen oder erhöhten Anzahl an B-Lymphozyten im peripheren Blut.

Die Individuen mit isolierter IgA-Defizienz haben häufig eine normale Anzahl an Lymphozyten mit membrangebundenen IgA-Molekülen, und unter bestimmten experimentellen Bindungen können diese Zellen in vitro zur IgA-Synthese aktiviert werden. Das ist ein Hinweis dafür, daß ein isolierter IgA-Defekt auf einer Störung der B-Lymphozytendifferenzierung beruhen kann. Einige der selektiven Immundefekte, die nur eine bestimmte Ig-Klasse oder Subklasse betreffen, können ebenfalls auf ein gestörtes Suppressor-/Helferzellverhältnis zurückgeführt werden.

8.3 Zelluläre Immundefekte beim Menschen

Der klassische primäre zelluläre Immundefekt zeigt die folgenden typischen Merkmale:

1. Ein partielles oder vollständiges Fehlen von T-Lymphozyten im peripheren Blut mit einhergehender schwerer Lymphopenie;

2. eine beträchtliche Thymushypoplasie und eine verringerte Anzahl an Lymphozyten in den thymusabhängigen Bezirken der peripheren Lymphorgane, z. B. der Milz und den Lymphknoten;

3. eine verminderte Fähigkeit, zelluläre Immunantworten in vivo durchzuführen, einschließlich des Unvermögens der Transplantatabstoßung;

4. eine stark verminderte Antwort bei den in vitro Reaktionen, die zur Bestimmung der zellulären Immunität herangezogen werden.

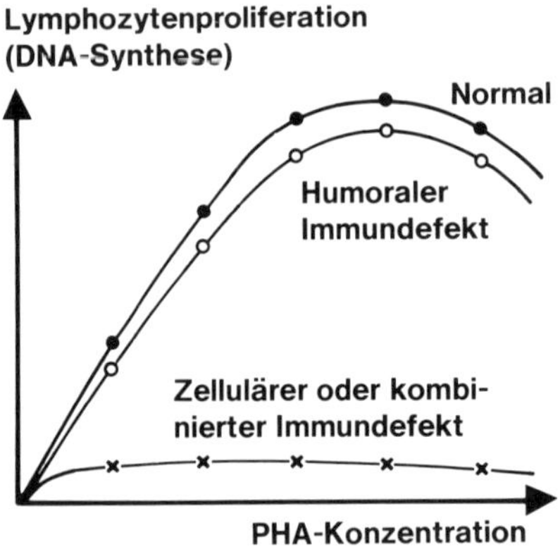

Abb. 49 Die Reaktion peripherer Lymphozyten auf eine Stimulation mit PHA. Bei einem normalen Individuum und bei einem Patienten mit humoralem Immundefekt antworten die Lymphozyten mit einer deutlichen Zellteilung und DNA-Synthese. Die untere Kurve zeigt die Reaktion von Lymphozyten aus Patienten mit schweren zellulären oder kombinierten Immundefekten. Bei ihnen beobachtet man eine deutlich verminderte oder sogar fehlende Antwort gegenüber PHA, was auf eine Störung im T-Zellsystem schließen läßt

Im Gegensatz zu der beträchtlich verminderten T-Zellreaktivität und zellulären Immunantwort haben die Patienten mit isolierten zellulären Immundefekten normale Konzentrationen an zirkulierenden Immunglobulinen, eine normale Anzahl an Plasmazellen und B-Lymphozyten und eine normal entwickelte Fähigkeit, nach einer antigenen Stimulation spezifische Antikörper zu synthetisieren (besonders gegen thymusunabhängige Antigene).

Die Abb. 49 zeigt die zelluläre in vitro Antwort Phytohämagglutinin (PHA) stimulierter Lymphozyten, eine Methode, die routinemäßig zur in vitro Bestimmung der T-Zellreaktivität herangezogen wird. Die Zellen von normalen Individuen und Patienten mit isolierten humoralen Immundefekten zeigen über einen weiten Bereich verschiedener PHA-Konzentrationen eine starke und signifikante Antwort. Liegt jeoch ein isolierter zellulärer Immundefekt vor, fehlt die PHA-Antwort fast vollständig. Diese mit Mitogenen durchgeführten Untersuchungen liefern wichtige Informationen zur Bestimmung und Charakterisierung von Immundefekten.

Die klassischen Beispiele für selektive zelluläre Immundefekte sind das Nezelof-Syndrom und das Di George-Syndrom. Klinisch zeigt der Patient ein beträchtlich erhöhtes Infektionsrisiko, vor allen Dingen gegenüber intrazellulären Mikroorganismen wie Viren, Pilzen und Mykobakterien, bei denen die Resistenz weitgehend von zellulären Immunreaktionen abhängt.

Obwohl die neuen antigenen Markersysteme, die eine Unterscheidung der T-Zellsubpopulationen in Helfer- und Suppressorzellen ermöglichen, sehr zum Verständnis immunregulatorischer Phänomene beigetragen haben, erbrachten sie keine neuen Informationen im Bezug auf die Charakterisierung und Klassifizierung der T-Zell-Immundefekte. Unter Verwendung der neuesten T-Zell-Marker (z. B. T4 und T5) ließen sich in einigen besonderen Fällen von Immundefekten veränderte Konzentrationen an Helfer- und Suppressorzellen nachweisen.

8.4 Kombinierte Immundefekte beim Menschen

Primäre kombinierte Immundefekte führen zu einem beträchtlichen Verlust der Fähigkeit, humorale und zelluläre Immunantworten durchzuführen. Den

Patienten fehlen in ihren sekundären Lymphorganen fast vollständig T-Lymphozyten, B-Lymphozyten und Plasmazellen, und die primären Lymphorgane sind stark hypoplastisch.

Die Konzentrationen aller Immunglobulinklassen sind beträchtlich verringert, und die Immunisierung mit verschiedenen Antigenen, die normalerweise eine Antikörperbildung induzieren, führt zu keiner immunologischen Antwort. Die Patienten sind absolut unfähig, in vivo zelluläre Immunreaktionen durchzuführen, und ihre Lymphozyten können in vitro nicht zu einer erhöhten DNA-Synthese angeregt werden. Die kombinierten Immundefekte manifestieren sich klinisch in Form einer lymphopenischen Agammaglobulinämie, die früher als „Schweizer Typ der Agammaglobulinämie" bezeichnet wurde. Das Krankheitsbild wird durch wiederholte und sehr schwere Infektionen mit Viren, Pilzen, Mykobakterien und anderen Bakterientypen beherrscht. Die Pilzinfektionen werden hauptsächlich durch Candida albicans und Pneumocystis carinii verursacht, die Pneumonien hervorrufen können. Weiterhin treten häufig Dystrophien und Symptome im gastrointestinalen Trakt mit Diarrhoen auf. Charakteristisch ist der sehr frühe Beginn, und die Patienten zeigen im Verlauf der neonatalen Phase keine normale Gewichtszunahme.

Kombinierte Immundefekte treten auch häufig im Zusammenhang mit der Ataxia teleangiectatica auf, die oft von einem isolierten IgA-Defekt begleitet ist (s. o.).

Das Wiskott-Aldrich-Syndrom repräsentiert eine andere Form des kombinierten Immundefekts. Es tritt immer nur bei Jungen auf, und die Symptome beinhalten Exantheme, Neigungen zu Blutungen aufgrund einer Thrombozytopenie und wiederholt auftretende schwere Infektionen mit einhergehender Diarrhoe. Immunologisch zeigen die Patienten eine verminderte Bildung von Antikörpern gegen Polysaccharidantigene, während ihre Antwort gegen Proteinantigene praktisch normal ist. Zusätzlich besteht noch ein zellulärer Immundefekt mit einer verringerten Reaktionsfähigkeit bei intrakutanen Tests (Hauttests), eine abgeschwächte Transplantatabstoßung und eine fehlende in vitro Reaktivität in der gemischten Lymphozytenkultur (s. S. 112). Die Antwort gegen gewisse unspezifische Mitogene, z. B. PHA, ist jedoch fast normal.

8.5 Sekundäre Immundefekte

Die schwersten humoralen, zellulären oder kombinierten Immundefekte werden oft als primäre Formen bezeichnet. In den meisten Fällen sind sie genetisch determiniert. Die Brutonsche Form der Agammaglobulinämie ist X-Chromosom-gebunden und wird rezessiv vererbt. Die schweren Formen der kombinierten Immundefekte gehören zwei verschiedenen Typen an, die entweder X-Chromosomen-gebunden oder autosomal rezessiv vererbt werden, die aber das gleiche klinische Bild zeigen. Der bei dem Di George-Syndrom auftretende zelluläre Immundefekt beruht auf einer fehlenden Entwicklung des Thymus und der Parathyreoidea, jedoch ist die zugrundliegende Ursache für diese Mißbildung völlig unbekannt.

Sekundäre Immundefekte treten auch im Verlauf solcher Krankheiten als

Komplikationen auf, die das Immunsystem schädigen, wobei jedoch die humorale und die zelluläre Immunität unterschiedlich stark beeinflußt sein können.

Die Zerstörung von lymphoidem Gewebe. Sekundäre Immundefekte können zusammen mit den malignen Erkrankungen auftreten, die immunologisch aktives Gewebe zerstören. Die Myelomatose, die durch eine maligne Proliferation gewisser B-Lymphozyten und Plasmazellklone charakterisiert ist, manifestiert sich in einer verminderten Bildung von normalem IgG (s. S. 149) und führt zu einem sekundären humoralen Immundefekt, während die T-Zellfunktionen gewöhnlich intakt bleiben. Bei der Lymphogranulomatose tritt ein sekundärer zellulärer Immundefekt auf. Im Frühstadium ist er gewöhnlich harmlos, schreitet aber im Verlauf der primären Krankheit schnell fort, die eine direkte Folge der Zerstörung von normalen T-Lymphozyten-abhängigen Bezirken durch Tumorgewebe ist. Eine ähnliche Erklärung kann wahrscheinlich für die bei der Sarkoidose auftretende verminderte zelluläre Immunität herangezogen werden. Auch bei den fortgeschrittenen Verlaufsformen der chronischen lymphatischen Leukämie tritt oft ein sekundärer Immundefekt auf. Da sekundäre Immundefekte einen Zusammenhang zu lymphoproliferativen Phänomenen zeigen, sollte bei den betroffenen Patienten komplizierende Infektionen vermieden werden.

Medikamentöse Behandlung. Sekundäre Immundefekte treten auch nach medikamentösen Behandlungen auf. Das gilt hauptsächlich für die Therapie mit zytostatischen Medikamenten zur Behandlung von malignen Erkrankungen und zur Verringerung des Abstoßungsrisikos nach Transplantationen. Als Folge von langanhaltenden zytostatischen Therapien nach Transplantationen ist die Tumorinzidenz wahrscheinlich deshalb stark erhöht, weil die immunologische Überwachungsfunktion geschädigt wurde, für die hauptsächlich das T-Zellsystem verantwortlich ist.

Andere Ursachen. Sekundäre Immundefekte werden auch im Zusammenhang mit der Nephrose beobachtet, bei der beträchtliche IgG-Mengen in den Urin abgegeben werden, sowie auch bei der Dystrophia myotonica, die durch einen erhöhten Katabolismus gekennzeichnet ist.

Sekundäre Immundefekte können auch für spezielle Infektionen schwerwiegende Komplikationen darstellen. Das gilt hauptsächlich für Virusinfektionen, z. B. die Masern und die Malaria. Spezifische Immundefekte treten auch in Zusammenhang mit chronischen Infektionen auf und können den Krankheitsverlauf beträchtlich verschlimmern (s. S. 128).

8.6 Die Bedeutung der frühen Diagnose

Obwohl Immundefekte relativ selten vorkommen, ist es dennoch wichtig, zu einem frühen Zeitpunkt eine sichere Diagnose zu stellen. Heutzutage stehen uns mehrere Möglichkeiten zur Verfügung, um die gravierendsten und wichtigsten Formen der Immundefekte mit Hilfe von Lymphozytenmarkern und funktionellen Tests mit Lymphozyten (s. S. 111ff) frühzeitig zu erkennen. Die

Tabelle 10 Die wichtigsten immunologischen Befunde bei bestimmten primären Immundefekten

	Humorale Antwort			Zelluläre Antwort		
	B-Lymphozyten	Immunglobuline	Antikörpersynthese	T-Lymphozyten	verzögerte Überempfindlichkeit	T-Zellenantwort in vitro
B-Lymphozytendefekt (Brutonsche Agammaglobulinämie)	–	–	–	+	+	+
T-Lymphozytendefekt (Di George-Syndrom)	+	+	±	–	–	–
Stammzelldefekt (Kombinierte Defekte)	–	–	–	–	–	–
Wiskott-Aldrich-Syndrom	±	±	±	–	–	±
Ataxia teleangiectatica	±	±	±	–	–	–

+ bezeichnet eine normale Funktion; – bezeichnet eine defekte oder verminderte Funktion; ± bezeichnet eine variierende Funktion

wesentlichen Eigenschaften der verschiedenen Immundefekttypen sind in der Tab. 10 aufgelistet. Bei den humoralen Immundefekten sind die Immunglobulinkonzentrationen stark erniedrigt, und die Patienten sind nicht in der Lage, nach der Immunisierung mit bestimmten Antigenen Antikörper zu synthetisieren, während die zellulären Immunreaktionen normal ablaufen. Bei den zellulären Immundefekten liegt ein umgekehrter Sachverhalt vor, d. h., daß die humoralen Immunantworten normal sind und daß die zellulären Immunantworten abgeschwächt sind. Bei speziellen Syndromen, wie dem Wiskott-Aldrich-Syndrom oder der Ataxia teleangiectatica, sind die zellulären Immunreaktionen oft nur deshalb in abgeschwächter Form vorhanden, weil die humorale Immunität unterschiedlich stark beeinflußt sein kann (siehe oben). Für die Diagnose von Immundefekten während des neonatalen Lebensabschnittes sind die Untersuchungen der lymphozytären Membranmarker und die in vitro Stimulation von Lymphozyten von besonderer Bedeutung. Derartige Untersuchungen ermöglichen eine exakte Diagnose, noch bevor der Patient schwere klinische Symptome zeigt, und sowohl die therapeutischen Möglichkeiten als auch die Prognose werden dadurch beträchtlich verbessert. Da ernsthafte Komplikationen entstehen können, wenn ein Immundefekt nicht erkannt wird, ist gerade eine frühzeitige Diagnose von essentieller Bedeutung.

Impfungen können für Kinder mit Immundefekten sehr gefährlich sein, besonders wenn Lebendvakzine wie Polio-, Masern-, Variola und BCG-Impfstoffe verwendet werden. Die Variolavakzine können zu generalisierten Impfschäden und sogar zum Tod führen.

Es ist bereits gefährlich, Kleinkindern mit schweren Immundefekten Bluttransfusionen zu geben. Eine frische Blutkonserve enthält eine genügende

Menge lebender, immunologisch kompetenter kleiner Lymphozyten, um starke „graft-versus-host“-Reaktionen zu verursachen (s. S. 282f).

Bei der Rekonstitution zellulärer Immundefekte werden wesentlich bessere Ergebnisse erzielt, wenn die Transplantation zu einem Zeitpunkt erfolgt, zu dem der Patient noch keine massiven Infektionen und Dystrophien hatte. Besonders bei denjenigen Familien, in denen bereits Individuen mit zellulären Immundefekten vorkamen, sollten die Untersuchungen sehr sorgfältig durchgeführt werden, um mögliche zelluläre Immundefekte noch vor dem Auftreten klinischer Symptome zu entdecken; das sollte allerdings mit den oben beschriebenen immunologischen Techniken möglich sein.

8.7 Immunologische Behandlung

Humorale Immundefekte werden heutzutage hauptsächlich mit Hilfe der regulären, parenteralen Gabe von Immunglobulinen behandelt; hierfür werden meistens kommerziell erhältliche IgG-Präparationen verwendet. Als Ausgangsmaterial dienen die Seren von einer großen Anzahl von Blutspendern, so daß die Präparate eine genügend hohe Konzentration regulärer Immunantikörper enthalten. Da die Halbwertszeit des IgG etwa drei Wochen beträgt, ist es notwendig, alle drei bis vier Wochen derartige Injektionen zu wiederholen. Sie werden gewöhnlich intramuskulär und nicht intravenös verabreicht, da die IgG-Präparate aggregierte Immunglobuline enthalten können, die das Komplementsystem aktivieren. Die regelmäßige Gabe von Immunglobulinen führt bei den meisten Patienten zu einem wesentlich verbesserten Immunstatus und zu einer beträchtlich erhöhten Infektionsresistenz. Verschiedentlich wird jetzt auch eine Substitutionstherapie angewendet, bei der Plasma intravenös appliziert wird.

Die Therapie zellulärer Immundefekte ist wesentlich schwieriger: in der Vergangenheit bestanden die therapeutischen Maßnahmen in der Transplantation von Thymusgewebe oder Knochenmark. Dabei liegt die größte Schwierigkeit in der „graft-versus-host“-Reaktion (s. S. 282f), die zum Tode der Patienten führen kann. Durch die Verwendung von vollständig LD-kompatiblen Spendern (s. S. 287) kann bei der Knochenmarkstransplantation das Risiko einer „graft-versus-host“-Reaktion gering gehalten werden, so daß eine völlige Rekonstitution des Immunsystems erreicht werden kann und der Patient wieder eine normale Resistenz gegen Infektionen ausbildet.

Therapien mit Hilfe des Transferfaktors (s. S. 116) wurden ebenfalls vereinzelt durchgeführt, um zelluläre Immundefekte zu heilen, jedoch sind die Ergebnisse noch sehr zweifelhaft.

8.8 Andere Krankheiten mit einer erniedrigten Resistenz gegenüber Infektionen

Eine verminderte Infektionsresistenz kann auch durch andere Ursachen als Immundefekte hervorgerufen werden, da noch andere Mechanismen als

Immunreaktion für die Abwehr von Infektionen wichtig sind. Bei der Granulozytopenie ist die Phagozytose beträchtlich abgeschwächt, was zu Symptomen führen kann, die denen der Immundefekte sehr ähnlich sind, besonders im Fall von ernsten bakteriellen Infektionen.

Auch bei den Patienten mit chronisch granulomatösen Krankheiten, bei denen die Granulozytenzahl mehr oder weniger normal ist, kann die phagozytotische Funktion abgeschwächt sein. Hierbei handelt es sich um einen funktionellen Defekt im Phagozytosemechanismus. Kürzlich konnte nachgewiesen werden, daß bei Menschen und Tieren isolierte Defekte von bestimmten Komplementfaktoren auftreten können. In einigen Fällen wurde bei diesen Individuen eine verminderte Infektionsresistenz und eine erhöhte Neigung zu Autoimmunerkrankungen beobachtet.

9 Proliferative Krankheiten im Immunsystem

9.1 Monoklonale und polyklonale Hypergammaglobulinämien

Die pathologische Proliferation von Zellen des Immunsystems führt aufgrund einer vermehrten Anzahl an antikörpersynthetisierenden Zellen oft zu sogenannten Hypergammaglobulinämien.

Sie lassen sich leicht mit Hilfe der Elektrophorese des entsprechenden Serums nachweisen, bei der eine verstärkte Proteinbande im Gammaglobulinbereich zu sehen ist. Man unterscheidet dabei hauptsächlich zwei Formen, die monoklonale und die polyklonale Hypergammaglobulinämie.

Der Begriff „Zellklon" bezeichnet die durch kontinuierliche Teilung aus einer ursprünglichen Einzelzelle entstandene Zellpopulation. So produzieren per definitionem alle Zellen eines Plasmazellklons dasselbe Protein. Daraus resultiert, daß es im Hinblick auf seine physikalischen und chemischen Eigenschaften überaus homogen ist und daß es in der Elektrophorese eine scharf begrenzte Bande zeigt. Liegen zwei verschiedene proliferierende Zellklone vor, sind in der Elektrophorese oft zwei scharfe, voneinander getrennte Banden zu sehen. Produzieren viele verschiedene Klone ungefähr dieselbe Menge an Proteinen, ist zwar das Syntheseprodukt eines jeden Klons homogen, die Mischung aus den verschiedenen Proteinen ergibt jedoch eine heterogene Molekülpopulation, was sich in der Elektrophorese durch das Auftreten einer diffus begrenzten Gammaglobulinbande manifestiert. Beispiele für diese verschiedenen Elektrophoresebefunde sind in der Abb. 50 dargestellt. Die Intensität der Gammaglobulinbande kann in verschiedenen Individuen mit einer polyklonal erhöhten Immunglobulinkonzentration beträchtlich variieren, so daß es bisweilen schwierig ist, nur mit Hilfe der Elektrophorese zwischen den beiden Formen, der monoklonalen oder der polyklonalen, zu unterscheiden. Jedoch mit Hilfe spezifischerer immunologischer Untersuchungen ist es dann in den meisten Fällen möglich, diese beiden Formen eindeutig zu bestimmen.

Da die monoklonale und die polyklonale Hypergammaglobulinämie jeweils einen völlig unterschiedlichen klinischen Hintergrund haben, ist es wichtig, zwischen den beiden Formen zu unterscheiden. Das Vorkommen monoklonaler Immunglobuline ist oft das Zeichen für eine maligne Proliferation von Plasmazellen, während polyklonale Hypergammaglobulinämien bei chronischen Infektionen auftreten, wie z. B. chronischen Lebererkrankungen und Erkrankungen des Bindegewebes. Ebenso ist auch die Identifizierung der Immunglobulinklasse des monoklonalen Proteins für die klinische Diagnose und die Festlegung der Prognose von entscheidender Bedeutung. Damit erbringen immunologische Untersuchungen derartiger Krankheiten wichtige Informationen für die Behandlung und die Verlaufskontrolle der erkrankten Patienten.

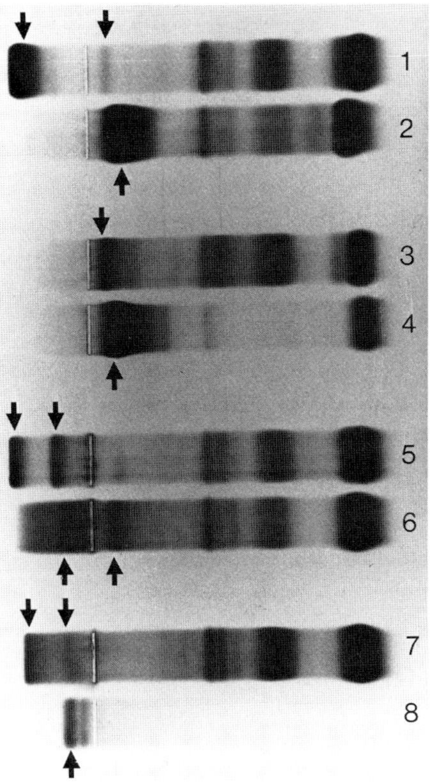

Abb. 50 Das Ergebnis einer Agarosegelelektrophorese, die zur Illustration der Veränderungen im Proteinmuster bei Patienten mit multiplem Myelom oder Makroglobulinämien durchgeführt wurde
1: Serum B.B. Die starke Bande gehört zu einem monoklonalen IgG-Immunglobulin vom Typ κ, die schmale Bande zu einem Bence-Jones-Protein. Das immunelektrophoretische Bild dieses Serums ist in der Abb. 51 dargestellt
2: Ein Serum mit monoklonalem IgA
3 und 4: Seren mit monoklonalem IgM (Makroglobulinämie)
Alle diese Seren zeigen eine deutlich erniedrigte Konzentration an polyklonalem IgG
5: Ein Serum mit zwei ausgeprägten Banden von monoklonalen IgG-Proteinen
6: Ein Serum mit zwei monoklonalen IgM-Proteinen. Die Banden sind nicht so ausgeprägt wie die bei Serum 5, da die Konzentrationen an polyklonalem IgG nicht vermindert ist
7: Ein Myelomserum mit kleineren Veränderungen im Proteinmuster. Im kathodischen Bereich zeigt sich ein monoklonales IgG von sehr geringer Konzentration. Die mehr im anodischen Bereich liegende Bande gehört zu einem Bence-Jones-Protein, das im konzentrierten Urin (8) extrem stark hervortritt

9.2 Untersuchungen des Urins und des Serums bei Hypergammaglobulinämien

Vor allen Dingen liefern die mit dem Serum des Patienten durchgeführten Agargelelektrophoresen wichtige Informationen über die beteiligten Immunglobuline; in erster Linie wird eine Unterscheidung der beiden Formen von Hypergammaglobulinämien ermöglicht, entweder der polyklonalen, die eine diffuse Bande zeigt, oder der monoklonalen, bei der eine oder mehrere scharfe Banden zu sehen sind (s. Abb. 50).

Ein wesentlich genauerer Nachweis der pathologisch monoklonalen Immunglobuline wird durch die Verwendung spezifischer Antikörper gegen κ- und λ-Ketten in der Immunelektrophorese erreicht, bei der eine lokale Verdickung der Präzipitationslinie auftritt, die einen mehr oder weniger scharfen Knick in Richtung der mit κ- oder λ-spezifischen Antikörpern gefüllten Rinne zeigt; das beruht darauf, daß jedes monoklonale Immunglobulin nur einen Leichtkettentyp hat. Weiterhin stellt die Immunelektrophorese die einfachste Technik zur Bestimmung der Immunglobulinklasse des monoklonalen Proteins dar. Ebenso wird die Agargelelektrophorese und die Immunelektrophorese unter Verwendung von konzentriertem Urin und spezifischen Antiseren gegen die verschiede-

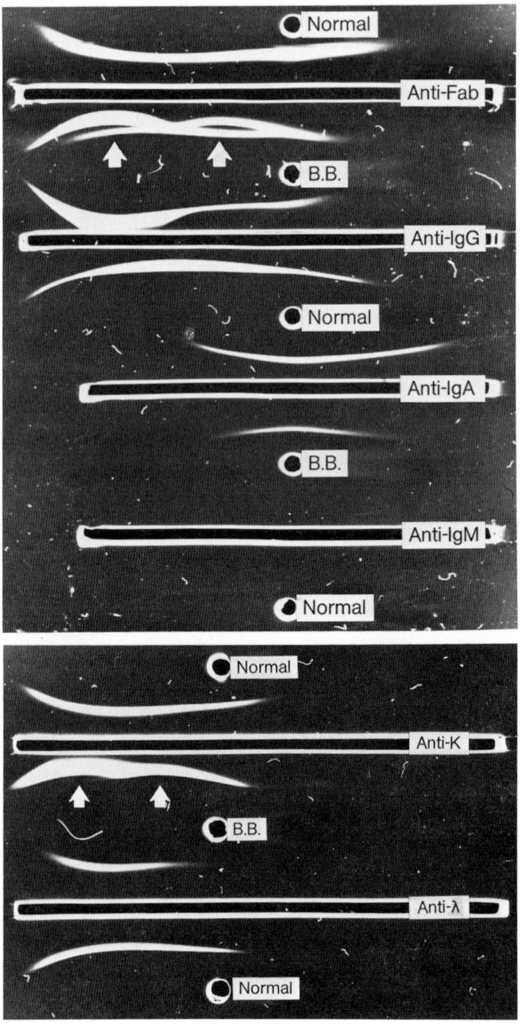

Abb. 51 Die Immunelektrophorese des Serums B. B. mit einem monoklonalen IgG-Immunglobulin vom Typ κ und einem κ-Bence-Jones-Protein. Weitere Befunde sind im Text näher erläutert

nen Leicht- und Schwerketten für den Nachweis von Bence-Jones-Proteinen eingesetzt, die freie monoklonale Leichtketten darstellen. Der erfolgreiche Nachweis von Bence-Jones-Proteinen ist eine starke Indikation dafür, daß die zugrundliegende Krankheit maligner Natur ist. Die Konzentration der einzelnen Immunglobulinklassen wird in den meisten Fällen mit Hilfe spezifischer Antiseren in der radialen Gelimmundiffusion oder der Rocket-Immunelektrophorese bestimmt (s. S. 77–82).

In der Abb. 51 ist das immunelektrophoretische Bild des Serums B.B. abgebildet, das von einem Patienten mit einem multiplen Myelom stammt. Bei der Verwendung von Antikörpern gegen Leichtketten (Anti-Fab) erhält man zwei pathologische Präzipitationslinien, die in der Abbildung durch die beiden Pfeile gekennzeichnet sind; hinter ihnen erkennt man eine langgestreckte Linie, die auf das Vorhandensein von polyklonalem IgG im Serum hindeutet. Die mit dem Anti-IgG erhaltene Präzipitationslinie ist etwa von ihrer Mitte an in Richtung der Anode dünner und kürzer als die mit dem normalen Serum erhaltene Bande; in Richtung der Kathode ist diese Präzipitationslinie beträchtlich dicker als die Kontrolle und knickt zum Antikörpertrog hin ab, während mit dem Anti-IgA und dem Anti-IgM auf dieser Seite keine Präzipitation erfolgt. Daraus läßt sich schließen, daß die am weitesten in Richtung der Kathode laufende pathologische Präzipitationslinie monoklonales IgG enthält. Weiterhin ist zu erkennen, daß die mit den Anti-IgA- und Anti-IgM-Antikörpern erzeugten Linien schwächer sind als bei der Kontrolle, was auf eine verminderte Konzentration an polyklonalem IgA und IgM im Serum B.B. schließen läßt. Das Protein, das mit den Antikörpern gegen Leichtketten eine pathologische Präzipitationslinie ausbildet, reagiert nicht mit den gegen die Schwerketten gerichteten Antikörpern. Die Untersuchungen des Urins ergaben, daß dieses Protein auch im Urin in Form eines elektrophoretisch homogenen Moleküls anwesend ist. Der untere Teil der Abbildung zeigt die Reaktion mit Anti-κ- und Anti-λ-Seren. Während das Anti-λ-Serum mit dem Serum B.B. eine schwächere Präzipitationsbande zeigt als mit einem Normalserum, führt das Anti-κ-Serum zu einer starken Bande mit zwei distinkten, konkaven Biegungen in Richtung des Antikörpers. Als Ergebnis der immunelektrophoretischen Untersuchungen kann zusammengefaßt gesagt werden, daß das Serum monoklonale IgG-Antikörper vom κ-Typ enthält, daß im Urin ein Bence-Jones-Protein vom κ-Typ vorhanden ist und daß die Serumkonzentration der anderen Immunglobuline erniedrigt ist. Dies sind die für ein multiples Myelom typischen Befunde.

9.3 Klinische Bedeutung von monoklonalen Hypergammaglobulinämien

Im Falle eines multiplen Myeloms, d. h. einer malignen Proliferation von Plasmazellen kommen monoklonale IgG-, IgA-, IgD- und IgE-Antikörper im Serum vor. Bei den meisten Patienten mit multiplem Myelom ist die Konzentration der elektrophoretisch heterogenen Immunglobuline erniedrigt, was sowohl für die anderen Immunglobulinklassen als auch für die Klasse gilt, der das monoklonale Protein angehört. Die verminderte Synthese polyklonaler Immunglobuline und spezifischer Antikörper erklärt weitgehend die reduzierte Resistenz gegen Infektionen, die bei derartigen Patienten häufig zu beobachten ist. Monoklonales IgM ist typisch für die Waldenström-Makroglobulinämie.

Bei der klinischen Diagnose der Makroglobulinämien ist noch zu beachten, daß auch dann monoklonale Immunglobuline im Serum vorkommen können, wenn keine maligne Proliferation von Plasmazellen oder ähnlichen Zelltypen vorliegt. Das kommt hauptsächlich bei älteren Patienten vor; ausgedehnte, in Schweden durchgeführte Studien haben ergeben, daß etwa 3% aller Personen über 70 Jahre im Serum monoklonale Immunglobuline in Konzentrationen aufweisen, die ausreichen, um in der normalen Elektrophorese nachgewiesen werden zu können, ohne jedoch die klinischen Anzeichen eines multiplen Myeloms zu zeigen. Die Differentialdiagnose ist häufig relativ schwierig durchzuführen und verlangt bisweilen eine längere Beobachtungsdauer. Die charakteristischen Merkmale des muliplen Myeloms sind die hohe Konzentration eines monoklonalen Proteins, ansteigende Konzentrationen dieses Proteins, eine erhöhte Anzahl von Plasmazellen im Knochenmark, eine erniedrigte Konzentration der anderen elektrophoretisch heterogenen Immunglobuline und eine Bence-Jones-Proteinurie. Befunde, die im Falle einer Makroglobulinämie gegen eine maligne Proliferation sprechen, sind eine niedrige Konzentration des monoklonalen Proteins, eine konstante Konzentration dieses Proteins über einen längeren Zeitraum ohne gleichzeitige Verabreichung von Zytostatika, eine normale Anzahl von Plasmazellen im Knochenmark, eine normale Konzentration der elektrophoretisch heterogenen Immunglobuline und keine Bence-Jones-Proteinurie. Diese verschiedenen Charakteristika sind in Tab. 11 noch einmal zusammengefaßt.

Bei vielen Patienten bleibt die Konzentration der monoklonalen Proteine für viele Jahre konstant, und es gibt keine Anzeichen für eine Progression dieses Zustandes. In wenigen Fällen kann sich jedoch nach einer langen Beobachtungszeit die Situation plötzlich ändern, es treten erhöhte Konzentrationen des monoklonalen Immunglobulins im Serum auf, und es zeigt sich das klinische Bild eines multiplen Myeloms einschließlich osteolytischer Läsionen und ein schneller maligner Verlauf. Der größte Teil der Fälle zeigt jedoch über viele Jahre einen stationären Verlauf, so daß man einen derartigen Zustand als „benigne monoklonale Gammopathie" bezeichnet.

Der Unterschied zwischen einer malignen Krankheit und einer benignen Gammopathie ist besonders auffällig, wenn im Serum monoklonales IgG oder IgA vorhanden ist. Ähnliche Verhältnisse liegen auch bei einem monoklonalen IgM vor, wobei die Unterschiede zwischen den beiden Formen weniger ausgeprägt sind, wahrscheinlich deshalb, weil die Waldenström Makroglobulinämie normalerweise einen weniger malignen Verlauf nimmt als das multiple Myelom.

Tabelle 11 Immunologische Befunde, die für die Differentialdiagnose zwischen einer malignen Proliferation von Plasmazellen (multiples Myelom) und einer benignen monoklonalen Gammopathie wichtig sind

	Multiples Myelom	Benigne monoklonale Gammopathie
Konzentration monoklonaler Proteine	ansteigend (ohne Behandlung), meistens sehr hoch	konstant, meistens niedrig
Konzentration von monoklonalem IgG	Werte über 30 mg/ml sind ein starker Hinweis für maligne Prozesse	< 20 mg/ml
Konzentration von monoklonalem IgA	meistens höher als 10 mg/ml	< 10 mg/ml
Konzentration polyklonaler Immunglobuline	erniedrigt, geringer als die Normalwerte	normal
Anzahl der Plasmazellen im Knochenmark	erhöht, oft mit atypischer Morphologie	normal, < 5 %
Bence-Jones-Proteinurie	häufig	sehr selten

Monoklonale Immunglobuline können oft auch dann im Serum vorkommen, wenn der Patient weder ein multiples Myelom noch eine Makroglobulinämie hat. Treten gleichzeitig auch noch andere Krankheiten auf, erhebt sich die Frage, ob zwischen der Krankheit und dem Auftreten des monoklonalen Proteins ein kausaler Zusammenhang besteht.

Ältere Personen, die im Serum ein monoklonales Protein haben, zeigen oft auch andere Formen maligner Krankheiten, so daß zwischen der Hyperglobulinämie und den Erkrankungen kein kausaler Zusammenhang bestehen muß.

Einige seltene Hautkrankheiten können oft mit dem Auftreten monoklonaler Proteine im Serum in Zusammenhang gebracht werden. Das gilt z. B. für die Pyoderma gangraenosum, deren auffallendes Merkmal darin besteht, daß alle fünf bisher beschriebenen monoklonalen Proteine ausschließlich der IgA-Klasse angehören. Die bei der Pyoderma gangraenosum auftretenden Läsionen sind oft chronisch infiziert, was einen ständigen Stimulus für die Synthese monoklonaler Proteine darstellen kann. Tierexperimente haben gezeigt, daß Antikörper gegen bakterielle Polysaccharide oft nur eine beschränkte Heterogenität zeigen oder nach der Immunisierung mit ganzen Bakterien sogar monoklonalen Charakter annehmen können. Dies trifft besonders für die aus Kaninchen isolierten Antikörper gegen Streptokokkenpolysaccharide und Klebsiellapolysaccharide zu. Auch beim Lichen myxödematosus erscheint im Serum oft monoklonales IgG. In den meisten Fällen handelt es sich um IgG-Moleküle mit der λ-Leichtkette, die eine sehr geringe elektrophoretische Mobilität haben. Es liegt die Vermutung nahe, daß dieses Protein mit Haut-Mukopolysacchariden reagiert und so zur Ausbildung der Läsionen beiträgt.

Monoklonale Immunglobuline treten auch im Serum einiger Patienten mit Immundefekten auf. Normalerweise kommen sie jedoch nur in niedrigen Konzentrationen vor und können sogar völlig verschwinden. Ihre Pathogenese ist oft unbekannt, und der Mechanismus ihrer Synthese ist wahrscheinlich von Patient zu Patient verschieden. Diese Befunde können bestimmten, im zentralen Nervensystem auftretenden Erscheinungen ähnlich sein, bei denen es zu einer lokalen Bildung von Antikörpern kommt, was in Kap. 19 noch näher beschrieben werden soll. Werden nach einer antigenen Stimulation die Antikörper nur durch eine kleine Gruppe immunologisch kompetenter Zellen gebildet, erhält man in der Immunelektrophorese wenige scharf begrenzte Banden gegen einen Hintergrund von schwachen, diffus angefärbten Zonen, die heterogene Immunglobulinmoleküle repräsentieren.

In manchen Fällen haben die monoklonalen Immunglobuline eine Bindungsaktivität, die in ihrer Stärke der Aktivität von spezifischen, im Verlauf von Immunisierungen gebildeten Antikörpern nahe kommt, was das Auftreten klinischer Symptome nach sich zieht. Ein klassisches Beispiel stellt das monoklonale IgM dar, das als Kälteagglutinin fungiert und damit für alle klinischen Symptome im Zusammenhang mit chronischen Kälteagglutininsyndromen verantwortlich ist (s. S. 181).

Sehr oft zeigen die monoklonalen IgM-Proteine eine starke Bindungsspezifität gegenüber bakteriellen Polysacchariden, jedoch ist noch nichts über die Ursache oder die klinische Bedeutung dieses Phänomens bekannt. Oft reagieren sie auch mit einfachen chemischen Verbindungen wie substituierten Benzolringen, z. B. Dinitrophenol (DNP). Im Falle einer Makroglobulinämie werden bisweilen auch ungewöhnliche Wirkungen von Medikamenten beobachtet, die auf die Interaktion mit dem monoklonalen IgM zurückzuführen sind. Es wurde beobachtet, daß bei einem Patienten mit einer Waldenström-Makroglobulinämie die Injektion eines bivalenten Röntgenkontrastmittels zu einem plötzlichen Kreislaufkollaps und zum Tode führte, da es zu einer immunologischen Reaktion dieser Verbindung mit dem Makroglobulin und als Folge davon zu einer massiven intravaskulären Präzipitation kam.

9.4 Unvollständige Immunglobulinmoleküle im Serum und im Urin

Bei einer normalen Plasmazelle ist die Synthese von Leicht- und Schwerketten mehr oder weniger aufeinander abgestimmt, so daß nur vollständige Immunglobulinmoleküle synthetisiert werden, wobei im Zytoplasma ein leichter Überschuß an freien Leichtketten herrscht (s. S. 67). Polyklonale freie Leichtketten sind in geringer Konzentration im normalen Serum und Urin vorhanden. Eine unausgeglichene Synthese mit einem ausgeprägten Überschuß an monoklonalen Leichtketten ist das typische Zeichen für eine maligne Krankheit. Wie bereits in der Abb. 51 dargestellt wurde, findet man beim multiplen Myelom komplette Immunglobuline wie auch Bence-Jones-Proteine. Aufgrund des großen Unterschiedes im Molekulargewicht werden nur die Bence-Jones-Proteine durch die intakten Glomeruli in den Urin abgegeben. Bei einer anderen Form produzieren die malignen Zellen nur Leichtketten; die Folge ist eine Hypogammaglobulinämie, und mit Hilfe empfindlicher Methoden, besonders der Immunelektrophorese in Verbindung mit Anti-$\varkappa$- und Anti-λ-Seren, lassen sich Bence-Jones-Protein auch im Serum nachweisen; im Urin kommen sie in wesentlich höheren Konzentrationen vor und können mit der Agargelelektrophorese und der Immunelektrophorese von konzentriertem Urin leicht identifiziert werden.

Bei einigen Patienten mit einer Waldenström-Makroglobulinämie können im Urin geringe Mengen eines Bence-Jones-Proteins oder Fab-Fragmentes von IgM-Molekülen erscheinen. Die immunelektrophoretische Untersuchung der Makroglobulinämie-Seren zeigt, daß die Präzipitationslinie gegenüber dem Anti-IgM wesentlich dicker als normal ist, und oft werden, wie in Abb. 52 dargestellt, in Richtung der Antikörperrinne zwei Banden beobachtet. In der Agarosegelelektrophorese zeigt dieses Serum lediglich eine scharf begrenzte, pathologische Bande. Die kathodisch verlaufende, kräftige Präzipitationslinie läßt sich auf die Reaktion mit dem monoklonalen 19S-IgM zurückführen. Der anodische Teil der Präzipitationslinie entsteht durch die Reaktion mit dem 7S-IgM, das eine monomere Untereinheit des Makroglobulins darstellt und das im Serum in geringen Konzentrationen vorkommt; es ist für die starke Präzipitation verantwortlich, da es wesentlich schneller in Richtung des Antikörpers diffundiert.

Es sind auch Fälle bekannt, bei denen nur die Schwerkette oder ein Teil der Schwerkette im Serum oder im Urin vorkommt. Für die Diagnose der Gamma-

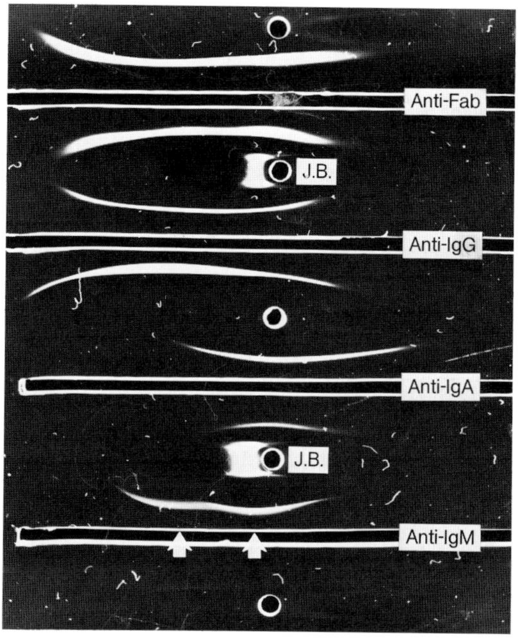

Abb. 52 Das immunelektrophoretische Bild des Serums von einem Patienten mit Makroglobulinämie

kettenkrankheit bedient man sich ebenfalls der Immunelektrophorese. Im Serum oder Urin derartiger Patienten erscheint ein relativ homogenes Protein, das nur mit Anti-γ-, aber nicht mit Anti-κ- oder Anti-λ-Seren reagiert, wodurch die alleinige Anwesenheit von Schwerketten und die Abwesenheit leichter Ketten demonstriert wird. Diese Patienten zeigen weiterhin vergrößerte Lymphknoten, Hepatosplenomegalie, lang andauernde Fieberperioden, aber keine osteolytischen Läsionen.

In dem Kapitel über die Synthese von Immunglobulinen wurden die Begriffe „splicing" und „silent sequences" bereits eingeführt und erläutert. Diese Mechanismen bzw. Eigenschaften bilden wahrscheinlich die molekulare Grundlage der Schwerkettenkrankheiten, hauptsächlich der Gammakettenkrankheit. Das auffallende strukturelle Merkmal besteht in einer internen Deletion innerhalb der γ-Kette; das bedeutet allerdings nicht, daß das gesamte Fab-Fragment fehlt. Die Synthese der Polypeptidkette beginnt regulär am aminoterminalen Ende und führt zur Bildung einer Polypeptidkette, die verschiedene Größen haben kann. Der sich anschließende Teil der Kette fehlt bei dieser Krankheit völlig. Er ist von variabler Größe, und die reguläre Sequenz beginnt an einer bestimmten, relativ konstanten Stelle der Schwerkette. Die dabei ablaufenden molekularen Vorgänge lassen sich unter Einbeziehung der neuesten Erkenntnisse über die Bedeutung der „silent intervening sequences" leicht erklären, da die Synthese der Polypeptidkette nach der Deletion genau an der Stelle wieder aufgenommen wird, wo ein neu zu transkribierender Genabschnitt anfängt. Ebenso zeigt die Alphakettenkrankheit charakteristische klinische Symptome. Die Krankheit ist hauptsächlich im Mittelmeergebiet verbreitet, und zusätzlich zu den Veränderungen bei den Immunglobulinen kommt es noch zur malignen Proliferation von Lymphozyten in der intestinalen Submukosa und zu ausgeprägten Malabsorptionen. Auch μ-Kettenkrankheiten sind bekannt. Das pathologische Protein besteht aus Fragmenten der μ-Kette, die in aggregierter Form im Serum, aber nicht im Urin vorkommen.

9.5 Chronisch lymphatische Leukämie und andere lymphoproliferative Krankheiten

Das wesentliche Merkmal der chronisch lymphatischen Leukämie (CLL) besteht darin, daß das Blut und das Lymphgewebe durch eine steigende Anzahl von Tumorzellen infiltriert ist, die von ihrer Morphologie her mit den kleinen Lymphozyten im peripheren Blut identisch sind. In den meisten Fällen der CLL tragen diese Lymphozyten die typischen membrangebundenen Immunglobuline. Ebenso besitzen diese Lymphozyten die Fähigkeit, aggregiertes IgG zu binden und tragen membrangebundene Rezeptoren für die Komplementkomponente C3, während sie keine Rosetten mit Schafserythrozyten bilden. Sie haben damit die typischen Eigenschaften der B-Lymphozyten (s. S. 8f). In den meisten Fällen tragen die Patientenlymphoyzten membrangebundenes IgM und nur in seltenen Fällen membrangebundenes IgG. Ähnlich wie bei den normalen B-Lymphozyten (s. S. 10f) kommt auch das IgD zusammen mit dem IgM in Form von oberflächenständigen Immunglobulinen vor. Eine Reihe von Untersuchungen hat gezeigt, daß diese Membranimmunglobuline monoklonalen Charakter haben. Bei einigen Patienten kommt es auch zum Auftreten mittelgradiger Konzentrationen von monoklonalem IgM im Serum. Das im Serum vorkommende Immunglobulin hat denselben Leichtkettentyp und dieselbe variable Region auf der Schwer- und Leichtkette wie das auf der Oberfläche gelegene Immunglobulin, so daß es wahrscheinlich direkt von diesen Zellen stammt.

Folglich läßt sich die CLL auf eine monoklonale Proliferation von B-Lymphozyten zurückführen. Im Verlauf der Krankheit entwickeln viele Patienten eine sekundäre Immundefizienz mit den Merkmalen einer Hypogammaglobulinämie. Die Ursache liegt wahrscheinlich in der Bildung von malignen B-Zellen, die nicht mehr in der Lage sind, zu immunglobulinproduzierenden Plasmazellen heranzureifen, so daß durch ihre ständige Akkumulation das normale B-Zellsystem supprimiert wird.

Es sind wenige Fälle der CLL bekannt, bei denen die leukämischen Zellen T-Zellmarker tragen. Bisher ist allerdings noch nicht klar, ob dieser Befund für die Prognose und die Auswahl zytostatischer Medikamente von Wichtigkeit ist.

Bei anderen lymphoproliferativen Krankheiten sind die Verhältnisse weniger klar. Bei dem Lymphosarkom kommt es in der späten Phase der Krankheit zu einem Anstieg der Lymphozytenzahl im peripheren Blut, wobei diese Zellen normalerweise B-Lymphozytencharakter haben. Bei dem Retikulumzellsarkom gibt es Anzeichen für B- und T-Zellproliferation. Bei der akuten lymphatischen Leukämie zeigen die blastoiden Zellen von Patient zu Patient unterschiedliche Oberflächenmarker. Das Gesamtbild ist immer noch ziemlich unklar, jedoch scheinen die momentanen Daten darauf hinzudeuten, daß zumindest in einigen Fällen die lymphoblastoiden Zellen typische B-Zell- oder T-Zellmembranmarker tragen. Die Patienten, deren periphere Lymphozyten diesem Typ angehören, haben meistens eine besonders schwierige Prognose. Es gibt aber auch andere Fälle, bei denen die leukämischen Blastzellen keine klassischen B- oder T-Zellmarker haben. Sie können jedoch auf ihrer Oberfläche das ALL-Antigen tragen, das für die Blastzellen der akuten lymphatischen Leukämie charakteristisch ist. In manchen Fällen tragen die lymphoblastoiden Zellen keine membrangebundenen Immunglobuline, sondern besitzen lediglich eine geringe Menge an zytoplasmatischen Immunglobulinen, hauptsächlich μ-Ketten. Diese Zellen stellen wahrscheinlich Vorläufer für B-Lymphozyten dar, so daß die dazugehörige Krankheit auch als „ prä-B-Zell-Leukämie“ bezeichnet wird. Es ist ziemlich wahrscheinlich, daß die akute lymphatische Leukämie im Hinblick auf den Ursprung der malignen Zellen eine stark heterogene Gruppe darstellt. Mit Hilfe von Suspensionszellkulturen konnten viele lymphoblastoide Zell-Linien von Patienten mit dem Burkitt-Lymphom etabliert werden. Die Zellen wachsen kontinuierlich, synthetisieren und sezernieren Proteine und haben die typischen Merkmale von B-Zellen, wie z. B. Immunglobuline auf ihrer Zellmembran.

Im Falle des Morbus Hodgkin gibt es immer noch eine Reihe von unklaren Befunden über die Beteiligung des Immunsystems. Die Struktur der befallenen Lymphknoten wird oft in einer histologisch polymorphen Art und Weise zerstört. Der Ursprung der Reed-Steinberg-Riesenzellen, die für diese Krankheit besonders charakteristisch sind, ist immer noch unklar. Die Zellen enthalten polyklonale Immunglobuline, die wahrscheinlich von der Zelle selbst nicht synthetisiert werden, sondern phagozytiertes Material darstellen. Die Zellen tragen auf ihrer Oberfläche Fc-Rezeptoren und sind wahrscheinlich mit den Makrophagen eng verwandt. Bei der elektrophoretischen Untersuchung des Serums zeigen sich oft eine Reihe von scharfen Banden im Gammaglobulinbereich, was auf das Vorkommen monoklonaler Immunglobuline in niederer Konzentration deutet. Speziell in der späten Phase der Krankheit zeigen die Patienten oft eine zelluläre Immundefizienz (s. S. 139ff). Bisweilen kann sie auch im Frühstadium zur Zeit der Anfangsdiagnostizierung auftreten. Verlaufsstudien haben gezeigt, daß derartige Patienten mit einer frühen zellulären Immundefizienz auf die Therapie schlechter ansprechen und eine ungünstigere Prognose haben.

Die Patienten mit Morbus Hodgkin haben gewöhnlich einen mittelschweren Immundefekt. Der Mechanismus seiner Entstehung ist nur zum Teil bekannt, jedoch deuten die neuesten Ergebnisse darauf hin, daß Prostaglandin produzierende Supressorzellen für die verminderte Antwort der Lymphozyten gegenüber PHA verantwortlich sind. Die Zugabe von Indomethacin zu PHA enthaltenden Lymphozytenkulturen dieser Patienten führte zur Wiederherstellung der normalen proliferativen Antwort, was auf eine Inaktivierung dieser speziellen Suppressorzellen zurückzuführen ist.

Die infektiöse Mononukleose ist eine akute, meistens sich selbst limitierende lymphoproliferative Krankheit, die durch die Infektion mit dem Epstein-Barr-Virus (EBV) verursacht wird. Die Krankheit zeichnet sich durch mehrere charakteristische immunologische Phänomene aus, hauptsächlich die hetrophilen Antikörper (s. S. 85) und die blastenförmigen lymphoiden Zellen im peripheren Blut. Sie stellen aktivierte T-Lymphozyten dar, die in vitro gegenüber EBV enthaltenden, transformierten lymphoblastoiden B-Lymphozyten zytotoxisch sind. Eine momentan weitgehend akzeptierte Hypothese besagt, daß die ausgedehnte T-Zellproliferation während der akuten Phase der infektiösen Mononukleose eine Autoimmunreaktion darstellt, in deren Verlauf die EBV-infizierten Zellen eliminiert werden.

10 Immunologische Gewebeschädigungen

In vielen Fällen ist das Ergebnis einer Immunantwort nicht nur die wirksame Abwehr einer Infektion, sondern es treten als unmittelbare Folge der Immunreaktionen auch oft Gewebeschädigungen auf. Im Falle von akuten Infektionen können sie ein notwendiger Bestandteil bei der Eliminierung des Antigens sein, wie z. B. bei den Masern oder bei Streptokokkeninfektionen. Im Falle von chronischen Infektionen kann der Wirt die Mikroorganismen nicht zerstören, so daß langanhaltende Immunreaktionen schwerwiegende Komplikationen hervorrufen und die Zerstörung von Organen oder Gewebe verursachen können. In anderen Fällen können die chronischen Immunreaktionen gegen körpereigene Antigene gerichtet sein, was ebenfalls zu schweren Gewebeschädigungen führt.

In der Abb. 53 sind die verschiedenen Reaktionsmöglichkeiten des Wirtes gegen ein fremdes Antigen schematisch dargestellt. Normalerweise ist das

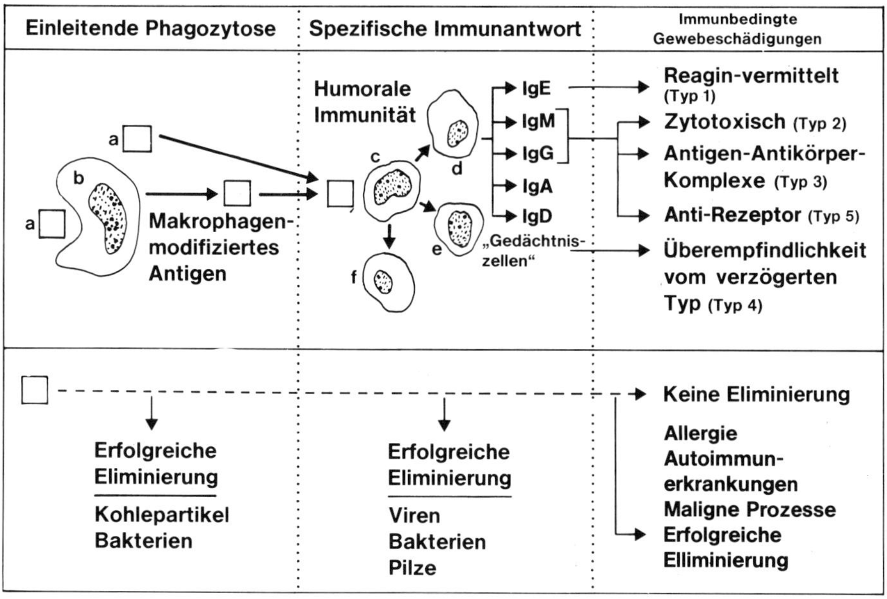

Abb. 53 Die Reaktion zwischen Antigen und Immunsystem. Das Antigen (a) dringt in den Organismus ein und stimuliert die immunkompetenten Lymphozyten (c) entweder direkt oder über eine Zusammenarbeit mit Makrophagen (b). Ein Teil der immunkompetenten Lymphozyten entwickelt sich zu Plasmazellen (d), die Antikörper produzieren, die wichtige Effektormoleküle bei verschiedenen Formen von immunologischen Gewebebeschädigungen darstellen. Ein anderer Teil der immunkompetenten Lymphozyten entwickelt sich zu spezifisch sensibilisierten T-Lymphozyten (e), die die zelluläre Immunität vermitteln und die für die Gewebebeschädigungen bei der verzögerten Überempfindlichkeit verantwortlich sind. Als Folge der Antigenstimulierung kommt es auch zur Bildung von immunkompetenten Gedächtniszellen (f), die bei einem erneuten Kontakt mit dem gleichen Antigen eine beschleunigte und verstärkte Immunreaktion durchführen

Ergebnis die Eliminierung des Antigens. Wenn dies jedoch nicht erfolgreich gelingen sollte, können verschiedene Immunreaktionen (Typ 1–5) Entzündungen und Gewebeschädigungen verursachen.

Die daran beteiligten Reaktionen lassen sich in fünf verschiedene Typen einteilen. Bei vier von ihnen (Typ 1, 2, 3 und 5) sind zirkulierende Antikörper über die Initiierung verschiedener Effektormechanismen für die Beschädigung verantwortlich. Bei der Typ 4-Reaktion werden die Gewebeschädigungen durch sensibilisierte Lymphozyten eingeleitet. An dieser Stelle soll noch einmal betont werden, daß sich diese Unterteilung in Reaktionstypen nur auf die zu Gewebeschädigungen führenden immunologischen Mechanismen bezieht. Nicht einbezogen sind andere immunologische Mechanismen wie z. B. die immunologische Toleranz (s. S. 28ff). Ein weiterer wichtiger Punkt besteht darin, daß die verschiedenen Reaktionsmechanismen von dem Ursprung und der Natur des Antigens unabhängig sind, so z. B., ob es sich um ein endogenes oder exogenes Antigen handelt. Als typisches Beispiel soll hier die Immunkomplexnephritis erwähnt werden, die einen vollständig gleichen Verlauf und gleiche immunologische Erscheinungen unabhängig davon zeigen kann, ob die antigenen Determinanten des Immunkomplexes exogener Art sind (z. B. Streptokokken- oder Malariaantigene), oder ob sie endogener Natur sind (Thyreoglobulin, DNA oder Tumorantigene). Die Unterteilung in die verschiedenen Typen bezieht sich hauptsächlich auf die Eigenschaften der beteiligten Immunreaktionen, und ziemlich verschiedene Effektormechanismen können einem einzelnen Typ von immunologischer Gewebeschädigung zugeordnet werden, z. B. bei Typ 2. Die

Tabelle 12 Die immunologischen Zusammenhänge bei immunvermittelten Gewebezerstörungen

Typ	Antigen	Immunantwort	Mediatoren oder Effektoren	Mögliche Hautreaktionen bei sensibilisierten Individuen
Typ 1 Anaphylaktisch	Exogene Antigene (Pollen etc.)	IgE	Histamine Slow Reacting Substances Prostaglandine	Erytheme nach 2–30 Minuten
Typ 2 Zytotoxisch	Zell- oder Basalmembran	IgG, IgM, vielleicht andere Ig-Klassen	Komplement K- oder Makrophagen	–
Typ 3 Immunkomplexe	Exogene oder endogene Antigene	IgG, IgM, vielleicht andere Ig-Klassen	Komplement K- oder Makrophagen?	Erythreme, Verhärtung nach 3–8 Stunden
Typ 4 Zellulär	Exogene oder endogene Antigene	T-Lymphozyten	Lymphokine	Erytheme, Verhärtung nach 24–48 Stunden
Typ 5 Anti-Rezeptor-Aktivität	Rezeptoren für Hormone oder Transmitter	Immunglobuline	–	–

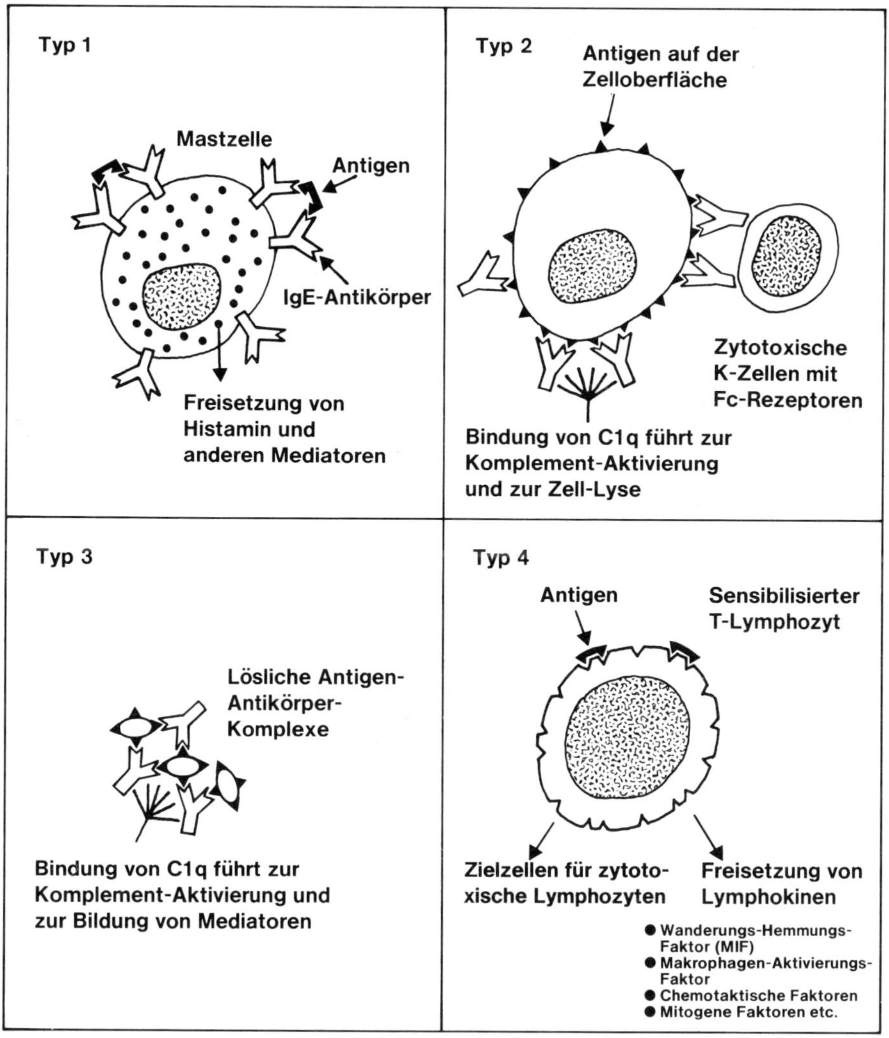

Abb. 54 Die vier Haupttypen von immunologischen Gewebeschädigungen

wichtigsten, an den fünf verschiedenen Typen von Immunreaktionen beteiligten immunologischen Mechanismen sind in der Tab. 12 und in Abb. 54 dargestellt.

10.1 Typ 1. Anaphylaktische Reaktionen

Die anaphylaktischen Reaktionen vom Typ 1 werden zu den Überempfindlichkeitsreaktionen des Soforttyps gerechnet und werden durch Reagine ausgelöst, die Immunglobuline der IgE-Klasse sind. Sie besitzen die spezielle Eigenschaft, an entsprechende Zelloberflächenrezeptoren zu binden, die hauptsächlich auf Mastzellen oder anderen basophilen Granulozyten liegen. Die Rezeptoren haben eine spezifische Affinität zu dem Fc-Teil des IgE, über den es an die Mastzelle gebunden wird, während der Antigen-bindende Fab-Teil noch frei bleibt. Bindet ein Antigen an mindestens zwei IgE-Moleküle auf der Membranoberfläche, wird die Zelle dazu veranlaßt, Histamine oder andere vasoaktive Amine zu sezernieren, die anschließend die anaphylaktische Reaktion einschließlich Entzündungsreaktionen und Gewebeschädigungen auslösen. Nach einer Reihe von anaphylaktischen Typ 1-Reaktionen liegt im Serum sowohl eine generell erhöhte IgE-Konzentration vor als auch passiv erhöhte Konzentrationen von spezifischen IgE-Antikörpern gegen ein gegebenes Allergen.

Man unterscheidet zwischen zwei hauptsächlichen Typen von anaphylaktischen Typ 1-Reaktionen:

a) Bei den lokalen anaphylaktischen oder allergischen Reaktionen wie z. B. Asthma, Heuschnupfen oder lokale Hauttests, bei denen ein Allergen von außen appliziert wird, treten die Typ 1-Reaktionen nur in bereits sensibilisierten Individuen auf. Entsprechende Reaktionen können auch durch die passive Übertragung von IgE-Antikörpern im Verlauf einer sogenannten Prausnitz-Küstner-Reaktion ausgelöst werden (s. S. 166). Die Tab. 13 zeigt verschiedene klinische Erscheinungen, die durch Typ 1-Reaktionen induziert werden können.

b) Die generalisierte anaphylaktische Reaktion oder der anaphylaktische Schock, der zu einer ausgedehnten Vasodilatation, sinkendem Blutdruck, anderen Schocksymptomen oder in Ausnahmefällen sogar zum Tod führt.

Tabelle 13 Klinische Symptome und experimentelle Reaktionen als Folge von Antigen-Antikörper-Reaktionen

	Typ 1	Typ 2	Typ 3
Klinische Symptome:	Asthma bronchiale Heuschnupfen Urticaria Anaphylaktischer Schock	Transfusionsreaktionen Hämolytische Anämie Hämolytische Krankheit bei Neugeborenen Thrombocytopenia purpura Immunbedingte Leukopenie Goodpasture-Syndrom Pemphigus vulgaris	Lokaler Typ Rheumatoide Arthritis Subakute sklerotische Panenzephalitis (SSPE) Farmerlunge Generalisierter Typ Serumkrankheit Systemischer Lupus erythematodes Reaktionen auf Medikamente z. B. Penizillin, Sulfonamide
Test:	Prausnitz-Küstner-Test	–	Arthus-Reaktion
Experimentelle Reaktion:	Passive kutane Anaphylaxie	Masugi-Nephritis	Akute oder chronische Serumkrankheit Arthus-Reaktion

10.2 Typ 2. Zytotoxische Reaktionen

Diese Form der Immunreaktion wird durch Antikörper induziert, die mit antigenen Determinanten auf der Oberfläche von Zellen oder anderen Membranen spezifisch reagieren, z. B. der Basalmembran in der Lunge, Niere oder Haut. Durch die Antigen-Antikörper-Reaktion selbst wird noch keine Gewebeschädigung hervorgerufen, sondern erst durch Folgereaktionen, die nach mindestens drei verschiedenen Mechanismen ablaufen können: Bei der ersten Form wird durch die Bindung der Antikörper das Komplementsystem aktiviert, das sowohl an der Beschädigung von Zellmembranen oder der Lyse von Zellen als auch der Induktion von einer Reihe von Entzündungsreaktionen (s. Kap. 5) beteiligt ist. Bei der zweiten Form werden Antikörper-beladene Zielzellen an Makrophagen gebunden und anschließend phagozytiert. Der phagozytotische Prozeß wird noch durch die Bindung des Fc-Teils der Antikörper an entsprechende Fc-Rezeptoren auf der Makrophagenoberfläche verstärkt. Haben die Antikörper zusätzlich noch die Komplementfaktoren bis zur C3-Komponente an sich gebunden, wird die Phagozytose noch weiter verstärkt, da die Makrophagen auch spezifische Rezeptoren für C3 tragen. Bei dem dritten Fall führt die Bindung der Antikörper an die Membranen zur Aktivierung zytotoxischer K-Zellen, die die Antikörper ebenfalls über spezifische Fc-Rezeptoren binden. Dieser Vorgang läßt sich in vitro einfach nachvollziehen, und es sieht so aus, als ob es sich hierbei um einen äußerst wirksamen Mechanismus zur Zerstörung antikörperbeladener Zielzellen handelt. Die Intensität und die Bedeutung dieses Effektormechanismus ist jedoch in vivo noch nicht ausführlich genug untersucht worden. Die Aktivierung des Komplementsystems oder der phagozytierenden Zellen, wie z. B. der Granulozyten, kann ebenfalls die Sekretion von Vermittlersubstanzen und Enzymen bewirken, die für das Auftreten von Entzündungsreaktionen verantwortlich sind (s. S. 101).

Die Typ 2-Reaktionen sind für eine Reihe von verschiedenen klinischen Phänomenen von Bedeutung:

Allo- und Autoantikörper können mit Antigenen auf der Oberfläche von verschiedenen Blutzellen reagieren, wie z. B. Erythrozyten, Leukozyten oder Thrombozyten. Diese Reaktion repräsentiert den wichtigsten Mechanismus für das Entstehen hämolytischer Transfusionsreaktionen. Nach dem Passieren der Plazenta verursachen Alloantikörper hämolytische Krankheiten im Fötus. Ebenso können auch Autoantikörper für hämolytische Anämien verantwortlich sein (s. S. 175ff), und Thrombozyten oder Leukozyten können in analoger Weise durch entsprechende Allo- oder Autoantikörper zerstört werden (s. S. 182).

Antikörper können mit Arzneimitteln oder anderen niedermolekularen Substanzen reagieren, die selbst zwar nur Haptene sind (s. S. 39f), die aber nach der Reaktion mit Oberflächenbestandteilen auf Blutzellen antigene Eigenschaften annehmen und die Bildung von Antikörpern einleiten. Als Folge davon werden die Zellen zerstört, und es kommt zur hämolytischen Anämie, Thrombozytopenie oder Leukopenie.

Bestimmte Typen von Antikörpern reagieren mit Antigenen der Basalmembran von Niere, Lunge oder Haut. Die dabei ablaufenden zytotoxischen Reaktionen sind direkt für die Gewebeschädigung bei bestimmten Formen der Nephritis verantwortlich, bei denen Antikörper gegen die Basalmembran der Glomeruli vorliegen (s. S. 185f), und bei einigen Lungenerkrankungen, bei denen Antikörper gegen die Basalmembran der Lunge auftreten. Es ist denkbar, daß diese Typ 2-Reaktionen ebenfalls für die bei anderen immunologisch bedingten Krankheiten auftretenden Gewebeschädigungen verantwortlich sind, so z. B. bei einigen Hauterkrankungen (s. Kap. 22) und Immunreaktionen gegen gewisse maligne Neoplasien (s. Kap. 23).

Die immunologischen Untersuchungen der Typ 2-Reaktionen erstrecken sich hauptsächlich auf die Identifizierung und Charakterisierung der Antikörper und ihrer Spezifität. In diesem Zusammenhang ist es wichtig zu vermerken, daß die Antikörper nicht frei im Serum auftreten, sondern lediglich lokal im Gewebe oder auf Zelloberflächen vorkommen, wo sie an die entsprechenden Antigene gebunden sind. Das trifft vor allen Dingen für bestimmte Formen der hämolytischen Anämie und bei der zytotoxischen Nephritis zu. In diesen Fällen sind solche immunologischen Untersuchungen wichtig, die an isolierten Zellen mit Hilfe der Antiglobinreaktion (s. S. 175ff) oder direkt an Gewebeproben einer Nierenbiopsie (s. S. 186) durchgeführt werden.

10.3 Typ 3. Immunkomplexreaktionen

Die Typ 3-Reaktionen werden durch Antigen-Antikörper-Reaktionen und die Bildung von Immunkomplexen eingeleitet, die entweder intravaskular oder lokal in den Geweben vorliegen. Man unterscheidet zwei hauptsächliche Formen von Immunkomplexreaktionen und entsprechenden Immunkomplexkrankheiten.

a) Die generalisierte Immunkomplexkrankheit, deren wichtigstes Merkmal zirkulierende Immunkomplexe sind, und

b) die lokale Immunkomplexkrankheit, bei der es zur lokalen Präzipitation von Immunkomplexen in den Gewebezwischenräumen kommt.

Ein bekanntes Beispiel für die erste Form ist die akute Serumkrankheit, die durch die Reaktion von Antikörpern mit fremden Serumproteinen zustande kommt. Als Folge einer derartigen Immunreaktion kommt es sowohl in experimentellen Modellen als auch beim Menschen zur Vaskulitis und Nephritis. Auch die Arthus-Reaktion ist ein bekanntes Beispiel für die lokale Bildung von Immunkomplexen. Sie läßt sich experimentell bei den Tieren demonstrieren, die präzipitierende Antikörper gegen ein lokal verabreichtes Antigen wie z. B. ein subkutan appliziertes fremdes Protein gebildet haben. Lokale Arthus-Reaktionen werden beim Menschen hauptsächlich nach wiederholten Injektionen von Antigenen im Zusammenhang mit Impfungen beobachtet. Ein hauptsächliches Charakteristikum dieser Reaktion ist die Vaskulitis und die lokale Infiltration von Granulozyten.

Ein gemeinsamer und wichtiger Effektormechanismus aller Immunkomplexreaktionen stellt wahrscheinlich die Aktivierung des Komplementsystems dar, bei der es zur Freisetzung von einer Reihe von Mediatorsubstanzen wie

Anaphylatoxinen oder chemotaktischen Faktoren kommt (s. S. 103). Es ist möglich, daß Immunkomplexe auch andere Effektormechanismen in Gang setzen können, wie z. B. die Aktivierung von Monozyten, Makrophagen, zytotoxischen K-Zellen und Granulozyten, die alle auf ihrer Oberfläche Rezeptoren für den Fc-Teil der Immunglobuline (IgG-Fc) tragen. Jedoch ist die tatsächliche Bedeutung dieser Effektormechanismen im Zusammenhang mit den Immunkomplexreaktionen noch nicht endgültig geklärt.

Die Krankheiten, die sich auf die lokale Wirkung von zirkulierenden Immunkomplexen zurückführen lassen, werden jetzt allgemein Immunkomplexerkrankungen genannt. Die klassischen Beispiele beim Menschen sind die akute Serumkrankheit, der systemische Lupus erythematodes und die rheumatoide Arthritis, und es sieht so aus, als ob entsprechende immunologische Mechanismen auch in vielen anderen Fällen, wie z. B. bei der chronischen Nephritis und den in Tab. 13 genannten Erkrankungen, aktiv sind.

Zur immunologischen Charakterisierung von Immunkomplexkrankheiten gehört die Identifizierung von zirkulierenden Immunkomplexen, der Nachweis von freien Antikörpern oder freiem Antigen im Blutkreislauf und die quantitative Bestimmung des Komplements, das gerade bei den generalisierten Immunkomplexerkrankungen signifikant erniedrigt ist. Da die Immunkomplexerkrankungen auch im Gewebe wichtige lokale Auswirkungen zeigen, sind die Untersuchungen der Immunreaktionen im Gewebe von ausschlaggebender Bedeutung. Derartige Studien erstrecken sich z. B. auf Nierenbiopsien bei den generalisierten Immunkomplexerkrankungen und die Bestimmung von lokalen Immunreaktionen in entzündetem Gewebe bei z. B. der rheumatoiden Arthritis oder anderen lokalen Immunkomplexerkrankungen.

10.4 Typ 4. Zelluläre Immunreaktionen

Dieser Reaktionstyp ist vollständig unabhängig von zirkulierenden Antikörpern und wird durch spezifisch sensibilisierte T-Lymphozyten verursacht.

Das klassische Beispiel für die Typ 4-Reaktion ist die Tuberkulinreaktion. Hierbei erreicht die biologische Reaktion etwa 48 Stunden nach der intradermalen Injektion des Antigens ihr Intensitätsmaximum, das durch die Infiltration von mononukleären Zellen, aber nur wenigen oder gar keinen Granulozyten charakterisiert ist.

Die T-Lymphozyten können ihre Wirkung nach zwei verschiedenen Mechanismen ausüben:

a) Sie können gegenüber Zielzellen eine direkte Zytotoxizität zeigen, oder

b) sie können indirekt über Lymphokine wirken.

Bei der Reaktion von sensibilisierten T-Lymphozyten mit dem Antigen werden eine Reihe von biologisch aktiven Substanzen, sogenannte Lymphokine, freigesetzt. Diese Effektormoleküle werden durch die T-Lymphozyten synthetisiert und haben unterschiedliche Funktionen, die u. a. auch mit Entzündungsreaktionen in Zusammenhang gebracht werden, wie im Kap. 6 (S. 113–117) näher beschrieben.

Tabelle 14 Klinische Symptome und experimentelle Reaktionen als Folge zellulärer Immunreaktionen

	Typ 4
Klinische Symptome:	Immunreaktionen bei Infektionen mit intrazellulären Mikroorganismen Immunreaktionen gegen Tumoren Transplantationsreaktionen „Graft-versus-host"-Reaktionen Immunreaktionen bei verschiedenen Autoimmunerkrankungen
Test-Reaktionen:	Kochs Phänomen – Tuberkulin- und PPD-Reaktion
Experimentelle Reaktionen:	Allergische Enzephalitis Organspezifische Autoimmunerkrankungen (Autoimmunthyreoiditis, Orchitis, Adrenalitis)

Während die Spezifität der antikörperabhängigen Immunreaktion unmittelbar durch die Spezifität der Antikörper festgelegt ist, wird die Spezifität zellulärer Immunreaktionen durch die Eigenschaften von Rezeptormolekülen bestimmt, die auf der Oberfläche sensibilisierter T-Lymphozyten lokalisiert sind.

Die Spezifität dieser Reaktionen nicht nur für das Antigen sondern auch für MHC-kodierte Antigene (HLA-A, B und C) ist für die optimale Reaktion extrem wichtig und wurde bereits in einem vorangegangenen Abschnitt ausführlich erklärt.

So zeigen die zellulären Immunreaktionen oder die Typ 4-Reaktionen, ähnlich wie die antikörperabhängigen Reaktionen, ein entsprechendes hohes Maß an immunologischer Spezifität. Die Typ 4-Reaktionen sind für die bei einer Reihe von Krankheiten auftretenden Gewebeschädigungen verantwortlich, wie z. B. bei der Kontaktdermatitis, Transplantatabstoßung, „graft-versus-host"-Reaktion, Immunreaktionen gegen maligne Neoplasien, Immunreaktionen bei Virusinfektionen und ebenfalls einigen Autoimmunerkrankungen oder Kollagenerkrankungen (Tab. 14). Immunologische Untersuchungen an Typ 4-Reaktionen beinhalten das in vivo Studium von Reaktionen gegen Antigene und die in vitro Stimulierung von Lymphozyten durch Mitogene und spezifische Antigene. Ebenso ist es möglich, die Effektor-Funktion von Lymphozyten mit Hilfe der Zytotoxizität gegen Zielzellen zu messen und die Wirkung von Lymphokinen, die in den unterschiedlichen biologischen in vitro Systemen von Lymphozyten produziert werden. Die für derartige Untersuchungen am häufigsten verwendeten Testsysteme sind die gleichen wie in Kap. 6 beschrieben.

10.5 Typ 5. Antirezeptoraktivität

Dieser Typ beinhaltet eine besondere Gruppe von Autoantikörpern, die gegen solche Membranstrukturen gerichtet sind, die als Rezeptoren für Hormone oder Transmittersubstanzen fungieren. In der Zwischenzeit konnten verschiedene

Formen von Autoimmunreaktionen gegen Membranrezeptoren definiert und untersucht werden. Diese antikörpervermittelten Reaktionen beinhalten:

a) Die Blockierung der aktiven Stelle des Rezeptors.
b) Die Aktivierung des Rezeptors durch die Imitierung der Bindung des natürlichen Liganden.
c) Beschädigung durch den Antikörper allein oder im Zusammenwirken mit dem Komplementsystem.
d) Beschleunigter Abbau des Rezeptors.
e) Veränderung der Rezeptorenaffinität für den natürlichen Liganden.

Derartige Reaktionen können unmittelbar zum Entstehen klinischer Krankheiten führen, wie z. B. der Myasthenia gravis (s. S. 242), bei der der entsprechende Autoantikörper mit dem Acetylcholinrezeptorprotein reagiert, oder der Entstehung einer schweren persistierenden Diabetes (s. S. 238ff) und Thyreotoxikose (s. S. 235).

10.6 Diskussion

Zusätzlich zu den Krankheiten, bei denen der pathogenetische Mechanismus gemäß den Immunreaktionen und Folgeerscheinungen der eben beschriebenen fünf verschiedenen Typen abläuft, gibt es auch noch andere Erkrankungen, an deren Entstehung ebenfalls Immunreaktionen beteiligt sind, deren pathogenetische Mechanismen aber immer noch unklar sind. Dies trifft z. B. für die bei der Infertilität auftretenden Probleme zu, gewissen endokrinologischen Krankheiten, Augenerkrankungen und der großen Gruppe der „slow-virus“-Infektionen.

Es muß auch noch darauf hingewiesen werden, daß viele Krankheiten, bei denen Immunreaktionen wichtige pathogenetische Mechanismen darstellen, wahrscheinlich eine Mischung aus mehreren Reaktionstypen sind. Obwohl bei einigen der eben beschriebenen klassischen Beispiele ein Reaktionstyp vorherrschen mag, können bei vielen weiteren Fällen andere Immunreaktionen mitbeteiligt sein, z. B. über die lange Zeitdauer einer chronischen Krankheit. Es ist auffällig, daß sowohl die zellulären Immunreaktionen als auch gewisse antikörpervermittelte Reaktionen des zytotoxischen Typs bei der immunologischen Abwehr von malignen Zellen wichtig sind. Bei Autoimmunerkrankungen, Kollagenerkrankungen und einer Reihe von chronischen Infektionen liegen Befunde vor, daß am pathogenetischen Mechanismus sowohl Antikörperreaktionen als auch zelluläre Immunreaktionen beteiligt sind.

11 Allergien

Der Begriff Allergie wurde 1906 von Pirquet eingeführt, um eine veränderte Reaktionsweise bei Personen zu beschreiben, die mit einem Antigen in Berührung gekommen waren. Nach einem zweiten Kontakt mit dem Antigen reagiert das Individuum in einer von der ersten Reaktion unterschiedlichen Art und Weise. Es handelt sich hierbei um eine sehr weit gefaßte Definition, und sowohl normale als auch gefährliche allergische Reaktionen fallen unter die ursprüngliche Definition. Heutzutage wird der Begriff Allergie stärker abgegrenzt und dient zur Definition von immunologisch vermittelten Übermpfindlichkeitsreaktionen.

Die meisten im klinischen Bereich vorkommenden Allergien entstehen durch Typ 1-Reaktionen; die wichtigsten Formen sind die Urtikaria, Heuschnupfen, Bronchialasthma, Quincke-Ödem, Nahrungsmittelallergien und anaphylaktische Schocks. An diesen Reaktionen sind spezielle Antikörper beteiligt, die Reagine genannt werden und in entsprechend prädisponierten Individuen synthetisiert werden. Die Reagine gehören zu einer bestimmten Immunglobulinklassse, der IgE-Klasse, und haben charakteristische physikochemische und biologische Eigenschaften, die sie von den übrigen Antikörpertypen unterscheiden. Auch Typ 3-Reaktionen sind für das Auftreten von Überempfindlichkeitsreaktionen verantwortlich. In diesem Zusammenhang sind die Arthus-Reaktion (s. S. 262) und die von einer Alveolitis begleiteten Lungenerkrankungen von größtem Interesse. Die Typ 4-Reaktionen sind für das Entstehen der allergischen Kontaktdermatitis verantwortlich, die in Kap. 22 noch näher beschrieben werden soll.

Die sorgfältigen Untersuchungen an serum- und bluttransfundierten Individuen spielten eine fundamentale Rolle für die Bereitstellung wichtiger Informationen über die Reaktionsmechanismen von Allergien. Vor über 50 Jahren beschrieb Ramirez eine unerwartete Komplikation, die nach der Bluttransfusion bei einem Patienten mit Anämie auftrat, der anschließend mit einem Pferdetaxi nach Hause gebracht wurde. Unmittelbar nach dem Kontakt mit dem Pferd bekam er Urtikaria und Bronchialasthma, wobei er derartige Symptome früher nie bei sich beobachtet hatte. Eine nähere Untersuchung zeigte, daß der Blutspender gegen Pferde allergisch war und daß durch die Bluttransfusion eine spezifische Überempfindlichkeit übertragen worden war. Die grundlegenden Untersuchungen von Prausnitz und Küstner im Jahre 1921 vermittelten den ersten tiefen Einblick in die Allergologie; Küstner selbst war allergisch und entwickelte nach dem Kontakt mit geringen Mengen von Fisch Urtikaria und Bronchialasthma. Nach der intrakutanen Injektion von verdünnten Fischextrakten bekam er sofort eine lokale Immunreaktion mit Jucken und Urtikaria. Küstners Serum wurde Prausnitz intrakutan verabreicht, der ursprünglich keine Überempfindlichkeit gegen Fisch zeigte, und etwa 24 Stunden später wurde auch Fischextrakt intrakutan injiziert. An den Stellen, an denen Küstners Serum injiziert worden war, zeigte sich sofort eine Urtikaria, während der übrige Teil der Haut keine Reaktion zeigte. Ähnliche Versuche und Beobachtungen wurden in demselben Jahr in Norwegen durch de Besche durchgeführt. Noch bis vor wenigen Jahren konnten Reagine nur durch diese passive Übertragung von Serum nachgewiesen werden, und die Prausnitz-Küstner-Tests waren von fundamentaler Wichtigkeit für die in vivo Identifizierung von Reaginaktivitäten und für die nähere Charakterisierung von Allergenen.

11.1 Prinzipien bei der Entstehung von Allergien

Die Entstehung von Allergien nach der Typ 1-Reaktion erfordert eine Vorsensibilisierung, d. h. daß das Individuum schon einmal mit einem Allergen in Kontakt geraten war und daraufhin spezifische, der IgE-Klasse angehörende Antikörper gegen das Allergen synthetisiert hatte. Die Reagine kommen z. T. in freier Form im Blutkreislauf vor, und z. T. sind sie mit den Mastzellen im Gewebe assoziiert. *Das Entstehen allergischer Symptome setzt einen erneuten Kontakt mit dem Allergen voraus.* Nach der Interaktion des Allergens mit den auf der Oberfläche der Mastzellen gebundenen IgE-Antikörpern kommt es zur Freisetzung von pharmakologisch aktiven Substanzen aus den Mastzellen, z. B. Histamin, „slow reacting substance A" (SRS-A) und Prostaglandinen, die unmittelbar für die allergischen Symptome verantwortlich sind.

Ob ein Kontakt mit dem Allergen zur Sensibilisierung führt oder nicht, wird durch eine Reihe von Faktoren bestimmt, deren wichtigste die chemische Natur des Allergens, die Art der Exposition und die genetische Prädisposition des Individuums sind. Bei einer sensibilisierten Person führt eine wiederholte Exposition zu allergischen Symptomen, die sehr verschiedene Formen und Stärkegrade annehmen können. Der Grund für diese Variabilität ist nur zum Teil bekannt, da auch viele nichtimmunologische Faktoren hierbei eine wichtige Rolle spielen.

11.2 Allergene

Die Allergene veranlassen das Immunsystem zur Synthese von Reaginen; d. h. daß Allergene Antigene sind, die die spezielle Eigenschaft besitzen, eine relativ selektive Immunantwort zu induzieren, die durch die Synthese von IgE-Antikörpern gekennzeichnet ist.

Ihrer Natur nach sind die Allergene normalerweise Proteine. Einige von ihnen entfalten eine derart intensive allergene Wirkung, daß sie bei fast allen Individuen nach wiederholter Exposition die Synthese von IgE-Antikörpern hervorrufen können. Wieder andere von ihnen induzieren die Synthese von Reaginen und das Auftreten allergischer Krankheiten nur bei besonders prädisponierten Individuen, bei denen eine bestimmte genetische Konstellation vorliegt. Aus der Sicht der klinischen Medizin heraus ist auffällig, daß nur einige wenige charakteristische Gruppen von Allergenen für die Majorität der allergischen Krankheiten verantwortlich sind.

Der Heuschnupfen beruht in den meisten Fällen auf einer Überempfindlichkeit gegenüber Pollen, an der sich einige wichtige Prinzipien der Überempfindlichkeit gut aufzeigen lassen. In Skandinavien gibt es zwei verschiedene Pollensaisonen. Im Frühjahr tritt hauptsächlich der von Bäumen stammende Pollen auf, und im Sommer der Graspollen. Genaue Informationen über den Zeitpunkt, an dem die Symptome am ausgeprägtesten sind, liefern gleichzeitig auch wichtige Informationen über den Typ der verantwortlichen Überempfindlichkeit. Im Falle der Pollenallergie ist die Überempfindlichkeit gegenüber Laubbaumpollen weit verbreitet, während die Allergie gegen Nadelbaumpllen sehr selten ist, selbst wenn diese Pollenart in Skandinavien in sehr viel größeren Mengen auftritt. Hieraus läßt sich ableiten, daß verschiedene Pollentypen markante Unterschiede in ihrer Sensibilisierungsfähigkeit aufweisen. Viele Patienten sind gleichzeitig gegenüber verschiedenen Pollentypen allergisch. In den USA ist die Überempfindlichkeit gegenüber „Ragweed" für ungefähr 60% aller Pollenallergien verantwortlich, was auf eine besonders ausgeprägte allergische Potenz dieses Pollentyps schließen läßt. Da Ragweed nicht in Skandinavien vorkommt, sind die in diesen Ländern vor oder nach den Baum- oder Graspollensaisonen auftretenden Heuschnupfen normalerweise auf eine Überempfindlichkeit gegen verschiedene Pilzsporen zurückzuführen.

Auch das Epithel verschiedener Tiere enthält oft eine Reihe starker Allergene, von denen die von Hunden, Katzen, Pferden und Rindern die häufigsten und wichtigsten sind. Die gegen Tiere gerichteten Allergien zeigen oft eine erstaunliche Spezifität; ein Individuum kann z. B. gegen Boxer eine starke allergische Reaktion zeigen, während es gegen andere Hunde überhaupt nicht reagiert. Allergien gegen Meerschweinchen sind oft beim Laboratoriumspersonal zu finden, das an der Durchführung entsprechender Tierexperimente beteiligt ist. Bereits der Kontakt mit geringen Allergenkonzentrationen kann im Falle einer Überempfindlichkeit gegenüber Fisch schwere klinische Symptome hervorrufen. Am Beispiel der Fischallergie läßt sich gut illustrieren, daß einige Substanzen eine spezielle Fähigkeit zur Sensibilisierung haben; die meisten Personen mit Fischallergien sind gegenüber einem bestimmten Protein (Allergen M) überempfindlich, das aus der Albuminfraktion der glatten Muskulatur des Kabeljaus isoliert werden konnte und das mengenmäßig nur einen geringen Prozentsatz aller Kabeljauproteine ausmacht.

Die Überempfindlichkeit gegenüber Hausstaub stellt ein wichtiges und weitverbreitetes Beispiel für allergische Symptome des respiratorischen Systems dar. Auch wenn der Hausstaub eine sehr variable Zusammensetzung hat, lassen die neueren Untersuchungen erkennen, daß im Hausstaub von verschiedenen Ländern nur wenige oder sogar nur ein einziges Allergen die aktive Komponente repräsentiert, die hauptsächlich bei bestimmten Milben *(Dermatophagoides farinae)* vorkommt. Allergien gegenüber Insekten (besonders Wespenstichen) sind zwar selten, jedoch in den meisten Fällen sehr gefährlich und lebensbedrohend.

Die Reindarstellung und Charakterisierung der wichtigsten Allergene stellt eine wichtige Aufgabe der heutigen Allergieforschung dar. Das Allergen M wurde als erstes fischspezifisches Allergen aus dem Kabeljau isoliert. Es repräsentiert das hauptsächliche Allergen bei der Kabeljau-Allergie, und es war das erste Allergen, bei dem die vollständige Aminosäuresequenz aufgeklärt werden konnte (113 Aminosäuren). Die genaue Untersuchung von Spaltpeptiden hat ergeben, daß die allergene Aktivität distinkten Determinanten zugeordnet werden kann, die an verschiedenen Stellen der Polypeptidkette lokalisiert sind. Diese Determinanten sind sehr ähnlich oder vielleicht sogar identisch mit den antigenen Strukturen, mit denen die Kaninchen-Antikörper reagieren, die über eine experimentelle Immunisierung von Kaninchen mit dem Antigen M erhalten werden. Auch die Isolierung der wichtigsten Allergene aus Ragweed, einigen Baum- und Graspollen sowie aus dem Pferdeepithel ist weit forgeschritten. Die Verwendung von hochgereinigten und standardisierten Allergenen ist von essentieller Bedeutung für eine genauere Diagnose und Therapie und versetzt uns in die Lage, die exakt gleiche Allergenpräparation für diagnostische Laboratoriumsstudien (RAST), Sensibilisierungstests und immunologische Therapieschemata (Hyposensibilisierung) zu verwenden.

11.3 Sensibilisierung

Eine Sensibilisierung setzt den Kontakt mit dem Allergen voraus.

Einige Allergene sind so wirkungsvoll, daß sie bereits nach wenigen Expositionen beinahe alle Individuen sensibilisieren können, während andere Typen von Allergenen nur die besonders prädisponierten Individuen zu sensibilisieren in der Lage sind. Da allergische Krankheiten im Vergleich zur Gesamtbevölkerung öfters bei den Personen vorkommen, deren Verwandte ebenfalls an Allergien leiden, spielt die genetische Prädisposition eine wichtige Rolle, wobei der Vererbungsmechanismus noch nicht endgültig aufgeklärt werden konnte. Ebenfalls sind lokale Entzündungsreaktionen von Bedeutung; so stellt z. B. ein Pollen einen stärkeren Stimulus für das Immunsystem dar, wenn er in die Schleimhautmembran der Nase eindringen kann, als wenn er nur auf der Oberfläche verbleibt und leicht entfernt werden kann.

Die verschiedenen Formen von Berufsallergien zeigen, daß auch die Intensität und die Dauer der Exposition wichtige Faktoren sind. Mehlallergien sind in der Bevölkerung selten anzutreffen, jedoch treten sie gehäuft bei Bäckern auf, bei denen das Bronchialasthma eine wichtige Berufskrankheit ist.

11.4 Entstehung allergischer Symptome

Das einleitende Ereignis stellt eine immunologische Reaktion dar. Nach der Reaktion des Allergens mit den auf der Oberfläche der Mastzellen gebundenen IgE-Antikörpern kommt es zur Freisetzung von einer Reihe von pharmakologisch aktiven Substanzen, die für die Ausbildung der allergischen Symptome und anderer ähnlicher Phänomene verantworlich sind. Histamin, „slow reacting substance A“ (SRS-A) und Prostaglandine sind die wichtigsten Vertreter dieser Substanzklasse. Sie bewirken eine Dilatation der Kapillaren, eine erhöhte Permeabilität der Kapillaren und die Kontraktion von glatten Muskelzellen des respiratorischen und gastrointestinalen Traktes. Die Mastzellen produzieren einen chemotaktischen Faktor, der eosinophile Granulozyten anzieht (eosinophiler chemotaktischer Faktor, ECF-A). Das führt im Bereich der immunologischen Reaktion zur lokalen Akkumulation von eosinophilen Granulozyten, jedoch sind die Auswirkungen und die Bedeutung dieses Prozesses noch nicht genau bekannt.

Die im Anschluß an die Immunreaktion auftretenden Folgereaktionen können in ihrer Ausprägung sehr variieren und werden von anderen, nichtimmunologischen Faktoren beeinflußt. Die Vermittlersubstanzen sind direkt für das Auftreten der klinischen Symptome verantwortlich. Die meisten Personen, die an Allergien leiden, zeigen eine drastisch erhöhte Empfindlichkeit gegenüber den Vermittlersubstanzen. Sie können auch noch bei anderen Gelegenheiten von den Mastzellen sezerniert werden; auch in diesen Fällen treten typische allergische Symptome auf, die jedoch durch nichtimmunologische Mechanismen hervorgerufen werden, wie z. B. bei der Kälteurtikaria. Eine Überempfindlichkeit gegen das gleiche Allergen kann zu völlig verschiedenen klinischen Symptomen führen. So kommt es z. B. im Zusammenhang mit der Pollenallergie zur Urtikaria, zum Quincke-Ödem, Heuschnupfen oder Bronchialasthma. Der Grund dafür, warum diese Patienten verschiedene „Schockorgane" haben, ist nur zum Teil bekannt. Wahrscheinlich spielt die lokale Synthese von Reaginen und ihre anschließende Reaktion mit den Mastzellen eine entscheidende Rolle. Die folgenden Punkte sind für die exakte Diagnose einer Allergie wichtig: Der Nachweis spezifischer IgE-Antikörper im Serum und ein positiver Hauttest liefern wichtige Informationen über die Natur des Reagins, während die Provokationstests im Organ selbst die zuverlässigsten Daten über das beteiligte Antigen liefern, was für eine erfolgreiche Therapie des Patienten von größter Wichtigkeit ist.

11.4.1 Klinische Symptome

Die immunologisch bedingten Überempfindlichkeitsreaktionen können zu einer Vielzahl von klinischen Symptomen führen, wobei allergische Krankheiten häufig auftreten und von großer praktischer Bedeutung sind.

Die Typ 1-Reaktionen sind vor allen Dingen für eine Reihe verschiedener Symptome verantwortlich, wie Urtikaria, allergische Rhinitis mit Heuschnupfen und Polypen, Bronchialasthma, allergisches Ödem – besonders im Bereich der Augenlider und des Larynx – Nahrungsmittelallergien und die gefährlichste Form, den anaphylaktischen Schock.

Im Bereich der Lunge sind die Typ 3-Reaktionen an der Ausbildung der Alveolitis beteiligt, die oft auch eine asthmatische Komponente zeigt; eine starke Beteiligung der Lunge liegt besonders dann vor, wenn in einem Patienten gleichzeitig Typ 1- und Typ 3-Reaktionen auftreten.

Allergische Reaktionen, die sich auf den Einfluß von Medikamenten zurückführen lassen, werden in Kap. 25 beschrieben, und die im Zusammenhang mit der allergischen Kontaktdermatitis auftretenden Typ 4-Reaktionen im Kap. 22.

11.5 Diagnose allergischer Krankheiten

Sowohl für das Verständnis der Genese der Allergie als auch für die Wahl der geeigneten immunologischen Therapie ist eine exakte Diagnose der Krankheit unbedingt erforderlich. An dieser Stelle sollen nur die wichtigsten Prinzipien beschrieben werden, wobei der Hauptakzent auf den immunologischen Aspekten liegen soll.

In diesem Zusammenhang ist die wichtigste Frage die, ob es sich bei der aufgetretenen Krankheit um eine immunologisch bedingte Überempfindlichkeit handelt und, wenn ja, welches die Antigene sind, die für das Auftreten der Krankheit entscheidend sind.

Ebenfalls ist die Anamnese von großer Bedeutung, da sie wichtige Informationen über eine eventuelle genetische Prädisposition und über die wahrscheinlich beteiligten Allergene liefern kann. Da bei allergischen Krankheiten die Zahl der eosinophilen Granulozyten oft erhöht ist, ist die Bestimmung ihrer Konzentration von besonderem Interesse.

Eine Schlüsselbedeutung nimmt die Charakterisierung spezifischer Reagine ein. Ursprünglich konnten derartige Untersuchungen nur in vivo durchgeführt werden, jedoch wurden im Laufe der Jahre eine Reihe von in vitro Techniken erarbeitet, mit deren Hilfe sich die notwendigen und wichtigen Informationen beschaffen lassen.

Die Gesamt-IgE-Konzentration im Serum wird mit Hilfe des Radioimmunosorbent-Tests (RIST) bestimmt. Bei den meisten, aber nicht bei allen Patienten mit Allergie ist die IgE-Konzentration signifikant erhöht. Die Bestimmung des IgE ist vor allen Dingen dann wichtig, wenn eine Reaginallergie vermutet wird und wenn die anderen Untersuchungen in dieser Hinsicht keine eindeutigen Ergebnisse lieferten. Eine erhöhte IgE-Konzentration tritt auch bei Parasiteninfektionen auf, speziell in Verbindung mit dem Askaris in vielen industrialisierten Ländern.

Spezifische IgE-Antikörper können mit Hilfe des Radioallergosorbent-Tests, RAST, quantitativ bestimmt werden, der wesentlich informativere Daten liefert als der RIST. Um allerdings genaue und reproduzierbare Ergebnisse zu erhalten, benötigt diese Methode hochgereinigte und standardisierte Allergenpräparationen; mit Hilfe des RAST können heutzutage Reagine gegen ungefähr 40 verschiedene Allergene nachgewiesen werden, die von Bäumen, Gras, anderen Pflanzen, Tierepithel, verschiedenen Nahrungsmitteln, Hausstaub, Milben und Pilzen stammen. Im Falle von ernsten Allergien besteht eine gute Korrelation zwischen den Ergebnissen, die mit Hilfe des RAST und den Haut- und Provokationstests gewonnen wurden. Werden verläßliche und reproduzierbare Methoden verwendet, liefert der RAST wichtige Informationen, die eine Ergänzung zu den in vivo Untersuchungen darstellen, sie aber nicht ersetzen können. Die Auswahl der geeigneten Allergene sollte erst nach einer sorgfältigen Beurteilung der Anamnese und der klinischen Parameter erfolgen. Der RAST ist vor allen Dingen dann von großem Wert, wenn die Durchführung von in vivo Tests mit Schwierigkeiten verbunden ist, wie z. B. bei kleinen Kindern.

Bei den Hauttests (Prick-Test und intrakutaner Test) werden hochverdünnte Allergenextrakte in die Haut appliziert. Bei einer positiven Reaktion kommt es zu einer schnellen Ausbildung von juckenden urtikarischen Läsionen um die Einstichstelle, was als *unmittelbare allergische Reaktion* bezeichnet wird. Werden diese Hauttests unter exakt standardisierten und reproduzierbaren Bedingungen durchgeführt, läßt sich anhand der positiven Reaktion zeigen, daß in der Haut spezifische Reagine vorliegen; diese Befunde korrelieren allerdings nicht mit der immunologischen Situation im unteren respiratorischen Trakt bei Patienten mit Bronchialasthma. Um auch in diesem Fall die Beteiligung spezifischer Reagine zu erfassen, müssen bestimmte bronchiale Provokationstests durchgeführt werden. Der Patient inhaliert die in Form eines Ärosols vorliegenden hochverdünnten Allergenextrakte, die in ansteigenden Dosen verabreicht werden. Beim Vorliegen einer Typ 1-Reaktion kommt es innerhalb von 30 Minuten zu bronchialen Verengungen, während Typ 3-Reaktionen eine späte, erst nach wenigen Stunden auftretende Reaktion verursachen.

Alle Allergentests müssen unter einer ständigen und genauen Überwachung stehen. Entsprechende Adrenalin- und Steroidpräparate müssen für eine sofortige Injektion für den Fall bereit stehen, daß es zu Komplikationen oder zum anaphylaktischen Schock kommt.

11.6 Immunologische Therapie

Wurde die Ursache der allergischen Symptome erst einmal erkannt und genau definiert, ist es wichtig, das Allergen oder die wichtigsten Allergene aus der Umgebung des Patienten zu eliminieren. In den meisten Fällen ist dies allerdings nicht möglich. Sind jedoch gute Allergenextrakte verfügbar, können durch Hyposensibilisierungsbehandlungen beachtliche Heilungserfolge erzielt werden.

Bei der Hyposensensibilisierung handelt es sich um eine spezifische immunologische Therapie, bei der über einen Zeitraum von mehreren Monaten sehr geringe, aber im Verlauf der Behandlung langsam ansteigende Mengen des relevanten Antigens wiederholt injiziert werden. Der diesem Behandlungsschema zugrundeliegende Reaktionsmechanismus konnte bisher nicht genau definiert werden. Eine Reihe von Ergebnissen scheinen darauf hinzudeuten, daß die Hyposensibilisierung zur Synthese von *blockierenden Antikörpern* führt, die einer anderen Immunoglobulinklasse als dem IgE angehören. Diese Antikörper konkurrieren mit dem IgE um das Allergen. Durch die Bindung des Allergens an die blockierenden Antikörper wird weniger Allergen an die auf der Oberfläche der Mastzellen sitzenden spezifischen IgE-Moleküle gebunden, was wiederum zu einer verminderten Freisetzung von Mediatoren und zu einer abgeschwächten Manifestierung der allergischen Symptome führt.

11.7 Lungenerkrankungen und Alveolitis als Folge der Typ 3-Reaktionen

Das Bronchialasthma ist durch eine vollständig oder teilweise reversible Dyspnoe des obstruktiven Typs gekennzeichnet, bei der die Luftpassage durch ein Bronchialspasmus oder durch Schleimhautödeme behindert wird. Die Pathogenese dieser Erscheinung ist sehr kompliziert. Anfälle werden oft durch Typ 1-Immunreaktionen unter gleichzeitiger Freisetzung von Mediatoren eingeleitet, jedoch können auch eine Reihe anderer Faktoren mit nichtimmunologischer Natur zu der Verstärkung des Bronchialspasmus beitragen.

Bei Kindern läßt sich das Bronchialasthma oft auf eine Allergie gegen exogene Allergene zurückführen. Durch eine gezielte Diagnose läßt sich das verantwortliche Allergen oft genau bestimmen, so daß die spezifische Hyposensibilisierung ein wichtiger Bestandteil dieser Therapie ist.

Bei den Erwachsenen wird das Bronchialasthma auch gerne als „endogenes Asthma" bezeichnet. Obwohl exogene Allergene, die ebenfalls zur Erklärung dieser Symptome herangezogen werden können, oft auch nicht durch intensive Nachforschungen identifiziert werden können, spricht vieles dafür, daß für die Einleitung der Krankheit allergische Reaktionen gegen Substanzen endogener Bakterien verantwortlich sind.

Besonders die exogenen Allergene können die Lunge in großen Mengen erreichen und über Typ 3-Reaktionen eine *Alveolitis* hervorrufen. Dies gilt hauptsächlich für Staubpartikel organischen Ursprungs und für Pilzsporen, die so klein sind (1–2 μ Durchmesser), daß sie zu den Lungenalveolen gelangen können.

Die *„Farmerlunge"* kommt hauptsächlich bei Farmern vor, die unter dunstigen und warmen Wetterbedingungen mit Heu arbeiten. Bereits einige Stunden nach dem Kontakt mit dem Heu fängt der Patient an, sich schwach zu fühlen und hat leichtes Fieber, eine Dyspnoe und ein vermindertes Leistungsvermögen; Röntgenologische Untersuchungen zeigen miliare Infiltrationen des Lungenparenchyms. Der Anfall kann bereits innerhalb weniger Tage zurückgehen, jedoch kommt es bei einem wiederholten Kontakt zu chronischen Lungenkrankheiten. Die Allergie beruht auf Immunreaktionen gegen Antigene von *Mikropolyspora faeni,* der in feuchtem Heu wächst. Die Patienten haben präzipitierende Antikörper im Serum; unter geeigneten Bedingungen erreichen große Mengen der Pilzsporen die Lungenalveolen, und die momentanen Befunde deuten darauf hin, daß eine disseminierte Arthus-Reaktion beteiligt ist und für die klinischen Symptome verantwortlich ist.

Entsprechende klinische Krankheiten können auch noch durch eine Vielzahl anderer Antigene induziert werden, wobei allerdings bestimmte Bedingungen vorherrschen müssen und der Kontakt mit großen Antigenmengen gegeben sein muß. Außerdem zeigen sich drastische Unterschiede in der Ausprägung der Krankheit von Land zu Land. Ebenso ist der enge Kontakt mit Vögeln unter gleichzeitiger Inhalation von staubigen Bestandteilen eine wichtige Ursache für das Entstehen der Alveolitis.

Die histologischen Befunde passen nicht vollständig zu den bekannten und erwarteten Phänomenen einer reinen Typ 3-Reaktion in der Lunge, so daß es wahrscheinlich ist, daß im Falle der Alveolitis Typ 1-, 3- und 4-Reaktionen gleichzeitig beteiligt sind.

Der *Aspergillus fumigatus* ist ein Pilz, der sich oft im Sputum oder den Bronchialsekreten von Patienten nachweisen läßt, die mit oder ohne Asthma eine erhöhte Zahl von eosinophilen Granulozyten im peripheren Blut und in Lungeninfiltraten aufweisen. Das Serum enthält präzipitierende Antikörper gegen Antigene des Aspergillus, und die Hauttests resultieren in allergischen Reaktionen vom Soforttyp. Das deutet darauf hin, daß gleichzeitig ablaufende Typ 1 und Typ 3-Reaktionen gegen den Aspergillus für solche Asthmafälle verantwortlich sind, die durch eosinophile Lungeninfiltrationen charakterisiert sind.

12 Hämatologische Krankheiten

Erythrozyten, Leukozyten und Thrombozyten können geschädigt werden, wenn Allo- oder Autoantikörper mit entsprechenden Antigenen auf der Oberfläche dieser Zellen reagieren; d. h. daß die Typ 2-Reaktionen im Zusammenhang mit hämatologischen Krankheiten von besonderer Wichtigkeit sind. Auch Typ 3-Reaktionen treten vor allen Dingen bei der Thrombozytopenie auf. Bisher konnte noch nicht eindeutig gezeigt werden, daß auch Typ 4-Reaktionen hämatologische Krankheiten verursachen können.

Mit Hilfe von geeigneten experimentellen Modellen konnte die Reaktion zwischen Antikörpern und Antigenen auf der Oberfläche von Erythrozyten eingehend untersucht werden. Bei der Interaktion zwischen Antikörpern und Erythrozyten kommt es zur akuten oder auch lang andauernden Zerstörung der roten Blutkörperchen. Nach einer falsch verabreichten Bluttransfusion (bei der Übertragung von roten Blutkörperchen der Blutgruppe A auf einen Empfänger der Blutgruppe 0, der in seinem Plasma Anti-A- und Anti-B-Antikörper hat) werden die fremden Erythrozyten durch eine klassische Antigen-Antikörper-Reaktion im Empfänger sehr schnell zerstört, was in manchen Fällen zu einer lebensbedrohenden hämolytischen Transfusionsreaktion führen kann. In einigen anderen Fällen kommt es durch die Anwesenheit von Allo- und Autoantikörpern zu einer sich über einen längeren Zeitraum erstreckenden Zerstörung der roten Blutkörperchen. Für den Fall, daß das Knochenmark den Verlust an Erythrozyten nicht genügend kompensieren kann, führt die Zerstörung der roten Blutkörperchen durch Autoantikörper zu einer Anämie. Glücklicherweise können die durch die meisten Allo- und Autoantikörper hervorgerufenen in vivo Reaktionen durch entsprechende in vitro Untersuchungen vorhergesagt werden. So induzieren Antikörper, die in vitro bei 37°C eine starke Komplementaktivierung mit anschließender Hämolyse zeigen, auch in vivo eine schnelle intravaskuläre Hämolyse. In analoger Weise sind diejenigen Antikörper, die ohne eine gleichzeitige Komplementfixierung Erythrozyten bei 37°C in vitro agglutinieren können, auch in vivo für eine entsprechende Agglutinationsreaktion der Erythrozyten und ihrer hauptsächlich in der Leber ablaufenden Entfernung aus dem Blut verantwortlich. Antikörper, die Erythrozyten nur bei erniedrigten Temperaturen agglutinieren, verursachen eine lokale Agglutination, so daß bei einer örtlichen Abkühlung des Gewebes die Blutzirkulation in den oberflächlich gelegenen Gefäßen zum Erliegen kommt. Nach der Reaktion mit Antikörpern, die Komplement fixieren, aber keine Agglutination hervorrufen, werden die Erythrozyten in der Leber durch Makrophagen phagozytiert und durch „extravaskuläre" Prozesse zerstört. Diejenigen Erythrozyten, die mit Antikörpern des IgG-Typs reagiert haben, die weder agglutinierend sind noch Komplement binden, zeigen in vivo eine verringerte Lebensdauer und werden hauptsächlich über die Milz aus dem Blutkreislauf entfernt.

In analoger Weise führt auch die Reaktion entsprechender Antikörper mit Leukozyten oder Thrombozyten zur schnellen Zerstörung dieser Zelltypen in vivo.

12.1 Nachweis von Antikörpern gegen Erythrozyten bei der hämolytischen Anämie

12.1.1 Der direkte Antiglobintest (der direkte Coombs-Test)

Dieser Test stellt die wichtigste immunologische Methode zur Untersuchung von Patienten mit hämolytischer Anämie dar. Mit Hilfe von Antikörpern gegen menschliche Plasmaproteine werden bei dem direkten Antiglobintest Proteine nachgewiesen, die in vivo an die Oberfläche von Erythrozyten gebunden werden. Der verwendete Antikörper (das Antiglobinreagenz) wurde zuvor durch die Immunisierung von z. B. Kaninchen mit menschlichem Plasma oder isolierten menschlichen Plasmaproteinen hergestellt. Das Prinzip dieses Tests ist in der Abb. 55 abgebildet. Zuerst werden die Erythrozyten des Patienten sorgfältig gewaschen, um alle löslichen, passiv absorbierten Proteine zu entfernen. Als nächstes wird das Antiglobinreagenz unter definierten Bedingungen zugefügt. Eine positive Reaktion wird dadurch angezeigt, daß das Antiglobinreagenz durch die Reaktion mit einem Protein, das fest auf der Erythrozytenmembran gebunden ist, die roten Blutkörperchen agglutiniert. Bei einer negativen Reaktion findet keine Agglutination statt. Heutzutage stehen hochspezifische Antiglobinreagenzien zur Verfügung, von denen jedes nur mit einem einzigen Plasmaprotein reagiert. Zu den wichtigsten Reagenzien gehört das Anti-IgG, das für den Nachweis von in vivo Reaktionen zwischen IgG und roten Blutkörperchen herangezogen wird, und Antikörper gegen definierte Komplementkomponenten, die bei bestimmten Krankheitserscheinungen in vivo an die Erythroztyen des Patienten binden.

12.1.2 Der indirekte Antiglobintest (der indirekte Coombs-Test)

Dieser Test wird für den Nachweis von freien Antikörpern im Serum verwendet. Normale Erythrozyten werden mit dem Serum des Patienten vorinkubiert, und nach einem intensiven Waschvorgang wird durch die Zugabe des Antiglobinreagenz getestet, ob der Antikörper fest an die Oberfläche der roten Blutkörperchen gebunden worden war.

Im Fall der Synthese von Autoantikörpern, die mit den Erythrozyten des Patienten bei 37°C reagieren, werden die Antikörper bis zu einer gewissen Sättigung an die roten Blutkörperchen gebunden, so daß nur der Überschuß an Antikörpern in löslicher Form im Plasma verbleibt; das heißt, daß freie Autoantikörper nur bei den schweren Formen der hämolytischen Anämie mit Hilfe des indirekten Antiglobintests nachgewiesen werden können.

Der indirekte Antiglobintest eignet sich besonders gut für den Nachweis von freien Alloantikörpern im Serum. Derartige Antikörper haben eine definierte serologische Spezifität, d. h. sie reagieren mit den Erythrozythen von nur einigen, aber nicht allen Individuen, wie in Abb. 56 dargestellt. Deshalb ist der indirekte Antiglobintest für den Nachweis von Antikörpern in den Seren

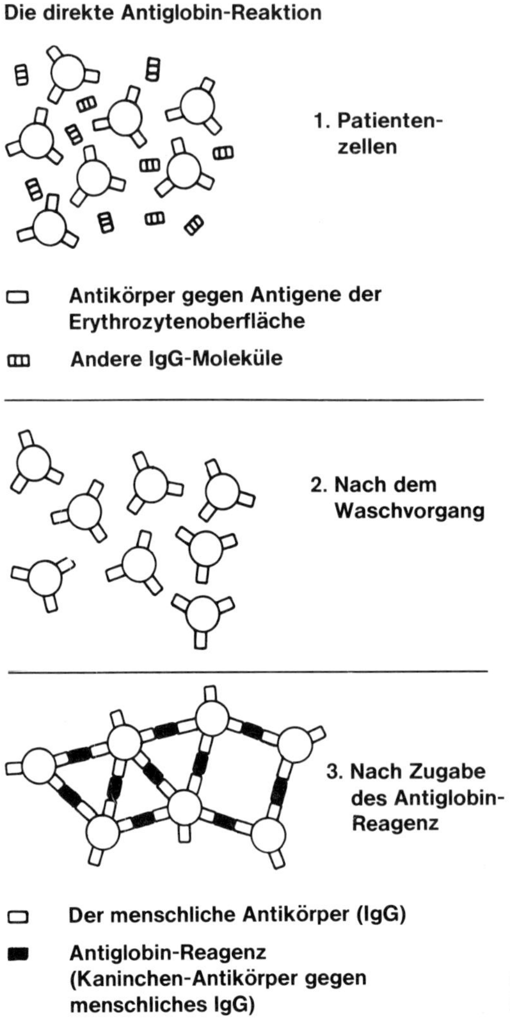

Abb. 55 Der direkte Antiglobintest (direkter Coombs-Test)

polytransfundierter Patienten und für Kompatibilitätstests vor Bluttransfusionen wichtig.

Einige Antikörper lassen sich sehr leicht nachweisen, während andere nur dann eine positive Reaktion geben, wenn die im Test verwendeten roten Blutkörperchen zuvor mit bestimmten proteolytischen Enzymen behandelt wurden. Diejenigen Alloantikörper, die sich in vitro nur mit Hilfe dieser Enzymtechniken nachweisen lassen, können jedoch in vivo eine Zerstörung von normalen, das entsprechende Antigen tragenden Erythrozyten verursachen. Analoge Autoantikörper könnten auch eine ähnlich erhöhte Zerstörungsrate von roten Blutkörperchen induzieren, was aber nicht unbedingt der Fall sein muß, so daß ihre Bedeutung für hämolytische Prozesse schwierig abzuschätzen ist.

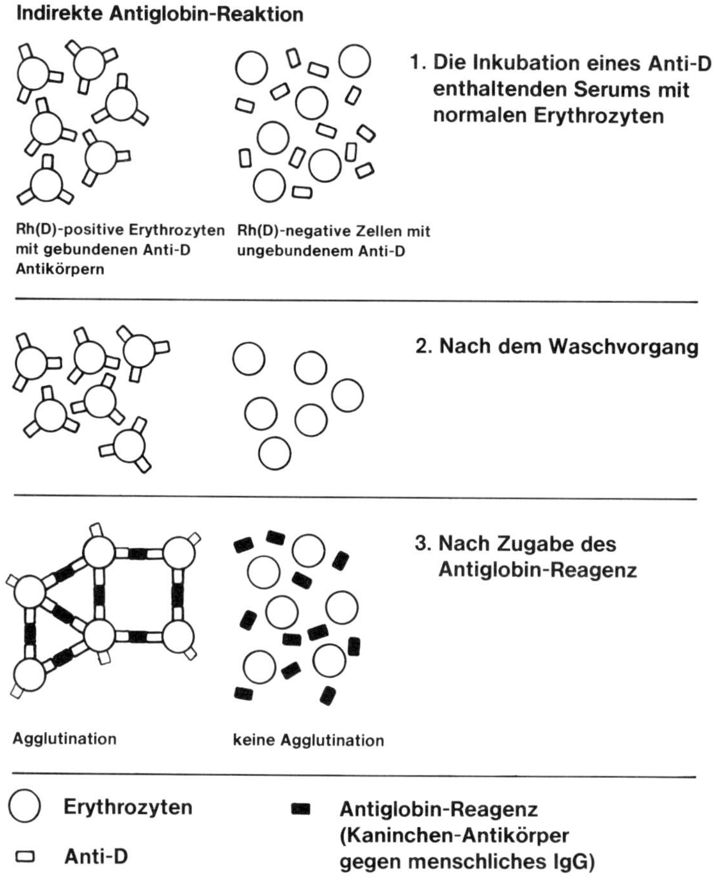

Abb. 56 Der indirekte Antiglobintest (indirekter Coombs-Test)

12.1.3 Antikörper, die bei niedrigen Temperaturen am besten reagieren

Diejenigen Antikörper, die bei niedrigen Temperaturen gut und bei 37 °C schwächer oder überhaupt nicht reagieren, sind nicht an die Oberfläche von Erythrozyten gebunden, sondern liegen frei im Plasma vor. Die typischen Beispiele dafür sind Kälteagglutinine und biphasische Kälteantikörper.

Um ein Serum auf den Gehalt an Kälteagglutininen zu überprüfen, wird es zuerst mit physiologischer Kochsalzlösung verdünnt und dann mit einer Suspension von gewaschenen Erythrozyten der Gruppe 0 bei 2–4 °C inkubiert. Bei dieser Temperatur vermögen die Kälteagglutinine die Erythrozyten optimal zu agglutinieren. Liegt ein hoher Titer vor, wird auch bereits bei Raumtemperatur eine schwache, jedoch eindeutige Agglutination beobachtet, während bei 37 °C jegliche Agglutinationsfähigkeit fehlt.

Die biphasischen Kälteantikörper (Donath-Landsteiner-Antikörper) reagieren bei niedrigen Temperaturen mit allen Erythrozyten einschließlich denen des

Patienten und sind zusätzlich noch in der Lage, einige aber nicht alle Komplementkomponenten zu binden; wird die Temperatur auf 37°C erhöht, werden auch die anderen Komplementkomponenten gebunden, und es kommt zur Hämolyse.

12.2 Zerstörung von Erythrozyten durch Alloantikörper

Im Hinblick auf die Bluttransfusion stellt das AB0-Blutgruppensystem das wichtigste System dar. Das beruht auf dem Vorkommen von Alloantikörpern, die regelmäßig im Serum vorliegen und deren Spezifität von den auf den Erythrozyten vorkommenden Antigenen abhängt (Tab. 15). Bei einer falsch verabreichten Transfusion werden z. B. die im Plasma eines Patienten mit der Blutgruppe 0 vorkommenden Anti-A-Antikörper unmittelbar mit den fremden, transfundierten Erythrozyten der Gruppe A reagieren, was zu einer sofortigen Zerstörung der fremden roten Blutkörperchen führt. Als Folge davon kommt es zur intravaskulären Hämolyse, eventuell zu einem Kreislaufkollaps oder einer irreversiblen Nierenschädigung mit anschließendem Tod. Derartige Reaktionen müssen vermieden werden, so daß vor einer Transfusion sorgfältige Typisierungen des Spenders und Empfängers durchgeführt werden müssen.

Die meisten Anti-A- und Anti-B-Antikörper gehören der IgM-Klasse an und sind nicht in der Lage, die Plazenta zu passieren. Deshalb führen Inkompatibilitäten im AB0-System zwischen Mutter und Kind normalerweise zu keinen Komplikationen. Im Gegensatz dazu gehören die Anti-A-Antikörper bei Individuen der Gruppe 0 der IgM- und der IgG-Klasse an. In diesem Fall passieren die zur IgG-Klasse gehörenden Anti-A-Immunglobuline die Plazenta und reagieren mit den kindlichen Erythrozyten z. B. des Typs A1. Jedoch ist die Diagnose einer hämolytischen Krankheit bei dem Neugeborenen schwierig zu stellen, da der direkte Antiglobintest mit den kindlichen Erythrozyten normalerweise negativ ausfällt. So ist bei einer derartigen Kombination oft schon das erste Kind betroffen. Die Diagnose wird aufgrund der AB0-Unverträglichkeit zwischen Mutter und Kind und eines zunehmenden Ikterus in den ersten zwei Tagen nach der Geburt gestellt. Eine erhöhte Bilirubinkonzentration birgt die Gefahr einer Ablagerung des Bilirubins im Gehirnstamm in sich mit einem nachfolgenden Kernikterus und schweren Gehirnschädigungen. Die notwendige Behandlung besteht in einer Austauschtransfusion mit Erythrozyten der Gruppe 0 in das Plasma des Patienten der Blutgruppe A.

Tabelle 15 Antigene und Antikörper im AB0-Blutgruppensystem

Blutgruppe	Antigene auf Erythrozyten	Antikörper im Serum
A	A	Anti-B
B	B	Anti-A
AB	A oder B̂	keine
0	weder A noch B	Anti-A und Anti-B

Im Rh-System sind natürliche Antikörper selten, jedoch kommt es oft nach einer irrtümlich verabreichten Transfusion zur Synthese von Alloantikörpern, z. B. bei der Übertragung von Rh-D-positivem Blut in einen Rh-D-negativen Empfänger. Die dabei gebildeten Immunantikörper gehören meistens der IgG-Klasse an. Ihre Bedeutung liegt darin, daß sie bei späteren Transfusionen von Blut, das auch das relevante Rh-Antigen enthält, schwere hämolytische Transfusionsreaktionen verursachen können; außerdem können sie die Plazenta passieren und bei Neugeborenen eine hämolytische Krankheit induzieren. Eine Rh-D-negative Frau kann im Anschluß an eine falsch verabreichte Transfusion von Rh-D-positivem Blut oder nach der Passage von roten Blutkörperchen des Rh-D-positiven Kindes durch die Plazenta gegen das D-Antigen immunisiert werden und Anti-D-Antikörper produzieren. Das kann zwar zu jedem Zeitpunkt der Schwangerschaft erfolgen, jedoch geschieht es meistens während der Geburt. So kommt es erst nach der Geburt zur Synthese der Antikörper, und die Frau wird bei der nächsten Schwangerschaft durch den D-positiven Fötus weiter sensibilisiert. Hierin liegt die Erklärung, warum die durch Anti-D-Antikörper hervorgerufenen hämolytischen Krankheiten nur selten während der ersten Schwangerschaft auftreten und warum das Risiko für eine derartige Krankheit und das Ausmaß der Krankheit bei jeder Schwangerschaft mit einem D-positiven Fötus zunimmt. Diese hämolytischen Krankheiten sind deshalb wichtig und interessant, da für den Nachweis von Antikörpern im Serum schwangerer Frauen Testsysteme entwickelt werden mußten, die eine exakte Diagnose bereits vor der Geburt ermöglichen. Bei einer positiven Diagnose wird die Mutter in eine Spezialklinik überwiesen, in der eine entsprechende Therapie rechtzeitig geplant und eingeleitet werden kann. In den letzten Jahren wurden effektive prophylaktische Methoden gegen die Krankheit entwickelt. Sie kann in den meisten Fällen dadurch verhindert werden, daß der Rh-negativen Frau so früh wie möglich, d. h. bis maximal 72 Stunden nach der Geburt des Rh-positiven Kindes eine Anti-D enthaltende Immunoglobulinpräparation intramuskulär verabreicht wird. Dadurch wird das Risiko für eine hämolytische Krankheit bei der nächsten Schwangerschaft beträchtlich verringert.

Eine Prophylaxe mit Anti-D enthaltenden Immunglobulinpräparaten ist auch dann anzustreben, wenn eine Rh-D-negative Frau eine extrauterine Schwangerschaft oder einen Abort hatte.

12.3 Zerstörung von Erythrozyten durch Autoantikörper

12.3.1 Anämien durch Antikörper, die bei 37 °C am stärksten reagieren.

Im Falle derartiger Anämien stellt ein positives Ergebnis im direkten Antiglobintest den wichtigsten Befund dar. In vielen Fällen handelt es sich dabei um eine in vivo Reaktion von Autoantikörpern des IgG-Typs mit Erythrozyten. Bei den meisten Patienten sind gerade diese Antikörper unmittelbar für eine verringerte Lebensdauer der Erythrozyten im Blutkreislauf verantwortlich.

Die Autoantikörper können in vitro durch einen speziellen Elutionsvorgang von den roten Blutkörperchen entfernt werden. Der auf diese Weise gewonnene Autoantikörper zeigt oft eine Reaktionsspezifität zum Rh-System, und die Erythrozyten des Patienten enthalten das relevante Antigen. Oft steht die Spezifität der Autoantikörper in direkter Beziehung zur Lebensdauer von transfundierten normalen Erythrozyten mit unterschiedlichen antigenen Strukturen. Bei einem Patienten mit IgG-Autoantikörpern der Anti-e-Spezifität konnte gezeigt werden, daß normale transfundierte Erythrozyten, die dieses Antigen nicht tragen (cDE/cDE-Zellen) eine normale Lebensdauer im Kreislauf haben, während Erythrozyten, die das e-Antigen tragen (CDe/CDe-Zellen) schnell zerstört werden.

Wie können diese Autoantikörper zu einer verringerten in vivo Lebensdauer der Erythrozyten führen? Menschliche Makrophagen haben auf ihrer Oberfläche (s. S. 18) Rezeptoren für den Fc-Teil der IgG-Moleküle. Folglich werden die mit dem IgG-Antikörper beladenen Erythrozyten in vivo wie auch in vitro an Makrophagen gebunden. Nach dieser Bindung werden die Erythrozyten z. T. unmittelbar phagozytiert, z. T. werden sie zu Sphärozyten transformiert, die den Makrophagen verlassen und zurück in den Blutkreislauf gelangen, wo sie eine drastisch verkürzte Lebensdauer zeigen. In den Fällen, in denen nur geringe Mengen von IgG-Antikörpern an die Erythrozytenoberfläche gebunden werden, kommt es lediglich zur Bindung der Erythrozyten an Milzmakrophagen. Oberhalb einer gewissen kritischen Antikörperkonzentration ist auch die Leber an der Zerstörung der roten Blutkörperchen beteiligt. Die eben genannten Bedingungen spielen eine wichtige Rolle bei der Splenektomie.

Die erworbene hämolytische Anämie mit Beteiligung wärmereaktiver Antikörper läßt sich in sekundäre Typen wie den systemischen Lupus erythematodes und die chronische lymphatische Leukämie einteilen, wie auch in primäre oder idiopathische Fälle, bei denen keine Krankheit nachgewiesen werden kann. Die Untersuchung der Autoantikörper gegen Erythrozyten alleine liefert zu wenig Information, um zwischen den beiden Möglichkeiten unterscheiden zu können. Andere immunologische Parameter sind dafür besser geeignet, wie z. B. der hohe Titer von antinukleären Antikörpern im Falle des systemischen Lupus erythematodes und der Nachweis einer Hypogammaglobulinämie im Falle der chronisch lymphatischen Leukämie, bei der auf der Majorität der kleinen Lymphozyten des peripheren Blutes oft ein monoklonales, membrangebundenes Immunglobulin auftritt. Auch andere klinische Befunde sind für die Diagnose wichtig. Bisher konnte noch keine Erklärung dafür gefunden werden, warum diese Autoantikörper synthetisiert werden. Ein besonderer Mausinzuchtstamm, die NZB-Maus (New Zealand Black), repräsentiert ein hilfreiches experimentelles Modell zur Untersuchung der Wärmeantikörper-induzierten autoimmunen Anämie. Der größte Teil der älteren Tiere entwickelt spontan diese Form der Anämie, bei der der direkte Antiglobintest positiv ausfällt. Es konnte klar gezeigt werden, daß die auf der Oberfläche der Erythrozyten gebundenen Antikörper unmittelbar für die verstärkte Zerstörung der roten Blutkörperchen verantwortlich sind. Tiere von verwandten Stämmen oder die

Fl-Generation aus NZB-Mäusen und anderen geeigneten Mausstämmen zeigen ebenfalls eine deutlich erhöhte Neigung zur hämolytischen Anämie und/oder anderen Autoimmunerkrankungen, z. B. einer Immunkomplexnephritis. Eine gängige Hypothese führt dieses Phänomen auf den Verlust von Suppressorzellen zurück, die für die Aufrechterhaltung einer Toleranz gegenüber eigenen Zelloberflächenantigenen verantwortlich sind, so daß die Abwesenheit dieser Zellen zu einer erhöhten Bildung von verschiedenen Formen von Autoantikörpern und zur Entstehung von Gewebeschädigungen führt.

12.3.2 Anämien in Verbindung mit Antikörpern, die bei niedrigen Temperaturen am besten reagieren

Bereits bei normalen Individuen lassen sich im Serum Kälteagglutinine in geringer Konzentration nachweisen. Die pathologisch hohen Titer kommen unter verschiedenen Bedingungen vor, die in zwei Gruppen eingeteilt werden:

Die erste ist durch das Auftreten von Kälteagglutininen mit einem sehr hohen Titer gekennzeichnet, die über einen Zeitraum von vielen Jahren in konstanter oder langsam ansteigender Konzentration im Serum vorliegen. Bei diesem „Kälteagglutininsyndrom" handelt es sich um eine seltene Krankheit, bei der es zur hämolytischen Anämie, dem Raynaud-Phänomen und unterschiedlichen Formen der Kältehämoglobinurie kommen kann, die besonders bei älteren Personen auftritt. Das Kälteagglutinin ist normalerweise ein monoklonales IgM, und die Begleiterscheinungen ähneln denen einer Waldenström-Makroglobulinämie. Die monoklonalen Kälteagglutinine sind unmittelbar für die klinischen Symptome verantwortlich: Fällt die Temperatur in den oberflächlich gelegenen Gefäßen aufgrund lokaler Abkühlung unter 37°C ab, wird die Agglutination ausgelöst, was zu einem lokalen Stillstand der Zirkulation und einem ausgeprägten Raynaud-Phänomen führt. Steigt die Temperatur wieder an, verschwindet die Agglutination, und eine normale ungestörte Zirkulation wird wieder hergestellt. Während der Kältephase werden auch einige Komplementkomponenten an die Erythrozytenoberfläche gebunden, so daß die roten Blutkörperchen eine verminderte Lebensdauer im Blutkreislauf zeigen. Die Hämolyse ist oft nur von geringer Intensität, und die Krankheit zeigt in den meisten Fällen einen langandauernden und relativ benignen Verlauf. Die Behandlung ist symptomatisch und besteht hauptsächlich darin, Kälte zu vermeiden.

Bei der zweiten Gruppe tritt im Zusammenhang mit Infektionen, vor allen Dingen mit der Mykoplasmapneumonie, eine vorübergehend erhöhte Konzentration eines polyklonalen Kälteagglutinins auf. Eine klinisch manifestierte hämolytische Anämie zeigt sich nur selten und wird hauptsächlich nur bei denjenigen Patienten beobachtet, bei denen die Kälteagglutinine die stärkste Neigung zeigen, Komplement an die Erythrozyten zu binden; diese Folgereaktion ist von entscheidender Bedeutung für die Lebensdauer von Erythrozyten.

Biphasische Kälteagglutinine kommen in Patienten mit paroxysmaler Kältehämoglobinurie vor. Die in vivo ablaufende Pathogenese der Hämolyse entspricht weitgehend den in vitro Befunden: Bei einer Erniedrigung der Temperatur in den oberflächlichen Blutgefäßen auf weniger als 37 °C werden die Antikörper an die Erythrozytenoberfläche gebunden und einige Komplementkomponenten fixiert. Wird die Temperatur wieder auf 37 °C erhöht, reagieren auch die anderen Komplementkomponenten in der üblichen Reihenfolge, was zur unmittelbaren intravaskulären Hämolyse führt.

12.4 Antikörper gegen Leukozyten

Alloantikörper gegen Leukozyten treten in multitransfundierten Patienten, nach Schwangerschaften und nach Transplantationen auf. Sie reagieren mit Histokompatibilitätsantigenen (Transplantationsantigenen) und stellen wichtige Testreagenzien für die Untersuchung von Verträglichkeiten vor Transplantationen dar. Zum Nachweis dieses Antikörpertyps bedient man sich des komplementabhängigen Zytotoxizitätstests.

Die gegen Leukozyten gerichteten Alloantikörper stellen eine häufige Ursache für febrile Transfusionsreaktionen bei den Patienten dar, die zuvor bereits viele Transfusionen erhalten hatten. Diese Transfusionsreaktionen können durch die Gabe von leukozytenarmem Blut vermieden werden. Die beteiligten Antikörper gehören oft der IgG-Klasse an und können somit zum Fötus gelangen. In den meisten Fällen kommt es lediglich zu einer vorübergehenden Granulozytopenie ohne weitere Komplikationen. Der Grund dafür ist, daß die beteiligten Antigene für Granulozyten nicht spezifisch sind, sondern auch bei einer Vielzahl anderer Zellen und Gewebetypen vorkommen, so daß nur ein kleiner Teil der Antikörper an die Leukozyten adsorbiert wird und zu ihrer Schädigung führt.

Autoantikörper gegen Granulozyten können in seltenen Fällen eine Granulozytopenie hervorrufen. Liegt eine medikamenteninduzierte Granulozytopenie vor, können in einigen Fällen auch Leukoagglutinine nachgewiesen werden, die allerdings nur in Gegenwart des entsprechenden Medikaments aktiv sind (s. S. 292 ff).

12.5 Antikörper gegen Thrombozyten

Die gegen Thrombozyten gerichteten Alloantikörper werden unter entsprechenden Bedingungen gebildet wie die Alloantikörper gegen Leukozyten.

Die Alloantikörper führen zu einer schnellen Zerstörung der transfundierten Blutplättchen und sind deshalb von größter Bedeutung für Thrombozytentransfusionen. Benötigen Patienten aufgrund einer defekten Synthese über einen längeren Zeitraum hinweg wiederholte Thrombozytentransfusionen, werden die schädlichen Nebenreaktionen dadurch weitgehend vermieden, daß nur HLA-kompatible Blutplättchen transfundiert werden (s. S. 286), gegen die der Patient keine Alloantikörper bilden kann. Da die Antikörper gegen die Blutplättchen der IgG-Klasse angehören, können sie eine neonatale Thrombozytopenie verursachen.

Auch sind Autoantikörper gegen Blutplättchen in der Lage, schwere Thrombozytopenien hervorzurufen. Im Verlauf einer Schwangerschaft können derartige Antikörper die Plazenta passieren und eine neonatale und oft lebensbedrohende Thrombozytopenie einleiten. Auch eine Reihe von medikamentenvermittelten Thrombozytopenien haben eine immunologische Pathogenese, die sich auf Typ 2- und Typ 3-Reaktionen zurückführen läßt. In Gegenwart des Medikaments kommt es zur Agglutination der Blutplättchen, was in vitro zum Fehlen der Gerinnungsreaktion und in vivo zu einer Thrombozytopenie führt.

12.6 Antikörper gegen Gerinnungsfaktoren

Die Hämophilie stellt eine heterogene Gruppe von Krankheiten dar, von denen jede einzelne genetisch determiniert ist und geschlechtsgebunden vererbt wird. Die immunologischen Untersuchungen haben gezeigt, daß der Faktor VIII-Defekt (Hämophilie A) und der Faktor IX-Defekt (Hämophilie B) verschiedene Ursachen haben. Bei der Hämophiolie A ist der Faktor VIII zwar anwesend und als Antigen nachweisbar, jedoch mehr oder weniger reaktionsunfähig. Bei anderen Krankheitsformen ist der Faktor nicht einmal mehr als Antigen nachweisbar und fehlt wahrscheinlich vollständig im Plasma. Eine Substitutionstherapie wird in solchen Fällen zwar angewandt, jedoch ist ihre palliative Wirkung stark herabgesetzt, wenn gegen die Faktoren VIII oder IX Autoantikörper vorliegen, die die biologische Aktivität der übertragenen normalen Faktoren weitgehend inaktivieren. Die Chance, derartige Antikörper zu haben, ist bei denjenigen Patienten stark erhöht, bei denen die Krankheit auf der Abwesenheit des entsprechenden Proteins im Plasma beruht.

13 Krankheiten der Niere

Eine Reihe von Nierenerkrankungen können durch Immunreaktionen beeinflußt oder unmittelbar verursacht werden. Immunologisch gesehen, werden diese Krankheiten in zwei Hauptgruppen eingeteilt: die erste Gruppe wird vornehmlich durch Typ 2- oder zytotoxische Immunreaktionen hervorgerufen und enthält die nephrotoxischen Glomerulonephritiden. Die Krankheiten der zweiten Gruppe lassen sich auf die Präzipitation von Immunkomplexen zurückführen und fallen unter die Immunkomplex-induzierten Glomerulonephritiden. An dieser Stelle soll darauf hingewiesen werden, daß es sowohl im tierexperimentellen Modell als auch beim Menschen Übergangsformen zwischen den beiden Gruppen gibt. Bisher konnte noch nicht eindeutig gezeigt weden, daß Typ 1-Reaktionen bei der Ausbildung von Nierenerkrankungen eine Rolle spielen, jedoch sind zellvermittelte Immunreaktionen (Typ 4-Reaktionen) von Wichtigkeit. Die Abstoßung von Nierentransplantaten und die Entstehung von Krankheiten in transplantierten Nieren beinhalten spezielle Probleme und werden getrennt behandelt.

13.1 Nephrotoxische Glomerulonephritis

Die nephrotoxische Nephritis wird durch Typ 2-Reaktionen verursacht, bei der Antikörper an die auf der Basalmembran der Glomeruli lokalisierten Antigene gebunden werden. Oft kommt es dabei auch zur Aktivierung des Komplements, was einen für die Gewebsschädigung wichtigen Mechanismus darstellt. Die an die Basalmembran gebundenen Antikörper sind wahrscheinlich auch in der Lage, mit zytotoxischen K-Zellen oder Makrophagen zu reagieren (s. S. 18), die ebenfalls einen Beitrag zur Gewebeschädigung leisten.

13.1.1 Experimentelle Modelle

Das Studium experimenteller Modelle hat unser Verständnis über den Krankheitsmechanismus der nephrotoxischen Glomerulonephritis beträchtlich erweitert.

Im Jahr 1934 beschrieb Masugi die nephrotoxische Serumnephritis (Masugi-Nephritis), die in Kaninchen nach der passiven Übertragung von Antiseren aus Meerschweinchen auftrat, die mit Nierengewebe aus Kaninchen immunisiert worden waren. Wenig später kam es zur akuten Glomerulonephritis und Proteinurie, was als die heterologe Phase der Krankheit bezeichnet wird. Die Nierenschädigung beruht auf der Wirkung von passiv übertragenen Antikörpern. Gegen diese Immunglobuline produziert das Tier während der Krankheitsphase Antikörper, die in den Glomeruli mit dem fremden Immunglobulin reagieren, um dann in der autologen Phase eine langanhaltende und schwere

Gewebsschädigung hervorzurufen. Die histologischen Untersuchungen zeigen in den Glomeruli Präzipitate von Immunglobulin und Komplement.

Eine andere Form der nephrotoxischen Glomerulonephritis kann auf experimentellem Wege durch die Immunisierung mit Basalmembranantigenen aus Nierenglomeruli erzeugt werden. Im Gegensatz zu der bei der Masugi-Nephritis beobachteten sofortigen Reaktion wird die nephrotoxische Nephritis erst etwa zwei bis drei Wochen nach der aktiven Immunisierung mit den Basalmembranantigenen sichtbar, d. h. zu dem Zeitpunkt, wenn das Tier zirkulierende Antikörper gegen diese Membranantigene herstellt. Die immunologischen Befunde sind die gleichen wie bei der klassischen Masugi-Nephritis.

13.1.2 Die nephrotoxische Glomerulonephritis beim Menschen

Das klassische Beispiel für die nephrotoxische Glomerulonephritis beim Menschen ist das Goodpasture-Syndrom. Im Verlauf der Krankheit bildet sich eine hämorrhagische Pneumonie aus, die durch Hustenanfälle mit blutigem Auswurf und durch ein schnell fortschreitendes Nierenversagen gekennzeichnet ist. Der Patient beginnt mit der Synthese von Autoantikörpern, die gegen die Antigene der glomerulären Basalmembran gerichtet sind und die nach ihrer in vivo Bindung eine aktive und rasch progrediente Nephritis hervorrufen, die von einem Anschwellen der Basalmembran begleitet ist. Die immunfluoreszenzoptischen Tests an Nierenbiopsien zeigen das typische Bild einer linearen Immunfluoreszenz, die entlang der glomerulären Basalmembran auftritt und die auf der Bindung von Immunglobulinen und Komplementfaktoren an die Basalmembran beruht. Beim Goodpasture-Syndrom können auch noch andere Autoantikörper gebildet werden, die mit den Basalmembranen mehrerer Organe reagieren, hauptsächlich denen in der Lunge, in der sie hämorrhagische Lungenerkrankungen verursachen können.

Eine Reihe von experimentellen Befunden deutet darauf hin, daß die beim Goodpasture-Syndrom auftretenden Gewebsschädigungen unmittelbar durch die an die glomerulären Basalmembranen gebundenen Immunglobuline ausgelöst werden. Dixon und seine Mitarbeiter isolierten Glomeruli aus autoptischem Material von Patienten mit Goodpasture-Syndrom und behandelten die Proben mit stark sauren Lösungen, um den Komplex aus Basalmembranantigenen und Antikörpern zu dissoziieren. Werden geringe Mengen derartiger, nur IgG-Immunglobuline enthaltende Eluate in Affen injiziert, entwickelt sich in ihnen eine schwere akute Glomerulonephritis, die in ihrem histologischen Bild der humanen Form weitgehend entspricht.

Auf den ersten Blick sieht es so aus, als ob bei den Patienten mit Goodpasture-Syndrom und anderen Formen der nephrotoxischen Glomerulonephritis keine zirkulierenden Antikörper gegen die glomeruläre Basalmembran (GBM) auftreten. Das beruht darauf, daß alle gebildeten Antikörper an diese Membran gebunden und vollständig aus der Zirkulation entfernt werden. Bei den Patienten mit typischer nephrotoxischer Glomerulonephritis, bei denen im Serum keine freien Antikörper vorkommen, erscheinen die Anti-GBM-Antikörper

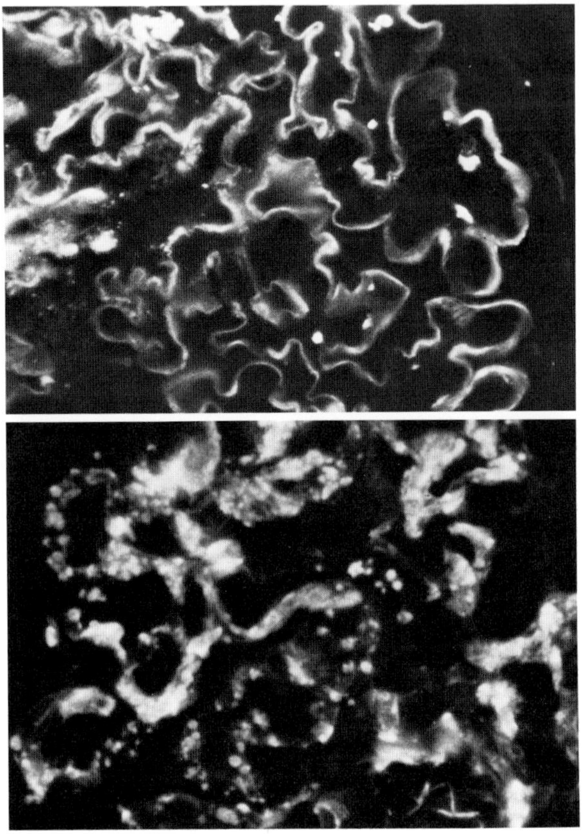

Abb. 57 Typische Beispiele für Immunglobulinablagerungen in der Niere; das obere Bild zeigt eine zytotoxische Glomerulonephritis und das untere Bild eine Immunkomplexglomerulonephritis

jedoch kurz nach der Nierenentnahme, eine vorbereitende Maßnahme für eine Nierentransplantation.

Es ist wahrscheinlich, daß nur wenige menschliche Glomerulonephritiden einen reinen nephrotoxischen Charakter haben. Von den vielen hundert Nierenbiopsien, die wir bisher untersucht haben, zeigten nur etwa 5% eine lineare Immunofluoreszenz, die mit der zytotoxischen Glomerulonephritis kompatibel ist. In der Abb. 57 ist das typische Bild einer linearen Fluoreszenz abgebildet, die bei den Patienten mit Goodpasture-Syndrom auf die Bindung von IgG-Autoantikörpern an die Basalmembran der Glomeruli zurückzuführen ist.

Bisher ist noch nicht bekannt, warum sowohl Tiere als auch Menschen spontan Autoantikörper gegen Antigene der glomerulären Basalmembran synthetisieren. Eine mögliche Erklärung ist, daß eine Kreuzreaktion mit mikrobiellen Antigenen vorliegt und daß die Antikörper, die hauptsächlich gegen Mikroorganismen gerichtet sind, mit den Basalmembranantigenen reagieren. Klinisch verlaufen die nephrotoxischen Nephritiden in den meisten Fällen akut oder subakut, jedoch können sie auch die Form einer langanhaltenden chronischen Glomerulonephritis annehmen. Normalerweise zeigt das Goodpasture-Syndrom einen subakuten und schnell fortschreitenden Verlauf.

13.2 Immunkomplexglomerulonephritis

Die meisten auf einem immunologischen Hintergrund basierenden Nephritiden scheinen vom Immunkomplextyp zu sein. Zirkulierende lösliche Immunkomplexe zeigen eine starke Neigung, in den Kapillaren der Glomeruli zu präzipitieren, da ihre Endothelzellen Rezeptoren für den Komplementfaktor C3 auf der Oberfläche haben. Nach der Präzipitation der Immunkomplexe in den glomerulären Filtern kommt es zur lokalen Aktivierung der gesamten Komplementkaskade mit der nachfolgenden Entstehung von Gewebeschädigungen.

13.2.1 Experimentelle Modelle

Die Serumkrankheitnephritis. Das klassische Modell stellt die akute Serumkrankheit dar, die nach einer einzigen Injektion eines fremden Proteins auftritt. Die Abb. 58 zeigt den zeitlichen Verlauf einiger Parameter, die nach der intravenösen Injektion von Rinderserumalbumin (BSA) in Kaninchen bestimmt wurden. Die Antigenkonzentration nimmt im Blut während der ersten zehn Tage fortlaufend ab und ist kurz vor dem Auftreten freier Antikörper gegen das BSA nicht mehr nachweisbar. Zu diesem Zeitpunkt wird das BSA an die Antikörper gebunden, d. h. es wird zum Bestandteil zirkulierender Antigen-Antikörper-Komplexe; da sie das Komplementsystem aktivieren, kommt es zu einer meßbaren Abnahme der Serumkomplementkonzentration. Im Zusammenhang mit der erniedrigten Komplemantkonzentration und dem Erscheinen der Antigen-Antikörper-Komplexe treten beim Kaninchen bestimmte Krankheitssymptome auf, wie Arthritis, Läsionen am Herz, den

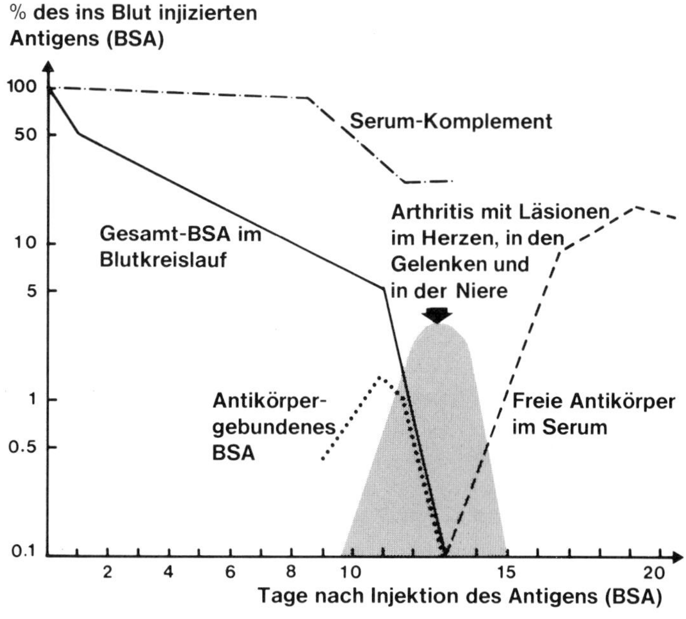

Abb. 58 Die wichtigsten immunologischen Phänomene, die sich bei der akuten Serumkrankheit nach einer einzigen Injektion des fremden Proteins abspielen

Gelenken und der Niere einschließlich einer Proteinurie. Nach wenigen Tagen, wenn im Serum ansteigende Antikörperkonzentrationen nachweisbar sind, verschwinden die Gewebsläsionen wieder.

Bei wiederholten Immunisierungen mit Fremdproteinen, wie z. B. dem BSA, kommt es zu einer chronischen Serumkrankheit, deren hauptsächliches Merkmal die Präzipitation von Immunkomplexen in der Niere und die Ausbildung einer chronischen Nephritis ist. Von Dixon und seinen Mitarbeitern wurden im Zusammenhang mit der experimentellen chronischen Serumkrankheit bei Kaninchen einige klassische Experimente durchgeführt. Ein wichtiger Befund war, daß besonders die Tiere mit einer relativ mittelmäßigen Antikörperantwort dazu neigten, eine ausgeprägte Nephritis zu entwickeln. Dieser Befund steht in Einklang mit der Tatsache, daß die in Anwesenheit eines mittelmäßigen Antigenüberschusses gebildeten Immunkomplexe (s. S. 76) die stärkste Tendenz haben, das Komplementsystem zu aktivieren und lokale Gewebsschädigungen hevorzurufen. Bei allen Formen der experimentellen Immunkomplexnephritis treten entlang der glomerulären Kapillaren granuläre Ablagerungen auf, die Antigen, Immunglobulin und Komplement enthalten. Diese Immunkomplexe können durch die endothelialen Zellen der Kapillaren hindurchdiffundieren und sich auf der epithelialen Seite der Basalmembran niederschlagen. Ähnliche immunpathologische Erscheinungen treten bei einer Reihe verschiedenartiger Antigene exogener und endogener Natur auf, deren gemeinsames Merkmal darin besteht, daß sie für die Einleitung der Immunkomplexnephritis verwendet werden können.

Weiterhin konnte gezeigt werden, daß die Immunkomplexnephritis im Zusammenhang mit Virusinfektionen bei Tieren spontan auftreten kann. Während der Bildung der Antikörper gegen den Virus kommt es zur Präzipitation von Virus-Antivirusantikörper-Komplexen in den Glomeruli. Ein bekanntes und gut untersuchtes Beispiel für eine derartige Krankheit stellt die lymphozytäre Choriomeningitis-Virusinfektion bei Mäusen dar.

13.2.2 Die Immunkomplexnephritis beim Menschen

In Analogie zu den experimentellen Tiermodellen wird auch beim Menschen die häufigste Form der immunologischen Glomerulonephritis durch die Präzipitation und Ablagerung von zirkulierenden Immunkomplexen verursacht. Der zugrundeliegende Mechanismus ist eng verwandt mit einer Typ 3-Immunreaktion. Eine Reihe verschiedener Antigene, sowohl endogener als auch exogener Natur, können die Ablagerung von Immunkomplexen induzieren und klinisch zu einer diffusen proliferativen oder fokalen Glomerulonephritis führen. Ähnlich wie im experimentellen Modell können die Immunkomplexnephritiden einen chronischen oder akuten Verlauf zeigen.

Die typischen Fälle haben granuläre Ablagerungen in den glomerulären Kapillaren. Immunfluoreszenzoptische Untersuchungen zeigen, daß diese Ablagerungen, wie bei der experimentellen Nephritis, aus Immunglobulinen und Komplementkomponenten bestehen. In der Regel gehören die Immunglobuline der IgG-Klasse an, jedoch werden bisweilen auch IgM und Komplement

Tabelle 16 Die bei der Glomerulonephritis in den Immunkomplexen vorkommenden verschiedenen Antigentypen

1. Mikrobielle Antigene aus:
   Bakterien, z. B. Streptokokken;
   Viren, z. B. Hepatitis B-Virus und Masernvirus;
   Protozoen, z. B. Malariaerreger
2. Medikamente:
   z. B. Penicillamin und Insulin
3. Fremde Serumproteine:
   z. B. Immunglobuline nach Serumtherapien
4. Endogene Proteine:
   nukleäre Antigene, z. B. DNA;
   Serumproteine, z. B. IgG;
   Gewebeproteine, z. B. Thyreoglobulin;
   Tumorantigene, z. B. beim Mammakarzinom

angetroffen. Oft ist es sehr schwierig, das im Immunkomplex anwesende Antigen zu charakterisieren. In dem unteren Teil der Abb. 57 ist eine typische granuläre Immunofluoreszenz dargestellt, die bei einem Patienten mit systemischem Lupus erythematodes auf die Präzipitation von IgG und Komplement in den Glomeruli zurückzuführen ist; der Immunkomplex enthält DNA, Nukleoproteine, entsprechende Antikörper und Komplement.

Die Immunkomplexnephritis wird auch bei Patienten mit chronischer Kryoglobulinämie beobachtet, bei denen die Kryoglobuline, die normalerweise aus IgG-Anti-IgG-Komplexen bestehen, in den kapillaren Windungen präzipitieren. Wie in Tab. 16 angeführt, können eine Reihe verschiedener Antigene an der Immunkomplexglomerulonephritis beteiligt sein. In den meisten Fällen ist jedoch das spezifische Antigen unbekannt. Ein spezieller Fall verdient es, an dieser Stelle erwähnt zu werden: Bei der akuten Nephritis, die bisweilen etwa zwei Wochen nach einer akuten Streptokokkeninfektion auftritt, erscheinen in den Nierenglomeruli Präzipitate aus Streptokokkenantigenen, Antikörpern und Komplement. Der Verlauf sowie auch die immunologischen Befunde sind denen sehr ähnlich, die bei der akuten Serumkrankheitnephritis beobachtet werden. Auch Präzipitate, bestehend aus Malaria-Antigen-Antikörper-Komplexen, können zu einer schweren Glomerulonephritis führen (siehe nächstes Kapitel, nephrotisches Syndrom).

13.3 Nephrotisches Syndrom

Über die Immunologie der nephrotischen Syndrome ist nicht viel bekannt. Bisher wurden verschiedene Formen des nephrotischen Syndroms beschrieben, bei denen, wie bei der nephrotoxischen Nephritis, in den Glomeruli lineare Immunglobulinablagerungen, Immunkomplexe in Form von fokalen oder mesangialen Ablagerungen oder keine aus Immunglobulin oder Komplement bestehenden Ablagerungen vorhanden sind.

Das nephrotische Syndrom wird ziemlich häufig in Verbindung mit Immunkomplexablagerungen beim systemischen Lupus erythematodes beobachtet. Das bei der Malaria vorliegende nephrotische Syndrom wird durch die Ablagerung von Immunkomplexen in den Glomeruli verursacht, die das Malariaantigen, entsprechende Antikörper und Komplementkomponenten enthalten. Diese Patienten haben in ihrem Serum auch zirkulierende Antikörper.

An dieser Stelle soll noch erwähnt werden, daß es bei dem nephrotoxischen Syndrom unter bestimmten Bedingungen zu einer sekundären humoralen Immundefizienz kommen kann, die durch eine beachtliche Ausscheidung von Immunglobulinen im Urin charakterisiert ist.

13.3.1 Myelomniere (Myelomnephrose)

Im Zusammenhang mit der Myelomatose kann es in seltenen Fällen zum klinischen Bild der Nephrose kommen. Diese Form tritt am häufigsten bei Patienten mit Knochenläsionen und hohen Konzentrationen an monoklonalen Immunglobulinen im Serum und Bence-Jones-Proteinen im Urin auf (s. S. 152ff). Obwohl sie ohne eine Beschädigung der glomerulären Kapillaren ziemlich leicht durch das Endothel der glomerulären Kapillaren filtriert werden, verursachen sie eine Beschädigung des tubulären Epithels. Es kommt zur Schwellung der Zellen und zur Ausbildung kleiner Hyalinproteintropfen, von denen angenommen wird, daß sie aus Aggregaten von Bence-Jones-Proteinen und zellulären Proteinen bestehen. Am Ende können die epithelialen Zellen zerplatzen und in und um die Tubuli herum die Bildung großer charakteristischer Präzipitate herbeiführen, die tubuläres Epithel und Proteine enthalten.

In Verbindung mit der Myelomatose kommt es in der Niere bisweilen auch zur Ausbildung einer Amyloidose, da die Leichtketten der Bence-Jones-Proteinfragmente in der Lage sind, amyloide Fibrillen auszubilden. Im klinischen Bild sehen diese Erscheinungen wie eine Nephrose aus.

13.4 Immunologie weiterer Nierenerkrankungen

Henoch-Schönlein-Purpura. Bei der mit der Henoch-Schönlein-Purpura assoziierten Nephritis kommt es in den kapillaren Windungen der Glomeruli zusammen mit Fibrin zu segmentartigen Ablagerungen von IgG, IgA und Komplement. Bei einigen Fällen herrscht sogar das IgA vor.

Die Nierenamyloidose. Die Nieren stellen eine der bevorzugten Stellen im Körper dar, an der es zur Präzipitation amyloider Fibrillen kommt; die Folge sind schwere Nierenschädigungen, die sich in Form eines nephrotischen Syndroms mit einer beträchtlichen Proteinurie manifestieren. In den Glomeruli werden Spuren von Immunglobulin und Komplement zusammen mit den amyloiden Ablagerungen gefunden. Die Amyloidose wird im Kap. 17 noch eingehender beschrieben.

13.5 Transplantationsglomerulonephritis

Die im Zusammenhang mit Nierentransplantationen auftretenden Nephritiden können verschiedene Verläufe zeigen.

Eine typische Form ist die hyperakute Abstoßung der Niere, die dann eintritt, wenn der Organempfänger zytotoxische Antikörper gegen die Transplantationsantigene des Empfängers hat. Diese Abstoßung, die sowohl beim Menschen als auch in Tiermodellen abläuft, dauert nur wenige Minuten bis wenige Stunden. Im histologischen Bild herrschen fibrinoide Nekrosen der Arterienwände vor, mit Thrombozytenaggregaten in den Kapillaren und gleichzeitiger Infiltration von neutrophilen Granulozyten.

Einen anderen Verlauf stellt die reguläre Abstoßungsreaktion dar, die durch die Sensibilisierung von Empfängerlymphozyten gegen die Transplantationsantigene des Donors charakterisiert ist (s. S. 280ff). Hierbei handelt es sich hauptsächlich um eine zellvermittelte Immunreaktion, bei der das Transplantat im beträchtlichen Umfang durch kleine Lymphozyten infiltriert wird.

Bei der chronischen Abstoßungsreaktion kommt es in einigen Fällen zur Präzipitation von Immunkomplexen in den Glomeruli; bei anderen Fällen liegen lineare Ablagerungen in den Glomeruli vor, oder man findet eine Mischung aus den beiden genannten Formen. Bei der subakuten wie auch chronischen Abstoßungsreaktion treten oft aus Fibrin bestehende Thromben in den glomerulären oder tubulären Kapillaren auf, was auf eine intravasale Koagulation hindeutet. Ohne derartige eindeutige Befunde ist es meistens sehr schwierig, zwischen einer chronischen Abstoßungsreaktion und einer chronischen Glomerulonephritis zu unterscheiden, von der eine transplantierte Niere betroffen ist (s. u.).

Wird eine Transplantation aufgrund einer chronischen Glomerulonephritis durchgeführt, besteht in der transplantierten Niere immer die Möglichkeit eines Rezidivs der zugrundeliegenden Krankheit. Die klassischen Beispiele dafür sind das Goodpasture-Syndrom und andere Formen der subakuten Glomerulonephritis, bei der Antikörper gegen die Basalmembranantigene vorliegen. Bei einer anhaltenden Synthese dieser Antikörper kommt es zu ihrer Präzipitation in der transplantierten Niere und zur Ausbildung einer entsprechenden Nephritis. Krankheiten, die eine aktive Entstehung von zirkulierenden Immunkomplexen beinhalten, begünstigen in der transplantierten Niere das Wiederauftreten der zugrundeliegenden Immunkomplexnephritis.

Obwohl für die Verhinderung von Abstoßungsreaktionen (s. S. 284ff) die optimale Kompatibilität zwischen Spender und Empfänger von entscheidender Wichtigkeit ist, kann dadurch nicht verhindert werden, daß die transplantierte Niere durch die Wiederkehr der zugrundeliegenden Glomerulonephritis erneut geschädigt wird. Manchmal können diese Komplikationen dadurch verhindert werden, daß der Patient nach der Entfernung seiner eigenen Niere und vor einer Transplantation für mehrere Monate dialysiert wird.

14 Krankheiten der Leber

Es gibt hauptsächlich zwei Punkte, auf die wir uns im Zusammenhang mit Immunreaktionen bei Lebererkrankungen konzentrieren wollen. Der erste Punkt besteht im Nachweis von Virusantigenen, sogenannten Australia-Antigenen bei der Infektion mit dem Hepatitis B-Virus, und der zweite Punkt betrifft eine Reihe von verschiedenen Immunreaktionen, vor allen Dingen den Nachweis, die Diagnose und die mögliche pathogenetische Bedeutung von Autoantikörpern. Selbst wenn im Verlauf der letzten Jahre eine Fülle neuer Informationen über die Immunreaktionen bei Lebererkrankungen angesammelt wurden, gibt es immer noch viele unklare Punkte, und es ist möglich, daß eine Reihe von Phänomenen unter einem anderen Aspekt betrachtet werden, wenn die immunologischen Reaktionen z. B. bei der Hepatitis, der primären biliären Zirrhose, den Leberkarzinomen und den anderen Lebererkrankungen genauer untersucht worden sind.

Verschiedene Hepatitistypen, wie die Virus B-Hepatitis, die mit dem Hepatitis-Virus A assoziierte infektiöse Hepatitis, die Nicht-A-, Nicht-B-Hepatitis, werden wahrscheinlich durch mehr als ein Virus hervorgerufen, und es ist möglich, daß Virushepatitiden auch durch das Zytomegalovirus, Herpes simplex-Virus oder das Epstein-Barr Virus verursacht werden.

14.1 Virus B-Hepatitis

Bei der Virus B-Hepatitis oder auch Serumhepatitis liegt eine akute Hepatitis vor, die durch die horizontale Transmission von Hepatitis B-Virus-infiziertem Serum ausgelöst wird.

14.1.1 Hepatitis B-Virusantigen (Australia-SH-Antigen)

Die durch das Hepatitis B-Virus induzierte Serumhepatitis hat eine wesentlich längere Inkubationszeit (von 50 bis 160 Tagen) als die Virus A-Hepatitis (ungefähr 14 bis 50 Tage). Die Nicht-A-, Nicht-B-Hepatitis hat eine Inkubationszeit, die zwischen der der A- und B-Hepatitis liegt.

Der Nachweis von Hepatitisvirus B-Antigenen, sogenannten Australia-Antigenen, ist für die Diagnose der Serumhepatitis von großer Wichtigkeit. Das eine Antigen ist ein Glyko-Lipo-Protein-Komplex, befindet sich auf der Oberfläche und wird HBs-Antigen (HBs-Ag) genannt (HBs = Hepatitis B surface). Ein weiteres Antigen ist das Kern-Antigen, auch HBc-Antigen (c = core) genannt. Das dritte Antigen, das HBe-Antigen, konnte bisher noch nicht vollständig charakterisiert werden und ist wahrscheinlich ein LDH-Isoenzym oder ein IgG-Rheumafaktor. Dieses zuletzt genannte Antigen zeigt eine gute Korrelation zur Infektivität. Das HBs-Antigen ist ein sphärisches oder tubuläres Partikel mit einem Durchmesser von 20 nm und ist auf der Oberfläche der Dane-Partikel lokalisiert.

An dieser Stelle soll auch darauf hingewiesen werden, daß das Hepatitis B-Virus völlig verschieden ist von dem Hepatitis A-Virus und daß die Immunität gegen das eine Virus nicht in einer Immunität gegen das andere Virus resultiert. Das Hepatitis B-Virusantigen ist schon ein bis zwei Monate vor dem Auftreten irgendwelcher klinischer Symptome im Patientenserum nachweisbar, und mit Hilfe der Immunfluoreszenz oder der Elektronenmikroskopie lassen sich Viruspartikel unmittelbar im Lebergewebe oder in Leberbiopsien darstellen. Der Nachweis des HBs-Ag und des BHe-Ag ist für die Erkennung von gesunden, aber chronisch infizierten Überträgern von größter Bedeutung.

Aufgrund der starken Infektionswirkung des befallenen Serums sollte es auf jeden Fall vermieden werden, chronische Virusträger als Blutspender einzusetzen; in den meisten Fällen kommt es dadurch zu einer schweren Hepatitis im Empfänger. Gerade in Verbindung mit der Hämodialyse kann ein einziger Patient mehrere andere Patienten infizieren; so ist es in den meisten Fällen nicht möglich, Hepatitis B-Virusantigen-positive Patienten in der Hämodialyse einzusetzen. Durch ausgedehnte Routineuntersuchungen aller Blutspender konnte die Gefahr einer Hepatitisinfektion auf Grund von Bluttransfusionen beträchtlich reduziert werden. Eine weitere Infektionsgefahr liegt darin, daß sich Klinikpersonal an Kanülen verletzt, die für die Untersuchung von Virusträgern verwendet wurden. Deshalb müssen in Laboratorien, die verstärkt mit dem Blut infizierter Patienten arbeiten, zur Vermeidung von Laboratoriumsinfektionen strenge Vorsichtsmaßnahmen getroffen werden.

14.1.2 Immunologische Aspekte bei der akuten Virus B-Hepatitis

Bei vielen Patienten mit der Virus B-Hepatitis können im Serum Antikörper gegen das Virus nachgewiesen werden. Bisweilen kommen auch Virus B-Antigen-Antikörper-Komplexe im Lebergewebe, im Serum oder in anderen Organen vor. Zusätzlich zu der unmittelbaren Zerstörung von Leberzellen und Lebergewebe durch das Virus selbst können auch Immunreaktionen an der Entstehung von Symptomen beteiligt sein, die in Verbindung mit der Virus B-Hepatitis auftreten, wie die Polyarteriitis nodosa, die Immunkomplexglomerulonephritis und die Arthritis. In solchen Fällen können im Serum oder in den befallenen Geweben Ablagerungen von Komplexen beobachtet werden, die aus dem Hepatitis B-Virusantigen, Immunglobulin und Komplement bestehen. Bei den besonders aktiven Formen der Hepatitis, die durch das Auftreten großer Mengen von Immunkomplexen charakterisiert ist, liegt im Serum eine verminderte Komplementkonzentration vor.

Einige Befunde deuten darauf hin, daß bei der Serumhepatitis eine verringerte zelluläre Immunität vorliegt. So zeigen die Lymphozyten dieser Patienten eine abgeschwächte Antwort bei der in vitro Stimulation mit Phytohämagglutinin (PHA, s. S. 111). Jedoch kann eine derart verminderte Reaktionsfähigkeit auch im Zusammenhang mit anderen akuten Virusinfektionen beobachtet

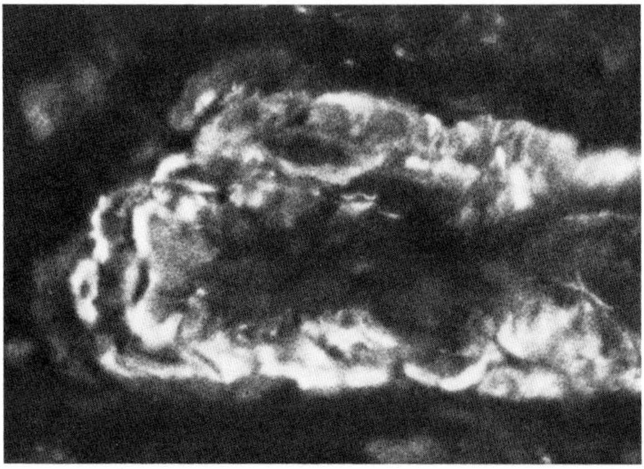

Abb. 59 Der Nachweis von Antikörpern gegen die glatte Muskulatur mit Hilfe der indirekten Immunfluoreszenztechnik. Als Antigen dient ein Gewebeschnitt aus dem Rattenmagen

werden, so daß die Bedeutung dieses Befundes noch nicht völlig klar ist. Auf der anderen Seite sieht es aber so aus, als ob die Patienten, die eine extrem verringerte zelluläre Immunreaktion zeigen, besonders dazu neigen, eine persistierende Hepatitis zu bekommen und zu Virus B-Antigenträgern zu werden. Es ist wahrscheinlich, daß die verringerte zelluläre Immunantwort mit einer fehlenden Resistenz gegen das Hepatitis B-Virus korreliert ist und damit indirekt an der Pathogenese beteiligt ist.

14.1.3 Autoantikörper und Immunglobuline bei der akuten Virushepatitis

In der Regel treten neben den Antikörpern gegen die Virusantigene auch Autoantikörper auf. Es handelt sich hierbei um einen niedertitrigen Antikörper gegen glatte Muskulatur, der bei einigen Patienten mit akuter Virushepatitis gefunden wurde.

Die Abb. 59 zeigt, wie derartige Antikörper mit Hilfe der indirekten Immunfluoreszenz dargestellt werden können. Ihr Nachweis ist für die Differentialdiagnose von Wichtigkeit, da sie sehr oft bei der akuten und chronischen Virushepatitis und weniger häufig bei der primären biliären Zirrhose gefunden werden.

Zusätzlich liegt bei der akuten Virushepatitis auch eine Erhöhung der Immunglobulinkonzentration vor. Dieser Befund ist für diese Krankheit jedoch nicht spezifisch, sondern wird auch im Zusammenhang mit anderen Virusinfektionen der Leber erhoben.

14.2 Virus A-Hepatitis

Die immunologischen Phänomene, die mit der Virus A-Hepatitis assoziiert sind, sind wesentlich weniger untersucht und bekannt als bei der Virus B-Hepatitis. Der frühe Nachweis von IgM-Antikörpern gegen das Hepatitis A-Virus ist von beträchtlicher diagnostischer Bedeutung, vor allen Dingen im

Zusammenhang mit dem Nachweis von Virus A-Partikeln im Stuhl. IgG-Antikörper gegen das Hepatitis A-Virus kommen bei nahezu allen Patienten vor, die eine Hepatitis A-Virusinfektion durchgemacht haben, so daß man annehmen muß, daß diese Antikörper eine Schutzfunktion ausüben.

14.3 Nicht-A-, Nicht-B-Hepatitis

Eine Nicht-A-, Nicht-B-Hepatitis liegt dann vor, wenn im Fall einer Hepatitiserkrankung weder das Virus A oder Virus B oder die entsprechenden Antikörper noch andere, eine Hepatitis verursachenden Viren nachweisbar sind. Diese Krankheit zeigt die typischen Merkmale einer Virusinfektion, obwohl bisher noch kein Virus gefunden wurde. Die Inkubationszeit liegt zwischen der der Virus A- und Virus B-Form. Die Infektion scheint hauptsächlich auf parenteralem Weg zu erfolgen, ein Merkmal, das für die Virus-Hepatitis B typisch ist; dieses Problem der parenteralen Infektion tritt vor allen Dingen bei Bluttransfusionen, der chronischen Dialyse und bei Narkotikasüchtigen auf. Die Nicht-A-, Nicht-B-Hepatitis repräsentiert heutzutage etwa 30% aller Hepatitisfälle und zeigt im Vergleich zu den anderen Formen der Hepatitis eine verstärkte Neigung, einen chronischen Verlauf anzunehmen.

14.4 Chronisch aktive Hepatitis

Die chronisch aktive Hepatitis ist eine fortschreitende Lebererkrankung, die mehrere charakteristische immunologische Merkmale zeigt wie eine Hypoglobulinämie und nicht organspezifische Autoantikörper, z. B. hochtitrige Antikörper gegen glatte Muskulatur bei fast allen Fällen. Zusätzlich findet man noch antinukleäre Antikörper und erhöhte Antikörpertiter gegen verschiedene Virusantigene. Diese Krankheitsform wird vor allen Dingen bei jungen Frauen beobachtet (etwa dreimal häufiger als bei Männern) und steht in Zusammenhang mit immunologischen Krankheiten wie der ulzerativen Kolitis, Arthritis, erworbenen hämolytischen Anämie und Thrombozytopenia purpura. In manchen Fällen kann die chronisch aktive Hepatitis, ähnlich wie die akute Virushepatitis, mit einer akuten Form beginnen, und mehrere Befunde zeigen an, daß die chronisch aktive Hepatitis zumindest in manchen Fällen das chronische Stadium der akuten Virushepatitis repräsentiert. So sind auch verschiedene Bezeichnungen in Gebrauch, wie lupoide Hepatitis (aufgrund der starken antinukleären Antikörper und des positiven LE-Faktortests), Autoimmunhepatitis, Plasmazellhepatitis und juvenile Zirrhose.

14.4.1 Das Hepatitis B-Virusantigen bei der chronisch aktiven Hepatitis

Bei der chronisch aktiven Hepatitis variiert die Häufigkeit des Hepatitis B-Virusantigens von Patient zu Patient beträchtlich. Wahrscheinlich entwickeln 20–30% der Patienten mit chronisch aktiver Hepatitis eine chronische Krankheit auf dem Boden einer Nicht-A-, Nicht-B-Hepatitis. Die Ergebnisse könnten dafür sprechen, daß es zwei unterschiedliche Formen der chronisch aktiven Hepatitis gibt: Die eine Form ist mit dem Hepatitis B-Virusantigen assoziiert, und bei der anderen Form fehlt dieses Antigen. Es ist aber ebensogut möglich, daß die bisherigen Befunde kein vollständiges Bild der Situation geben. So kann die chronisch aktive Hepatitis, bei der kein Hepatitis B-Virusantigen auftritt, durch das Ablaufen einer dauernden Immunreaktion erklärt werden, bei der das Antigen z. B. in Form von Immunkomplexen ständig blockiert ist. Vorausgesetzt, daß diese Annahme richtig ist, ist es wahrscheinlich, daß relativ viele Patienten mit chronisch aktiver Hepatitis eine Infektion mit dem Hepatitis B-Virus durchgemacht haben. Es ist allerdings nicht auszuschließen, daß auch andere Viren bei entsprechend disponierten Individuen ähnliche Erscheinungen hervorrufen können.

14.4.2 Immunologische Reaktionen bei der chronisch aktiven Hepatitis

Per definitionem treten bei der chronisch aktiven Hepatitis eine polyklonale Hypergammaglobulinämie und mehrere organunspezifische Autoantikörper auf, in den meisten Fällen hochtitrige Antikörper gegen glatte Muskulatur.

Hypergammaglobulinämie und Plasmazellen. Bei der Hypergammaglobulinämie kommt es gewöhnlich zu einem polyklonalen Anstieg des IgG, jedoch können auch die IgA- und IgM-Immunoglobuline vermehrt sein. Bei einigen Patienten wurde auch eine erniedrigte Komplementkonzentration beobachtet. Etwa 80–90% der Patienten haben beträchtliche Mengen an zirkulierenden Immunkomplexen.

Lokal kommt es in der Leber zu einer beträchtlichen Infiltration von hauptsächlich IgG produzierenden Plasmazellen.

Autoantikörper. Der zweithäufigste bei der chronisch aktiven Hepatitis vorkommende Antikörper ist gegen die glatte Muskulatur gerichtet. Ein Beispiel dafür ist in der Abb. 59 zu sehen, bei dem glatte Muskulatur aus dem Rattenmagen als Antigen verwendet wurde. Enthält das zu untersuchende Serum Antikörper gegen glatte Muskulatur, kommt es zur Bindung der Antikörper an das Gewebe, und der gebildete Immunkomplex wird durch die Zugabe von fluoreszenzmarkierten Antikörpern gegen menschliche Immunoglobuline sichtbar gemacht. Die höchsten Antikörpertiter werden gewöhnlich bei der chronisch aktiven Hepatitis beobachtet, jedoch können auch in Verbindung mit anderen Lebererkrankungen hohe Titer auftreten. Es ist möglich, daß die Synthese dieser Antikörper durch die Stimulation des Immunsystems mit veränderten Leberzellkomponenten induziert wird, die im Verlauf der Krankheit frei werden und die eine immunologische Kreuzreaktion mit dem Aktomyosin der glatten Muskulatur zeigen. Die neuesten Ergebnisse scheinen darauf hinzudeuten, daß diese Antikörper gegen das bei bestimmten Viren vorkommende Aktin gerichtet sind.

Bei der chronisch aktiven Hepatitis kommen auch Antikörper gegen zwei aus Leberzellen isolierte Membranantigene vor, das Lebermembranantigen (LMA) und das leberspezifische Lipoprotein (LSP). Zusätzlich findet man auch noch Antikörper gegen Antigene von Viren, Bakterien und Nahrungsmitteln. Was die virale Seite anbelangt, treten hauptsächlich Antikörper gegen Masernviren, Rötelnviren und Zytomegalieviren auf.

Bei etwa 50% aller Patienten mit chronisch aktiver Hepatitis werden antinukleäre Antikörper beobachtet, und bei vielen von ihnen fällt der LE-Faktortest positiv aus. Während für den systemischen Lupus erythematodes Antikörper gegen native DNA spezifisch sind (s. S. 207), sind die bei der chronisch aktiven Hepatitis auftretenden Anti-DNA-Antikörper gegen denaturierte DNA gerichtet. In der Abb. 61 ist das immunfluoreszenzoptische Bild eines positiven antinukleären Faktortests bei einem Patienten mit chronisch aktiver Hepatitis (lupoide Hepatitis) dargestellt.

Zelluläre Immunität. Vor kurzem konnte nachgewiesen werden, daß die Patienten mit chronisch aktiver Hepatitis eine verminderte Suppressor-T-Zellaktivität zeigen, wodurch die oben beschriebenen hohen Antikörpertiter erklärt werden könnten. Darüber hinaus besteht auch noch eine zelluläre Immunität gegen das Lebermembranantigen (LMA) und das leberspezifische Lipoprotein (LSP). Bei der chronisch aktiven Hepatitis findet man eine erhöhte Frequenz an HLA-A1, HLA-B8 und HLA-DR3.

14.5 Primäre biliäre Zirrhose

Bei der primären biliären Zirrhose handelt es sich um eine chronisch progressive Lebererkrankung, bei der entzündliche Infiltrate auftreten, die aus Lymphozyten, Plasmazellen und eosinophilen Zellen um den Gallengang herum bestehen. Die Krankheit tritt am häufigsten bei der Altersgruppe zwischen 35 und 40 Jahren auf, und Frauen sind wesentlich häufiger betroffen als Männer. Zusätzlich werden auch einige immunologische Phänomene beobachtet, z. B. Assoziationen zu Erkrankungen des Bindegewebes wie der rheumatoiden Arthritis, der Dermatomyositis und der Sklerodermie. Neben den lokalen Infiltrationen aus Lymphozyten und Plasmazellen scheinen auch zirkulierende Antikörper von Wichtigkeit zu sein.

14.5.1 Antikörper

Der bisher wichtigste immunologische Befund bei dieser Krankheit besteht im Nachweis von Antikörpern gegen Mitochondrien. Sie werden gewöhnlich mit Hilfe der indirekten Immunfluoreszenz nachgewiesen und sind ihrer Natur nach weder spezies- noch organspezifisch. Folglich können sie sich mit Hilfe von Mitochondrienpräparationen aus verschiedenen Organen von unterschiedlichen Spezies nachweisen lassen. Normalerweise werden für die immunologischen Untersuchungen Schnitte von Nierentubulizellen, parietalen Zellen des Magens oder Schilddrüsenzellen verwendet. Das einfachste ist es, mit Nierentubulizellen zu arbeiten, da sich dadurch Reaktionen mit anderen Antikörpern als denjenigen vermeiden lassen, die gegen Mitochondrien gerichtet sind. Werden z. B. parietale Zellen verwendet, kommt es zusätzlich zur Reaktion der organspezifischen Antikörper gegen parietale Zellen (s. S. 200), und werden Schilddrüsenzellen verwendet, kommt es noch zu Nebenreaktionen der organspezifischen Antikörper gegen Schilddrüsenmikrosomen. Ungefähr 90% aller Patienten mit primärer biliärer Zirrhose haben Antikörper gegen Mitochondrien, während nur etwa 10% der Patienten mit chronisch aktiver Hepatitis oder anderen Lebererkrankungen diesen Antikörpertyp aufweisen. Die innere Mitochondrienmembran, auf der wahrscheinlich die entsprechenden Antigene lokalisiert sind, zeigt strukturelle Ähnlichkeiten mit der Proteinhülle gewisser Viren, und es ist sehr wahrscheinlich, daß die gegen Mitochondrien gerichteten Antikörper in Wirklichkeit kreuzreagierende Antikörper sind, die ursprünglich gegen gewisse Viren gerichtet sind. Die neuesten Ergebnisse weisen darauf hin, daß die Patienten mit primärer biliärer Zirrhose Antikörper gegen biliäre Proteine (BP) haben. Ähnliche Antikörper finden sich auch bei Patienten mit sklerotischer Cholangitis.

14.5.2 Weitere immunologische Befunde

Bei diesen Patienten konnten verminderte zelluläre Immunreaktionen nachgewiesen werden, wie z. B. eine gestörte Suppressorzellfunktion; zusätzlich tritt noch eine zelluläre Immunität gegen das biliäre Protein (BP) auf. Normalerweise enthält das Serum der Patienten mit primärer biliärer Zirrhose kein Hepatitis B-Virusantigen ($<5\%$).

14.5.3 Immunprophylaxe

Ein IgG-Pool von Normalpersonen enthält gewöhnlich genügend Antikörper gegen das Hepatitis-Virus A, um eine Schutzwirkung zu entfalten. Gegen das Hepatitis-Virus B müssen allerdings schon hochtitrige Hyperimmunseren eingesetzt werden, obwohl ein gewisser Schutz auch schon durch einen normalen IgG-Pool erfolgt. Vor kurzem gelang es, einen Impfstoff gegen das Hepatitis-Virus B zu entwickeln. Er ist sehr wirksam in der Prävention von Virus B-Infektionen und scheint auch zur Verhütung von primären Leberkarzinomen geeignet zu sein, die durch das Hepatitis-Virus B verursacht werden (s. Kap. 26).

14.6 Hepatom

In mehreren afrikanischen Staaten tritt das Hepatitis B-Virus-Antigen sehr häufig zusammen mit dem Hepatom auf, und es ist möglich, daß bestimmte chronische Virusinfektionen für das Entstehen des Hepatoms oder des Leberzellkarzinoms von Bedeutung sind. Ein charakteristisches Merkmal des Leberzellkarzinoms ist das Vorliegen einer erhöhten Konzentration an Alpha-Fötoprotein im Serum. Hierbei handelt es sich um ein tumorassoziiertes Antigen, das in Kap. 23 noch näher beschrieben wird.

14.7 Medikamentenbedingte Leberschäden

Verschiedene Medikamente sind in der Lage, entweder über eine direkte toxische Wirkung oder über immunologische Reaktionen Leberschädigungen hervorzurufen. Die durch Immunreaktionen gegen Medikamente verursachten Leberschäden werden nur bei den Patienten beobachtet, die diese Medikamente einnehmen. Die aufgetretene Beschädigung ist weder dosisabhängig, noch läßt sie sich experimentell erzeugen. Bekannte Beispiele für derartige Medikamente sind Phenylbutazon, p-Aminosalizylsäure (PAS), α-Methyldopa, Sulfonamide und Oxyphenazitin.

Eine andere Gruppe von Medikamenten, vor allen Dingen die Phenothiazinderivate wie z. B. das Chlorbromazin, können Reaktionen induzieren, die zu einer intrahepatischen Cholestase führen. Bisher verliefen Untersuchungen über die Beteiligung immunologischer Mechanismen negativ. Ebenso lassen sich keine antimitochondrialen Antikörper nachweisen.

Wieder andere Medikamente führen zu hepatitisähnlichen Reaktionen. Hierbei kann es zu schweren Folgereaktionen kommen, wie sie z. B. im Zusammenhang mit Anästhetika wie Chloroform beobachtet werden. Die meisten Medikamente, die derartige Reaktionen verursachen können, sind nicht mehr in Gebrauch. Im Zusammenhang mit Überempfindlichkeitsreaktionen gegenüber bestimmten Medikamenten wie Sulfonamiden und Phenylbutazon kommt es auch zu Granulomatosereaktionen.

15 Erkrankungen des gastrointestinalen Trakts

15.1 Das Immunsystem im gastrointestinalen Trakt

Der gastrointestinale Trakt stellt einen Teil des Körpers dar, der mit fremden Substanzen in engen Kontakt kommt und dessen Immunsystem folglich sehr gut entwickelt ist. Während des fötalen Lebensabschnitts befinden sich in der Mukosa nur sehr wenige Lymphozyten und Plasmazellen und in den Peyerschen Plaques nur vereinzelte, relativ schwach entwickelte Follikel. Nach der Geburt treten sowohl in der Mukosa als auch in den Peyerschen Plaques beträchtliche Mengen von Lymphozyten und Plasmazellen auf. Ihre Entwicklung ist von der antigenen Stimulation über den Darm abhängig, da Versuchstiere, denen eine absolut bakterienfreie Diät zugeführt wird, nicht mehr lymphoides Gewebe in der Darmregion ausbilden als das, was bereits in der fötalen Phase vorhanden ist. Der größte Teil der Plasmazellen des gastrointestinalen Trakts bildet Immunglobuline des IgA-Typs (s. S. 90), die in den Darm sezerniert werden und die wahrscheinlich für lokale Immunabwehrreaktionen verantwortlich sind. Dieses IgA zeigt den typischen Aufbau des sekretorischen IgA und enthält die sekretorische Komponente und die J-Kette (s. S. 61).

15.2 Immunologische Erkrankungen des Magens

15.2.1 Perniziöse Anämie

Bei der perniziösen Anämie zeigt der Magen die typischen Symptome einer atrophischen Gastritis.

Antikörper gegen parietale Zellen. Bei etwa 90% der Patienten können mit Hilfe der indirekten Immunfluoreszenz im Serum vorkommende Antikörper gegen parietale Zellen nachgewiesen werden. Für derartige Untersuchungen werden Magengewebeschnitte von Ratten oder anderen Versuchstieren als Antigenträger verwendet. Wie bei allen indirekten Immunfluoreszenztechniken wird auch in diesem Fall das Patientenserum mit den Gewebeproben inkubiert (s. S. 90). Es ist möglich, daß derartige Antikörper von pathogenetischer Bedeutung sind, da sie auch bei vielen anderen Fällen in der Magenmukosa vorkommen. Momentan sieht es so aus, als ob die Patienten, die die stärksten Antikörper gegen parietale Zellen haben, die geringste Absorption des Vitamins B_{12} zeigen.

Antikörper gegen den intrinsic factor. Antikörper gegen den „intrinsic factor" lassen sich bei etwa 60% aller Patienten mit perniziöser Anämie im Serum und bei etwa 50% im Magen nachweisen. Bei dem „intrinsic factor" handelt es sich um ein Glykoprotein, das von den parietalen Zellen sezerniert wird und das in der Lage ist, Vitamin B_{12} zu binden. Die Antikörper sind zum Teil direkt gegen die Vitamin B_{12}-Bindungsstelle und zum Teil auch gegen andere Abschnitte des Moleküls gerichtet. Die Antikörper gegen die B_{12}-Bindungsstelle sind in der Lage, die Bindung und damit die Absorption des B_{12} kompetitiv zu inhibieren. Da das B_{12} ein für die Hämatopoese essentielles Vitamin darstellt, kommt es als Folge der immunologischen Reaktion zur Anämie.

Weitere immunologische Befunde. Patienten mit perniziöser Anämie zeigen oft einen positiven Migrationsinhibitionstest gegenüber normalem Magensaft, jedoch ist die Bedeutung dieses Phänomens noch nicht völlig geklärt. Die perniziöse Anämie wird auch oft bei Patienten mit Immunglobulindefekten beobachtet, so daß es wahrscheinlich ist, daß zelluläre Immunreaktionen für die beobachteten Gewebeschädigungen verantwortlich sind.

15.3 Immunologische Erkrankungen im Darmtrakt

15.3.1 Die idiopathische Steatorrhoe, Zöliakie

Bei der idiopathischen Steatorrhoe oder auch Zöliakie handelt es sich um eine Malabsorptionskrankheit, bei der voluminöse Stühle abgesetzt werden, die eine beträchtliche Menge an Fett enthalten. Die Patienten zeigen eine ausgesprochene Empfindlichkeit gegenüber dem im Weizen vorkommenden Protein Gluten. Wird den Patienten eine völlig glutenfreie Diät verabreicht, zeigen sie normalerweise keinerlei Symptome mehr. Jedoch führt eine erneute Gabe von isoliertem Gluten wiederum zum Auftreten der akuten Symptome.

Bei der Zöliakie treten im Serum von Kindern, denen eine glutenfreie Diät gegeben worden war, hohe Antikörpertiter gegen Gluten auf. Weiterhin haben diese Patienten noch Antikörper gegen weitere in Nahrungsmitteln vorkommende Proteine, jedoch verliefen bisher alle Versuche zum Nachweis von Autoantikörpern negativ.

Man hatte vermutet, daß bei der Zöliakie ein spezifisches Enzym fehlt, das am Abbau des Glutens beteiligt ist, jedoch gelang es bisher noch nicht, einen Enzymdefekt definitiv nachzuweisen. Eine andere Theorie besagt, daß die beobachteten Läsionen durch direkte Immunreaktionen gegen das Gluten verursacht werden. Abgesehen von Antikörpern gegen Nahrungsmittelproteine gibt es keine weiteren Hinweise für eine immunologische Pathogenese der Zöliakie.

15.3.2 Die ulzerative Kolitis

Bei dieser Krankheit handelt es sich um eine diffuse chronische Entzündungskrankheit im Bereich der Eingeweide. Die klinischen Symptome bestehen in einer ausgeprägten Diarrhoe ohne das gleichzeitige Vorkommen pathogenetischer Mikroorganismen, die Entzündungserscheinungen erklären könnten. Es ist bekannt, daß das Kolon durch Reagine passiv sensibilisiert werden kann und daß im Kolongewebe immunologische Reaktionen wie z. B. Arthus-Reaktionen ablaufen können, die durch Antigen-Antikörper-Komplexe ausgelöst werden (s. S. 162). Bei der ulzerativen Kolitis treten zwar Antikörper gegen Kolongewebe auf, jedoch besteht keine eindeutige Korrelation zwischen dem Antikörpertiter und den klinischen Symptomen. So lassen sich Antikörper gegen Kolongewebe auch bei anderen Kolonerkrankungen nachweisen, wie beim Morbus Crohn und bei der Amöbendysenterie. Allerdings konnte gezeigt werden, daß die Autoantikörper gegen die Kolonmukosa mit einem Lipopolysaccharidextrakt des E.coli-Stammes 014 kreuzreagieren, so daß die Infektion von besonders disponierten Individuen mit diesen Bakterien als mögliche Erklärung für die auftretenden Autoimmunreaktionen herangezogen wird.

Als Zeichen einer starken aktiven Immunantwort treten im Darm lokal beträchtliche Mengen von Plasmazellen des IgG- und IgA-Types auf.

Weiterhin konnte gezeigt werden, daß die Lymphozyten von Patienten, die an der ulzerativen Kolitis oder dem Morbus Crohn erkrankt sind, in vitro gegen Kolonepithelzellen zytotoxisch sind, was ein wichtiger Beweis für das Vorliegen einer immunologischen Erkrankung ist.

15.3.3 Die regionale Enteritis (Morbus Crohn)

Hierbei handelt es sich um eine chronische Entzündung, von der meistens der terminale Teil des Ileums betroffen ist, jedoch können auch andere Abschnitte der Eingeweide involviert sein. Oft kommt es auch in anderen Organen zu Komplikationen, an denen wahrscheinlich immunologische Reaktionen beteiligt sind. Bekannte Beispiele hierfür sind die Uveitis, Arthritis, Morbus Bechterew und das Erythema nodosum.

Beim Morbus Crohn war es schwierig, zirkulierende Autoantikörper oder andere Formen von Antikörpern nachzuweisen. Die zellulären Reaktionen gegen eine Reihe von definierten Antigenen zeigen keine Besonderheiten, jedoch treten bei der Sensibilisierung mit Dinitrochlorbenzol (DNCB) häufig keine zellulären Immunreaktionen auf.

Es gibt eine Reihe von Hinweisen dafür, daß bei den Patienten mit Morbus Crohn Lymphozyten vorhanden sind, die an Autoimmunreaktionen gegen die eigenen Darmepithelzellen beteiligt sind. In ähnlicher Weise wie bei der ulzerativen Kolitis sind auch beim Morbus Crohn die Patientenlymphozyten gegen allogene Kolonepithelzellen zytotoxisch. Ein weiteres charakteristisches Merkmal besteht darin, daß das Patientenserum antikörperinduzierte zytotoxische Reaktionen inhibieren kann, was auf das Vorhandensein zirkulierender Immunkomplexe hindeutet.

15.3.4 Das Kolonkarzinom

Beim Kolonkarzinom treten in den Patientenseren regelmäßig erhöhte Konzentrationen des karzinoembryonalen Antigens (CEA) auf; es repräsentiert ein typisches tumorassoziiertes Antigen, das in dem Kap. 23 über Tumorimmunologie noch näher besprochen wird.

15.3.5 Andere gastrointestinale Erkrankungen

Darmerkrankungen im Zusammenhang mit Immundefekten. Zu Erkrankungen des Darms kann es bei verschiedenen Immundefekten kommen; vor allen Dingen werden die charakteristischen Symptome bei isolierten IgA-Defekten und bei Patienten mit schweren zellulären Immundefekten beobachtet.

Die α-Kettenkrankheit. Diese Krankheit läßt sich auf eine maligne Proliferation von IgA-Schwerketten produzierenden Zellen zurückführen. Dem klinischen Bild nach handelt es sich um ein Darmlymphom, das mit einer ausgeprägten Malabsorption verbunden ist. Im Serum treten Bruchstücke von freien α-Ketten auf (s. S. 153). Die meisten von dieser Krankheit betroffenen Patienten stammen aus dem Mittelmeergebiet.

16 Erkrankungen des Bindegewebes

Die Bindegewebserkrankungen bilden eine heterogene Gruppe, die z. B. die rheumatoide Arthritis, den systemischen Lupus erythematodes, Sklerodermie, Dermatomyositis und den Morbus Sjögren enthält. Für den größten Teil dieser Krankheiten konnte die Beteiligung immunologischer Reaktionen an der Pathogenese definitiv nachgewiesen werden. In diesem Kapitel sollen die verschiedenen immunologischen Untersuchungen beschrieben werden, die für das Studium der Bindegewebserkrankungen herangezogen werden, sowie die Immunreaktionen, die in vivo von besonderer Bedeutung sind. Ein wichtiges Merkmal besteht in der beträchtlichen Überlappung der immunologischen Befunde bei vielen Krankheiten dieser Gruppe, so daß am Anfang dieses Kapitels ein kurzer Überblick über die immunologischen Untersuchungen gegeben werden soll.

16.1 Immunologische Untersuchungen

Die immunologischen Untersuchungen beinhalten:

- den Nachweis von Antikörpern;
- den Nachweis von Antigenen, die an der Immunkomplexbildung beteiligt sind;
- den Nachweis von Immunkomplexen;
- Untersuchungen am Komplementsystem;
- Untersuchungen an Lymphozyten und an Reaktionen der zellulären Immunität.

Die am meisten verwendeten Untersuchungssubstanzen sind Seren und periphere Lymphozyten; zusätzlich sind auch Untersuchungen der lokalen Gewebsflüssigkeit und der Gelenkflüssigkeit von großer Bedeutung. Innerhalb der letzten Jahre wurden neue Techniken entwickelt, mit denen immunologische Prozesse direkt im Gewebe oder in Gewebebiopsien verfolgt und charakterisiert werden können.

16.1.1 Der Nachweis von Antikörpern

Rheumafaktoren. Rheumafaktoren sind Antikörper, die gegen andere Immunglobulinmoleküle hauptsächlich des IgG-Typs gerichtet sind. Derartige Antikörper lassen sich im Blutkreislauf von etwa 70–90% aller Patienten mit rheumatoider Arthritis nachweisen. Die meisten für die Diagnose der rheumatoiden Arthritis verwendeten Methoden basieren auf der Fähigkeit des Rheumafaktors, mit IgG-Molekülen beschichtete Partikel zu agglutinieren. Hierbei übernehmen die Partikel die Rolle eines passiven Trägers, der zur Sichtbarmachung der Reaktion dient. Bei dem am häufigsten verwendeten Waaler-Rose-

Test werden als Partikel Schafserythrozyten verwendet, die mit Kaninchen-IgG-Antikörpern beladen sind. Für diese Beschichtung bzw. Sensibilisierung genügt eine subagglutinierende Menge des Antikörpers. Derartig vorbehandelte Schafserythrozyten zeigen nach der Reaktion mit dem Rheumafaktor das typische Bild einer Agglutination.

Als Alternative sind auch mit IgG beladene Latexpartikel, andere Zelltypen oder polymere Partikel in Gebrauch. Die Gemeinsamkeit besteht darin, daß die IgG-beladenen Partikel oder Zellen nach der Reaktion mit dem Rheumafaktor agglutiniert werden. Rheumafaktoren können auch unmittelbar mit löslichen IgG-Aggregaten reagieren und zu einer Präzipitationsreaktion führen.

Der Rheumafaktor selbst ist ein meistens der IgM- oder IgG-Klasse angehörender Antikörper. Im Blutkreislauf werden vor allen Dingen Rheumafaktoren des IgM-Typs angetroffen. Rheumafaktoren des IgG-Typs sind sehr schwer nachzuweisen, da sie mit anderen IgG-Molekülen bevorzugt Komplexe bilden, was dazu führt, daß die serologische Agglutinationsreaktion sehr schwach ausfällt oder sogar negativ wird. Aus diesem Grund wird der dem IgM-Typ angehörende Rheumafaktor mit Hilfe der oben beschriebenen klassischen serologischen Reaktionen am besten erfaßt und ist für die Routinediagnose von größter Bedeutung. Es ist jedoch möglich, daß IgG-Rheumafaktoren für lokale Entzündungsreaktionen und für Einleitung von Gewebeschädigungen wichtig sind. Selbst wenn der IgG-Rheumafaktor in den meisten Fällen blockiert ist und sich mit den üblichen Routinemethoden nicht nachweisen läßt, haben die in den letzten Jahren durchgeführten Untersuchungen klar gezeigt, daß die lokal im Gewebe vorkommenden IgG-Rheumafaktorkomplexe wichtige Reaktionspartner bei der Ausbildung von chronisch rheumatischen Entzündungen sind.

Über die molekulare Spezifität von Rheumafaktoren lassen sich detaillierte Angaben machen. Sowohl IgG als auch IgM-Rheumafaktoren fungieren als Antikörper gegen Antigene, die auf dem Fc-Teil von IgG-Immunglobulinen lokalisiert sind. Damit handelt es sich bei dem Rheumafaktor um einen Autoantikörper, der sowohl mit den eigenen IgG-Molekülen reagiert als auch mit IgG-Immunglobulinen anderer Individuen oder sogar einer anderen Spezies, z. B. denen aus Kaninchen in Verbindung mit der Waasler-Rose-Reaktion.

In der Tab. 17 sind die Eigenschaften der bei verschiedenen Kollagenerkrankungen vorkommenden Rheumafaktoren und anderer Typen von Autoantikörpern aufgelistet.

Antinukleäre Antikörper. Die zum Nachweis antinukleärer Antikörper verwendeten Techniken lassen sich in drei Gruppen unterteilen:

- der Nachweis von LE-Faktoren;
- der Nachweis von antinukleären Antikörpern mit Hilfe der Immunofluoreszenz (ANF-Test);
- der Nachweis von Anti-DNA-Antikörpern.

Obwohl der *LE-Faktortest* der älteste von den drei Tests ist, wird er immer noch in einem beträchtlichen Ausmaß in der Routine eingesetzt. Bei dem direkten LE-Faktortest wird heparinisiertes Patientenblut mit Glaskugeln behandelt, was zur Beschädigung der Leukozyten und zum Freiwerden von

Tabelle 17 Das Vorkommen von Rheumafaktoren und antinukleären Antikörpern bei verschiedenen Kollagenerkrankungen

	Rheumafaktoren		antinukleäre Antikörper		
	Latex-Test %	Waaler-Rose-Test %	ANF-Test %	LE-Faktor-test %	Anti-DNA[1] %
Rheumatoide Arthritis	70–90	70–80	20–50	5	< 5
Juvenile rheumatoide Arthritis	10–20	5–10	20–50	5	< 5
Systemischer Lupus erythematodes	30–40	20–30	80–100	60–80	60–80
Sklerodermie	40–50	20–40	80–90	5–10	< 5
Dermatomyositis	20–40	10–20	30–40	5	< 5
Sjögren-Syndrom	90–100	75–85	70–75	10	< 5
Psoriasis arthropathica, Morbus Bechterew, Reiter-Syndrom, Polymyalgia rheumatica, Arthrose, Normalpersonen	5–10	< 5	< 5	< 1	< 0,1

[1] Antikörper gegen native DNA

Zellkernen führt, die auf diesem Wege den antinukleären Antikörpern zugänglich gemacht werden. Nach der Reaktion der nukleären Bestandteile mit den homologen antinukleären Antikörpern kommt es zur Phagozytose der Komplexe durch lebende Granulozyten. Mit Hilfe der May-Grünewald-Giemsa-Färbung werden entweder phagozytiertes nukleäres Material in den Granulozyten (vollständige LE-Zellen) oder extrazellulär veränderte Kernbestandteile sichtbar gemacht; eine positive Reaktion ist in beiden Fällen ein starker Hinweis für das Vorliegen eines LE-Faktors im Patientenserum.

Während beim direkten LE-Faktortest die eigenen Leukozyten des Patienten eingesetzt werden und der Test in einem völlig autologen System durchgeführt wird, hat der indirekte LE-Test den Vorteil, daß lediglich das Serum vom Patienten stammt, während die Leukozytenkerne und die lebenden phagozytierenden Granulozyten von einem normalen Donor kommen. Liegen antinukleäre Antikörper vor, reagieren sie mit dem nukleären Material; in der zweiten Testphase werden die von dem normalen Donor stammenden lebenden Granulozyten zugegeben, die das antikörperbedeckte nukleäre Material phagozytieren; anschließend wird ein mikroskopisches Präparat angefertigt, gefärbt und unter dem Mikroskop untersucht. Die Reaktion der Antikörper mit dem nukleären Material resultiert in einem homogen veränderten nukleären Material, das extrazellulär als LE-Körper oder intrazellulär als phagozytiertes Material vorliegt (vollständig entwickelte LE-Zelle). Der LE-Faktortest ist bei den Patienten mit systemischem Lupus erythematodes praktisch zu 100% positiv. Bei den LE-Antikörpern handelt es sich gewöhnlich um IgG-Antikörper, die gegen DNA-Nukleoproteinkomplexe gerichtet sind. Die typischen Bilder eines indirekten LE-Faktortests sind in der Abb. 60 dargestellt. Das linke Bild zeigt ein Präparat mit vollentwickelten LE-Zellen, bestehend aus Granulozyten, die

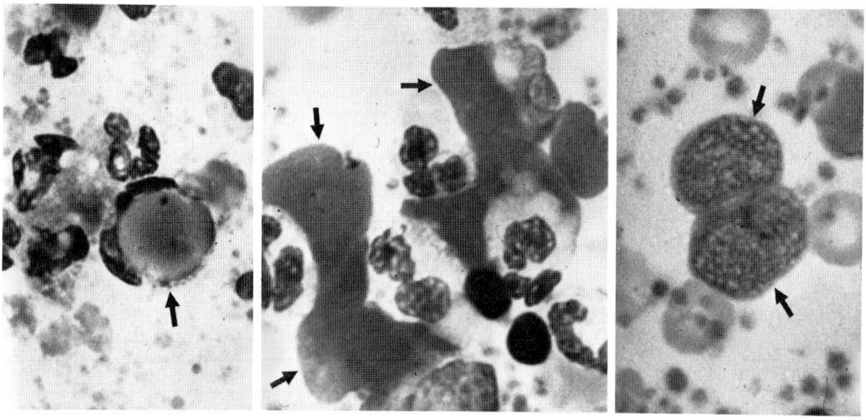

Abb. 60 Drei Präparate mit verschiedenen Ergebnissen des LE-Faktortests. Auf der linken Seite ist die voll entwickelte LE-Zelle abgebildet, im mittleren Teil extrazellulär verändertes und homogenes nukleäres Material (LE-Körper) und auf dem rechten Bild retikuläres nukleäres Material. Das linke und das mittlere Präparat repräsentieren positive Befunde, während das rechts abgebildete retikuläre nukleäre Material einen negativen LE-Faktortestbefund darstellt

antikörperbedecktes nukleäres Material phagozytiert haben. Im mittleren Bild liegt ein Überschuß an extrazellulärem, jedoch nicht phagozytiertem nukleärem Material vor. Auch dieses Bild repräsentiert einen klaren positiven Befund. Auf dem rechten Bild sind retikuläre Körper zu erkennen, die sich aus nukleärem Material und möglicherweise kleinen Antikörpermengen zusammensetzen. Da retikuläre Körper auch bei Normalpersonen vorkommen, liegt hier ein negativer Befund vor.

Ein weiterer Standardtest zum Nachweis antinukleärer Antikörper bedient sich der indirekten Immunofluoreszenz: Ein Gewebeschnitt oder ein Ausstrich von Leukozytenkernen wird mit dem Patientenserum inkubiert, gründlich gewaschen und mit fluorochrommarkierten Antikörpern gegen menschliche Immunglobuline behandelt. Bei einer positiven Reaktion zeigt sich eine leuchtende Fluoreszenz im Bereich der Zellkerne. Die Abb. 61 zeigt als Zeichen der Bindung von Antikörpern an nukleäres Material einen stark fluoreszierenden Zellkern in einem Leberschnitt. Eine positive Reaktion wird praktisch bei allen Patienten mit systemischem Lupus erythematodes beobachtet.

Anti-DNA-Test. Anti-DNA-Antikörper können gegen native oder denaturierte DNA gerichtet sein. Native DNA wird durch unbehandelte doppelsträngige DNA repräsentiert, und denaturierte DNA erhält man durch die Behandlung von nativer DNA mit Hitze oder chemischen Agentien, die die Doppelhelixstruktur zerstören und zur Bildung von Einzelstrang-DNA führen. Zum Nachweis von Anti-DNA-Antikörpern gegen native oder denaturierte DNA bedient man sich entweder der doppelten Agargel-Immundiffusion oder der Gegenstromimmunelektrophorese. Bei der letztgenannten Technik läßt man in einem elektrophoretischen System Antigen und Antikörper gegeneinander

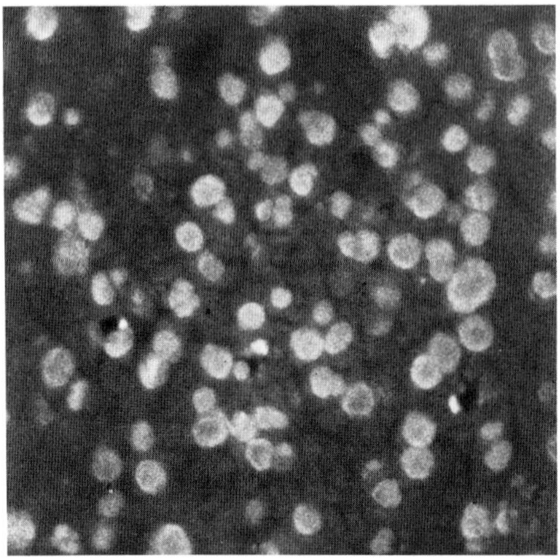

Abb. 61 Der Nachweis von antinukleären Antikörpern mit Hilfe der indirekten Immunfluoreszenztechnik (ANF-Test). Das Präparat, bei dem ein Rattenleberschnitt als Antigen verwendet wurde, zeigt eine positive Reaktion mit stark fluoreszierenden Zellkernen

laufen, wodurch eine wesentlich höhere Empfindlichkeit, verglichen mit der doppelten Gelimmundiffusion, erzielt wird. Auch sind für die quantitative Bestimmung von Anti-DNA-Antikörpern Techniken in Gebrauch, die die Antikörperbindung nachweisen (z. B. der Farr-Test).

Antikörper gegen denaturierte DNA kommen bei Patienten mit chronischen oder akuten Infektionen, kollagenen Erkrankungen und malignen Erkrankungen vor. Im Gegensatz dazu findet man Antikörper gegen native DNA ausschließlich beim systemischen Lupus erythematodes. Diese Antikörper treten hauptsächlich in der aktiven Phase des Lupus erythematodes auf und dienen als Indikator für den Grad der Krankheitsaktivität (s. Abb. 64).

Andere Antikörper. Antikörper gegen Mitochondrien, glatte Muskulatur, parietale Zellen, Basalmembranen der Glomeruli und einige andere Formen von Autoantikörpern treten bei bestimmten Krankheiten auf und werden in den entsprechenden Kapiteln beschrieben. Die Antikörper jedoch, die speziell bei Kollagenerkrankungen vorkommen, werden in diesem Kapitel vorgestellt; hierbei handelt es sich vor allem um Immunkonglutinine und Antikörper gegen das Zytoplasma von Speicheldrüsenzellen.

Anti-Speicheldrüsenzell-Antikörper. Antikörper gegen das Zytoplasma von Speicheldrüsenepithelzellen lassen sich in entsprechender Weise wie antinukleäre Antikörper mit Hilfe der indirekten Immunfluoreszenz (s. S. 91) nachweisen, jedoch werden anstelle von Leberzellpräparationen Speicheldrüsenzellschnitte als Antigen eingesetzt. Obwohl viele Patienten mit dem Sjögren-Syndrom derartige Antikörper haben, konnte ihre Bedeutung bisher noch nicht voll geklärt werden.

Immunkonglutinin. Das Immunkonglutinin ist ein Autoantikörper, der gegen den aktivierten Komplementfaktor C3 gerichtet ist und der mit Hilfe der passiven Hämagglutination (s. S. 85) nachgewiesen wird, bei dem mit dem

Komplementfaktor C3 beschichtete Erythrozyten als Testreagenz eingesetzt werden. Immunkonglutinine treten meistens dann auf, wenn chronische Immunreaktionen wie z. B. Immunkomplexkrankheiten vorliegen; bisweilen können sie auch im Zusammenhang mit Immunkomplexen in rheumatischem synovialem Gewebe und Gelenksflüssigkeiten nachgewiesen werden; bisher hat dieser Autoantikörper jedoch mehr Bedeutung für die Aufklärung des pathogenetischen Mechanismus als für diagnostische Studien.

16.1.2 Der Nachweis von Antigenen

Bei den Kollagenerkrankungen ist der Nachweis von freien Antigenen im Serum deshalb wichtig, weil während der Krankheit ein Überschuß an freiem Antigen im Serum vorliegen kann, was den Nachweis freier Antikörper sehr schwierig gestaltet. Dies gilt besonders für die DNA als Antigen. Freie DNA läßt sich mit Hilfe der doppelten Immundiffusion oder anderer Methoden nachweisen, die auch zur Bestimmung von Anti-DNA-Antikörpern herangezogen werden. Für derartige Untersuchungen werden häufig Standardseren verwendet, deren Anti-DNA-Antikörpertiter so hoch ist, daß es zu einer eindeutigen Reaktion mit freien, in biologischen Materialien vorkommenden DNA-Antigenen kommt. Der Nachweis von Gewebeantigenen oder von mikrobiellen Antigenen, z. B. viralen Antigenen, wird in Zukunft bei immundiagnostischen Tests eine zunehmende Bedeutung erlangen.

16.1.3 Der Nachweis von Immunkomplexen

Immunkomplexe lassen sich mit Hilfe verschiedener Techniken nachweisen:
1. Reaktion mit dem Komplementfaktor C1q;
2. Reaktion mit Rheumafaktoren;
3. Dissoziation von Immunkomplexen mit anschließendem Nachweis von freiem Antigen und/oder freien Antikörpern;
4. verschiedene biologische Tests, z. B. Thrombozytenaggregation, Histaminfreisetzung;
5. Reaktion mit Fc-Rezeptoren auf Lymphozyten oder Monozyten;
6. Nachweis von Immunkomplexen in Gewebebiopsien mit Hilfe der Immunfluoreszenz; die Identifizierung von Antigen, Antikörper und eventuell auch Komplement an der gleichen Stelle im Gewebe;
7. Nachweis von Produktion der Komplementaktivierung im Gewebe oder im Blutkreislauf;
8. Präzipitation von Immunkomplexen aus dem Serum mit Hilfe von Polyäthylenglycol (PEG).

Der C1q-Test. Das grundlegende Prinzip dieser Reaktion besteht darin, daß sich das C1q an den Fc-Teil von immunkomplexgebundenen Antikörpern anlagert, was sich durch einen Verbrauch an freiem C1q nachweisen läßt. Das geschieht entweder mit Hilfe entsprechender radioimmunologischer Techniken

(s. S. 94ff) oder durch den Nachweis, daß die Präzipitation von C1q mit aggregiertem IgG durch Immunkomplexe behindert wird.

Die Bindung von Rheumafaktoren. Bei diesem Test reagieren Immunkomplexe mit Rheumafaktoren; der neuentstandene Komplex wird durch seine Fähigkeit nachgewiesen, Komplementfaktoren zu binden oder die Wirkungsweise von Rheumafaktoren zu blockieren; dafür bedient man sich entsprechender Testsysteme, wie z. B. der Agglutination von IgG-beschichteten Latex-Partikeln.

Die Dissoziation von Immunkomplexen. Die verschiedenen Methoden zur Dissoziation von Immunkomplexen verwenden Hitze (56 °C), sauren pH (pH <4) und hohe Salzkonzentrationen. Nach der Dissoziation werden verschiedene immunologische Tests herangezogen, um freies Antigen, freie Antikörper oder beide Komponenten gleichzeitig nachzuweisen.

Biologische Tests. Die verschiedenen zur Zeit verwendeten biologischen Testsysteme beruhen auf der Eigenschaft der Immunkomplexe, mit verschiedenen Zelltypen zu reagieren, und auf der Bestimmung der daraus resultierenden biologischen Effekte wie z. B. die Freisetzung von Histamin, Thrombozytenagglutination und andere physiologische Erscheinungen.

Fc-Rezeptortest. Immunkomplexe lassen sich auch über ihre Bindung an die Fc-Rezeptoren auf K-Zellen oder Monozyten nachweisen (s. S. 16 und 18). So sind die Immunkomplexe in der Lage, die Rosettenbildung zwischen Fc-Rezeptor-tragenden Zellen und immunglobulinbeladenen Erythrozyten zu blockieren. Eine weitere Technik ist die Inhibierung der Anlagerung von radioaktiv markierten Immunkomplexen an Fc-Rezeptor-tragende Zellen durch unmarkierte im Patientenserum vorhandene Immunkomplexe.

Unter Verwendung der *indirekten Immunfluoreszenz* lassen sich die in Immunkomplexen vorkommenden Bestandteile wie Antikörper, Antigen und Komplement im Gewebe in situ lokalisieren.

Zirkulierende Immunkomplexe können indirekt über Immunkomplexkrankheiten (s. S. 162f) und die entsprechenden experimentellen Modelle dieser Krankheiten nachgewiesen werden. Zirkulierende Immunkomplexe findet man vor allen Dingen beim systemischen Lupus erythematodes, bei der Serumkrankheit und der rheumatoiden Arthritis. Bei derselben Krankheit treten auch verstärkt lokale Immunkomplexe in der Gelenkflüssigkeit und im Gelenkgewebe auf. Es ist möglich, daß der Nachweis von Immunkomplexen eine zentrale Bedeutung einnehmen wird, jedoch gibt es zur Zeit noch technische Probleme, und keine der verwendeten Methoden ist der anderen überlegen. Wahrscheinlich werden der C1q-Test, der Fc-Rezeptortest und der Rheumafaktortest die größte Anwendung finden.

16.1.4 Die Untersuchung von Komplementfaktoren

Das grundlegende Prinzip zur Bestimmung von hämolytischem Komplement wurde in einem gesonderten Abschnitt dieses Buches behandelt (s. S. 107). Wie auf S. 77ff dargestellt, können die Komplementfaktoren C1q, C4 und C3 und eventuell auch andere Komplementfaktoren mit Hilfe der radialen Diffusionstechnik oder der Rocket-Immunelektrophorese relativ einfach quantifiziert werden. Ebenfalls gibt es einige verläßliche Methoden, um die Spaltprodukte bestimmter Komplementproteine zu messen, die als Zeichen einer Komplementaktivierung auftreten. Dieses Vorgehen ist dann von großer Bedeutung, wenn eine verringerte Komplementaktivierung oder die Bindung vom Komplement an Immunkomplexe bestimmt werden soll.

Die meisten Untersuchungen der Komplementfaktoren beschränkten sich bisher auf die Komponenten der klassischen Komplementaktivierung. Jedoch sind in der letzten Zeit Methoden entwickelt worden, um auch die zum „alternate complement pathway" gehörenden Proteine zu erfassen (s. S. 105f). Wie in der Tab. 18 schematisch dargestellt, erhält man völlig unterschiedliche Befunde, je nachdem, ob die Aktivierung nach dem klassischen oder alternate pathway stattgefunden hat.

Da jetzt monospezifische Antiseren gegen mehrere Komplementkomponenten zur Verfügung stehen, eröffnet sich die Möglichkeit, diese an Immunreaktionen beteiligten Proteine direkt im Gewebe oder in Gewebebiopsien der Niere, der Gelenke und der Haut nachzuweisen.

Da besonders bei Immunkomplexerkrankungen ein erniedrigter Komplementspiegel auftritt, stellt die Bestimmung des Gesamtkomplements ein wichtiges diagnostisches Hilfsmittel dar. Beim systemischen Lupus erythematodes und bei der Serumkrankheit sind sowohl das hämolytische Komplement als auch einzelne Komplementfaktoren, wie das C1q, das C4 und das C3, signifikant erniedrigt. Bei anderen Formen von Immunkomplexerkrankungen, bei denen das Vorkommen lokaler Immunkomplexe ausgeprägter ist, wie z. B. bei der rheumatoiden Arthritis, ist zwar die Serumkomplementkonzentration normal, jedoch ist der Komplementspiegel in der Gelenkflüssigkeit beträchtlich erniedrigt.

Die Bestimmung des Komplementspiegels wird auch zur Festlegung der Krankheitsphase herangezogen. Beim systemischen Lupus erythematodes und anderen generalisierten Immunkomplexerkrankungen besteht eine umgekehrte Korrelation zwischen der Krankheitsaktivität und dem Komplementspiegel. Er

Tabelle 18 Schematische Darstellung der Befunde bei der klassischen oder alternativen Komplementaktivierung

	C1q	C2	C4	C3	C3P	Properdin
Klassisch						
Serum	↓	↓	↓	↓	N	N
Gewebe	+	+	+	+	–	–
Alternativ						
Serum	N	N	N	↓	↓	↓
Gewebe	–	–	–	+	+	+

↓ = erniedrigte Konzentration
N = normale Konzentration
\+ = in Gewebeläsionen vorhanden
– = in Gewebeläsionen nicht nachweisbar

fällt oft schon zu einem Zeitpunkt ab, wenn der Patient noch keine klinischen Zeichen einer ansteigenden Krankheitsaktivität zeigt (s. Abb. 64).

16.1.5 Untersuchungen am Gewebe

Die Untersuchung von Nierenbiopsien ist im Falle des systemischen Lupus erythematodes zu einer Standardmethode geworden, um das Ausmaß der Nierenbeteiligung und die in den Glomeruli vorkommenden Immunkomplexe genau zu bestimmen. Eine Proteinurie ist bereits ein ausreichender Hinweis dafür, daß die Niere beteiligt ist, und sollte eine Nierenbiopsie nach sich ziehen. Die Bestimmung der Immunkomplexablagerungen in den Nierentubuli liefert wertvolle Informationen zur Beurteilung der Krankheitsaktivität und zur Festlegung der Therapie. Liegen beträchtliche Ablagerungen vor, sollten verstärkt immunsuppressive Medikamente gegeben werden.

Wie in der Abb. 62 dargestellt, findet man bei der rheumatoiden Arthritis im Gelenkgewebe eine starke Infiltration von Plasmazellen und eine beträchtliche Menge von inter- und intrazellulären Immunkomplexen. Somit handelt es sich bei der rheumatoiden Arthritis um eine lokale Immunkomplexkrankheit, die verschiedene Gelenke befallen kann. Obwohl die Untersuchungen des Gelenkgewebes bisher noch nicht routinemäßig durchgeführt werden, stellen sie ein wichtiges Mittel bei der Erforschung der pathogenetischen Mechanismen der Krankheit dar.

Die Aktivierung des Komplements durch Immunkomplexe führt, wie bereits oben erwähnt, zur Erniedrigung der Konzentration von bestimmten Komplementkomponenten. So kann die Bestimmung einzelner Komplementfragmente dazu verwendet werden, eine erfolgte Komplementaktivierung zumindest qualitativ zu erfassen. Jedoch hängen die Anwesenheit und die Konzentration eines Komplementfragments sowohl von der Bildungsgeschwindigkeit des Fragments als auch von der Intensität des Katabolismus ab. Vor allen Dingen das C3d-Fragment eignet sich als Indikator für eine im Gewebe durch Immunkomplexe

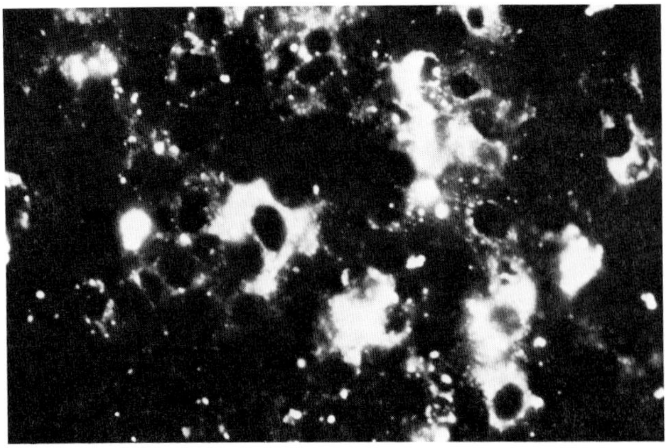

Abb. 62 Der Gewebeschnitt aus dem Gelenkbereich einer Person mit klassischer rheumatoider Arthritis, der für die direkte Immunfluoreszenztechnik mit Anti-Ig-Antikörpern behandelt wurde. Interzellulär sowie auch intrazellulär treten in den phagozytierenden Zellen präzipitierte Immunglobuline in hohen Konzentrationen auf. Zur besseren Darstellung der Immunkomplexe wurde das Präparat noch mit markierten Anti-Komplement-Antikörpern behandelt

verursachte Komplementaktivierung. Das Bruchstück hat ein relativ niedriges Molekulargewicht und diffundiert schnell aus dem Gewebe in den Blutkreislauf hinein, wo es mit Hilfe spezifischer Antiseren leicht nachgewiesen werden kann.

Immunkomplexe sind gewöhnlich im Serum weniger löslich als freie, native Immunglobuline. Eine weit verbreitete Methode zur Isolierung und zum Nachweis von Immunkomplexen besteht in ihrer Präzipitation mit Hilfe von Polyäthylenglykol (PEG).

16.1.6 Untersuchungen an Lymphozyten

Die bei Bindegewebserkrankungen durchgeführten zellulären Studien beinhalten sowohl Untersuchungen der Lymphozytensubpopulation als auch funktionelle Tests (s. S. 111ff). Zum Nachweis verschiedener Lymphozytenpopulationen bedient man sich normalerweise ihrer Membranmarker, wie die membrangebundenen Immunglobuline auf B-Zellen, die Membranrezeptoren für Schaferythrozyten auf T-Lymphozyten und die K-Zell-lokalisierten Fc-Rezeptoren, die mit IgG beladenen Erythrozyten Rosetten bilden (s. Kap. 1).

Bei den Patienten mit rheumatoider Arthritis findet man im peripheren Blut eine normale Verteilung der verschiedenen Lymphozytenpopulationen. In der Gelenkflüssigkeit hingegen ist die Zahl der B-Lymphozyten stark verringert und die der T-Lymphozyten stark erhöht. K-Zellen sind zwar vorhanden, jedoch wurde ihre in vivo Aktivität bisher noch nicht ausreichend untersucht. Bei Patienten mit systemischem Lupus erythematodes konnten erniedrigte T-Zellenkonzentrationen nachgewiesen werden. Ohne sorgfältig durchgeführte Kulturexperimente sind diese Parameter jedoch schwer zu bestimmen, da die Lymphozyten mit autologen antilymphozytären Antikörpern beladen sein können, was die Charakterisierung der Oberflächenmarker entscheidend beeinflussen kann. Die bei Kollagenerkrankungen durchgeführten Lymphozytenuntersuchungen beinhalten auch funktionelle Analysen. Die Patienten mit rheumatoider Arthritis weisen oft einen positiven Leukozytenwanderungshemmtest auf, wenn aggregiertes IgG als Antigen verwendet wird. Die in vivo Funktionstests, bei denen eine Reihe von mikrobiellen Antigenen intrakutan appliziert werden, haben gezeigt, daß bei der rheumatoiden Arthritis und vielleicht auch beim systemischen Lupus erythematodes eine mittelgradig erniedrigte zelluläre Immunität vorliegt. Die Bedeutung dieses Befunds wird im Zusammenhang mit den anderen Erkrankungen, die in den folgenden Abschnitten behandelt werden, noch ausführlicher diskutiert.

16.2 Rheumatoide Arthritis

Die rheumatoide Arthritis stellt eine chronisch entzündliche Erkrankung dar. Die am häufigsten betroffenen Körperstellen sind die Gelenke, jedoch sind oft auch innere Organe wie die Leber und die Niere befallen. Bei Frauen ist sie häufiger zu finden als bei Männern, und obwohl ihre Häufigkeit mit fortschreitendem Alter zunimmt, können alle Altersgruppen, selbst Kinder, von ihr betroffen werden. Die an Blut, Gelenkflüssigkeit und Gelenkgewebe durchgeführten Studien haben klar gezeigt, daß Immunreaktionen eine zentrale Rolle spielen, jedoch ist die ursprüngliche Krankheitsursache immer noch unbekannt. Das Gelenkgewebe zeigt die typischen Zeichen einer chronischen Entzündung mit Infiltrationen von Plasmazellen und Lymphozyten und häufig auch noch Fibrinablagerungen und fibrinöse Nekrosen. In den entzündeten Stellen findet man die charakteristischen Rheumaknoten (nodulus rheumaticus), die in ihrem Innern fibrinöse Nekrosen enthalten, die von Fibroblasten und Gefäßen mit perivaskulärer lymphozytärer Infiltration umgeben sind. Diese Erscheinungen treten vor allen Dingen in weichem Gewebe auf, subkutan am Ellenbogen, auf dem Handrücken und in den Gelenkgeweben. Die Rheumaknoten treten häufiger bei den Patienten auf, die in ihren Seren hohe Titer an Rheumafaktoren aufweisen.

16.2.1 Antikörper

Den wohl wichtigsten immunologischen Befund stellt der Nachweis von Rheumafaktoren dar, die ihrer Natur nach Autoantikörper gegen die eigenen Immunglobuline sind. Bei dem größten Teil der Patienten mit aktiver rheumatoider Arthritis kommt der Rheumafaktor im Serum, in der Gelenkflüssigkeit und im Gelenkgewebe vor. Man spricht dann von einer seropositiven rheumatoiden Arthritis, wenn sich im Patientenserum mit Hilfe des Waaler-Rose-Tests oder des Latex-Fixierungstests Rheumafaktoren nachweisen lassen. Die kleinere Gruppe von Patienten, bei denen im Serum kein Rheumafaktor nachweisbar ist, wird als seronegativ definiert. In der aktiven Phase der Krankheit treten jedoch bei den seropositiven und seronegativen Patienten nahezu identische immunologische Erscheinungen in Form von entzündeten Gelenkgeweben und Gelenkflüssigkeiten auf. Bei vielen Patienten ist vor allen Dingen der IgG-Rheumafaktor blockiert oder nimmt an der Bildung von Immunkomplexen teil (s. u.). Der Nachweis eines im Serum vorliegenden Rheumafaktors stellt ein wichtiges diagnostisches Kriterium dar, das etwa 80–90% der Patienten erfüllen. Jedoch bedeutet die Abwesenheit des Rheumafaktors im Serum nicht, daß keine rheumatoide Arthritis vorliegt.

Bei der rheumatoiden Arthritis treten auch häufig andere Autoantikörper auf, z. B. antinukleäre oder antilymphozytäre Antikörper. Weiterhin muß berücksichtigt werden, daß auch noch weitere Anti-Immunglobulin-Antikörper als der Rheumafaktor vorkommen können, wie z. B. das Immunkonglutinin, ein Antikörper gegen Komplement.

16.2.2 Immunkomplexe und Komplement

Bei der rheumatoiden Arthritis kommen Immunkomplexe vor allen Dingen im synovialen Gewebe und in der Gelenkflüssigkeit vor. Im Serum findet man nur geringe Mengen von relativ niedermolekularen Immunkomplexen, die, verglichen mit den Komplexen im Gelenkgewebe und in der Gelenkflüssigkeit, nur eine untergeordnete Rolle beim Krankheitsprozeß spielen.

Die oberen Schichten der Synovialmembran sind mit Immunkomplexen

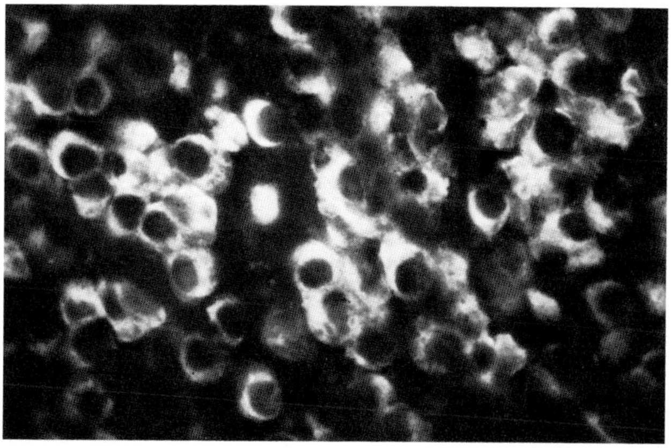

Abb. 63 Ein Gelenkgewebeschnitt von einem Patienten mit klassischer rheumatoider Arthritis. In den tieferen Schichten des Gelenkgewebes herrscht ein Überschuß an Plasmazellen. Die IgG produzierenden Plasmazellen wurden durch die Behandlung mit fluoreszeinmarkierten Anti-IgG-Antikörpern sichtbar gemacht

angefüllt, die aus Immunglobulin und Komplement bestehen; wie in der Abb. 62 dargestellt, findet man auch in den interzellulären Geweberäumen und in den intrazellulären Bereichen eine hohe Dichte an phagozytierenden Zellen. Wie die Abb. 63 zeigt, kommen in den tieferen Schichten der Synovialmembran große Mengen an Plasmazellen vor, und die ständige Entstehung von typischen Keimzentren muß als Zeichen intensiver immunologischer Reaktionen angesehen werden. Bei den seropositiven und den seronegativen Patienten gehört die Majorität der Plasmazellen in der rheumatischen Synovia dem IgG-Typ an. Vor allen Dingen bei den seropositiven Patienten findet man zusätzlich noch einige IgM-Plasmazellen. Auch in den tieferen Schichten der Synovia liegen beträchtliche Mengen an Immunkomplexen vor, die aus IgG und Komplementfaktoren bestehen.

Der dominierende Befund in der Gewebeflüssigkeit ist die große Menge an Immunkomplexen. In der aktiven Phase der Krankheit sind die Komplementkonzentrationen in der Gewebeflüssigkeit drastisch erniedrigt, da das Komplement dort lokal an die Immunkomplexe gebunden wird. Auch treten beträchtliche Mengen an Immunkomplexen intrazellulär in den in der Gelenkflüssigkeit vorliegenden Granulozyten auf. Sie werden auch als RA-Zellen bezeichnet und enthalten dieselben Typen von Immunkomplexen, die auch inter- und intrazellulär im Gelenkgewebe vorliegen. Die RA-Zellen sind jedoch kein typisches Merkmal für die rheumatoide Arthritis, da jeder Granulozyt, der große Mengen an Immunkomplexen phagozytiert hat, wie eine RA-Zelle aussieht und folglich auch bei anderen Krankheiten vorkommt.

Im Serum können zwei verschiedene Formen von Immunkomplexen Rheumafaktoren enthalten. Bei der ersten Form sind die IgG- und IgM-Moleküle relativ locker miteinander verbunden, wobei der Komplex aus einem IgM-Rheumafaktormolekül und fünf IgG-Molekülen besteht. Der zweite Typ hat ein geringeres Molekulargewicht und enthält zwei IgG-Moleküle mit Rheumafaktoraktivität. Im Gegensatz zu der starken Tendenz der in dem Gelenkgewebe und der Gelenkflüssigkeit vorkommenden Immunkomplexe, Komplement zu binden, enthalten die im Serum vorliegenden Komplexe normalerweise kein Komplement.

Die Immunkomplexe der rheumatoiden Arthritis und besonders diejenigen im synovialen Gewebe und in der synovialen Flüssigkeit enthalten größtenteils IgG. IgG-Moleküle mit Rheumafaktor-Antikörperaktivität haben die Eigenschaft, sich untereinander zu verbinden; dabei reagiert der antigenbindende Fab-Abschnitt eines Moleküls mit dem Fc-Teil anderer IgG-Rheumafaktormoleküle, so daß sich im Verlauf einer solchen Kettenreaktion sehr große Komplexe ausbilden. Die Entstehung dieser IgG-Komplexe stellt wahrscheinlich den wichtigsten pathogenetischen Faktor bei den chronisch entzündlichen Prozessen in rheumatischem Gewebe dar.

Da die bei der rheumatoiden Arthritis im Kreislauf vorkommenden Immunkomplexe klein sind und kein Komplement binden, herrschen im Serum gewöhnlich normale Komplementkonzentrationen. Im Gegensatz dazu findet im Gelenkgewebe und in der Gelenkflüssigkeit eine ausgesprochene Komplementaktivierung statt, so daß in der Gelenkflüssigkeit ein erniedrigter Komplementspiegel vorliegt.

Gerade diese lokal im Gelenkbereich vorkommenden Immunkomplexe spielen bei der Krankheit eine dominierende Rolle. Es sieht so aus, als ob sich die rheumatoide Arthritis wie eine lokale Immunkomplexkrankheit verhält, die gewöhnlich viele Gelenke im Körper befällt. Da sich die Immunkomplexe bevorzugt an diesen Stellen ansammeln, werden bei der rheumatoiden Arthritis nur relativ selten Nierenschädigungen beobachtet. Eine direkte Erklärung ist wahrscheinlich das Fehlen von komplementfixierenden Prozessen, da das glomeruläre Endothel immunkomplexbindende Rezeptoren für das C3 hat.

16.2.3 Zelluläre Immunreaktionen

Auch zellvermittelte Immunreaktionen spielen bei der rheumatoiden Arthritis eine signifikante Rolle. So erhält man positive Wanderungs-Hemmteste, wenn Patientenleukozyten mit agglutiniertem Immunglobulin inkubiert werden. Weiterhin besteht eine mittelgradig erniedrigte zellvermittelte Immunität gegen verschiedene mikrobielle Antigene. Obwohl das rheumatische Gewebe große Mengen an Plasmazellen enthält, können auch beträchtliche Mengen an T-Lymphozyten aus derartigem Gewebe isoliert werden.

Diese T-Lymphozyten gehören hauptsächlich der Helfer-T-Zellpopulation an, und ein auffälliger Defekt der Suppressorzellfunktion wurde in lokal entzündetem Gewebe beobachtet, wodurch die starke, unkontrollierte Antikörpersynthese und Immunkomplexbildung in diesen Geweben erklärt werden könnte. Ein ähnlicher Suppressorzelldefekt konnte bisher bei den peripheren T-Lymphozyten nicht beobachtet werden.

16.2.4 Pathogenetische Faktoren

Die in den Gelenken vorkommenden Immunkomplexe stellen einen wichtigen pathogenetischen Faktor bei der rheumatoiden Arthritis dar. Die mittelgradigen zellulären Immundefekte gegen bestimmte Antigene sind wahrscheinlich für die Abwehr verschiedener Mikroorganismen wichtig. Der Suppressor-T-Zelldefekt führt wahrscheinlich zu einer Störung des Gleichgewichts zwischen den Helfer- und Suppressorsystemen. Das Fehlen von Suppressorzellen könnte eine wichtige Rolle bei der Entstehung von Autoantikörpern und Immunkomplexen spielen. Auf der anderen Seite kann die beobachtete zelluläre Autoimmunität gegen z. B. aggregiertes IgG darauf hindeuten, daß bestimmte T-Zellklone direkt an der immunologischen Gewebeschädigung von eigenen Zellen und Gewebskomponenten beteiligt sind.

Bei den Patienten mit rheumatoider Arthritis konnte eine erhöhte Frequenz des HLA-Dw4-Antigens nachgewiesen werden, das ebenfalls mit dem Vorkommen von IgM-Rheumafaktoren assoziiert ist. Dies deutet auf einen Unterschied zwischen der seropositiven und seronegativen Form der rheumatoiden Arthritis hin.

16.3. Juvenile rheumatoide Arthritis

Per definitionem tritt die juvenile rheumatoide Arthritis vor dem 16. Lebensjahr auf. Sie kann sowohl einen stürmischen und alarmierenden Verlauf nehmen, als auch bei etwa 25–30% der beteiligten Patienten spontan abklingen. Vom immunologischen Standpunkt aus gibt es gegenüber der erwachsenen Form gewisse Unterschiede. Die Rheumafaktorreaktion verläuft im Serum meistens negativ, während andere Formen von Autoantikörpern, z. B. antinukleäre und antilymphozytäre Antikörper, häufiger angetroffen werden. Die während der aktiven Krankheitsphase im Gelenkgewebe und in der Gelenkflüssigkeit auftretenden immunologischen Erscheinungen ähneln jedoch weitgehend denen der adulten Form. So findet man in den Gelenken Infiltrationen von Lymphozyten, rheumafaktorproduzierenden Plasmazellen des IgG-Typs und große Mengen an Immunkomplexen. Weiterhin besteht eine verminderte zelluläre Immunität gegen gewisse Antigene. Ebenso wie bei der adulten Form kann auch bei der juvenilen rheumatoiden Arthritis eine Amyloidose als Komplikation auftreten.

Die immunologischen Befunde zeigen an, daß die pathogenetischen Mechanismen denen der adulten Form sehr ähnlich sind. Bisher kann noch nicht genau gesagt werden, ob die juvenile Form und die adulte Form die gleiche Krankheit repräsentieren oder ob es sich um zwei verschiedene Krankheiten handelt. In Bezug auf einen möglichen Suppressor-T-Zelldefekt bei der juvenilen rheumatoiden Arthritis konnten bisher nur widersprüchliche Resultate erhalten werden.

16.4 Rheumatoide Arthritis bei Agammaglobulinämie

Sowohl bei der Brutonschen als auch bei der erworbenen Agammaglobulinämie treten vermehrt rheumatoide arthritisähnliche Symptome auf. Dem klinischen Bild nach hat diese Form der Arthritis einen milderen Charakter als die klassische rheumatoide Arthritis, jedoch treten in vielen Fällen die typischen entzündlichen Gewebeulzerationen der Knorpel und der Knochen auf, und mikroskopisch gleicht sie der klassischen rheumatoiden Arthritis.

Im Gegensatz dazu zeigt die agammaglobulinämieassoziierte Arthritis ein völlig anderes immunologisches Bild als die klassische rheumatoide Arthritis. Das entzündete Gewebe enthält weder Plasmazellen noch Immunkomplexe. Es liegen lediglich spärliche Ablagerungen von Komplementfaktoren vor, die dem alternate pathway angehören. Zusätzlich kommt es noch zu hauptsächlich T-lymphozytären Infiltrationen. Es ist möglich, daß die bei Patienten mit Agammaglobulinämie auftretende entzündliche Arthritis auf der Wirkung der T-Lymphozyten und der Aktivierung von Komplementfaktoren nach dem alternate pathway (s. Kap. 5) beruht. Die pathogenetischen Mechanismen sind jedoch noch weitgehend unbekannt. Das einzigartige Phämomen dieser Krankheit besteht darin, daß sich der klinische Zustand der Patienten nach einer entsprechenden Substitutionstherapie mit Immunglobulinen oft verbessert, daß sich jedoch ihr Zustand wieder verschlechtert, wenn nach der Therapie die Immunglobulinkonzentration im Serum wieder in zu niedrige Bereiche abfällt.

16.5 Arthritis psoriatica

Die Arthritis kann auch in Verbindung mit der Hauterkrankung Psoriasis vulgaris auftreten. Die Arthritis zeigt eine starke lokale Aktivität in den Geweben, in denen Immunkomplexe und Infiltrationen von T-Lymphozyten und IgG-Plasmazellen vorliegen. Bei der psoriatischen Arthritis erscheinen Rheumafaktoren praktisch nie im Blutkreislauf, und die klassischen serologischen Rheumafaktortests fallen immer negativ aus.

16.6 Systemischer Lupus erythematodes

Diese Krankheit ist durch eine generalisierte Vaskulitis und Serositis charakterisiert, die hauptsächlich die Leber und die Haut, aber auch in vielen Fällen Gelenke, seröse Membranen und andere Organe befällt. In der Tat sind es zirkulierende Immunkomplexe, die in den verschiedenen Gefäßen präzipitieren, eine extensive Vaskulitis verursachen und für den größten Teil der Gewebeschädigungen verantwortlich sind. Deshalb wird der systemische Lupus erythematodes als eine generelle Immunkomplexkrankheit angesehen und zeigt viele Gemeinsamkeiten mit der chronisch experimentellen Serumkrankheit (s. S. 187).

16.6.1 Antikörper

Die vorkommenden antinukleären Antikörper und Anti-DNA-Antikörper haben zweierlei Bedeutung, einmal bei immundiagnostischen Tests und zum anderen bei der Diskussion über die zugrundeliegenden pathogenetischen Mechanismen. Bei diesen Antikörpern handelt es sich um Autoantikörper, die mit der eigenen DNA oder anderen im Zellkern vorkommenden Antigenen reagieren. Sie können jedoch nicht in normale Zellen eindringen und sie schädigen. Diese Tatsache läßt sich an den Kindern von Müttern demonstrieren, die an einem aktiven systemischen Lupus erythematodes leiden. Da die antinukleären Antikörper meistens der IgG-Klasse angehören, sind sie in der Lage, über die Plazenta in den Fötus überzuwechseln, und erscheinen im Nabelschnurblut. Es wurde jedoch noch nie beobachtet, daß diese passiv übertragenen antinukleären Antikörper normale Fötuszellen beschädigen. Kommt es bei den Patienten mit chronisch entzündlichen Reaktionen und einhergehender Zellschädigung zur Freisetzung von nukleärem Material, reagieren die Autoantikörper mit den homologen Antigenen unter der Bildung von Immunkomplexen, die beim systemischen Lupus erythematodes essentielle Faktoren für die Gewebeschädigung und die pathogenetischen Mechanismen sind.

Die Autoantikörper sind gegen verschiedene nukleäre und zytoplasmatische Antigene, Lymphozyten und IgG-Immunglobuline gerichtet. Antilymphozytäre Antikörper, die eine häufige Erscheinung sind, sind meistens gegen T-Lymphozyten gerichtet, vor allen Dingen gegen Suppressor-T-Zellen; so könnte man bei dieser Krankheit den Immundefekt in einer gestörten Suppressor-T-Lymphozytenfunktion sehen. Häufig beruht das Auftreten von Kryoglobulinen auf IgM-Rheumafaktoren, die bei niedrigen Temperaturen mit autologem IgG reagieren, was zur Präzipitation von IgG-IgM-Kryoglobulinkomplexen führt. Weiterhin beobachtet man eine biologisch falsch-positive Wassermann-Reaktion, und häufig treten noch Antikörper gegen Gerinnungsfaktoren und verschiedene Viren auf.

16.6.2 Immunkomplexe und Komplement

Es sind vor allen Dingen die Immunkomplexe, die für die Nierenschädigungen verantwortlich sind, die das wichtigste klinische Symptom darstellen und nicht selten zum Tode führen. Deshalb haben immunologische Tests an Nierenbiopsien eine zentrale Bedeutung erlangt. Vom klinischen Bild her zeigt der Nierenbefall den Verlauf einer chronischen Glomerulonephritis zusammen mit einer bisweilen auftretenden Nephrose. In den glomerulären Kapillaren liegen grobgranuläre Ablagerungen von Immunkomplexen vor (s. Abb. 57 auf S. 186), die aus Komplement, nukleären Antigenen und Immunglobulinen bestehen, die meistens der IgG-Klasse angehören. Sie repräsentieren den größten Teil der antinukleären und Anti-DNA-Antikörper. Es ist sehr wahrscheinlich, daß die Immunkomplexe noch andere Phänomene verursachen können, wie die Vaskulitis, Serositis und Hauterkrankungen (s. S. 263).

Immunkomplexe treten auch im Serum auf und können, wenn sie in hohen Konzentrationen vorliegen, durch die Bindung von großen Mengen an Komplement den Serumkomplementspiegel drastisch erniedrigen. Dies gilt sowohl für das gesamte hämolytische Komplement als auch für einige Komplementfaktoren, die zum klassischen Komplementaktivierungsmechanismus gehören. Routinemäßig werden das gesamte hämoytische Komplement und die Komplementfaktoren C3 und C4 untersucht, die gute Indikatoren für einen niedrigen Spiegel sind.

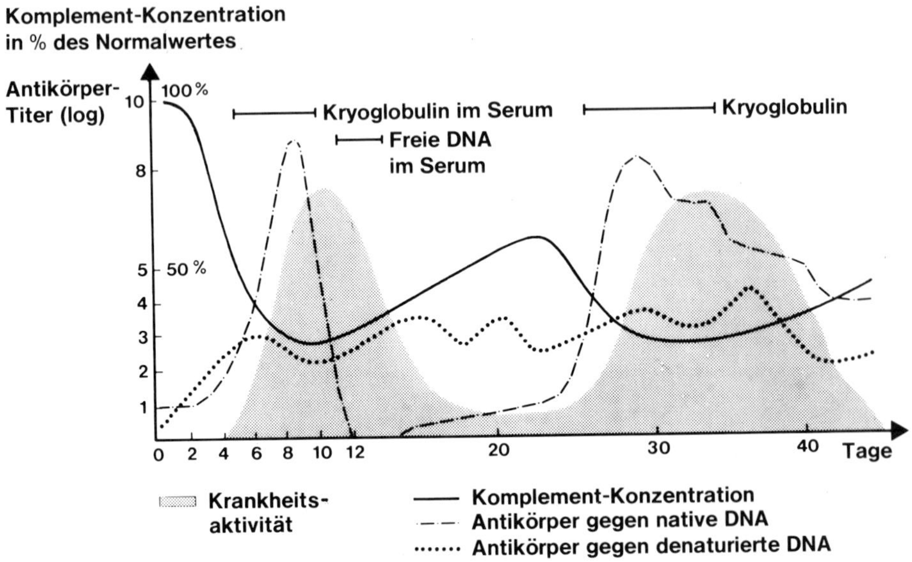

Abb. 64 Die zeitlichen Veränderungen der Krankheitsaktivität und der Konzentrationen von Komplement, Anti-DNA-Antikörpern, freier DNA und Kryoglobulinen beim systemischen Lupus erythematodes

In gewissen Krankheitsphasen lassen sich auch freie Antigene nachweisen, zu denen man neben den Immunkomplexen hauptsächlich die im Serum auftretende DNA rechnen muß. Kann man erst einmal freie DNA nachweisen, ist es nicht mehr möglich, auch freie Anti-DNA-Antikörper serologisch zu bestimmen. In der Abb. 64 ist diese wechselseitige Beziehung zwischen Immunkomplexen, Komplement und Antikörper schematisch dargestellt: Bevor ein Anstieg der Krankheitsaktivität beobachtet werden kann, zeigt der Komplementspiegel bereits eine fallende Tendenz. Zur selben Zeit treten Kryoglobuline auf, die auf das Vorliegen von Immunkomplexen im Serum hinweisen, und gleichzeitig steigt auch der Titer von Antikörpern gegen native DNA an (der linke Teil der Abbildung). In dem mittleren Teil der Abbildung befindet sich der Patient in einer Besserungsphase, und der Komplementspiegel erreicht wieder normale Werte. Zur selben Zeit können auch die präzipitierenden Anti-DNA-Antikörper verschwinden. Im rechten Teil der Abbildung kommt es wieder zum Abfall des Komplementspiegels, es treten präzipitierende Anti-DNA-Antikörper und Kryoglobuline als ein Zeichen einer verstärkten Krankheitsaktivität auf. Eine derartige immunologische Verlaufsstudie kann dazu verwendet werden, die Krankheitsaktivität eines Patienten mit systemischem Lupus erythematodes genau zu bestimmen.

16.6.3 Zelluläre Immunreaktion

Erst vor kurzem konnte gezeigt werden, daß beim systemischen Lupus erythematodes eine fehlende zelluläre Immunität gegen Masernviren auftritt. Dieser

Befund kann darauf hindeuten, daß diese Krankheit eine Virusätiologie hat und daß der Immundefektzustand zu einer chronischen Infektion mit Masernviren führt. Im Verlauf einer Infektion treten große Mengen an Anti-DNA- und Anti-DNA-Nukleoproteinantikörpern auf, die für die pathogenetischen Mechanismen von entscheidender Bedeutung sind. Im Moment ist es allerdings noch zu früh, um beim systemischen Lupus erythematodes eine Virusätiologie als gesichert anzusehen. Das Bild wird auch noch dadurch kompliziert, daß erst vor kurzer Zeit spezifische Masernvirusrezeptoren auf normalen T-Lymphozyten nachgewiesen werden konnten; dieser Befund kann eine Erklärung für die fehlende zelluläre Immunantwort sein, die beim Wanderungshemmungstest gegen Masernviren auftritt. Es liegt nahe, Parallelen zu anderen menschlichen Krankheiten zu ziehen, wie z. B. zu der subakuten sklerotischen Panenzephalitis (s. S. 243), bei der auch ein Zusammenhang zwischen einer chronischen Virusinfektion und einer zellulären Immundefizienz bestehen kann und bei der beträchtliche Mengen von Antikörpern und Immunkomplexen vorkommen. Auch im Tierexperiment (z. B. bei der NZB-Maus) tritt eine Kombination von zellulärer Immundefizienz, chronischer Virusinfektion und Bildung von Autoantikörpern auf, die Zellen und Gewebe schädigen. Ein Defekt auf dem Suppressorzellniveau konnte in diesem Zusammenhang nachgewiesen und mit dem Vorkommen der antilymphozytären Antikörper assoziiert werden.

16.6.4 Genetische Aspekte

Innerhalb gewisser Familien beobachtet man ein bevorzugtes Auftreten des systemischen Lupus erythematodes. Es ist möglich, daß hier eine erblich bedingte verminderte Resistenz gegen Infektionen vorliegt; es konnte jetzt eine erhöhte Frequenz der HLA-Dw2- und HLA-Dw3-Antigene nachgewiesen werden, d. h., daß es hierbei klare Anhaltspunkte für die Beteiligung von genetischen Faktoren gibt.

16.6.5 Hormonmetabolismus

Erst vor kurzem konnte durch mehrere Arbeitsgruppen gezeigt werden, daß Veränderungen im Östrogenmetabolismus vorliegen, ein Merkmal, das gerade bei den SLE-Patienten ein wichtiger Prädispositions-Faktor sein könnte.

16.7 Morbus Bechterew

Bei der Spondylitis ankylopoetica (Morbus Bechterew) handelt es sich um eine chronische Entzündung der iliosakralen und kleinen Gelenke der Wirbelsäule. Nicht selten kommt es auch zum Befall der peripheren Gelenke und des Auges mit einhergehender Iridozyklitis, und relativ häufig wird die Krankheit noch durch Amyloidosen kompliziert.

16.7.1 Immunologische Befunde

Die eben erwähnten immunologischen Komplikationen, wie Iridozyklitis und Amyloidosen, sind ein starker Hinweis dafür, daß das Immunsystem involviert ist und daß Autoimmunreaktionen ablaufen können. Sind die peripheren Gelenke beteiligt, treten wie bei der klassischen rheumatoiden Arthritis lymphozytäre Infiltrationen, rheumafaktorbildende Plasmazellen und Ablagerungen von Immunkomplexen auf. Normalerweise kommen keine zirkulierenden Rheumafaktoren vor, und die Patienten fallen in die seronegative Gruppe.

16.7.2 Die Assoziation mit Histokompatibilitätsantigenen

Die Spondylitis ankylopoetica stellt das bisher beste Beispiel für eine starke Assoziation zwischen einer menschlichen Krankheit und einer bestimmten Histokompatibilitätsantigenspezifität dar. Schon vor langer Zeit wurde vermutet, daß genetische Faktoren für die Spondylitis ankylopoetica und ähnliche rheumatische Erkrankungen von Bedeutung sind, da sie in bestimmten Familien gehäuft auftreten. In der Zwischenzeit konnte eindeutig gezeigt werden, daß bei den Patienten mit Morbus Bechterew eine extrem enge Assoziation zwischen dem Auftreten der Krankheit und dem Vorliegen des HLA-B27-Antigens besteht. Diese HLA-Spezifität wird bei weniger als 15% der normalen Bevölkerung beobachtet, tritt bei mehr als 90% der Patienten mit Spondylitis ankylopoetica auf. Damit ist die Wahrscheinlichkeit, am Morbus Bechterew zu erkranken, etwa 120mal größer bei den Individuen, die das HLA-B27-Allel haben, als bei denen, die es nicht haben. Auch bei dem Reiter-Syndrom und anderen Formen der reaktiven Arthritis beobachtet man ein erhöhtes Vorkommen der HLA-B27-Spezifität, jedoch konnte bisher noch keine eindeutige Korrelation zu den Histokompatibilitätsantigenen nachgewiesen werden. In Kap. 24 werden noch weitere Beispiele für Histokompatibilitätsantigen-assoziierte Krankheiten beschrieben.

16.8 Morbus Sjögren

Der Morbus Sjögren ist durch einen trockenen Mund und Entzündungen im Bereich der Speicheldrüsen charakterisiert. Immunologisch zeigt sich eine Hypergammaglobulinämie und häufig auch ein positiver Rheumafaktortest; es kommen antinukleäre und organspezifische Antikörper gegen das Zytoplasma von Epithelzellen der Speicheldrüsengänge vor. Bisher ist allerdings noch nichts Genaues über die Bedeutung dieser immunologischen Befunde für die Pathogenese bekannt.

16.9 Polymyositis, Dermatomyositis

Bei der Polymyositis oder Dermatomyositis handelt es sich um eine chronische Entzündung der quergestreiften Muskulatur und einen oft gleichzeitigen entsprechenden Befall der Haut. Die Krankheit führt zur Zerstörung von Muskelgewebe und zur Freisetzung von Muskelenzymen in das Serum.

Es kommt zur Nekrose von Muskelfibrillen und zur Infiltration von kleinen Lymphozyten und Plasmazellen. Mit Hilfe der Immunfluoreszenz lassen sich bei bestimmten Patienten im Muskelgewebe Ablagerungen von Immunkomplexen nachweisen. Im Serum findet man oft einen erhöhten Immunglobulinspiegel, und der antinukleäre Faktortest fällt positiv aus. Im Gegensastz zur Myasthenia gravis (s. S. 246ff) kommt es gewöhnlich zu keinem Anstieg der Antikörper gegen quergestreifte Muskulatur. Jedoch konnte bei den Patienten verschiedentlich eine verminderte Suppressor-T-Zellaktivität nachgewiesen werden. Auch diese Ergebnisse zeigen an, daß bestimmte immunologische Reaktionen für das Entstehen dieser Krankheit von Wichtigkeit sind.

16.10 Sklerodermie

Die Sklerodermie ist eine chronische Gewebskrankheit, die im Bereich der Haut und des gastrointestinalen Trakts auftritt. In der Haut kommt es zu Hyperplasien und Kollagenveränderungen, in den Gefäßen zur Infiltration mit mononukleären Zellen und in besonders schweren Fällen zur Fibrose und zur Ablagerung von Kalzium. Bei etwa 10% der Patienten treten zusätzlich noch Gelenksymptome auf.

Die immunologischen Befunde sind nicht spezifisch, können jedoch eine Hilfe für eine korrekte Diagnose sein. Bei etwa 40% der Patienten treten im Serum Rheumafaktoren auf, und bei etwa 80–90% der Patienten findet man antinukleäre Faktoren. Im ANF-Test beobachtet man gewöhnlich eine nukleoläre Kernfluoreszenz; der LE-Faktortest fällt normalerweise negativ aus. Zusätzlich liegt häufig auch eine verminderte Suppressor-T-Zellaktivität vor.

16.11 Polyarteriitis nodosa

Die Polyarteriitis nodosa ist eine generalisierte Krankheit, deren Symptome in verschiedenen Organen auftreten und bei der es zu Entzündungsreaktionen und Nekrosen im Bereich der kleinen und mittelgroßen Arterien kommt. Die befallenen Gefäße zeigen eine ausgeprägte Infiltration von Granulozyten und einigen Lymphozyten. Im klinischen Bild dominiert die Beteiligung der Leber, des gastrointestinalen Trakts, der Lunge und des Herzens, jedoch können auch das Nervensystem, die Muskeln und die Gelenke betroffen sein.

Entsprechende Symptome wie bei der Polyarteriitis nodosa werden auch bei der Serumkrankheit, bei Immunreaktionen gegen Sulfonamide und bei gewissen Formen der Hepatitis beobachtet, bei denen im Serum Immunkomplexe auftreten. Es wurde deshalb vermutet, daß die Polyarteriitis nodosa auf dem Boden einer immunologischen Erkrankung entsteht, bei der Immunkomplexe für die Vaskulitis verantwortlich sind. In mehreren Fällen konnten jedoch weder Antigene noch definierte Immunkomplexe gefunden werden, die zur Erklärung der Pathogenese herangezogen werden könnten. Die üblichen immunologischen Bestimmungen erstrecken sich auf die Suche nach Rheumafaktoren und antinukleären Antikörpern, die aber im Fall der Polyarteriitis nodosa bisher negativ verliefen.

16.12 Rheumatisches Fieber

Das rheumatische Fieber wird durch eine Infektion mit β-hämolysierenden Streptokokken (Gruppe A) verursacht; es existieren jedoch begründete Annahmen, daß eine gewisse genetische Disposition vorliegen muß, damit es im Zusammenhang mit der Streptokokkeninfektion zum rheumatischen Fieber kommt. Etwa zwei bis drei Wochen nach der Infektion zeigt der Patient die typischen Gelenksymptome, Fieberausbrüche und manchmal auch Herzsymptome.

Im Herz tritt das charakteristischste Merkmal auf, die Aschoff-Knötchen, die ein zentrales nekrotisches Gebiet aus fibrinösem Material enthalten, das von entzündlichen Infiltraten aus Fibroblasten, Granulozyten und Lymphozyten umgeben ist.

Es liegen relativ eindeutige Beweise vor, die das Auftreten dieser Symptome durch Immunreaktionen gegen die Streptokokken erklären. Der Titer der Anti-Streptokokken-Antikörper ist sehr hoch; und genau diese Antikörper zeigen eine Kreuzreaktion mit Antigenen, die im Herz vorkommen, so daß es dort zur Ablagerung von Immunglobulinen kommt. Zusätzlich haben viele Patienten in ihrem Serum auch Antikörper gegen Herzmuskelgewebe; sie sind streptokokkenabsorbierbar, was ein weiterer Hinweis für die kreuzreagierende Eigenschaft dieser Antikörper ist.

Im Falle eines Herzinfarkts oder nach ausgedehnten Herzoperationen erscheinen auch noch andere Antikörperformen gegen Herzmuskulatur. Sie treten nach der Beschädigung von Herzmuskelgewebe auf und sind gegen solche im Herzmuskel vorkommenden Antigene gerichtet, die bei Streptokokken nicht vorkommen.

17 Amyloidose und fibrilläre Amyloidproteine

Die Amyloidose ist oft mit Krankheiten assoziiert, bei denen chronische Immunreaktionen vorkommen, und die entstehenden Amyloidproteine können zum Teil aus Immunglobulinketten bestehen. Deshalb ist diese Krankheit für die medizinische Immunologie von beträchtlichem Interesse.

Schon vor 150 Jahren war bekannt, daß es bei mehreren Krankheiten in verschiedenen Geweben zur Präzipitation einer Substanz kommt, die ebenso wie die Stärke mit Jod reagiert, so daß sie den Namen Amyloid bekam (im Griechischen bedeutet das Wort „amylon" Stärke). Besonders in den letzten zehn Jahren konnte eine beträchtliche Menge neuer Informationen über die Struktur der Amyloidproteine angesammelt werden. Diese Erkenntnisse bildeten die Grundlage für das Verständnis der Pathogenese der Amyloidose.

Das klassische Konzept über die Amyloidstruktur stammt von lichtmikroskopischen Untersuchungen, bei denen das Amyloid in Form einer homogenen hyalinen extrazellulären Substanz sichtbar wird. Für die Diagnose macht man sich die Reaktivität des amyloiden Materials mit bestimmten Farbstoffen zunutze, wie z. B. dem Thioflavin und dem Kongorot. Nach der Behandlung mit Kongorot erscheint im polarisierten Licht eine grüne Doppelbrechung.

Im Elektronenmikroskop zeigt das Amyloid jedoch keine homogene, sondern eine charakteristische fibrilläre Struktur, die sich aus zwei verschiedenen Komponenten zusammensetzt. Bei der einen handelt es sich um ein periodisch aufgebautes Stäbchen, das dem normalen, im Plasma vorkommenden α-Globulin entspricht. Es wird bei allen verschiedenen Formen der Amyloidose in relativ geringen Konzentrationen angetroffen, und seine Bedeutung ist noch nicht genau bekannt. Bei der anderen Komponente handelt es sich um Amyloidfibrillen, die unter dem Elektronenmikroskop als Filamente mit einem Durchmesser von 50–80 Å erscheinen. In diesem Kapitel wollen wir uns hauptsächlich auf die fibrillären Amyloidproteine beschränken.

Sie sind hochgradig unlöslich, worin für lange Zeit die Hauptschwierigkeit lag, ihre Struktur näher zu charakterisieren. Inzwischen sind jedoch Techniken verfügbar, um die fibrillären Amyloidproteine in relativ reiner Form aus dem Gewebe zu extrahieren; sie können dann mit Hilfe von Harnstoff, NaOH oder Guanidin noch weiter abgebaut werden. Im Gegensatz zu den intakten Amyloidfibrillen ist das abgebaute Amyloid (DAM, degraded amyloid) immunogen, so daß sich durch die Immunisierung von Tieren gute Anti-DAM-Antiseren herstellen lassen. Sie haben zu einem guten Teil dazu beigetragen, neue Informationen über die Immunologie und die Immunchemie der Amyloidose und der fibrillären Amyloidproteine bereitzustellen.

Aus der Tab. 19 ist zu ersehen, daß man die Amyloidose jetzt in drei Hauptgruppen einteilt:

1. die primäre Amyloidose, bei der bisher noch keine zugrundeliegende Ursache gefunden wurde.

Tabelle 19 Verschiedene Formen der Amyloidose

1. Primäre Amyloidose: systemisch, lokal, erblich (familiäres Mittelmeerfieber), senil
2. Myelom-/Makroglobulinämie-assoziierte Amyloidose: Myltiples Myelom; Waldenström-Makroglobulinämie
3. Sekundäre Amyloidose: rheumatoide Arthritis, einschließlich der juvenilen Form; Morbus Bechterew; Osteomyelitis und andere chronische pyogene Infektionen; Lepra; Tuberkulose; Maligne Tumoren

2. die Myelom/Makroglobulinämie-assoziierte Amyloidose und
3. die sekundäre Amyloidose, von der man annimmt, daß sie bei mehreren chronischen Infektionen, rheumatischen Krankheiten und anderen Erkrankungen als Komplikation auftritt.

Im histologischen Bild zeigt die primäre Amyloidose normalerweise Ablagerungen von Amyloid, die an der Gefäßperipherie beginnen (perikollagener Typ), während die sekundäre Amyloidose ihren Anfang von der Intimaseite nimmt (periretikulärer Typ). Jedoch gibt es auch Ausnahmen zu dieser Regel, und in der späteren Phase ist normalerweise das ganze Gefäß betroffen. Die Abb. 65 zeigt die bei einem Patienten mit sekundärer Amyloidose beobachtete massive Infiltration eines Pankreasgefäßes mit fibrillären Amyloidproteinen. Der Gewebeschnitt wurde mit fluoreszeinkonjugierten Anti-Amyloid-Antikörpern behandelt, was zur Markierung der Amyloid enthaltenden Bezirke führt.

Bei der sekundären Amyloidose sind die Leber, die Niere, die Milz und andere parenchymale Organe betroffen, bei der primären Amyloidose häufig

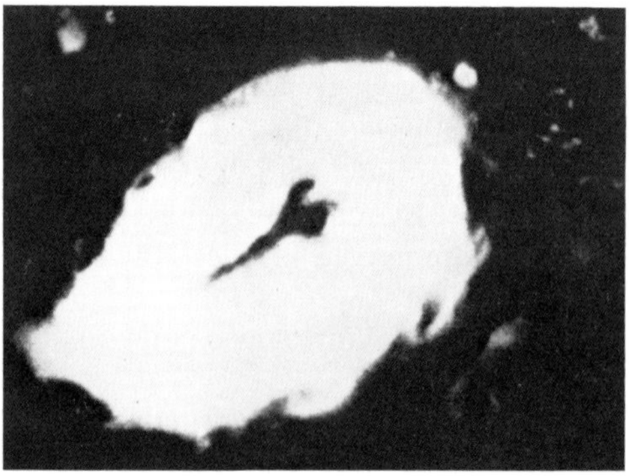

Abb. 65 Ein Gewebeschnitt aus dem Pankreas eines Patienten mit sekundärer Amyloidose. In der gesamten Gefäßwand kommt es zu massiven Amyloidinfiltrationen; der Nachweis erfolgte über die direkte Immunfluoreszenz unter Verwendung eines markierten Anti-Amyloid-Antikörpers

Tabelle 20 Amyloidproteine bei der primären und sekundären Amyloidose

	primäre Amyloidose	sekundäre Amyloidose
Fibrilläre Proteine		
1. Protein AA (ältere Bezeichnung: A, AS, ASF)	selten positiv	fast immer positiv
2. Leichte Ketten von Immunglobulinen	fast immer positiv	sehr selten positiv
3. Hochmolekulare Proteine unbekannter Natur	immer positiv	immer positiv
Vorstufen		
4. Protein AA im Serum, von möglicher diagnostischer Relevanz (ältere Bezeichnung: ASC)	häufig positiv	fast immer positiv
5. Monoklonale Leichtketten	sehr häufig positiv	kann positiv sein

auch noch das Herz und die Lunge. Die erblichen Formen dieser Krankheit können auch das Nervensystem, das Auge und weitere Organe befallen.

Wir wollen an dieser Stelle zuerst die sekundäre Amyloidose vorstellen und danach die primäre und die Myelom/Makroglobulinämie-assoziierte Amyloidose. Diese Nomenklatur wurde erst vor kurzem durch eine internationale Forschergruppe festgelegt und soll in diesem Buch verwendet werden; da die alten Bezeichnungen jedoch noch in vielen Artikeln verwendet werden, sind sie in der Tab. 20 noch einmal aufgeführt.

17.1 Fibrilläre Amyloidproteine bei der sekundären Amyloidose

17.1.1 Protein AA

Das Protein AA ist das wichtigste fibrilläre Protein bei der sekundären Amyloidose. Es wird mit Hilfe der Gelfiltration aus abgebauten Amyloidfibrillen isoliert, die aus den Amyloidablagerungen von Patienten mit sekundärer Amyloidose gewonnen weden. Normalerweise repräsentiert das Protein AA mehr als 50% des Gesamtproteins der isolierten Amyloidfibrillen. Es hat eine relative Molekülmasse von 9000 und besteht aus 74 Aminosäuren. Eine Reihe von Tierexperimenten an Mäusen, Nerzen und Affen haben gezeigt, daß auch die aus Tieren isolierten Amyloidfibrillen ein Protein AA enthalten, das dem menschlichen Protein AA entspricht und das von Spezies zu Spezis nur geringfügige Unterschiede in der Aminosäuresequenz aufweist.

17.1.2 Hochmolekulares Protein aus Amyloidfibrillen

Bei der Analyse von abgebauten Amyloidfibrillen mit Hilfe der Gelfiltration erhält man zusätzlich zu dem Protein AA-Peak noch einen zweiten distinkten

Proteinpeak. Er gehört zu einem hochmolekularen Protein, das gegenüber dem Protein AA starke Unterschiede in der Antigenität und der Aminosäuresequenz zeigt. Seine relative Molekülmasse ist 100000 oder größer, und es zeigt eine ausgesprochen starke Resistenz gegenüber einem weiteren Abbau durch Enzyme oder reduzierende Agenzien. Es wird bei allen Patienten mit sekundärer Amyloidose angetroffen, und es ist möglich, daß es neben dem Protein AA die wichtigste strukturelle Komponente der sekundären Amyloidfibrillen darstellt (s. Tab. 20).

17.2 Fibrilläre Amyloidproteine bei der primären Amyloidose und der Myelom/Makroglobulinämie-assoziierten Amyloidose

Die bei der primären und der Myelom/Makroglobulinämie-assoziierten Amyloidose vorkommenden fibrillären Amyloidproteine sind wesentlich heterogener als die bei der sekundären Amyloidose vorkommenden Substanzen dieser Art.

17.2.1 Verschiedene Leichtkettentypen

Leichtketten vom $\varkappa$- oder λ-Typ können fibrilläre Amyloidproteine bilden. Gewöhnlich ist nur der variable Teil der Kette beteiligt, und bei den Patienten mit Myelomatose haben die Leichtketten der Amyloidablagerungen dieselbe V-Region wie die monoklonalen Serumproteine und die Bence-Jones-Proteine im Urin. Leichtketten vom λ-Typ treten in den Amyloidablagerungen wesentlich häufiger auf als Leichtketten vom $\varkappa$-Typ. Seit neuestem sind auch Fälle von primärer oder myelomassoziierter Amyloidose bekannt, bei denen ein spezieller λ-Leichtkettentyp auftritt, der bisher im Zusammenhang mit der Amyloidose noch nicht beobachtet worden war. Er repräsentiert eine neue Untergruppe der variablen Region der λ-Leichtkette, die $V_{\lambda}V$ genannt wird (s. S. 52). Die Unterschiede zu den bisher bekannten Proteinen der Amyloidfibrillen zeigen sich bei der immunologischen Analyse mit spezifischen Antiseren und bei strukturellen Untersuchungen, bei denen eine andere Aminosäurezusammensetzung und eine andere Aminosäuresequenz gefunden wird.

17.2.2 Das Protein AA bei der primären oder Myelom/Makroglobulinämie-assoziierten Amyloidose

Die Amyloidfibrillen einiger Patienten mit primärer oder myelomassoziierter Amyloidose enthalten auch das Protein AA, das klassische fibrilläre Amyloidprotein der sekundären Amyloidose. Eingehende Untersuchungen sind jedoch noch erforderlich, um die Bedeutung des Proteins AA unter diesen Bedingungen abzuklären. Bei mehreren Patienten konnte auch eine in den Amyloidfibrillen vorliegende Mischung aus Leichtketten und Protein AA gefunden werden.

17.2.3 Hochmolekulare Proteine

Bei allen bisher untersuchten Fällen der primären oder Myelom/Makroglobulinämie-assoziierten Amyloidose konnte ein hochmolekulares Protein identifiziert werden, das ähnliche Eigenschaften wie das Protein hat, das aus den sekundären Amyloidosefibrillen extrahiert werden kann.

17.2.4 Fibrilläre Amyloidproteine im Zusammenhang mit anderen Krankheiten

Es gibt noch weitere Typen von Amyloidosen, bei denen die fibrillären Proteine noch nicht einwandfrei charakterisiert werden konnten. Bei einer bestimmten Form, der familiären Amyloidose (FMF – familial mediterranean fever), enthalten die Amyloidfibrillen das Protein AA.

Das in den Langerhansschen Inseln der Pankreas und beim medullären Schilddrüsenkarzinom vorkommenden Amyloid enthält wahrscheinlich Amyloidproteine, die von den bisher bekannten Proteinen verschieden sind. Die Amyloidfibrillen der senilen Amyloidose konnten bisher noch nicht näher charakterisiert werden.

17.3 Protein AA-ähnliche Serumkomponenten, SAA

Vor kurzem konnte gezeigt werden, daß normale Seren ein Protein enthalten, das immunologisch mit dem Protein AA kreuzreagiert. Es wird Protein SAA genannt, was soviel wie Serum AA bedeutet; es muß jedoch betont werden, daß das SAA mit dem Protein AA nicht identisch ist. Das SAA zirkuliert im Serum in einer höhermolekularen Form mit einer relativen Molekülmasse von etwa 200000; sie besteht aus zwei bis vier SAA-Einheiten, von denen jede eine relative Molekülmasse von etwa 70000 hat, und ist im Serum mit „high density“ Lipoproteinen als Proteinträger assoziiert. Damit ist eine SAA-Einheit wesentlich größer als das Protein AA, das eine relative Molekülmasse von etwa 9000 hat. Wahrscheinlich handelt es sich bei dem SAA um eine zirkulierende Vorstufe des fibrillären Protein AA, das vor seiner Präzipitation und dem Einbau in die Fibrillen auf enzymatischem Wege abgebaut wird. Erhöhte Konzentrationen an Protein AA kommen praktisch bei allen Patienten mit sekundärer Amyloidose und bei den meisten Patienten mit primärer Amyloidose oder Myeloma/Makroglobulinämie-assoziierter Amyloidose vor (s. Tab. 21). Erhöhte Konzentrationen an SAA werden auch bei den Patientengruppen gefunden, die dazu neigen, als Komplikationen zu ihrer primären Krankheit eine Amyloidose zu entwickeln, z. B. im Zusammenhang mit lymphoproliferativen Krankheiten, rheumatoider Arthritis, chronischen Lebererkrankungen oder Immundefekten. Ebenso kommt es bei Schwangeren zu einem vorübergehenden Anstieg der SAA-Werte. Die Bestimmung von erhöhten SAA-Werten wird in der Zukunft wahrscheinlich eine zunehmende diagnostische Bedeutung für die Amyloidose erlangen. Obwohl praktisch bei allen

Tabelle 21 Krankheiten und einige andere Umstände mit erhöhten Konzentrationen an SAA

Amyloidose	
primäre Form	50 %
sekundäre Form	95–100 %
Andere Krankheiten	
lymphoproliferative Erkrankungen	50– 60 %
rheumatoide Arthritis	50– 60 %
systemischer Lupus erythematodes	25 %
chronische Lebererkrankungen	20– 40 %
Immundefektzustände	40– 50 %
normale Erwachsene (< 70 Jahre)	3 %
alte Leute (> 70 Jahre)	50 %
Gravidität	50– 60 %

Die Prozentsätze repräsentieren keine Serumwerte, sondern die Anzahl an positiven Fällen, die in jeder Gruppe untersucht wurden.

Patienten mit Amyloidose erhöhte Werte beobachtet werden, ist es schwierig, die Bedeutung dieser Befunde für andere Patientengruppen abzuschätzen. Einige Patienten zeigen einen erhöhten SAA-Spiegel, ohne jedoch gleichzeitig an einer klinisch nachweisbaren Amyloidose zu leiden. Sie könnten entweder nur sehr geringfügig erkrankt sein oder sich in einer präamyloidotischen Phase befinden. Patienten, die über einen längeren Zeitraum erhöhte SAA-Werte zeigen, sollten als potentielle Amyloidosepatienten angesehen und entsprechend behandelt werden.

Erhöhte Konzentrationen an Serumkomponenten, die den leichten Ketten der Amyloidfibrillen entsprechen, einschließlich der $V_\lambda V$-fibrillären Amyloidproteine, kommen bei einer Reihe von Patienten mit myelomassoziierter oder primärer Amyloidose vor.

17.4 Pathogenese der Amyloidose

Bisher wurden eine Vielzahl von Studien durchgeführt, um nähere Informationen über die Pathogenese der Amyloidose zu erhalten. Es ist bekannt, daß die Amyloidose, die durch die Präzipitation von Protein AA-enthaltenen Fibrillen gekennzeichnet ist, bei Tieren wie der Maus oder dem Nerz durch eine chronische Stimulation mit Substanzen wie Casein oder Endotoxin experimentell hervorgerufen werden kann. Gerade bei Nerzen kommt es nach wiederholter Injektion von Endotoxin bei einem hohen Prozentsatz der Tiere zur Amyloidose. Die genaue Untersuchung der Amyloidablagerungen ergibt, daß sie aus den typischen Fibrillen aufgebaut sind, die aus Proteinen bestehen, die dem beim Menschen vorkommenden Protein AA strukturell sehr nahe verwandt sind. Zusätzlich enthalten die Seren amyloidotischer Nerze das entsprechende Nerzprotein AA. Aus der Tab. 22 ist zu ersehen, daß Normaltiere keinen

Tabelle 22 Amyloidproteine im Serum und im Gewebe von Nerzen mit experimenteller Amyloidose

	SAA	Amyloidablagerungen zusammen mit Protein AA im Gewebe
Kontrolle vor der Injektion	–	–
nach 24 Stunden	stark positiv	–
nach 1–3 Wochen	positiv	–
nach 4–6 Wochen	positiv	schwach positiv
nach 6 Wochen	positiv	stark positiv

erhöhten SAA-Spiegel zeigen und daß ihre Gewebe keine nachweisbaren Amyloidproteine enthalten. Nach der Injektion von Endotoxin kommt es innerhalb von 24 Stunden zu einem drastischen Anstieg der SAA-Konzentration. Selbst nach wiederholten Endotoxininjektionen kommt es zu einem weiteren Anstieg des SAA-Spiegels. Aber erst mindestens vier bis sechs Wochen nach der Injektion lassen sich Amyloidfibrillen in der Leber und der Milz nachweisen. Die Ergebnisse dieser Experimente deuten darauf hin, daß das SAA-Protein eine zirkulierende Vorstufe des fibrillären Amyloidproteins AA ist.

Zusammenfassend kann gesagt werden, daß die Amyloidablagerungen aus zwei verschiedenen Komponenten bestehen. Die eine von ihnen hat ihren Ursprung in einem zirkulierenden Vorläufer, der entweder das Protein SAA sein kann oder Leichtketten, die unter gewissen Umständen, die durch eine erhöhte Produktion oder einen verminderten Abbau charakterisiert sind, in Form von Fibrillen präzipitieren können, die vor allen Dingen in den Gefäßwänden erscheinen. Zumindest die experimentellen Modelle haben gezeigt, daß das Protein AA und die Leichtketten Fibrillen bilden können. Jedoch scheinen sie etwas dünner und kleiner zu sein als die in vivo beobachteten Amyloidfibrillen. Es ist durchaus möglich, daß in vivo höhermolekulare, unlösliche und in den Geweben lokalisierte fibrilläre Amyloidproteine gebildet werden, wenn eine genügend große Menge dieser niedermolekularen Proteine (Protein AA oder Leichtketten) in engen Kontakt zueinander kommen.

Es sieht so aus, als ob das Amyloid sich ablagert. Man konnte nachweisen, daß bestimmte Serinproteasen (vor allen Dingen diejenigen, die bei Makrophagen vorkommen und auch frei im Serum nachweisbar sind) das SAA in AA-ähnliche Strukturen abbauen und die AA-Proteine weiter zu kleinen Peptiden spalten. Dieser Vorgang ist ein wichtiger kataboler Mechanismus, der gerade bei den Patienten, die zu Amyloidosen neigen, verändert zu sein scheint. Detaillierte Untersuchungen in Richtung dieses metabolischen Weges werden zur Zeit am Menschen und in experimentellen Mausmodellen durchgeführt.

18 Erkrankungen des endokrinen Systems

Mehrere endokrine Organe sind für die medizinische Immunologie von Bedeutung. Organspezifische Autoimmunerkrankungen können experimentell induziert werden, und es ist sehr wahrscheinlich, daß auch beim Menschen Immunreaktionen für die Gewebeschädigungen, die im Zusammenhang mit Erkrankungen der Schilddrüse, der Nebenschilddrüse, des Pankreas, der Nebenniere und der Gonaden auftreten, verantwortlich sind.

Die in Patientenseren vorkommenden Antikörper gegen mikrosomale Schilddrüsenantigene sind auch in vitro gegenüber Schilddrüsenzellen stark zytotoxisch. Im Tierexperiment können Anti-Thyreoglobulin-Antikörper durch Typ 3-Reaktionen Gewebeschädigungen der Schilddrüse hervorrufen, jedoch sind beim Menschen hauptsächlich Typ 4-Reaktionen für die Läsionen verantwortlich. Besonders für die Schilddrüsenerkrankungen ist der Nachweis von Serumantikörpern ein wichtiges diagnostisches Hilfsmittel. Antikörper gegen verschiedene Hormone sind wichtige Reagenzien für radioimmunologische Tests (s. S. 95), die einen wesentlichen technischen Fortschritt darstellen, da sie eine schnelle und reproduzierbare Quantifizierung von verschiedenen Hormonen ermöglichen. Anti-Hormon-Antikörper neutralisieren gewöhnlich die biologische Aktivität dieser Hormone in vivo, ein Aspekt, der vor allen Dingen im Zusammenhang mit der Diabetes wichtig ist.

In diesem Kapitel sollen die zentralen immunologischen Phänomene bei Erkrankungen der Schilddrüse, des Pankreas und der Nebenniere beschrieben werden.

18.1 Schilddrüse

Bei mehreren Krankheiten erscheinen im Serum Autoantikörper, ohne daß gleichzeitig Gewebeverletzungen beobachtet werden. Sie können als Folge einer Gewebeschädigung auftreten, die durch andere nicht näher bekannte Mechanismen ausgelöst wurden. Man stellt sich vor, daß bei solchen Gelegenheiten denaturierte Gewebebestandteile das Immunsystem zur Bildung von Antikörpern anregen, die dann auch mit den entsprechenden normalen, d. h. nicht denaturierten Gewebebestandteilen reagieren. In anderen Fällen sind Autoimmunreaktionen unmittelbar für die Gewebeschädigungen verantwortlich. Gemäß den von Witebsky aufgestellten Kriterien müssen vier Voraussetzungen erfüllt sein, damit man von einer direkten Beteiligung der Autoimmunität an der Entstehung der Krankheit sprechen kann:

1. Bei den Patienten müssen zirkulierende Antikörper oder zellvermittelte Immunreaktionen nachweisbar sein.
2. Die Immunreaktionen müssen gegen exakt definierte Antigene gerichtet sein.
3. Es sollte möglich sein, im experimentellen Tiermodell sowohl die Antikör-

perbildung als auch die zellvermittelten Immunreaktionen gegen das gleiche Antigen zu induzieren.

4. Aktiv immunisierte Tiere sollten pathologische Veränderungen in den Organen ausbilden, die so geartet sind, daß sie den klinischen Befunden beim Menschen entsprechen.

Die chronische Thyreoiditis (Hashimoto-Krankheit) war die erste in einem festen Organ auftretende Krankheit, die diese vier Kriterien erfüllte.

18.1.1 Die experimentelle Autoimmunthyreoiditis

Das Thyreoglobulin, das über 75% des Gesamtproteins des Kolloids in den Schilddrüsenfollikeln repräsentiert, ist das zentrale Antigen bei der experimentellen Autoimmunthyreoiditis. Die Immunisierung von Kaninchen mit Kaninchen-Thyreoglobulin in komplettem Freunds Adjuvans führt zu einer starken Immunreaktion gegen Thyreoglobulin, einschließlich dem des immunisierten Tiers. Die Tiere synthetisieren zirkulierende Anti-Thyreoglobulin-Antikörper und bilden zellvermittelte Immunreaktionen aus, die sich mit Hilfe von Hauttests nachweisen lassen. Die typische Thyreoiditis ist durch eine lymphozytäre Infiltration der Drüse gekennzeichnet. Die pathologischen Veränderungen der Schilddrüse zeigen eine positive Korrelation zu der Stärke der Hautreaktion, aber nicht zum Antikörpertiter. Entsprechende Formen der Thyreoiditis konnten auch bei anderen Spezies experimentell verursacht werden. Die passive Übertragung von Milz- und Lymphknotenzellen von einem immunisierten Tier in ein gesundes Tier desselben Inzuchtstamms ruft bei diesem eine Thyreoiditis hervor; durch die Übertragung von Serum kann die Krankheit nicht induziert werden. Diese Befunde lassen klar erkennen, daß die zellvermittelten Immunreaktionen gegen das Thyreoglobulin unmittelbar für die Entstehung der experimentellen Autoimmunthyreoiditis verantwortlich sind. Während im Tiermodell die Krankheit allmählich verschwindet, kommt es beim Menschen zu chronischen Gewebeschädigungen. Die dafür verantwortlichen Faktoren sind beim Menschen noch nicht bekannt, jedoch zeigen auch viele andere Formen von humanen Autoimmunerkrankungen diese charakteristischen Merkmale (z. B. die Autoimmunadrenalitis und die beim Mann auftretende Unfruchtbarkeit aufgrund von Autoantikörpern gegen Sperma).

18.1.2 Die Autoimmunthyreoiditis beim Menschen

Auch beim Menschen ist die Autoimmunthyreoiditis durch eine lymphozytäre Infiltration der Drüse gekennzeichnet. Bei den schweren Formen wird die gesamte Drüse von Lymphozyten infiltriert, die für die Gewebezerstörungen und für die Ausbildung eines Myxödems verantwortlich sind. Bei der Hashimoto-Krankheit wird die Gewebeverletzung dadurch kompensiert, daß die Drüse selbst mit einer starken Regeneration von Schilddrüsengewebe und der Bildung neuer Follikel beginnt. Das führt jedoch dazu, daß das Immunsystem zu einer gesteigerten Aktivität angeregt wird; in der Drüse treten mehrere

Lymphfollikel auf, und die regionalen Lymphknoten sind als Zeichen einer starken Aktivität hyperplastisch. Die Proliferation von Lymphgewebe und die Regeneration von Schilddrüsenfollikeln führt zur Bildung eines Kropfs und zu hohen Antikörpertitern im Serum. Bei etwa der Hälfte der Patienten kommt es zur Fibrose und zur Atrophie der Schilddrüse. Bei der anderen Hälfte der Patienten bildet sich eine Art Gleichgewicht aus, das durch Zerstörung und Regeneration gekennzeichnet ist, wobei die lymphozytären Infiltrationen bis zu 15 oder 20 Jahren nahezu konstant sein können. Das bei Erwachsenen auftretende primäre Myxödem ist eng mit der Hashimoto-Krankheit gekoppelt. In den primären Läsionen treten entsprechende histologische Erscheinungen auf und im Serum ähnliche Antikörper, die jedoch die Tendenz haben, niedertitrig zu sein. In solchen Fällen kommt es nur zu einer geringeren Regeneration, und das Endresultat zeigt eine völlig nekrotische Drüse mit kleinen lymphozytären Herden und zirkulierende Antikörper in geringer Konzentration.

Bei den Patienten mit der Hashimoto-Krankheit reagieren die Antikörper mit vier verschiedenen organspezifischen Antigensystemen der Schilddrüse: dem Thyreoglobulin, einem Antigen aus der mikrosomalen Fraktion der Schilddrüsenzellen, „Antigen Nr. 2“ im Kolloid und einem Oberflächenantigen auf den Schilddrüsenzellen.

Zum Nachweis der Anti-Thyreoglobulin-Antikörper dient hauptsächlich die passive Hämagglutination von tanninbehandelten, thyreoglobulinbeladenen Erythrozyten (s. S. 85). Beinahe alle Patienten mit Hashimoto-Krankheit zeigen eine positive Reaktion, und der Antikörpertiter kann sehr hoch sein. Er geht gewöhnlich nach einem chirurgischen Eingriff oder nach der Gabe von hohen Dosen an Kortikosteroiden zurück. Die Anti-Thyreoglobulin-Antikörper können auch mit Hilfe von Präzipitationstests oder der Agglutination von thyreoglobulinbeladenen Latexpartikeln nachgewiesen werden, jedoch sind diese Techniken wesentlich weniger empfindlich als die passive Hämagglutination.

Antikörper gegen intrazelluläre schilddrüsenspezifische Antigene, die z. B. in der mikrosomalen Fraktion auftreten, werden hauptsächlich mit Hilfe der Komplementbindungsreaktion getestet (s. S. 88). Bei den immunologischen Untersuchungen macht man sich die Tatsache zunutze, daß die Antigenkonzentration in normalem Schilddrüsengewebe nur gering, bei den Patienten mit Thyreotoxikose jedoch stark erhöht ist. Das Antigen zeigt eine enge physikalische Assoziation mit den Lipoproteinen der mikrosomalen Fraktion. Antimikrosomale Antikörper können auch in unfixierten Schilddrüsenschnitten mit Hilfe der Immunfluoreszenzmikroskopie bestimmt werden oder aufgrund ihrer zytotoxischen Wirkung gegen kultivierte Schilddrüsenzellen.

Auch zum Nachweis der Antikörper gegen das im Kolloid vorkommende Antigen Nr. 2 bedient man sich der Immunfluoreszenzmikroskopie an fixierten Schilddrüsenschnitten. Während beim Vorliegen dieser Antikörper im gesamten Kolloid eine diffuse Fluoreszenz sichtbar ist, zeigen die Anti-Thyreoglobulin-Antikörper ein völlig anderes immunfluoreszenzoptisches Bild. Das Antigen Nr. 2 stellt nur einen geringen Anteil des Gesamtproteins des Kolloids dar und enthält kein Jod.

Auch die vierte Antikörperspezifität wird mit Hilfe der Immunfluoreszenzmikroskopie an lebenden Schilddrüsenzellen nachgewiesen. Die charakteristische fleckige Fluoreszenz beruht auf der Reaktion mit einem typischen Oberflächenantigen. Dieses Antigen ist deshalb von Interesse, weil ein in vivo gegen Schilddrüsenzellen gerichteter T-Zellangriff die Reaktion mit einem unmittelbar zugänglichen, auf der Oberfläche von Schilddrüsenzellen gelegenen Antigen voraussetzt.

Alle Patienten mit der Hashimoto-Krankheit haben im Serum einen oder mehrere dieser Antikörper, jedoch variiert das Spezifitätsmuster von Patient zu Patient. Dadurch läßt sich erklären, warum Autoimmunreaktionen gegen verschiedene Antigene eines bestimmten Organs gerichtet sein können und es trotzdem zum Auftreten der gleichen klinischen Symptome kommt. Bisher sind die genauen immunologischen Details über die Initiierung der Gewebeschädigung bei der Thyreoiditis noch nicht bekannt, jedoch sind wahrscheinlich Typ 4-Reaktionen daran beteiligt. Bisher gibt es auch noch keine definitiven Hinweise dafür, daß beim Menschen Anti-Thyreoglobulin-Antikörper unmittelbar für die Gewebeschädigungen verantwortlich sind, jedoch sind sie für die Diagnose von Schilddrüsenkrankheiten von größter Bedeutung.

Die diagnostische Bedeutung von Anti-Schilddrüsen-Antikörpern gegen ein oder mehrere Schilddrüsenantigene kommt bei fast allen Patienten mit der Hashimoto-Krankheit vor, und der Nachweis dieser Antikörper ist eine große Hilfe bei der Diagnose und der Charakterisierung anderer Schilddrüsenerkrankungen.

Das bei Erwachsenen auftretende primäre Myxödem zeigt eine enge Beziehung zur Hashimoto-Krankheit, und die meisten Patienten haben Antikörper in ihren Seren. Die besondere Bedeutung der Schilddrüsenantikörper liegt in der Diagnose der Anfangsphase der Krankheit und in der Erfassung von Fällen, bei denen nur eine mittelgradige Erniedrigung der Schilddrüsenfunktion vorliegt; nach einer langanhaltenden Krankheit, die zur Fibrose der Drüse führte, sind die Antikörpertiter oft erniedrigt.

Es ist bisweilen ziemlich schwierig, differentialdiagnostisch zwischen einem Schilddrüsenkarzinom und einer chronischen Thyreoiditis mit sekundärer Fibrose zu unterscheiden. Zwar sind die Antikörpertiter beim Schilddrüsenkarzinom gewöhnlich niedriger als bei der Thyreoiditis, jedoch liegen um die malignen Zellen herum Bereiche mit lymphozytären Infiltrationen, und es treten die Zeichen einer Thyreoiditis auf; außerdem haben die Patienten noch Antikörper im Serum, so daß für die Differentialdiagnose andere klinische Befunde herangezogen werden müssen.

Zwischen der primären Thyreotoxikose und der Autoimmunthyreoiditis besteht eine enge Beziehung. Die Patienten mit Thyreotoxikose haben oft Schilddrüsenantikörper im Serum, und chirurgisch entfernte Drüsen zeigen zusätzlich zur charakteristischen follikulären Hyperplasie noch die histologischen Zeichen einer mehr oder weniger stark ausgeprägten Thyreoiditis. Durch die Anwesenheit der Anti-Thyreoglobulin-Antikörper im Serum scheint sich bei den Patienten mit Thyreotoxikose das Risiko für eine Schilddrüsenunterfunktion noch zu erhöhen, die vor allen Dingen nach chirurgischen Eingriffen oder nach Behandlung mit radioaktivem Jod auftritt. Der Begriff „long acting thyroid stimulator" (LATS) bezieht sich auf eine Aktivität, die im Serum vieler

Patienten mit Thyreotoxikose auftritt. In biologischen Testsystemen mit Mäusen ist der LATS in der Lage, die Schilddrüsenfunktion merklich zu stimulieren, jedoch wird die Wirkung langsamer erzielt und dauert länger als beim schilddrüsenstimulierenden Hormon (thyroid-stimulating hormone, TSH). Die LATS-Aktivität liegt in der Serum-IgG-Fraktion, und es wird generell angenommen, daß es sich hierbei um einen schilddrüsenspezifischen Autoantikörper handelt. Der LATS reagiert auf der Schilddrüsenzelle mit Rezeptoren (Antigenen), die sehr dicht an der Bindungsstelle des TSH liegen. Diese Krankheit ist ein gutes Beispiel für die Immunreaktion des stimulierenden Typs (Typ 5-Reaktionen, s. S. 164), die wahrscheinlich direkt für das Entstehen der Thyreotoxikose verantwortlich ist.

Sowohl bei manchen gesunden Individuen als auch bei vielen Patienten mit bestimmten Krankheiten treten eine Reihe von Autoantikörpern in relativ hohen Titern auf. Es ist also eine Frage der Empfindlichkeit des jeweiligen Testsystems, ob bei Normalpersonen positive Reaktionen beobachtet werden; d. h. daß jedes Testsystem seinen eigenen Schwellenwert hat, der zur Festlegung einer positiven oder negativen Reaktion herangezogen wird. Mit Hilfe der passiven Hämagglutination können bei etwa 5–10% der Kontrollen Anti-Thyreoglobulin-Antikörper nachgewiesen werden. Die Häufigkeit steigt mit zunehmendem Alter an, und bis zum 70. Lebensjahr ist sie bei Frauen etwa dreimal höher als bei Männern. Danach kommen diese Antikörper bei mehr als 20% der Normalpersonen beiderlei Geschlechts vor. Viele dieser positiven Reaktionen lassen sich wahrscheinlich auf eine fokale Autoimmunthyreoditis zurückführen, die so leicht verläuft, daß sie klinisch nicht nachgewiesen werden kann und sich auch nicht in eine manifeste klinische Krankheit weiterentwikkelt. Autopsien haben gezeigt, daß bei Erwachsenen oft eine mittelmäßige fokale Thyreoiditis vorkommt, ohne daß die klinischen Zeichen einer Schilddrüsenerkrankung auftreten, jedoch haben diese Individuen Schilddrüsenantikörper im Serum.

Auch bei den Patienten mit Kollagenerkrankungen und anderen organspezifischen Autoimmunerkrankungen kommen häufig hochtitrige Schilddrüsenantikörper vor. Dieser Punkt wird in dem nächsten Kapitel über die Nebenniere noch ausführlicher erläutert werden.

Auch genetische Faktoren spielen bei der Produktion von Schilddrüsenantikörpern und bei der Entstehung der Autoimmunthyreoiditis eine wichtige Rolle. Die Hashimoto-Krankheit und das primäre Myxödem können bei mehreren Mitgliedern der gleichen Familie auftreten. Die Thyreotoxikose zeigt eine wesentlich höhere Frequenz bei eineiigen als bei zweieiigen Zwillingen. Familienuntersuchungen bei Patienten mit Hashimoto-Krankheit und der Thyreotoxikose haben ergeben, daß die Thyreoiditis und entsprechende Serumantikörper wesentlich häufiger bei Blutsverwandten auftreten als bei Kontrollen. Bei den Patienten mit autoimmunen Schilddrüsenerkrankungen kommt das HLA-B8- und das HLA-DW3-Antigen gegenüber normalen Kontrollen vermehrt vor. Die Assoziation zwischen Histokompatibilitätsantigenen und Krankheiten wird in Kap. 24 noch ausführlich behandelt.

18.2 Nebenniere

Die Addison-Krankheit beruht auf einem Defekt in der Hormonproduktion der Nebennierenrinde. Ursprünglich wurde die Krankheit durch die Tuberkulose verursacht, jedoch ist gerade in den letzten Jahren die idiopathische adrenale Athropie für die ansteigende Zahl von Fällen verantwortlich. Es ist erwiesen, daß Immunreaktionen eine zentrale Rolle bei der Entstehung der adrenalen Athropie spielen.

Die Immunisierung verschiedener Spezies mit homogenisiertem Nebennierengewebe in komplettem Freunds Adjuvans führt zur Entstehung einer Adrenalitis, die histologisch durch lymphozytäre Infiltrationen und durch degenerative Veränderungen von Zellen der Nebennierenrinde charakterisiert ist. Die Tiere haben in ihrem Serum Antikörper gegen verschiedene Nebennierenrindenantigene, und die Adrenalitis läßt sich durch den Transfer von lebenden Lymphknotenzellen aus aktiv immunisierten Tieren in normale gesunde Tiere passiv übertragen.

Die Antikörper gegen Nebennierengewebe werden hauptsächlich mit Hilfe immunfluoreszenzoptischer Techniken an Schnitten von hyperplastischem Nebennierengewebe aus Patienten mit dem Cushing-Syndrom nachgewiesen. Diese Antikörper findet man bei etwa 60–70% aller Patienten mit idiopathischer adrenaler Athrophie, uns sie können während einer effektiven Substitutionstherapie für viele Jahre im Serum vorkommen. Jedoch treten sie nur bei der idiopathischen, aber nicht bei der tuberkulösen Form auf, was darauf hindeutet, daß die Zerstörung der Nebennierenrinde allein nicht zur langanhaltenden Produktion von Antikörpern gegen Nebennierengewebe führt. Im Serum von normalen Kontrollen und von Patienten mit anderen Krankheiten kommen diese Antikörper nur in geringer Häufigkeit vor. Die Untersuchungen der zellvermittelten Reaktionen sind deshalb schwierig durchzuführen und zu interpretieren, weil das relevante Antigen der Nebenniere noch nicht genau bekannt ist, so daß Studien an gereinigten Antigenpräparationen nicht durchgeführt werden können. Die histologischen Befunde sind durch Gewebeschädigungen charakterisiert, die durch Typ 4-Reaktionen verursacht werden. Dabei kommt es zur Zerstörung der normalen Nebennierenrindenstruktur, und es bleiben nur noch kleine Gruppen von adrenokortikalen Zellen übrig. Das Stroma wird diffus durch Lymphozyten infiltriert und zeigt eine ausgeprägte Fibrose.

Bisher sind die genauen Gründe noch nicht bekannt, warum diese Immunreaktionen entstehen und warum sie allmählich das Nebennierengewebe zerstören. Höchstwahrscheinlich sind auch genetische Faktoren von Bedeutung.

Zur Zeit werden Untersuchungen über die wechselseitigen Beziehungen der verschiedenen Autoimmunkrankheiten durchgeführt, wobei man sich vor allen Dingen auf die Frage konzentriert, ob Personen, die an einer Autoimmunerkrankung leiden, generell eine höhere Anfälligkeit gegenüber anderen Krankheiten zeigen, die auch eine Autoimmunpathogenese haben. Gerade die Adrenalitis kann in dieser Hinsicht wichtige Informationen liefern. Obwohl es bei den Patienten mit der Addison-Krankheit relativ schwierig ist, das Vorkommen anderer Krankheiten genau zu bestimmen, ist es ziemlich einfach herauszufinden, ob diese Krankheit häufiger bei Patienten mit idiopathischer adrenaler Athrophie oder im Zusammenhang mit der tuberkulose-induzierten Form vorkommt. Die Untersuchungen in dieser Richtung haben gezeigt, daß die Patienten mit idiopathischer adrenaler Athrophie eine erhöhte Anfälligkeit gegenüber anderen organspezifischen Autoimmunerkrankungen zeigen, besonders gegenüber der Thyreoiditis, die ein klassisches Beispiel für eine derartige Krankheit ist. Zusätzlich kommt es bei diesen Patienten vermehrt zu einer vorzeitigen ovarialen Insuffizienz in Form einer Amenorrhoe und in Form von Antikörpern gegen verschiedene Eierstockantigene. Im histologischen Bild erkennt man lymphozytäre Infiltrationen der Eierstöcke hauptsächlich um die sekundären Follikel herum. Auch kommt es bei solchen Patienten im verstärkten Maß zur atrophischen Gastritis, die sich zu einer typischen perniziösen Anämie weiterentwickeln kann, und zusätzlich treten noch gehäuft Antikörper gegen parietale Zellen und den „intrinsic factor" auf. Auch neigen die Patienten dazu, an einer durch lymphozytäre Infiltrationen der Nebenschilddrüse gekennzeichneten parathyreoiden Defizienz und einem insulinpflichtigen Diabetes mit einhergehender Insulitis zu erkranken. Zusammenfassend kann gesagt werden, daß alle diese Krankheiten etwa zehnmal häufiger bei der idiopathischen (autoimmunen) Zerstörung der Nebennierenrinde auftreten als bei der tuberkulösen Zerstörung.

18.3 Bauchspeicheldrüse

Anti-Insulin-Antikörper werden auf experimentellem Wege durch die Immunisierung einer anderen Spezis hergestellt, z. B. durch wiederholte Injektionen von Ochsen- oder Schweineinsulin in Meerschweinchen. Diese Antikörper ermöglichen eine exakte Bestimmung der physiologischen Insulinkonzentration in verschiedenen biologischen Materialien; hierbei bedient man sich hauptsächlich radioimmunologischer Techniken (s. S. 97), die wesentlich einfacher und besser reproduzierbar sind als die früher verwendeten biologischen Testsysteme. Die Antikörper haben die Eigenschaft, die Wirkung des Insulins auf den in vivo Kohlehydratkatabolismus zu inhibieren und mit dem eigenen und exogen zugeführten Insulin zu reagieren. Nach einer subkutanen oder intravenösen Injektion verschwindet kristallines Insulin normalerweise sehr schnell aus dem Blutkreislauf. Nach der Bindung an spezifische IgG-Antikörper kann das Insulin jedoch über einen langen Zeitraum im Blutkreislauf zirkulieren, wahrscheinlich deshalb, weil der Immunkomplex eine schnelle Diffusion in den extravaskulären Raum und eine Bindung an die Zellen nicht zuläßt.

Viele Insulinpräparate wirken auch beim Menschen immunogen, und noch mehrere Monate nach einer Insulinbehandlung können im Serum der meisten Diabetiker Antikörper nachgewiesen werden, die mit Ochsen- oder Schweineinsulin reagieren. Die für die klinische Verwendung bestimmten Insulinpräparate enthalten Insulin von immer höherem Reinheitsgrad, so daß die Neigung der Patienten, Anti-Insulin-Antikörper zu bilden und allergische Reaktionen gegen Insulin auszubilden, immer weiter herabgesetzt wird.

Bei den Patienten, bei denen keine komplizierenden Infektionen auftreten, wird die „Insulinresistenz“ als ein Insulinbedarf von mehr als 200 internationalen Insulineinheiten pro Tag definiert. Auch die Häufigkeit der Insulinresistenz konnte durch die Verwendung von hochgereinigten Insulinpräparaten beträchtlich verringert werden. In den meisten Fällen beruht die Insulinresistenz auf der Bildung von Insulinantikörpern, die durch ihre Reaktion mit dem injizierten Insulin die biologische Wirkung des Hormons blockieren.

Die gängigen Methoden erfassen allerdings nur die frei im Patientenserum vorkommenden Insulinantikörper. Sie stellen aber wahrscheinlich nur die Spitze eines Eisbergs in Hinblick auf die hohe Konzentration an nicht erfaßten Insulin-Anti-Insulin-Immunkomplexen dar. Der Nachweis dieser gebundenen Antikörper erfolgt über die Spaltung der Komplexe (z. B. bei niederen pH-Werten), die Abtrennung der Immunglobuline von dem freigesetzten Insulin und die spezifische Bestimmung der zur IgG-Fraktion gehörenden Insulinantikörper. In der Tat findet man im Serum von insulinbehandelten Diabetikern eine relativ kleine Menge an freien Insulinantikörpern, während der größte Teil von ihnen an das Insulin gebunden ist. Frisch injiziertes Insulin reagiert sofort mit den freien Antikörpern. Der Vorteil dieser Insulinantikörper könnte auf einer Verlängerung der in vivo Wirkung des Insulins beruhen und auf einer erleichterten Kontrolle in Form einer Pufferwirkung gegenüber von außen zugegebenem Insulin. Bisher konnte noch nicht abgeklärt werden, ob derartige Insulin-Anti-Insulin-Komplexe für die Diabetes eine pathogenetische Bedeutung haben, z. B. im Zusammenhang mit Nierenerkrankungen.

Die Insulinresistenz kann verschiedene Pathogenesen haben und kann auf der Bildung von Autoantikörpern gegen das Insulinrezeptorprotein auf der Zelloberfläche beruhen (Typ 5-Reaktion, s. S. 164). Diese Form der Autoimmunerkrankung zeigt charakteristische klinische Merkmale. Durch die Reaktion der Autoantikörper mit dem Insulinrezeptorprotein wird die normale Insulinaktivität blockiert und eine Insulinresistenz hervorgerufen. Diese Krankheit ist oft mit einer gewissen Hautkrankheit assoziiert, der Acanthosis nigricans, und zahlreiche Patienten zeigen zusätzlich noch die typischen Merkmale anderer, gleichzeitig auftretender Autoimmunerkrankungen.

Die Diabetes kann verschiedene Ursachen haben, aber gerade bei den meisten Fällen der jugendlichen, insulinpflichtigen Diabetes scheint es sich um eine Autoimmunerkrankung zu handeln. Bisher ist noch nicht bekannt, wann und warum diese Prozesse beginnen, jedoch deuten eine Reihe von Beobachtungen darauf hin, daß Immunreaktionen unmittelbar für die Beschädigung des insulinproduzierenden Gewebes im Bereich der Bauchspeicheldrüse verantwortlich sind und daß es als Folgereaktion zum Diabetes kommt.

Auf experimentellem Wege kann man den Diabetes durch wiederholte Immunisierung mit Insulin in Gegenwart von komplettem Freunds Adjuvans herbeiführen oder durch die einzelne Injektion eines Bauchspeicheldrüsenextrakts in einer Mischung aus komplettem Freunds Adjuvans und Pertussisvakzine als zusätzlichem Adjuvans. Bei Verwendung der zuletzt genannten Methode besteht die zuerst auftretende und meßbare Immunreaktion in einem positiven Wanderungshemmtest (s. S. 115), den die Milzzellen immunisierter Tiere gegenüber einem Prankreasextrakt als Antigen zeigen. Im weiteren Verlauf kommt es zur Infiltration des Inselgewebes mit mononukleären Zellen, und nach zwei Wochen beobachtet man eine Degranulation der β-Zellen und eine verminderte Glukosetoleranz.

Ein typisches histologisches Merkmal bei jugendlichen Diabetikern, die meistens innerhalb eines Jahres nach dem Auftreten der klinischen Krankheit sterben, ist eine Insulitis mit einer ausgeprägten lymphozytären Infiltration der Prankreasinseln. Während bei Jugendlichen mit einem frisch diagnostizierten insulinpflichtigen Diabetes der Leukozytenwanderungshemmtest (s. S. 115) gegenüber Homogenaten von fötalem Kalbspankreasgewebe oder menschlichem Prankreasgewebe positiv ausfällt, verursachen diese Antigenpräparationen keine entsprechende Hemmung der Leukozyten von jugendlichen oder erwachsenen gesunden Kontrollen oder von Personen, deren Diabetes in einem fortgeschrittenen Lebensalter auftrat. Erst vor kurzem konnten mit Hilfe der Immunfluoreszenz bestimmte IgG-Antikörper nachgewiesen werden, die spezifisch mit dem pankreatischen Inselgewebe selektierter Patienten mit juvenilem Diabetes reagierten, die zusätzlich noch an anderen Autoimmunerkrankungen litten, speziell der Addison-Krankheit. Gerade bei der juvenilen insulinpflichtigen Diabetes kommt es zu einem erhöhten Auftreten des HLA-B8-Antigens. Alle diese Befunde sind ein starker Hinweis dafür, daß einige Fälle der juvenilen Diabetes in die Gruppe der organspezifischen Autoimmunerkrankungen fallen, bei denen die Autoimmunität für das Entstehen einer Krankheit in einem einzelnen oder bisweilen auch in mehreren endokrinen Organen verantwortlich ist.

19 Neurologische Krankheiten

Sowohl experimentelle als auch klinische Beobachtungen haben gezeigt, daß bei bestimmten neurologischen Erkrankungen Immunreaktionen als pathogenetische Mechanismen fungieren können. Dies trifft für akute Virusinfektionen zu, z. B. für die Enzephalitis nach Maserninfektionen, und für subakute und chronische Erkrankungen, wie z. B. die multiple Sklerose, die im histologischen Bild eine ausgeprägte Demyelinisierung zeigen. Auch scheinen bei der Myasthenia gravis Immunreaktionen eine wichtige Rolle zu spielen.

Als im Jahre 1876 Pasteur die Tollwutimpfung einführte, verabreichte er auch gleichzeitig normales Gehirngewebe, da das Virus im Kaninchengehirn kultiviert wurde und sich der Impfstoff aus einer Suspension von abgeschwächtem Virus und beträchtlichen Mengen an Gehirngewebe zusammensetzte. Als dieser Impfstoff zu einem späteren Zeitpunkt in großem Umfang bei Mensch und Tier angewendet wurde, kam es bei einigen geimpften Individuen zur Paralyse und zu Symptomen der Enzephalitis. Erst wesentlich später entdeckte man, daß sie durch Immunreaktionen gegen das injizierte Gehirngewebe hervorgerufen wurde, was das erste Beispiel für eine experimentell induzierte Enzephalitis war. Heutzutage können Tollwutvakzine hergestellt werden, die praktisch frei von jeglichen enzephalitogenen Proteinen sind, so daß diese Komplikationen nicht mehr entstehen können.

19.1 Experimentelle Modelle

19.1.1 Die Enzephalitis

Die Injektion von Extrakten aus dem Gewebe des zentralen Nervensystems führt bei verschiedenen Säugetieren zur Enzephalitis und etwa 10–20 Tage nach der Injektion zur Paralyse. Die Symptome beginnen langsam, schreiten dann immer schneller fort und können unter ungünstigen Umständen zum Tode führen. Im Gehirn kommt es zu lymphozytären Infiltrationen und zur charakteristischen Demyelinisierung. Nachdem es gelungen war, aus dem Gehirngewebe verschiedene Proteine gezielt zu isolieren, konnte gezeigt werden, daß das relevante Antigen ein niedermolekulares basisches Protein ist, das enzephalitogener Faktor genannt wird. Er ist ein Bestandteil des Myelins, konnte bereits bis zur Homogenität gereinigt werden und ist in der Lage, nach der Injektion die experimentelle Enzephalitis zu verursachen.

Die experimentelle allergische Enzephalitis kann durch den Transfer von sensibilisierten Lymphozyten von einem kranken in ein gesundes Tier übertragen werden, während die Antikörper gegen Gehirngewebe einen gewissen schützenden Einfluß ausüben, vielleicht über ihre Eigenschaft als blockierende Antikörper (s. S. 172). Somit sind hauptsächlich Typ 4-Reaktionen für das Entstehen der experimentellen allergischen Enzephalitis verantwortlich.

Ein anderes wichtiges experimentelles Modell für die Enzephalitis stellt die Infektion mit dem lymphozytären Choriomeningitisvirus (LCM-Virus) dar. Gerade anhand dieser Infektion läßt sich die Bedeutung von Immunreaktionen für die Enzephalitis gut illustrieren. Im Tiermodell führt die Infektion mit dem LCM-Virus normalerweise zur Choriomeningitis. Im Gegensatz dazu zeigen die Tiere, die keine zelluläre Immunität gegen den Virus ausbilden, nicht die klinischen Symptome der Choriomeningitis, selbst wenn sich im Gehirn große Mengen an Viren befinden. Werden jedoch immunkompetente Zellen in diese Tiere übertragen, treten bei ihnen sehr bald die typischen Symptome der Meningoenzephalitis auf. Derartige Befunde lassen klar erkennen, daß für bestimmte Formen der Enzephalitis Immunreaktionen wichtige pathogenetische Faktoren sind.

19.1.2 Die Neuritis

In analoger Weise ist es auch möglich, eine experimentelle allergische Neuritis hervorzurufen, die sich klinisch in Form einer peripheren Paralyse manifestiert und die nach der Immunisierung mit Proteinen des peripheren Nervengewebes zusammen mit Freunds Adjuvans auftritt.

19.1.3 Myasthenia gravis

Vor kurzem konnten geeignete experimentelle Tiermodelle entwickelt werden, bei denen die auftretenden Symptome denen der Myasthenia gravis sehr ähnlich sind. Mäuse, Meerschweinchen und Kaninchen werden mit dem Azetylcholinrezeptorprotein immunisiert, das sich sehr leicht aus dem elektrischen Organ des Zitteraals isolieren läßt. Um eine optimale Immunantwort zu erhalten, wird das Antigen für die Immunisierung mit Freunds Adjuvans vermischt. Bereits vier Wochen nach einer einzigen Injektion kommt es zum Auftreten der klinischen Symptome in Form von zunehmender Muskelschwäche nach körperlichen Überanstrengungen, wovon besonders die Muskeln der Extremitäten, des Kopfes und des Nackens betroffen sind.

Bei den Tieren treten im Serum hohe Titer von Autoantikörpern auf, die gegen das Azetylcholinrezeptorprotein gerichtet sind; im Hinblick auf die immunologischen Befunde ähneln diese Phänomene sehr stark denen der humanen Myasthenia gravis, bei der ebenfalls Antikörper gegen den Azetylcholinrezeptor auftreten.

Die Untersuchungen der letzten Jahre haben eindeutig gezeigt, daß zwischen der experimentell induzierten Myasthenia gravis, die auf der Wirkung von Autoantikörpern gegen das Azetylcholinrezeptorprotein beruht, und der entsprechenden, beim Menschen auftretenden klinischen Erkrankung eine starke Ähnlichkeit besteht. Mit Hilfe extrem sensitiver radioimmunologischer Techniken können bei den meisten Patienten mit Myasthenia gravis Antikörper gegen das Azetylcholinrezeptorprotein nachgewiesen werden. Durch die Übertragung von Patientenimmunglobulinen auf Mäuse kann bei ihnen ein klinisches Syndrom induziert werden, das durch ähnliche neurophysiologische Merkmale wie beim Menschen charakterisiert ist. Ein möglicher Mechanismus dieser Antikörper könnte auf einer Änderung des Rezeptorproteinkatabolismus beruhen, so daß weniger Rezeptorprotein im Bereich der neuromuskulären Synapsen zur Verfügung steht. Die genaue Ursache für die Induktion und die Bildung dieser Autoantikörper ist immer noch unbekannt.

19.2 Enzephalitis beim Menschen

19.2.1 Die subakute sklerotische Panenzephalitis (SSPE)

Bei der subakuten sklerotischen Panenzephalitis handelt es sich um eine seltene Krankheit, die vor allen Dingen nach einer Masernvirusinfektion auftritt, besonders bei Individuen, die noch vor ihrem fünften Lebensjahr Masern hatten. Die Latenzperiode zwischen der Virusinfektion und dem Auftreten der SSPE beträgt mehrere Jahre. Generell spricht man heute von einer „slow virus"-Infektion, wenn die Krankheit erst mehrere Jahre nach der primären Virusinfektion auftritt. Auch die SSPE ist ein bekanntes Beispiel für eine „slow virus"-Infektion und wird oft zur Illustration der Mechanismen herangezogen, die im Zusammenhang mit immunologischen Erkrankungen des Zentralnervensystems ablaufen. So sollen an dieser Stelle die wichtigsten immunologischen Befunde dieser seltenen, aber schwerwiegenden Krankheit erwähnt werden.

Klinisch kommt es zu einer langen fortschreitenden Verwirrtheit und zur zerebralen Zerstörung. Im Gehirn treten Zeichen der Demyelinisierung und der Infiltration von mononukleären Zellen auf, zu denen Lymphozyten und Plasmazellen gehören.

Mit Hilfe der Immunfluoreszenz lassen sich im Gehirn Ablagerungen von Immunglobulinen, Komplementkomponenten und Immunkomplexen nachweisen. Die Abb. 66 zeigt, daß die Immunkomplexe einen beträchtlichen Anteil an

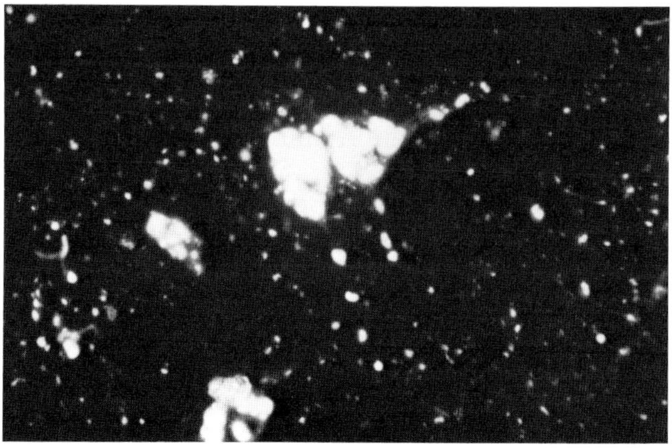

Abb. 66 Der Gewebeschnitt aus dem Gehirn einer Person mit subakuter sklerotischer Panenzephalitis (SSPE), der mit fluoreszeinmarkierten Antikörpern gegen Masernviren behandelt worden war. Die Anwesenheit von Masernvirusantigenen wird durch die starke Fluoreszenz in den groß und klein granulierten Bezirken des Gehirngewebes angezeigt. Dieselben Bereiche wurden auch mit markierten Anti-Ig-Antikörpern und Anti-Komplement-Antikörpern behandelt, um zu zeigen, daß auch Immunkomplexe aus spezifischen Antikörpern und Masernvirusantigenen vorliegen

Masernvirusantigenen enthalten. Ihre Identifizierung erfolgt über die spezifische Reaktion mit fluoreszeinmarkierten Antikörpern gegen Masernviren. Eine positive Fluoreszenz wird an den gleichen Stellen beobachtet, an denen es zur Ablagerung von Immunglobulinen und Komplement kommt.

19.2.2 Die lokale Bildung von Antikörpern im Zentralnervensystem

Normalerweise enthält die Rückenmarksflüssigkeit nur geringe Mengen an Immunglobulinen; sie kommen aus dem normalen Blutkreislauf und passieren die Blut-Gehirn-Barriere. Unter normalen Umständen kommen alle IgG-Subklassen im Liquor vor. Im Zusammenhang mit verschiedenen entzündlichen Prozessen im Zentralnervensystem treten erhöhte Mengen an Immunglobulinen in der Gehirnrückenmarksflüssigkeit auf. Es sind aber auch Fälle bekannt, bei denen es innerhalb des Zentralnervensystems zu einer signifikanten Produktion von Antikörpern kommt. In solchen Fällen dominieren einige Klone, die sich von der relativ niederen Hintergrundkonzentration der anderen Immunglobuline abheben. In der Elektrophorese sieht man unter solchen Bedingungen homogene Immunglobulinbanden, die sich im Liquor leichter nachweisen lassen als im Serum, wo die Hintergrundkonzentration der normalen Immunglobuline wesentlich höher ist. Diese Erscheinung ist für mehrere chronische Entzündungen im zentralen Nervensystem wichtig, von denen vor allen Dingen die SSPE, andere Virusenzephalitiden und die multiple Sklerose zu erwähnen sind. Speziell im Zusammenhang mit der SSPE sollen diese Befunde noch näher erläutert werden.

Humorale Antikörper. Im Zusammenhang mit der SSPE treten in der Immunelektrophorese von Liquor oder Gehirngewebeextrakten starke Immunglobulinbanden auf. Jede von ihnen besteht aus mehr oder weniger homogenen Immunglobulinen und repräsentiert praktisch nur die IgG-Moleküle einer bestimmten Subklasse. In der Abb. 67 ist das Beispiel einer solchen Bande abgebildet, die mit Hilfe der Agargelelektrophorese von Gehirnextrakt, spinaler Flüssigkeit und dem Serum eines Patienten mit SSPE dargestellt worden war. Im kathodischen Bereich treten multiple scharfe Banden auf, von denen einige auch im Patientenserum vorkommen; jedoch enthalten normaler Liquor und normales Serum in der kathodischen Region keine entsprechenden Immunglobuline. Bei den SSPE-Patienten korrespondieren einige Banden mit spezifischen Antikörpern gegen Masernvirusantigene. Daraus kann man schließen, daß es in den betroffenen neurologischen Bezirken zu einer beträchtlichen lokalen Produktion von Antikörpern gegen diese Virusantigene kommt. Auch die im Patientenserum beobachteten schwachen Banden können derartige Antikörper enthalten, jedoch sind die Antikörper im Liquor und im Gehirngewebe wesentlich höher als im Serum.

Zelluläre Immunreaktionen. Bisher konnte nicht genau ermittelt werden, ob zelluläre Reaktionen bei den chronischen menschlichen Enzephalitiden eine

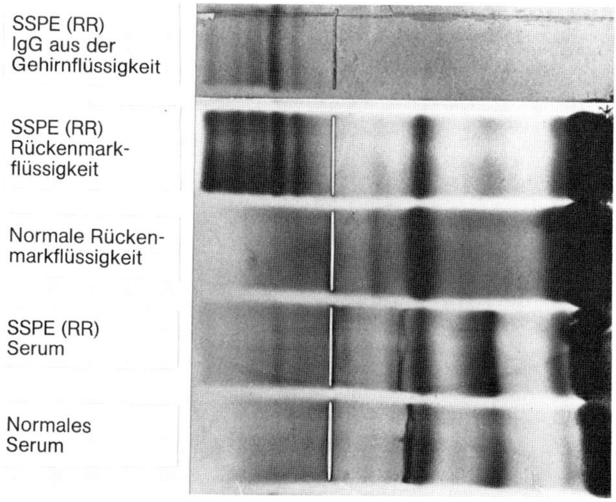

Abb. 67 Die Agarosegelelektrophorese von Rückenmarksflüssigkeit und dem Serum einer normalen Kontrolle und eines Patienten mit SSPE; die Anode liegt rechts, die Katode links. Im katodischen Bereich zeigt die Rückenmarksflüssigkeit des Patienten eine Reihe von schmalen Banden, die zu verschiedenen monoklonalen Immunglobulinen gehören. Sie stellen Antikörper gegen verschiedene Masernvirusantigene dar und zeigen eine typische Restriktion im Hinblick auf die Immunglobulinklasse, Subklasse und den Leichtkettentyp

entscheidende Rolle spielen. Es ist jedoch wahrscheinlich, daß diese Patienten eine verringerte zelluläre Immunität gegen den Virus haben, was dazu führt, daß der Virus nicht eliminiert wird, sondern in Form eines „slow virus" weiterlebt und einen ständigen und starken Stimulus für die humorale Immunantwort darstellt.

19.2.3 Andere Formen der akuten und subakuten Enzephalitis

Bei den anderen, nach akuten Virusinfektionen (z. B. Herpes simplex-Virus) auftretenden Enzephalitiden werden bisweilen ebenfalls elektrophoretisch homogene Banden im Liquor oder in Gehirngewebeextrakten beobachtet, die sehr ähnlich denen sind, die bei der subakuten sklerotischen Panenzephalitis erscheinen und die ebenfalls virale Antikörper des IgG-Typs enthalten. Über die Bedeutung zellulärer Immunreaktionen ist in diesem Zusammenhang nichts bekannt.

19.3 Multiple Sklerose

Die multiple Sklerose gilt als das klassische Beispiel für eine chronische demyelinisierende Krankheit. Heutzutage gibt es einige Hinweise dafür, daß diese Krankheit durch eine „slow virus"-Infektion hervorgerufen wird. Sollte dies tatsächlich der Fall sein, dann sind die involvierten Mechanismen denen recht ähnlich, die bei der SSPE auftreten, die jedoch im Fall der multiplen Sklerose wesentlich langsamer fortschreiten.

In den befallenen Gebieten des Gehirns bilden sich Flecken aus, die kleine entzündliche Herde mit demyelinisiertem Nervengewebe darstellen. Sie zeigen zusätzlich Infiltrationen von Lymphozyten und Plasmazellen sowie auch Ablagerungen von Immunglobulinen und Komplement, was auf das Vorliegen von Immunkomplexen hindeutet.

Im Liquor und in Gehirnextrakten treten erhöhte Konzentrationen an IgG auf. Die Agargelelektrophorese zeigt, daß die Mehrheit der IgG-Moleküle in Form homogener Immunglobulinbanden vorliegt. Die Antikörpertiter sind normalerweise niedriger als bei der subakuten sklerotischen Panenzephalitis.

Bisweilen treten jedoch auch drastisch erhöhte Titer von Antikörpern gegen Masernviren im Liquor, in Gehirnextrakten und in seltenen Fällen auch im Blut auf. Die Immunglobulinbanden zeigen eine beschränkte Heterogenität und entsprechen den Antikörpern gegen die verschiedenen Masernvirusantigene. Gerade die letztgenannten Befunde unterstützen die Vermutung, daß die multiple Sklerose durch eine „slow virus“-Infektion verursacht wird.

Obwohl einige Ergebnisse darauf hindeuten, daß die Patienten mit multipler Sklerose eine verminderte zelluläre Immunität gegenüber Masernviren haben, konnten die entsprechenden Daten bisher nur teilweise reproduziert werden. Die Masernviren interagieren nämlich mit normalen T-Lymphozyten, die den Virusrezeptor tragen, was die Ergebnisse entscheidend beeinflussen kann, da die beobachtete verminderte Reaktion der Patienten gegenüber dem Virus auch auf einer verringerten Zahl an rezeptortragenden T-Lymphozyten beruhen kann.

Neuere Ergebnisse haben gezeigt, daß bei den Patienten mit multipler Sklerose bestimmte Histokompatibilitätsantigene gehäuft auftreten, vor allen Dingen das HLA-DW2-Antigen; d. h. daß die Entstehung der multiplen Sklerose wahrscheinlich mit einer gewissen genetischen Prädisposition verknüpft ist. Dieser Aspekt wird im Kap. 24 noch näher erläutert werden.

19.4 Polyradikuloneuritis

Die humane Polyradikuloneuritis ist den experimentellen allergischen Neuritiden sehr ähnlich und kann durch die Immunisierung mit peripherem Nervengewebe experimentell induziert werden. Die Beteiligung von Immunreaktionen wird durch das Auftreten lokaler lymphozytärer Infiltration angezeigt. Jedoch sind diese immunologischen Abläufe wesentlich weniger untersucht worden als die der humanen chronischen Enzephalitis.

19.5 Myasthenia gravis

Das charakteristische Symptom der Myasthenia gravis ist eine Muskelschwäche, die durch einen teilweisen neuromuskulären Block hervorgerufen wird. Die experimentelle Myasthenie kann durch die Immunisierung mit dem Azetylcholinrezeptorprotein erzeugt werden (s. S. 242). Die menschliche Myasthenia gravis zeichnet sich durch einige wichtige und interessante immunologische Merkmale aus, von denen an dieser Stelle die Veränderungen im Thymus und die Antikörper gegen quergestreifte Muskulatur behandelt werden sollen.

19.5.1 Thymus

Die meisten Patienten mit Myasthenia gravis zeigen pathologische Veränderungen im Thymus. Bei etwa 10% aller Fälle liegt eine Neoplasie des Thymus vor (Thymom) und bei 70–80% der Patienten treten Follikel mit Keimzentren auf, die im normalen Thymus nicht vorhanden sind. Vor allen Dingen im Rindenbereich des Thymus sind die Keimzentren von Plasmazellen umgeben.

Weiterhin kommt es zur Atrophie von einigen Muskelsträngen, die bisweilen progredient ist, größere Bereiche befällt und zur Nekrose führen kann. Um die degenerierten Muskelfasern treten häufig kleine lymphozytäre Infiltrate auf.

19.5.2 Antimuskuläre Antikörper

Die Immunglobulinkonzentrationen liegen bei den Patienten gewöhnlich im Normbereich. Der Komplementspiegel zeigt meistens keine Auffälligkeiten, obwohl er bei einigen schweren Fällen signifikant erniedrigt sein kann.

Zusammen mit den Thymusveränderungen repräsentieren die Antikörper gegen die Skelettmuskulatur die auffälligsten immunologischen Merkmale dieser Krankheit. Zum Nachweis dieser Antikörper verwendet man meistens die indirekte Immunfluoreszenz (Abb. 68), bei der entsprechende Patientenseren mit normalen Muskelfibrillen inkubiert werden. Beim Vorliegen von spezifischen Antikörpern kommt es zu einer starken Immunfluoreszenz, bei der die typische Querstreifung der Skelettmuskelfasern sichtbar wird. Aber auch Normalpersonen haben Immunglobuline, die mit den Fibrillen quergestreifter Muskulatur reagieren. Diese Erscheinung beruht jedoch nicht auf einer spezifischen Antikörperaktivität, sondern auf bestimmten, in der Skelettmuskulatur lokalisierten Rezeptoren, die mit dem Fc-Teil von IgG-Immunglobulinen reagieren. Da alle normalen Seren eine derartige falsch-positive Reaktion geben, müssen unbedingt Kontrolluntersuchungen durchgeführt werden, die eine eindeutige Aussage über das Vorliegen von spezifischen gegen die Skelettmuskulatur gerichteten Antikörpern gewährleisten. Eine bekannte Methode beruht auf dem Nachweis, daß die Antikörper über ihr $F(ab')_2$-Fragment mit dem entsprechenden Antigen reagieren. Das wird dadurch erreicht, daß die Immunglobu-

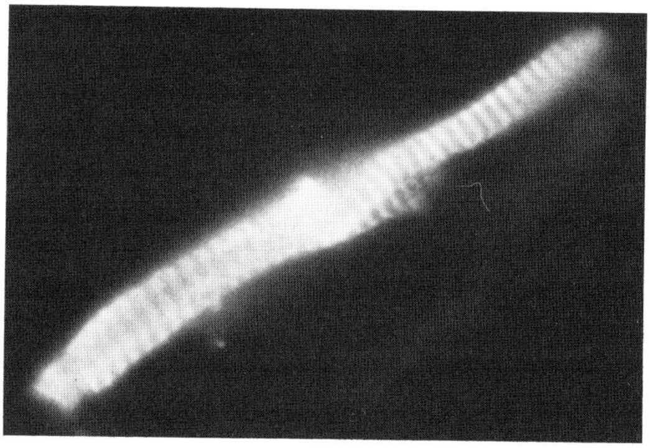

Abb. 68 Der Nachweis von Antikörpern gegen die Skelettmuskulatur mit Hilfe der indirekten Immunfluoreszenz. Das fluoreszenzoptische Bild gibt die typische Querstreifung dieses Muskeltyps wieder

Tabelle 23 Die Reaktionsweise von normalem IgG und von spezifischen Antikörpern gegen Skelettmuskulatur

	Patienten mit Myasthenia gravis	Normales IgG
vor der Pepsin-Spaltung	Hohe Titer	mittelmäßige Titer
nach der Pepsin-Spaltung	Hohe Titer	negativ

line mit dem Enzym Pepsin gespalten werden, wobei der Fc-Teil zerstört wird und nicht mehr an die Rezeptoren der Skelettmuskulatur gebunden werden kann. Das bei dieser Behandlung intakt gebliebene $F(ab')_2$-Fragment reagiert jedoch mit dem Antigen und ermöglicht den Nachweis einer spezifischen Antikörperaktivität (s. Tab. 23). Nach einer derartigen Enzymbehandlung zeigen nur noch die Seren der Patienten mit Myasthenia gravis eine spezifisch positive antimuskuläre Antikörperaktivität. Aber selbst ohne Pepsinbehandlung ist der Antikörpertiter bei Patienten mit Myasthenia gravis signifikant höher als bei Normalpersonen.

Über die Bedeutung dieser Anti-Skelettmuskulatur-Antikörper herrscht noch keine völlige Klarheit. So kommen sie bei Patienten vor, die keine Myasthenie haben; aber ebenso gibt es auch Patienten mit Myasthenia gravis, die in ihren Seren keine Antikörper gegen Skelettmuskulatur haben. Daraus darf man aber nicht schließen, daß die Antikörper für die Pathogenese nicht wichtig sind, da sie in vivo in beträchtlichem Umfang an die Skelettmuskulatur gebunden werden. In der Zwischenzeit gelang auch der Nachweis von Antikörpern gegen das Azetylcholinrezeptorprotein, was ein weiterer Hinweis dafür ist, daß die Anti-Skelettmuskulatur-Antikörper für das Entstehen der Myasthenia gravis wichtig sind. Im Serum der meisten Patienten mit Myasthenia gravis können mit Hilfe empfindlicher radioimmunologischer Tests Antikörper gegen das Azetylcholinrezeptorprotein nachgewiesen werden. Die Antikörper werden in vivo an das Rezeptorprotein gebunden, und die momentanen Befunde deuten darauf hin, daß durch diesen Vorgang ein erhöhter Katabolismus des Rezeptorproteins induziert wird, was zu einer Inaktivierung und zu einer drastischen Konzentrationserniedrigung dieses Proteins im Bereich der neuromuskulären Synapse führt. Dadurch wird die Signalübertragung vom Nervenende über den synaptischen Spalt auf die Muskelzelle empfindlich gestört. Wahrscheinlich ist diese Blockierung unmittelbar für das Auftreten der klinischen Symptome verantwortlich, die durch eine erhöhte Müdigkeit der Muskulatur gekennzeichnet sind. Die Frage, ob auch zelluläre Immunreaktionen an der Pathogenese der Myasthenia gravis beteiligt sind, kann momentan noch nicht eindeutig beantwortet werden.

20 Augenkrankheiten

Im Zusammenhang mit verschiedenen Augenerkrankungen können Immunreaktionen unmittelbar für die Gewebeschädigung verantwortlich oder zumindest daran beteiligt sein. Überempfindlichkeiten oder Typ 1-Reaktionen führen zu ausgeprägten klinischen Symptomen im Auge oder in der Nachbarschaft des Auges, zu denen vor allen Dingen die Konjunktivitis und das Quincke-Ödem zählen. Lokale Typ 3-Reaktionen und generalisierte Immunkomplexerkrankungen können eine Iridozyklitis verursachen, wobei derartige Reaktionen sicherlich auch für das Entstehen der phakoanaphylaktischen Uveitis wichtig sind. Typ 4-Reaktionen spielen wegen ihrer gewebeschädigenden Wirkung eine wichtige Rolle bei der Keratitis, der sympathischen Ophthalmie und der Iridozyklitis.

In diesem Kapitel sollen die Augenerkrankungen näher beschrieben werden, die einen unmittelbaren Bezug zu experimentellen Modellen haben, die ihrerseits wichtige Informationen für die Pathogenese lieferten. Aufgrund einiger spezieller anatomischer Eigenschaften, die für das Auge charakteristisch sind, sind die experimentellen Modelle der Augenerkrankungen auch von großem Allgemeininteresse für die Immunologie.

20.1 Bindehaut

Gerade die Bindehaut zeigt eine ausgesprochene Empfindlichkeit gegenüber allergischen Reaktionen vom Typ 1. Im Falle der Pollenallergie und des Heuschnupfens treten in der Augenregion markante klinische Symptome auf, von denen vor allen Dingen eine ausgeprägte Bindehautentzündung, Augenjucken und Tränenfluß genannt werden müssen. Die in diesem Zusammenhang auftretenden allergischen Ödeme verursachen auch typische Symptome am Augenlid (Quincke-Ödem), da das Gewebe an dieser Stelle sehr weich ist und die Schwellung sich nur in der Vorwärtsrichtung ausbreiten kann.

Auch Typ 4-Reaktionen laufen im Bindegewebe ab. Die Injektion von Tuberkulin in den Bindehautsack eines tuberkulinpositiven Versuchstieres führt zu einer ausgeprägten Keratokonjunktivitis, die das experimentelle Analogon der Phlyktäne ist, die ehemals eine wichtige Augenkrankheit war und die heutzutage in vielen Ländern fast vollständig verschwunden ist – ein Vorgang, der mit einer gleichzeitigen Abnahme der Tuberkulosehäufigkeit einherging. Es ist auch möglich, daß Immunreaktionen gegen verschiedene bakterielle Produkte für das Wiederauftreten der Konjunktivitis bei den Patienten verantwortlich sind, die zu wiederholten Infektionen im Bereich des Augenlids neigen.

20.2 Hornhaut

Im Gegensatz zu den meisten anderen Geweben enthält die Hornhaut weder Blutgefäße noch Lymphbahnen. Diese typische Eigenschaft ist dafür verantwortlich, daß die in der Hornhaut ablaufenden Immunreaktionen bestimmte Merkmale zeigen und von denen zu unterscheiden sind, die sich in anderen Geweben ereignen. Die Transparenz der normalen Hornhaut versetzt uns in die Lage, die in der Cornea und in dem vorderen Teil des Auges ablaufenden Immunreaktionen direkt und leicht zu beobachten, so daß die meisten experimentellen Modelle auf der Injektion von Antigenen in die Cornea basieren.

Nach der Injektion von Antigenen in die Hornhaut eines Versuchstieres, das entsprechende präzipitierende Antikörper im Serum hat, kommt es an der Injektionsstelle zum Auftreten eines Ringes, der aus präzipitierten Immunkomplexen besteht. Entlang der Präzipitationslinie sieht man die histologischen Zeichen von Gewebeschädigungen, die zu Veränderungen der Grundsubstanz und der Keratozyten führen und die von dichten lokalen Infiltrationen mit neutrophilen Granulozyten begleitet sind. Während diese histologischen Veränderungen nach einer einzigen Antigeninjektion allmählich verschwinden, kommt es nach wiederholten Injektionen zu chronischen Gewebeschädigungen. Die histologischen Befunde sind sehr ähnlich und unabhängig davon, ob ein lösliches Antigen (z. B. Rinderserumalbumin) oder ein partikuläres Antigen (z. B. Herpes simplex-Virus) injiziert wurde. Bei den Patienten mit wiederholten Herpes-Virusinfektionen im Bereich der Hornhaut entwickelt sich eine tiefe scheibenförmige Keratitis. Die durch eine lokale Herpes-Virusinfektion experimentell erzeugte Keratitis führt bei Kaninchen zu Gewebeschädigungen in der Hornhaut, die Virusantigene, Antikörper und Komplementkomponenten enthalten. Daraus kann man schließen, daß die im Zusammenhang mit der tiefen Keratitis beim Menschen beobachteten Gewebeschädigungen auch von wiederholten Ablagerungen ähnlich aufgebauter Immunkomplexe in der Hornhaut begleitet sind.

Nach der Reaktion mit dem entsprechenden Antigen induzieren die Antikörper eine lokale oder ringförmige Präzipitation in der Cornea. Selbst nach der Injektion von minimalen Antigendosen kommt es aufgrund von Typ 4-Reaktionen zu einer diffusen interstitiellen Keratitis. Liegt das Antigen in löslicher Form vor, verschwindet die Keratitis im Verlauf von zehn bis zwanzig Tagen, und es treten keine langanhaltenden Gewebeschädigungen auf. Es ist möglich, daß durch die wiederholte Stimulation mit einem unlöslichen Antigen chronische Läsionen hervorgerufen werden können.

Für die Patienten, die aufgrund verschiedener Hornhauterkrankungen oder angeborener Hornhautfehler eine merklich verminderte Sehfähigkeit haben, bedeutet die Transplantation von normalem menschlichen Hornhautgewebe die einzige Chance, die Transparenz der Hornhaut wiederherzustellen und die normale Sehfähigkeit zurückzuerlangen. Da die Hornhaut keine Lymphbahnen besitzt, erfolgt die Transplantation an einer immunologisch privilegierten Stelle, an der das Transplantat durch das Immunsystem des Empfängers nicht als fremd erkannt wird und an der es folglich zu keiner Abstoßungsreaktion kommt. Wird die Hornhauttransplantation an einer Stelle in der Hornhaut durchgeführt, an der sich aufgrund pathologischer Prozesse Blutgefäße gebildet haben, und kommt das Transplantat mit ihnen in Berührung, läuft an dieser Stelle eine typische Abstoßungsreaktion ab.

20.3 Iridozyklitis

Die Iridozyklitis wird oft durch Immunreaktionen verursacht; jedoch sind die genauen Gründe für das Auftreten der Krankheit in vielen Einzelfällen noch nicht bekannt.

In Verbindung mit schweren, generellen Immunkomplexerkrankungen (s. S. 162), die mehrere Organe einbeziehen, können auch die Augen beteiligt sein. In diesem Zusammenhang stellt die Iridozyklitis ein wichtiges Phänomen dar, bei der Typ 3-Reaktionen für die Gewebeschädigungen verantwortlich sind. Sie tritt vor allen Dingen bei der akuten Serumkrankheit und dem Erythema nodosum leprosum auf (s. S. 128).

Die experimentellen Modelle haben gezeigt, daß Typ 3-Reaktionen lokale Gewebeschädigungen im Auge hervorrufen können, die aufgrund besonderer anatomischer Eigenschaften zur Uveitis führen können. Normalerweise wird ein intramuskulär oder subkutan appliziertes lösliches Antigen durch die Antikörper im Bereich der Injektionsstelle vollständig neutralisiert, vorausgesetzt, daß die Antikörperbildung optimal abläuft, was jedoch meistens der Fall ist. Im Gegensatz dazu herrschen im Auge völlig andere Bedingungen. Etwa eine Woche nach der Injektion eines löslichen Antigens in den Glaskörper entwikkelt sich im Auge eine Uveitis. Der Glaskörper übernimmt dabei die Funktion eines Depots, aus dem das Antigen nur sehr langsam freigesetzt wird und einen ständigen Reiz für das Immunsystem darstellt. Das führt dazu, daß die Antikörperbildung im Körper bereits abläuft, wenn sich ein Teil des Antigens noch im Auge befindet, so daß es an diesen Stellen zu starken Typ 3-Reaktionen kommt. Als Zeichen einer ausgeprägten lokalen Antikörperproduktion enthalten die zellulären Infiltrate viele lymphoide Zellen und Plasmazellen. Nach einiger Zeit klingt die Uveitis wieder ab, aber nach einer erneuten parenteralen Injektion des Antigens kommt es zu einer sekundären Entzündungsreaktion, die ausschließlich lokal im Auge auftritt, ohne an anderen Stellen entsprechende Symptome zu zeigen. Durch wiederholte parenterale Injektionen des gleichen Antigens können in den Versuchstieren über einen Zeitraum von mehreren Monaten ständig neue Episoden der Uveitis hervorgerufen werden. Es sieht so aus, als ob eine lokale Überempfindlichkeit von besonderer Bedeutung für das Auftreten der Uveitis sei, jedoch ist die Natur des Antigens bei den einzelnen Patienten oft nicht genau bekannt.

Im Falle einer persistierenden Iridozyklitis besteht der größte Teil des zellulären Infiltrates aus kleinen Lymphozyten, was darauf hindeutet, daß Typ 4-Reaktionen maßgeblich beteiligt sind.

Die Ophthalmia sympathica stellt eine spezielle Form der Iridozyklitis dar, die oft nach der Perforation des Auges mit gleichzeitiger Beschädigung der Uvea auftritt. Im histologischen Bild zeigt sich eine diffuse, bisweilen auch massive Infiltration des Uveagewebes mit kleinen Lymphozyten und in bestimmten Bereichen auch mit epithelartigen Zellen und Riesenzellen. Innerhalb von drei Wochen bis mehreren Jahren nach dem ursprünglichen Trauma kann auch in dem anderen Auge eine ähnliche Iridozyklitis entstehen. Inzwischen konnte eindeutig gezeigt werden, daß das Uveagewebe autoantigene Bestandteile enthält. Die Immunisierung von Meerschweinchen mit einer

Emulsion aus Uveagewebe und komplettem Freunds Adjuvans führt in der Uvea zu einer diffusen Entzündungsreaktion, die üblicherweise „experimentelle Autoimmunuveitis“ genannt wird. Zusätzlich konnte gezeigt werden, daß bei den Patienten mit sympatischer Ophthalmie nach der intrakutanen Injektion von Uveagewebeextrakten positive Hautreaktionen auftreten. Derartige Befunde sind ein starker Hinweis dafür, daß für die Pathogenese der sympatischen Ophthalmie Typ 4-Reaktionen gegen Autoantigene der Uvea eine wichtige Rolle spielen.

20.4 Linse

Die α-, β- und γ-Kristalline sind immunologisch gesehen die wichtigsten Proteine der Augenlinse. Es sind typische organspezifische Antigene, d. h. sie kommen ausschließlich in der Linse vor und nicht an anderen Stellen des Auges oder in anderen Organen des Körpers.

Bereits in einem frühen Stadium des fötalen Lebensabschnittes wird die Linse von dem Rest des Körpers anatomisch isoliert. Das heißt, daß die Linsenproteine während der fötalen Phase nicht mit dem Immunsystem in Kontakt kommen und daß gegen diese Proteine keine immunologische Toleranz aufgebaut wird. Nach einer parenteralen Injektion von Linsenproteinen bildet der Organismus Antikörper gegen diese Autoantigene. Dieses eigenartige Phänomen erklärt die Pathogenese der Uveitis, die oft nach dem Freiwerden von Linsenmaterial in das Auge auftritt und die deshalb die Bezeichnung „phakoanaphylaktische Uveitis“ bekommen hat.

Im Anschluß an perforierende Verletzungen der Linse treten bestimmte Linsenproteine in die vordere Augenkammer aus und bewirken an dieser Stelle eine Stimulation des Immunsystems zur Antikörpersynthese. Liegt eine genügende Menge an Antigen und Antikörper in der Linse und um die Linse herum vor, kommt es zur lokalen Bildung von löslichen Antigen-Antikörper-Komplexen und zu intensiven lokalen Typ 3-Reaktionen.

Bei der experimentell induzierten phakoanaphylaktischen Uveitis treten Phänomene auf, die klinisch und histologisch nahezu identisch mit denen sind, die auch beim Menschen beobachtet werden. Die Entzündungsreaktionen sind in dem vorderen Teil des Auges besonders stark ausgeprägt, in dem es zuerst um die Linse herum zu Läsionen kommt und später dann zum Auftreten der Iridozyklitis.

Die neuesten Untersuchungen scheinen das klassische Prinzip der „isolierten Antigen-Hypothese“ in Frage zu stellen. Mit Hilfe radioimmunologischer Techniken konnten in normalen menschlichen Seren extrem geringe, aber signifikante Mengen an Linsenkristallinen nachgewiesen werden. Das würde bedeuten, daß die geringe Konzentration der aus der Augenlinse heraustretenden Proteine ausreicht, um eine „low zone“-Toleranz gegen diese Kristalline zu etablieren. Dieses Konzept ist wesentlich einfacher mit den klinischen Beobachtungen in Einklang zu bringen, hauptsächlich den Kataraktoperationen, bei denen im Verlauf des chirurgischen Eingriffs sehr oft Augenlinsenmaterial austritt und in den Blutkreislauf gelangt. Würden diese Proteine vom eigenen

Immunsystem als fremd erkannt werden, müßten Autoimmunreaktionen und die anschließenden Komplikationen wesentlich häufiger auftreten, als nach diesen Eingriffen beobachtet. Auf der anderen Seite beinhaltet das Konzept der „low zone"-Toleranz die Notwendigkeit, daß andere, bisher noch nicht näher bekannte Faktoren oder Mechanismen vorhanden sein müssen, die im Fall der Autoimmunreaktionen und klinischen Komplikationen für eine Aufhebung der bestehenden Toleranz verantwortlich sind.

21 Die Immunologie der reproduktiven Organe

21.1 Beziehung zwischen Mutter und Fötus

Der Fötus und die fötalen Teile der Plazenta bestehen aus Zellen, die andere genetische Eigenschaften haben als die mütterlichen Zellen, d. h. daß die zum Fötus gehörenden Zellen Histokompatibilitätsantigene tragen, die durch die vom Vater stammenden Gene determiniert werden. Das bedeutet, daß, vom immunologischen Standpunkt aus betrachtet, der Fötus ein Transplantat darstellt und die Existenz der Spezies Mensch völlig von dem Fehlen von Abstoßungsreaktionen während dieses Lebensabschnittes abhängt. Bisher konnte noch nicht genau erklärt werden, warum das mütterliche Immunsystem keine Abstoßungsreaktionen gegen den Fötus einleitet, jedoch scheinen eine Reihe von Faktoren daran beteiligt zu sein. Der wichtigste Faktor besteht wahrscheinlich in der speziellen Immunologie der Trophoblastenschicht, die sich gegenüber der Mutter antigen neutral verhält und eine Barriere repräsentiert, die eine Sensibilisierung der Mutter und die Übertragung von signifikanten Mengen immunkompetenter Zellen von der Mutter in den Fötus verhindert.

Während des fötalen Lebensabschnittes stellt das Immunsystem einen Körperbereich dar, in dem wichtige Differenzierungsvorgänge ablaufen und der beim Menschen bereits lange Zeit vor der Geburt gegenüber antigenen Reizen zu antworten in der Lage ist (s. S. 21). Bereits von der 14. Schwangerschaftswoche an können menschliche fötale Lymphozyten durch PHA stimuliert werden (s. S. 140), und im Falle einer intrauterinen Infektion bildet der Fötus selbst spezifische Antikörper. Somit sind die wichtigen Anzeichen für eine intrauterine Infektion das Auftreten von spezifischen Antikörpern der IgM-Klasse und erhöhte Konzentrationen von IgM und IgA im Nabelschnurblut. Da die Plazenta eine effektive Barriere ist und da der Fötus im Verlauf einer normalen Schwangerschaft mit fremden Substanzen kaum in Kontakt kommt, bildet der menschliche Fötus in utero nur geringe Mengen an spezifischen Antikörpern.

Der Antikörpertransfer von der Mutter zum Fötus ist von fundamentaler biologischer Bedeutung und hängt in verschiedenen Spezies von verschiedenen Faktoren ab, von denen die Struktur der Plazenta an erster Stelle zu nennen ist.

Neugeborene Kälber haben in ihrem Serum keine Immunglobuline, sondern erhalten ihre Antikörper über die Muttermilch; besonders in der Kolostralmilch ist der Antikörpergehalt sehr hoch. Nur während der ersten Tage nach der Geburt ist die Submukosa des intestinalen Gewebes für Proteine permeabel, so daß die mütterlichen Antikörper den kindlichen Blutkreislauf erreichen können. Beim Menschen gelang bisher noch nicht der definitive Nachweis, daß die in der Muttermilch vorkommenden Antikörper im Darm resorbiert werden und in den Blutkreislauf übertreten, jedoch sind die über die Milch aufgenommenen

Antikörper von spezieller Bedeutung für die lokale Abwehr von Darminfektionen.

Bei vielen Tieren gelangen die mütterlichen Antikörper über das Fruchtwasser zum Fötus. Beim Menschen sind ausschließlich die Antikörper der IgG-Klasse in der Lage, die Plazenta zu passieren, während die anderen Immunglobulinklassen dies nicht können. Dabei scheint das unterschiedliche Molekulargewicht bei den einzelnen Immunglobulinklassen nicht ausschlaggebend zu sein, und die IgG-Antikörper werden durch einen aktiven Transportmechanismus übertragen, dessen Spezifität von Strukturen im Bereich des Fc-Teils abhängt, die nur beim IgG, aber nicht bei anderen Immunglobulinklassen vorkommen.

Das heißt, daß im Blutkreislauf eines Neugeborenen sämtliche mütterlichen IgG-Moleküle enthalten sind.

Das hat den Vorteil, daß das Kind die Antikörper so lange gegen die Abwehr von Infektionen verwenden kann, bis die eigene Antikörpersynthese ausreichend abläuft. Die von der Mutter stammenden IgG-Immunglobuline werden mit einer Halbwertszeit von etwa 23 Tagen katabolisiert. Das bedeutet, daß die Effektivität der übertragenden Antikörper kontinuierlich abnimmt und etwa drei bis vier Monate nach der Geburt nicht mehr wirksam ist. Die esentielle Bedeutung der Übertragung von mütterlichen Antikörpern wird durch eine Reihe klinischer Beobachtungen verdeutlicht. Bei denjenigen Kindern, die einen schweren humoralen Immundefekt haben und nicht in der Lage sind, zirkulierende Antikörper zu produzieren (s. S. 137ff), ist die IgG-Konzentration im Nabelschnurblut normal. Nach der Geburt fällt sie kontinuierlich ab, und das Kind zeigt vom dritten Lebensmonat an eine merkliche verminderte Resistenz gegenüber Infektionen. Folglich ist die Übertragung von mütterlichen Antikörpern eine Erklärung dafür, warum innerhalb der ersten Lebensmonate keine Viruserkrankungen auftreten, selbst wenn das Kind mit infektiösem Material in Berührung gekommen war. Dies gilt vor allen Dingen für die Masern, die Röteln und die Kinderlähmung, die alle durch eine virämische Phase vor dem eigentlichen Auftreten der klinischen Symptome charakterisiert sind und bei denen zirkulierende Antikörper eine wirksame Schutzfunktion übernehmen (s. S. 122ff).

Es kann jedoch auch vorkommen, daß die von der Mutter stammenden Antikörper für das Kind schädlich sind. Mütterliche Alloantikörper sind oft das Ergebnis einer Stimulierung mit fötalen Antigenen im Verlauf einer vorausgegangenen Schwangerschaft. Bereits während einer normalen Schwangerschaft kann es zur Übertragung von kleinen, aber signifikanten Mengen an Blutzellen aus dem mütterlichen Kreislauf in den Fötus kommen, und vor allen Dingen während der Wehen treten kleine Blutungen auf, die in sogenannten „Mikrotransfusionen“ von der Mutter zum Kind resultieren. Generell stellen vorausgegangene Bluttransfusionen einen wichtigen Reiz für die Synthese von Alloantikörpern dar. Gehören die Antikörper hautsächlich der IgG-Klasse an, die, wie bereits vorher erwähnt, die Plazenta passieren können, kommt es zur Reaktion mit den Antigenen auf den kindlichen Blutzellen, was bei den Neugeborenen zur hämolytischen Krankheit führt und in seltenen Fällen sogar zur neonatalen Thrombozytopenie oder zu einer vorübergehenden Granulozytopenie.

Es gibt jedoch auch einige Autoantikörper, die die Plazenta ohne Gefahr für das Kind passieren können. Ein bekanntes Beispiel dafür ist der LE-Faktor, der bei Müttern mit systemischem Lupus erythematodes auftritt, im Nabelschnurblut und im kindlichen Kreislauf nachweisbar ist, aber im Kind keine Krankheitssymptome hervorruft. Wiederum andere Typen von Autoantikörpern, die für direkte Zellbeschädigungen in der Mutter verantwortlich sind, können auch dem Kind Schaden zufügen. Ein typisches Beispiel dafür ist die Thrombozytopenie, die auf der Reaktion von IgG-Autoantikörpern mit den kindlichen Thrombozyten beruht und die eine neonatale lebensbedrohende Situation für das Kind darstellen kann.

Bei dem Chorionkarzinom handelt es sich um einen Tumor, bei dem es zur malignen Proliferation von Trophoblastenzellen kommt. Die Tumorzellen tragen Antigene, die durch die mütterlichen und die väterlichen Gene kodiert werden, so daß man Immunreaktionen gegen das Tumorgewebe erwarten kann. Die HLA-Typisierung (s. S. 286) solcher Patienten erbrachte keine eindeutigen Ergebnisse, jedoch besteht in den meisten Fällen kein Zusammenhang zwischen einer HLA-Kompatibilität und dem Fortschreiten des Chorionkarzinoms. Zwar läßt sich die mütterliche Reaktion gegen die vom Vater stammenden HLA-Antigene durch eine Transplantation von väterlicher Haut oder durch die Injektion von väterlichen Leukozyten noch verstärken, jedoch wird der Verlauf des Chorionkarzinoms dadurch nicht entscheidend beeinflußt. Es ist deshalb fraglich, ob die Konzentration der HLA-Antigene auf der Tumorzelloberfläche hoch genug ist, um das Wachstum der malginen Zellen über die aus der Inkompatibilität resultierenden Immunreaktionen hemmen zu können.

21.2 Autoimmunorchitis

Die Autoimmunorchitis kann bei verschiedenen Tierarten durch die Immunisierung mit Emulsionen aus Hodengewebe und komplettem Freunds Adjuvans experimentell hervorgerufen werden. Sie führt zu einer drastisch erniedrigten oder gar keiner Samenproduktion. Die Läsionen beruhen auf Immunreaktionen gegen Antigene, die zuerst bei den sekundären Spermatozyten auftauchen und dann in erhöhter Konzentration während der weiteren Reifung zum Samen. Normalerweise liegt keine etablierte immunologische Toleranz gegen diese Antigene vor. Es sieht so aus, als ob die Bildung von Autoantikörpern in normalen Tieren durch eine peritubuläre Barriere verhindert wird, die keinen unmittelbaren Kontakt zwischen dem Immunsystem und den Samenantigenen zuläßt.

Zur Zeit ist noch nicht klar, inwiefern sich das experimentelle Modell mit den klinischen Befunden deckt, jedoch ist es ziemlich wahrscheinlich, daß auch beim Menschen die Autoimmunorchitis zu einer langanhaltenden Verminderung der Samenbildung führen kann. Ein lokales Trauma, Obstruktionen und verschiedene Infektionsformen scheinen am Zusammenbruch der Blut-Hoden-Barriere beteiligt zu sein und stellen mögliche prädisponierende Faktoren für das Entstehen einer Autoimmunorchitis dar.

21.3 Autoantikörper gegen Samen

Bei etwa 3–8% aller unfruchtbaren Männer kommen im Serum oder in der Samenflüssigkeit Autoantikörper gegen Samen vor. Die meisten Typen der Autoantikörper führen zur Spermienagglutination. Sie können gegen verschiedene, auf der Oberfläche von Spermatozoen gelegene Antigene gerichtet sein und zu verschiedenen mikroskopischen Agglutinationsmustern führen – je nachdem, ob das Antigen in der Schwanzregion oder in der Kopfregion des Samens lokalisiert ist; das Resultat ist in jedem Fall das gleiche, d. h. daß die Beweglichkeit der Samen verringert wird, so daß sie nicht mehr durch den Zervikalschleim hindurchwandern können; das bedeutet, daß die Antikörper unmittelbar für die Unfruchtbarkeit verantwortlich sind. Bei einigen Patienten besteht nur eine schwache Korrelation zwischen dem Samenagglutinationstiter im Serum und in der Samenflüssigkeit. Es ist deshalb wichtig, die Samenflüssigkeit zu untersuchen und zu unterscheiden, ob eine starke Spermienagglutination in frisch ejakulierter Flüssigkeit vorliegt oder ob die Agglutination erst später auftritt.

Beim Menschen können Autoantikörper gegen Spermien ohne klinische Symptome in den reproduktiven Organen vorkommen und können ohne ersichtlichen Grund viele Jahre hindurch einen hohen Titer beibehalten. Jedoch kommen sie häufiger bei Männern vor, die die klinischen Zeichen einer Obstruktion der Samenstränge zeigen. Das deutet darauf hin, daß die Resorption von Spermien eine wichtige Rolle spielt und daß die extravasale Lokalisation von Spermien oft von einer lokalen Infiltration des Gewebes mit Makrophagen, Lymphozyten und Plasmazellen begleitet ist. Es ist zu erwarten, daß unter diesen Bedingungen Autoantikörper gegen Samenantigene gebildet werden, da das späte Auftreten dieser organspezifischen Antigene für das Fehlen einer immunologischen Toleranz gegen sie verantwortlich ist.

Die Behandlung von Infektionen im reproduktiven Trakt kann zu einer Verminderung des Samenagglutinationstiters führen. Ansonsten gibt es keine probaten Methoden, um bei unfruchtbaren Männern die Synthese dieser Autoantikörper zu verhindern.

21.4 Das H-Y-Antigen

Durch wiederholte Bruder-Schwester-Kreuzungen ist es möglich, hochgradig ingezüchtete Mausstämme zu erhalten. Sie verhalten sich wie Populationen aus identischen Zwillingen, so daß Gewebe- und Organtransplantate innerhalb der Mitglieder eines Inzuchtstammes nicht abgestoßen werden. Zu dieser Regel gibt es allerdings eine bemerkenswerte Ausnahme: Hauttransplantate, die von männlichen auf weibliche Individuen eines Inzuchtstammes übertragen werden, werden gewöhnlich abgestoßen. Das dafür verantwortliche „fremde“ Antigen wurde ursprünglich H-Y-Antigen (Histokompatibilität Y) genannt. Es kommt auf der Oberfläche von Lymphozyten, anderen Leukozyten und einer Vielzahl verschiedener Zellen vor. In der Zwischenzeit konnte es auch beim Meerschweinchen, Kaninchen und auch beim Menschen nachgewiesen werden. So hat jede Spezies eine distinkte Zelloberflächenmembrankomponente, die dem H-Y-Antigen der Maus sehr ähnlich ist und die nur bei den männlichen Individuen vorkommt. Die ausgedehnten Untersuchungen über pathologische Veränderungen bei der Geschlechtsfestlegung haben ergeben, daß dieses Antigen für die normale Entwicklung der geschlechtsassoziierten Merkmale von entscheidender Bedeutung ist. Das H-Y-Antigen ist dafür verantwortlich, daß die ursprünglich undifferenzierten embryonalen Gonadenzellen anfangen, sich zu organisieren und eine testikuläre Struktur und Formation annehmen. Der Testis sezerniert das männliche Hormon Testosteron, das seinerseits die normale Entwicklung der akzessorischen Drüsen und Gänge kontrolliert. Neben der immunologischen Bedeutung, die das H-Y-Antigen bei der langsamen Abstoßung „männlicher“ Transplantate auf weibliche Individuen hat, ist dieses Antigen für die normale Entwicklung des Geschlechts und der Geschlechtsmerkmale von fundamentaler Bedeutung.

22 Hautkrankheiten

Immunologische Reaktionen treten bei vielen Hautkrankheiten auf. Obwohl verschiedene immunologische Mechanismen involviert sind, können die meisten Hautkrankheiten mit den vier Haupttypen der immunologisch bedingten Gewebeschädigungen in Zusammenhang gebracht werden, die in Kapitel 10 ausführlich beschrieben wurden.

22.1 Hauttests

22.1.1 Intrakutane Tests zum Nachweis von Allergien (Typ 2-Reaktionen)

Bei einem sensibilisierten Individuum, das gegen bestimmte Antigene IgE-Antikörper herstellt, wie z. B. gegen Pollenantigene oder Fischantigene, führt die intrakutane Injektion von geringen Antigenmengen eine halbe bis eine Stunde später zu einer Immunreaktion, deren sichtbares Zeichen das Erythem ist. Diese kutane anaphylaktische Reaktion stellt einen wichtigen diagnostischen Test für eine Reihe allergischer Reaktionen dar (s. S. 160). Positive Hautreaktionen lassen sich durch den Transfer eines Patientenserums in ein gesundes Individuum passiv übertragen. Dadurch, daß das Patientenserum und anschließend das relevante Antigen in die Haut einer Normalperson injiziert werden, kommt es bei ihr zu einer passiven kutanen anaphylaktischen Reaktion, die zuerst von Prausnitz, Küstner und de Besche beschrieben wurde (s. S. 166).

22.1.2 Die intrakutane Injektion von Antigenen zur Untersuchung der zellulären Immunität (Typ 4-Reaktion)

Die intrakutane Injektion von Antigenen wird in großem Umfang zur Überprüfung der zellulären Immunität verwendet (Typ 4-Reaktionen). Eine Reihe mikrobieller Antigene, z. B. das Candida-Antigen oder das Mumps-Antigen, rufen eine Überempfindlichkeitsreaktion hervor, bei der etwa 24–48 Stunden nach der Injektion des Antigens bei einem vorsensibilisierten Individuum Erytheme und Verhärtungen auftreten. Die Tuberkulinreaktion ist das klassische Beispiel für den intrakutanen Test zur Bestimmung der zellulären Immunität. Unter Verwendung von einer Vielzahl von bakteriellen, viralen und parasitären Antigenen wurden noch eine Reihe weiterer entsprechender Hauttests entwickelt, die in Kap. 7 über die Immunologie der Infektionsresistenz detailliert beschrieben sind.

Ein spezieller, bei der Sarkoidose verwendeter Hauttest ist die Kveim-Reaktion, bei der die Suspension eines Gewebeextraktes aus den Lymphknoten eines Sarkoidose-Patienten intradermal injiziert wird. Eine positive Reaktion manifestiert sich in Form eines Erythems und einer Verhärtung. Bei der Kontaktdermatitis und beim Ekzem (siehe unten) wird das Antigen zur Bestimmung der beteiligten Typ 4-Reaktion direkt in die Haut appliziert.

22.2 Typ 1-Reaktionen in der Haut

22.2.1 Die Urtikaria

Die Urtikaria ist eine Krankheit, bei der sich ein irregulärer roter juckender Hautbefall zeigt. Die Intensität und die Form des Hautausschlags können sich von einer Hautpartie zur anderen ändern. Die typischen Urtikariasymptome werden durch Histamine und einige andere Mediatoren verursacht, die bei den Typ 1-Immunreaktionen freigesetzt werden. Die Symptome sind oft nahezu identisch und unabhängig davon, welches Antigen die Histaminfreisetzung induzierte.

Die akute Urtikaria wird in den meisten Fällen durch Typ 1-Reaktionen verursacht. Bei den verantwortlichen Antigenen handelt es sich gewöhnlich um tierische oder pflanzliche Substanzen, die bei speziell prädisponierten Individuen eine IgE-Antikörperantwort auslösen. Ähnlich wie bei anderen Typ 1-Reaktionen kommt es auch bei der akuten Urtikaria zu Vasodilatationen, Ödemen und Infiltrationen mit neutrophilen und eosinophilen Granulozyten. Hat die Krankheit einen mehr chronischen Charakter, zeigen sich auch Infiltrationen von Lymphozyten und Mastzellen. Besonders das Histamin stellt einen wichtigen Mediator für die Gewebeschädigungen dar, jedoch sind auch andere Vermittlersubstanzen von Bedeutung (s. S. 269f). Die akute Urtikaria kann noch auf anderen Ursachen beruhen, und die chronische Urtikaria wird häufig auch durch andere Mechanismen als Typ 1-Reaktionen induziert.

22.2.2 Atopische Dermatitis

Die atopische Dermatitis manifestiert sich in Form eines subakuten oder chronischen Ekzems, bei dem es in der Haut zur Infiltration von Lymphozyten, Plasmazellen und eosinophilen Zellen kommt. Der Begriff „atopisch" bezeichnet die Veranlagung speziell prädisponierter Individuen, nach dem Kontakt mit gewöhnlichen Antigenen aus der Umgebung allergische Reaktionen zu zeigen. Normalerweise sind Reagine oder IgE-Antikörper für die Einleitung der allergischen Reaktionen verantwortlich. Das heißt, daß der Begriff „atopisch" mit den sofortigen allergischen oder anaphylaktischen Immunreaktionen des Typs 1 eng verknüpft ist.

Gerade bei der atopischen Dermatitis treten im Serum wesentlich höhere IgE-Konzentrationen auf als bei anderen atopischen Phänomenen (s. Kap. 11 über die Allergie). Bisher konnten die an der atopischen Dermatitis beteiligten immunologischen Mechanismen noch nicht im Detail erfaßt werden. Obwohl etwa 80% aller Patienten sehr hohe IgE-Konzentrationen haben, besteht immer noch Zweifel darüber, ob die IgE-Antikörper wirklich von zentraler pathogenetischer Bedeutung sind. So gibt es z. B. Personen, die an einer atopischen Dermatitis leiden, ohne gleichzeitig erhöhte Serum-IgE-Konzentrationen zu haben, und es gibt wiederum andere Patienten mit atopischer Dermatitis, die oft typische Symptome wie Urtikaria und Jucken zeigen, ohne daß sich die Dermatitis selbst verschlimmert, wenn die Patienten dem Allergen ausgesetzt werden. Eine bemerkenswerte Eigenschaft dieser Krankheit besteht darin, daß die klinischen Symptome weder durch die Gabe von Antihistaminika noch durch eine Desensibilisierung verbessert werden können. Es ist möglich, daß auch zelluläre Immunreaktionen beteiligt sind, und es gibt keine Hinweise dafür, daß Antigen-Antikörper-Komplexe eine Rolle spielen.

22.2.3 Andere atopische Hautreaktionen

Die Sensibilisierung gegen Insektenstiche kann zu unmittelbaren Überempfindlichkeitsreaktionen der Haut führen. Diese und andere atopische Hautreaktionen wurden in Kap. 11 ausführlich behandelt.

22.2.4 Anaphylaktoide Reaktionen

Bisher ist noch nicht genau bekannt, ob andere Antikörper als die des IgE-Typs anaphylaktische Hautreaktionen verursachen können. Es gibt jedoch einige Hinweise, daß auch IgG-Antikörper dazu in der Lage sind, indem sie ebenfalls die Freisetzung von Histamin aus Mastzellen einleiten.

Ähnliche Reaktionen treten auch auf, wenn in der Haut Immunkomplexe vorliegen, die aus IgG-Antikörpern, Antigen und Komplement bestehen. Das führt zur Thrombozytenaggregation und zur Freisetzung von Histamin und vasoaktiven Kininen. An diesen Mechanismen sind jedoch nicht anaphylaktische Typ 1-Reaktionen, sondern Arthus-ähnliche Typ 3-Reaktionen beteiligt (s. S. 162).

22.3 Typ 2-Reaktionen in der Haut und blasige Hauterkrankungen

Bei dem Pemphigus vulgaris oder dem Pemphigoid handelt es sich um chronisch blasige Hauterkrankungen von noch unbekannter Ätiologie, bei denen die pathogenetischen Mechanismen eine enge Beziehung zu Immunreaktionen haben, vor allen Dingen zu Antikörpern, die gegen Hautantigene gerichtet sind.

22.3.1 Pemphigus vulgaris

Mit Hilfe der direkten Immunfluoreszenz können beim Pemphigus vulgaris in den interzellulären Räumen des Stratum spinosum Ablagerungen von Antikörpern und Komplement nachgewiesen werden. Die relevanten Antigene sind wahrscheinlich Desmosomen des Stratum spinosum.

In etwa 60–70% aller Patientenseren kommen Antikörper gegen die interzellulären Desmosomen des Stratum spinosum vor. Für den Pemphigus vulgaris ist der Nachweis von zirkulierenden Antikörpern und von Immunglobulinen in den Hautläsionen von beträchtlichem diagnostischen Interesse.

22.3.2 Das Pemphigoid

Das Pemphigoid ist eine verwandte Hautkrankheit, bei der lineare Ablagerungen von Immunglobulinen entlang der Basalmembran vorkommen; der Nachweis erfolgt über die Immunfluoreszenz an Biopsien. Bei etwa 40–50% der betreffenden Patienten erscheinen im Serum Antikörper gegen die Basalmembran der Haut.

Obwohl das klinische Bild des Pemphigoids und des Pemphigus vulgaris sehr ähnlich sein können, sind sie in Bezug auf die Spezifität der Antikörper und die Ablagerungen der Immunglobuline in den lokalen Gewebeläsionen völlig verschieden; d. h. daß gerade für die Differentialdiagnose dieser beiden Krankheiten immunologische Untersuchungen von besonderer Bedeutung sind.

22.3.3 Andere blasige Hautkrankheiten

Die Immunologie der anderen blasigen Hautkrankheiten wurde bisher nur sehr oberflächlich untersucht. Auch bei der Dermatitis herpetiformis kommt es entlang der Basalmembran zu Ablagerungen von Immunglobulinen und Komplement; häufig werden Ablagerungen von IgA angetroffen.

22.4 Typ 3-Reaktionen in der Haut

22.4.1 Die Arthus-Reaktion

Die Arthus-Reaktion tritt nach der subkutanen Injektion eines Antigens bei einem Individuum auf, das zuvor sensibilisiert worden war, präzipitierende Antikörper gegen das fremde Protein gebildet hatte und jetzt mit dieser Substanz erneut in engen Kontakt gebracht wurde (s. S. 162). Etwa drei bis acht Stunden nach der Injektion kommt es zur lokalen Verhärtung des Gewebes und zur Infiltration von Granulozyten und Makrophagen im Bereich der Einstichstelle. Dabei laufen Immunreaktionen gemäß Typ 3 ab, die durch lokal abgelagerte Immunkomplexe eingeleitet werden und von einer Aktivierung des Komplementsystems begleitet sind. Die Bruchstücke bestimmter Komplementproteine, wie z. B. das C3a und C5a (s. S. 103), stellen wichtige Mediatoren dar und sind in der Lage, die Entzündungsreaktionen herbeizuführen, die histologisch durch eine Vaskulitis mit gleichzeitiger Infiltration von Granulozyten charakterisiert sind.

22.4.2 Immunkomplexablagerungen bei menschlichen Hautkrankheiten

Entlang der Basalmembran zwischen Dermis und Epidermis kommt es beim systemischen Lupus erythematodes (s. S. 218) zu Ablagerungen von Immunkomplexen und Komplement. Ihrem Aufbau nach entsprechen die Immunkomplexe denen, die beim systemischen Lupus erythematodes in den Glomeruli gefunden werden und die DNA, Antikörper gegen DNA und Komplement enthalten. Die Immunkomplexablagerungen treten sowohl in der klinisch normalen Haut als auch in den Bezirken mit Exanthemen auf. Bei der lokalisierten Form des Lupus erythematodes erscheinen die Immunkomplexablagerungen hauptsächlich in den klinisch befallenen Bereichen der Haut, aber nicht in der normalen Haut.

Auch im Zusammenhang mit der Serumkrankheit kommt es zu ausgeprägten Symptomen in der Haut. Sie werden ähnlich wie beim systemischen Lupus erythematodes durch Ablagerungen von Immunkomplexen verursacht.

Immunkomplexinduzierte Hautläsionen werden bei verschiedenen mirkobiellen Infektionen beobachtet, z. B. bei Streptokokken- und Staphylokokkeninfektionen und beim Erythema nodosum leprosum (s. S. 128). Erst vor kurzem konnte gezeigt werden, daß die bei Virusinfektionen (z. B. Hepatitis B-Virus) auftretenden Immunkomplexe ebenfalls zu Hautläsionen führen können. Es ist möglich, daß das bei der sekundären Syphilis beobachtete Exanthem durch Immunkomplexablagerungen verursacht wird, jedoch scheinen auch andere immunologische Mechanismen dabei wirksam zu sein. Es gibt jedoch auch Sonderfälle, bei denen das im Zusammenhang mit einer Virusinfektion auftretende Exanthem durch Typ 4-Reaktionen hervorgerufen wird, so z. B. bei den Masern.

Das medikamenteninduzierte Exanthem wird meistens durch Typ 4-Reaktionen verursacht, jedoch sind auch Einzelfälle bekannt, wie z. B. die Penizillinallergie, an der Typ 3-Reaktionen beteiligt sind.

22.5 Typ 4-Reaktionen in der Haut

22.5.1 Kontaktdermatitis und Kontaktekzem

Bei der Kontaktdermatitis oder dem Kontaktekzem handelt es sich um eine chronische Entzündung der Haut, die durch verschiedene niedermolekulare Chemikalien (Haptene) induziert werden kann, die sich in den meisten Fällen über chemische Reaktionen mit den Proteinen der Haut verbinden und danach als komplette Antigene wirken. Sie sind für die Sensibilisierung der Individuen und nach einer wiederholten Exposition für die zelluläre Immunreaktion und die Kontaktdermatitis verantwortlich.

Das klassische Beispiel für die Kontaktdermatitis ist die Sensibilisierung mit Dinitrochlorbenzol (DNCB). Wird das Hapten DNCB in die Haut eines Meerschweinchens appliziert, verbindet es sich mit Hautproteinen, wird zum Antigen und sensibilisiert das Tier innerhalb der nächsten 10–14 Tage. Wird dem Tier erneut DNCB subkutan injiziert, kommt es wie bei einer typischen verzögerten

Überempfindlichkeitsreaktion im Bereich der Einstichstelle zum Erythem und zur Verhärtung. Eine entsprechende Sensibilisierung läßt sich experimentell auch durch andere einfache Chemikalien hervorrufen, die an Proteine gekoppelt werden und von denen man aus Erfahrung weiß, daß sie zur Kontaktdermatitis führen. Die Überempfindlichkeit kann durch Lymphozyten von einem sensibilisierten Tier in ein nicht sensibilisiertes Tier übertragen werden, während das durch Serumantikörper nicht möglich ist. Diese und ähnliche Befunde lassen die Vermutung zu, daß die Kontaktdermatitis hauptsächlich durch sensibilisierte T-Lymphozyten und durch Typ 4-Reaktionen verursacht wird.

Beim Menschen rufen zahlreiche unterschiedliche Materialien eine Sensibilisierung hervor, z. B. bestimmte Substanzen in Kleidungsstücken, Schuhen, Uhrenarmbändern, Waschmitteln, vor allen Dingen Benzolverbindungen, Azofarbstoffe, Formalin und spezielle pflanzliche Stoffe. Bisweilen dauert die Sensibilisierungsphase relativ lange, da zuerst die natürliche Widerstandskraft der Haut gebrochen werden muß. Auch beim Menschen werden die dabei ablaufenden Typ 4-Reaktionen durch Lymphozyten verursacht, die gegen ein komplettes Antigen sensibilisiert werden, das aus eigenen Hautproteinen und der daran gekoppelten chemischen Substanz besteht. Eine Reihe von Chlorbenzol- oder Nitrobenzolverbindungen haben die Eigenschaft, sich über die ε-Aminogruppe der Aminosäure Lysin direkt an Proteine zu binden. Wieder andere Chemikalien können über die Sulfhydrylgruppe des Zysteins gekoppelt werden. Es gibt allerdings auch einige Chemikalien, wie z. B. Pikrylsäure, Penizillin, Azofarbstoffe und Sulfonamide, die nicht unmittelbar an das Protein gekoppelt werden und dennoch relativ häufig eine Kontaktdermatitis hervorrufen. Wahrscheinlich werden sie durch metabolische Reaktionen in reaktive Substanzen überführt, die sich dann mit den Hautproteinen verbinden. Auch einige Metalle können über die Bindung an Proteine oder durch Veränderungen der dreidimensionalen Proteinstruktur eine Sensibilisierung hervorrufen, wie z. B. Quecksilberverbindungen.

Bei manchen Individuen kommt es nach dem Kontakt mit Beton zum Ekzem, was sich dadurch erklären läßt, daß er sowohl Substanzen enthält, die über ihre Bindung an Hautproteine eine Sensibilisierung hervorrufen, als auch stark alkalische Chemikalien, die die Widerstandskraft der Haut beträchtlich herabsetzen.

Des öfteren beobachtet man auch das Phänomen der Kreuzsensibilisierung gegenüber strukturell eng verwandten Chemikalien.

22.5.2 Andere Typ 4-Reaktionen in der Haut

Nicht selten beobachtet man entfernte immunologische Reaktionen, d. h. die Symptome treten an anderen Stellen der Haut auf als an denen, wo die ursprüngliche Läsion geschah; an der Pathogenese dieser Reaktion sind wahrscheinlich Typ 4-Reaktionen beteiligt. Das gilt zumindest für die Tuberkuliden und Trichophytiden.

Die im Zusammenhang mit einigen akuten Virusinfektionen wie z. B. den Masern auftretenden Exantheme sind die Folge einer generalisierten Typ 4-Reaktion gegen virale Antigene.

Auch bei der „graft-versus-host“-Reaktion (s. S. 282) kommt es zu ausgeprägten Hautsymptomen. Hierbei reagieren in einer klassischen Typ 4-Reaktion die transplantierten Lymphozyten mit den Histokompatibilitätsantigenen des Empfängers.

22.6 Shwartzman-Reaktion

Diese Reaktion kann z. B. bei Kaninchen durch die intradermale oder intravenöse Injektion einer einzelnen Substanz, wie einem bakteriellen Endotoxin, experimentell induziert werden. 24 Stunden später wird eine intravenöse, auslösende Dosis verabreicht, die eine typische Shwartzman-Reaktion mit hämorrhagischer Nekrose auslöst.

Bisher gibt es noch keine definitiven Beweise dafür, daß die Shwartzman-Reaktion auch an menschlichen Krankheiten beteiligt ist, jedoch deuten gewisse Beobachtungen darauf hin, daß Hautausschläge, bestimmte Reaktionen bei der Meningokokken-Sepsis und einige akute, durch Endotoxin produzierende Mikroorganismen hervorgerufene Infektionen durch der Shwartzmann-Reaktion ähnliche Phänomene verursacht werden können. Bisher kann man noch nicht genau sagen, ob an der Pathogenese dieses Phänomens Mechanismen beteiligt sind, die sich in die fünf Typen von Immunreaktionen einordnen lassen, die immunologische Gewebeschädigungen einleiten können. Es ist jedoch wahrscheinlich, daß das Komplementsystem beteiligt ist, da bakterielle Endotoxine den „alternate pathway“ des Komplementsystems sehr wirkungsvoll aktivieren können.

22.7 Andere immunbedingte Hautkrankheiten

Bei einigen seltenen Hautkrankheiten wie z. B. dem Pyoderma gangrenosum und dem Lichen myxödematosus treten im Serum häufig monoklonale Immunglobuline auf (s. S. 146ff).

Maligne Lymphome sind oft von ausgeprägten Hautsymptomen begleitet. Die Mycosis fungoides ist eine typische Hautkrankheit, die durch ein T-Zell-Lymphom hervorgerufen wird, das sich zuerst in der Haut entwickelt und von dort aus die Entstehung der verschiedenen Symptome auslöst. In den befallenen Bereichen kommt es zu Infiltrationen mit T-Lymphozyten, die größtenteils der Helfer-T-Zellsubpopulation angehören und Ia-Antigene auf ihrer Oberfläche tragen.

22.8 HLA-assoziierte Hautkrankheiten

Die Häufigkeit des HLA-DR3-Antigens ist bei der Dermatitis herpetiformis extrem hoch, und mehr als 95% der Patienten mit dieser Hautkrankheit haben diese bestimmte Antigenspezifität. Eine ebenso starke Assoziation zeigt sich bei der glutensensitiven Enteropathie (Zöliakie). Daraus kann man folgern, daß die beiden Krankheiten wahrscheinlich eine ähnliche Pathogenese haben, und die Dermatitis herpetiformis ist ein klassisches Beispiel für die essentielle Bedeutung der HLA-Typisierung bei der Diagnose bestimmter Krankheiten.

23 Tumorimmunologie

Die Tumorimmunologie stellt ein Gebiet mit intensiver wissenschaftlicher Aktivität dar, bei dem die Akzente sowohl auf der Etablierung geeigneter experimenteller Systeme als auch auf dem Studium humaner maligner Erkrankungen liegen.

Zumindest in den experimentellen Systemen können virusinduzierte Tumoren beim Wirt starke Immunreaktionen hervorrufen, mit denen er das Tumorwachstum effektiv kontrollieren kann. Folglich gilt dem Studium von verschiedenen Antigentypen auf Tumorzelloberflächen besonderes Interesse, selbst wenn es zur Zeit noch relativ schwierig ist, die Bedeutung von Immunreaktionen für spontan entstehende Tumoren abzuschätzen.

Bisher konnten zahlreiche verschiedene Antigentypen identifiziert werden. Die *tumorspezifischen Antigene* kommen nur bei malignen Zellen vor, die *tumorassoziierten Antigene* sowohl bei malignen als auch bei normalen fötalen Zellen.

23.1 Tumorspezifische Antigene

In den meisten Fällen tragen die malignen Tumorzellen dieselben Histokompatibilitätsantigene wie die Normalzellen (s. Kapitel 24). Die Identifizierung tumorspezifischer Antigene verläuft über den experimentellen Nachweis, daß der Tumor bei dem Tier selbst oder bei einem genetisch identischen Tier, d. h. einem anderen Individuum desselben Inzuchtstammes, eine Immunantwort induziert. Dies erreicht man normalerweise durch die Vorbehandlung des Wirtstieres mit abgetöteten Tumorzellen. Befinden sich auf ihnen tumorspezifische Antigene, sollte aufgrund der Immunität ein nachfolgendes Transplantat von lebenden Zellen desselben Tumors nicht wachsen oder wesentlich langsamer wachsen, verglichen mit einem Transplantat in einem unbehandelten, jedoch genetisch identischen Individuum.

Tumorspezifische Antigene konnten bisher bei einer Vielzahl verschiedener experimenteller Systeme nachgewiesen werden und zeigten wichtige Unterschiede in Abhängigkeit der Entstehung des Tumors. Dabei ist eine zentrale Frage die, ob Tumoren, die auf ein- und dieselbe Weise induziert worden sind, unterschiedliche tumorspezifische Antigene exprimieren.

Diejenigen Tumoren, die durch das Bestreichen der Haut mit karzinogenen Chemikalien oder radioaktiven Isotopen induziert wurden, haben völlig unterschiedliche tumorspezifische Antigene. Dies trifft auch dann zu, wenn zwei Tumore durch dieselbe Substanz an verschiedenen Körperstellen desselben Tieres erzeugt wurden. Das bedeutet, daß diese Tumoren keine kreuzreagierenden Antigene haben.

Im Gegensatz dazu verhalten sich virusinduzierte Tumoren völlig anders. Das Polyomavirus, ein DNA-Virus, kann nach Einimpfung in neugeborene Mäuse eine große Vielfalt von histologisch unterschiedlichen malginen Tumoren induzieren. Sie tragen alle nur ein tumorspezifisches, kreuzreagierendes Antigen, das stark immunogen ist, so daß die daraus resultierenden Immunreaktionen unter gewissen Umständen das Tumorwachstum vollständig inhibieren können. Virusinduzierte Leukämien haben ein anderes tumorspezifisches Antigen. Kreuzreaktionen treten bei verschiedenen Leukämien nur dann auf, wenn sie durch dasselbe Virus verursacht wurden. Gewöhnlich handelt es sich bei diesen Antigenen nicht um viruseigene Proteine, sondern vielmehr um neue Antigene, die durch Virusgene kodiert und von der malignen Zelle selbst synthetisiert werden.

Auch beim Menschen kommen tumorspezifische Antigene vor und werden gewöhnlich mit Hilfe der Immunfluoreszenz oder verschiedener in vitro Tests für zellvermittelte Immunreaktionen nachgewiesen. Die Befunde entsprechen weitgehend denen, die bei Mäusen an virusinduzierten tumorspezifischen Antigenen erhoben werden, da die zu einer morphologischen Gruppe gehörenden Tumoren sehr ähnliche oder gemeinsame tumorspezifische Antigene haben. Obwohl ihre Existenz bereits beim Melanom, Neuroblastom, osteogenem Sarkom, Blasenkarzinom, Hypernephrom und einigen Bronchialkarzinomen nachgewiesen wurden, ist über ihre Natur bisher noch sehr wenig bekannt.

Definitiv konnten virusinduzierte Antigene beim Menschen erst im Zusammenhang mit zwei malignen Tumortypen nachgewiesen werden, und zwar beim Burkitt-Lymphom und beim Nasopharynx-Karzinom. Das Burkitt-Lymphom tritt am häufigsten bei Kindern in Zentralafrika auf und zeigt eine starke Korrelation zur Malaria. Das Nasopharynx-Karzinom kommt hauptsächlich bei Erwachsenen im südostasiatischen Raum und in Nordafrika vor. Im Hinblick auf die Antigene wie auch auf die Immunantworten der Patienten sind diese beiden Tumortypen einander sehr ähnlich. Fast alle Patienten bilden Antikörper gegen das Capsid-Antigen des Epstein-Barr-Virus (EB-Virus), das eigentlich immer im Tumorgewebe nachweisbar ist. Ebenso findet man bei fast allen Patienten, jedoch nicht bei normalen Kontrollpersonen, Antikörper gegen ein EB-Virus-induziertes Membranantigen (Anti-MA). Der Rückgang des Tumors ist normalerweise von einem erhöhten Anti-MA-Titer begleitet, der während der gesamten Remission hoch bleibt und erst bei einem Rückfall absinken kann. In vivo werden die Anti-MA-Antikörper wahrscheinlich an die Tumorzellen adsorbiert, da gerade die Patienten mit großen Lymphomen niedrige Titer aufweisen. Wahrscheinlich ist der EB-Virus auch an der Induktion der weltweit verbreiteten infektiösen Mononukleose beteiligt. Bisher sind die genauen Gründe noch nicht bekannt, warum der EB-Virus einmal eine harmlose Infektionskrankheit, die Mononukleose, und einmal eine lebensbedrohende Krebskrankheit, das Burkitt-Lymphom, hervorrufen kann. Eine interessante Hypothese postuliert, daß die immunsuppressive Wirkung der Malaria (s. S. 134) die Entwicklung der malginen Krankheit begünstigt.

23.2 Tumorassoziierte Antigene

Diese Antigene kommen nicht nur in malignem Gewebe, sondern auch in anderen Zellen vor. Die wichtigsten, bisher charakterisierten tumorassoziierten

Antigene sind die typischen *onkofötalen* Antigene, die im Tumorgewebe und während des fötalen Lebensabschnittes in unreifen und schnell wachsenden Zellen vorkommen und deren Konzentration bei Erwachsenen gewöhnlich sehr niedrig ist.

23.2.1 Das karzinoembryonale Antigen

Der Begriff karzinoembryonales Antigen (abgekürzt CEA) bezieht sich auf ein Antigen, das ursprünglich bei Adenokarzinomen und im Gewebe des gastrointestinalen Traktes von menschlichen Föten nachgewiesen werden konnte. Mit Hilfe derselben Gelpräzipitationstechnik konnte das Antigen in Extrakten von normalen menschlichen Geweben, einschließlich des Kolons und der malignen Tumoren von nicht-endodermalem Ursprung, nicht entdeckt werden. Das CEA ist ein typisches Glykoprotein mit einem Kohlehydratanteil von etwa 55%. Die Anti-CEA-Antikörper reagieren mit dem Kohlehydrat- und dem Proteinteil des Moleküls, und die unterschiedlichen Nachweismethoden für das CEA haben zum Ziel, die verschiedenen Spezifitäten der Antikörper sorgfältig zu charakterisieren.

Unter Verwendung der wesentlich empfindlicheren radioimmunologischen Techniken (s. S. 94) konnte gezeigt werden, daß das CEA bei den Patienten mit Kolon-Adenokarzinomen sowohl in Tumorextrakten als auch im Serum vorkommt. Erhöhte CEA-Serumkonzentrationen werden auch bei Patienten mit anderen malignen Tumoren (besonders Tumoren im Bereich der Bauchspeicheldürse, Lunge, Leber und des gastrointestinalen Trakts) sowie bei Individuen ohne maligne Erkrankungen beobachtet. Relativ hohe CEA-Konzentrationen kommen bisweilen auch bei Personen mit Emphysemen, verschiedenen gastrointestinalen Erkrankungen, alkoholischen Leberzirrhosen und bei starken Rauchern vor.

Daraus folgt, daß die Bestimmung der CEA-Serumkonzentration keine geeignete Methode zur frühen Diagnose von malignen Erkrankungen darstellt, jedoch kann sie sehr informativ und hilfreich sein, um bei Patienten mit malignen Tumoren die Entstehung und den Verlauf der Krankheit zu verfolgen. Bei den Patienten mit CEA-produzierenden Kolonkarzinomen fällt die CEA-Serumkonzentration nach der chirurgischen Entfernung des Tumors beträchtlich ab. Eine konstant niedrige CEA-Konzentration beinhaltet gewöhnlich eine gute Prognose. Ansteigende CEA-Konzentrationen deuten meistens auf einen Rückfall hin und können bereits ein bis zwei Monate vor dem Auftauchen der klinischen Symptome beobachtet werden.

23.2.2 Das α-Fötoprotein

Das α-Fötoprotein (AFP) kommt im Serum menschlicher Föten in genügend hoher Konzentration vor, um bei der Agarosegelelektrophorese in der α1-Region eine markante Bande zu geben. Das AFP wird in der Leber synthetisiert, jedoch ist seine Funktion bisher völlig unbekannt. Bereits wenige Wochen nach der Geburt kann das Protein selbst mit den empfindlichsten radioimmunologischen Techniken nicht mehr nachgewiesen werden. Die normale AFP-Serumkonzentration liegt bei den Erwachsenen zwischen 2 und 20μg/ml. Sie ist bei Patienten mit primären Leberkarzinomen und malignen Teratomen merklich erhöht. In solchen Fällen läßt sich das AFP sogar mit Hilfe der direkten Präzipitationsreaktion erfassen. AFP-Konzentrationen zwischen 500 μg – 1 mg/ml sind ein starker Hinweis für eine maligne Erkrankung, wobei auch bei der Hepatitis und bei Leberzirrhosen, die beide durch eine deutliche Regeneration von Leberzellen charakterisiert sind, mittelmäßig erhöhte AFP-Serumkonzentrationen auftreten können (meist zwischen 25–100 μg/ml). Bei normalen Personen besteht gegenüber dem AFP eine immunologische Toleranz. Homologes AFP ist bei Mäusen und Kaninchen nicht immunogen, jedoch läßt sich der tolerante Zustand durch die Immunisierung mit AFP einer anderen Spezies aufheben. Autoantikörper gegen das AFP konnten bei einigen Patienten mit Hepatitis und Leberkarzinomen nachgewiesen werden, jedoch nicht während oder nach normalen Schwangerschaften.

Während einer Schwangerschaft nimmt die AFP-Konzentration im Serum ständig zu. Gerade bei pathologischen Schwangerschaften kann sie extrem hohe Werte erreichen. Das deutet in den meisten Fällen auf mißgebildete Föten hin, besonders im Zusammenhang mit einer unvollständigen Entwicklung des Rükkenmarks (Spina bifida).

23.3 Immunreaktionen gegen Tumoren und immunologisches Enhancement

Mit Hilfe entsprechender experimenteller Systeme konnte man bisher eindeutig nachweisen, daß zirkulierende Antikörper und zelluläre Immunreaktionen das Tumorwachstum in vivo hemmen können.

In manchen Fällen zeigen zirkulierende Antikörper eine direkte in vitro Zytotoxizität gegenüber Tumorzellsuspensionen. Eine erfolgreiche Vernichtung der Krebszelle erfolgt jedoch nur dann, wenn ein tumorspezifisches Antigen auf der Oberfläche der Tumorzelle vorhanden ist, wenn dieses Antigen in einer relativ hohen Konzentration vorliegt und wenn die gebundenen Antikörper die Fixierung von Komplement auf der Zelloberfläche einleiten.

Unter entsprechenden Bedingungen können Tumorzellen auch in vivo zerstört werden, was hauptsächlich bei malignen Lymphomen der Fall ist, bei denen die Zellen frei im Blut zirkulieren oder im Aszites vorkommen. Solide Tumoren wie Karzinome und Sarkome werden gewöhnlich nicht durch zirkulierende Antikörper beschädigt oder eliminiert.

Im Gegensatz dazu sind die gegen tumorspezifische Antigene gerichteten zellulären Immunreaktionen in der Lage, das Wachstum solider Tumoren zu inhibieren, wobei jedoch das Anwachsen eines Tumortransplantates leichter verhindert werden kann als das kontinuierliche Wachstum eines etablierten Tumors. Der Mechanismus beruht hauptsächlich auf der Wirkung sensibilisierter T-Lymphozyten, die in das Tumortransplantat eindringen und gegenüber den malignen Zellen eine direkte zytotoxische Aktivität entfalten (s. Kap. 24).

Paradoxerweise können unter bestimmten Umständen die gegen Krebszellenoberflächenantigene gerichteten zirkulierenden Antikörper das Tumorwachstum auch beschleunigen. Dieses Phänomen wird als *„immunologisches Enhancement“* bezeichnet. Ähnliche Reaktionen sind bisweilen auch an der verzögerten Abstoßungsreaktion von transplantiertem normalem Gewebe beteiligt (s. Kap. 24). Das immunologische Enhancement beruht wahrscheinlich auf einer efferenten und einer afferenten Inhibition.

Die Theorie der afferenten Inhibition besagt, daß zirkulierende Antikörper mit entsprechenden Antigenen auf der Oberfläche von Tumorzellen reagieren. Dadurch wird die Interaktion zwischen antigensensitiven Lymphozyten und Tumorzellen verhindert, ein Vorgang, der für die Induktion einer Immunantwort gegen den Tumor essentiell ist. Eine *efferente Inhibition* bedeutet, daß die sensibilisierten T-Lymphozyten die Tumorzellen nicht abtöten können, da die für die Erkennung benötigten tumorspezifischen Antigene durch Antikörpermoleküle maskiert sind, was zu einer Reduktion der zytotoxischen Wirkung der T-Lymphozyten führt. In beiden Fällen ist es nicht notwendig, daß die Antikörper selbst gegenüber den Tumorzellen zytotoxisch sind. In diesem Zusammenhang ist die Antigenkonzentration auf der Zelloberfläche von entscheidender Bedeutung. Liegt nur eine niedrige Antigenkonzentration vor, sind die Fc-Teile der gebundenen Antikörper zu weit voneinander entfernt, um das Komplement zu aktivieren. Die Zelle lebt weiter und wird auch von den zytotoxischen T-Zellen kaum angegriffen, die gegen dasselbe Antigen gerichtet sind. Liegt jeoch eine hohe Antigenkonzentration auf der Zelloberfläche vor, aktivieren die jetzt eng beieinander liegenden Antikörpermoleküle das Komplementsystem und entfalten dabei ihre direkte zytotoxische Aktivität. Bisher konnte allerdings noch nicht geklärt werden, wie die Antikörper mit den Tumorzellen reagieren und wie sie ein Enhancement etablieren können, ohne die Tumorzellen zu sensibilisieren und dem Angriff der K-Zellen auszusetzen (s. S. 16). Wahrscheinlich sind an dem immunologischen Enhancement Antikörper von Immunglobulinklassen beteiligt, die die K-Zellen nicht aktivieren können.

Sowohl in experimentellen Tumorsystemen als auch bei Patienten mit malignen Tumoren können mit Hilfe verschiedener in vitro Tests die Reaktionen zwischen Lymphozyten und bestimmten *blockierenden Serumfaktoren* erfaßt werden. Bei dem *Kolonienhemmtest* werden die Tumorzellen unter definierten in vitro Bedingungen so kultiviert, daß sich kleine Zellgruppen bilden, die als Kolonien bezeichnet werden. Viele Neuroblastom-Patienten haben Lymphozyten, die gegen ihre eigenen Tumorzellen zytotoxisch wirken und die Kolonienbildung inhibieren. Sie hemmen ebenfalls die Neuroblastomzellen anderer Patienten, jedoch nicht die Zellen anderer Tumortypen. Die Seren von Patienten mit schnell wachsenden Tumoren sind in der Lage, in diesem System die zytotoxische Aktivität der Lymphozyten zu blockieren. Detailliertere Studien haben gezeigt, daß für die blockierende Aktivität bestimmte Antikörper und spezifische Antigen-Antikörper-Komplexe verantwortlich sind, wobei entsprechende Ergebnisse auch bei einigen anderen malignen Tumoren erhalten wurden. Obwohl dieses Phänomen dem immunologischen Enhancement gleicht, konnte bisher noch nicht genau ermittelt werden, inwieweit Faktoren, die ausschließlich mit Hilfe des Kolonienhemmtests nachgewiesen werden können, für das in vivo Wachstum von Tumoren von Bedeutung sind.

Ein spezieller Typ von lymphoiden Effektorzellen wird „natural killer cells" (NK-Zellen) genannt, die in mehreren experimentellen Systemen nachgewiesen werden konnten. So enthält z. B. die Milz normaler junger Ratten (zwei bis vier Wochen alt), die niemals mit malignen Zellen in Kontakt kamen, Lymphozyten, die syngene Maus-Leukämievirus* – transformierte Tumorzellen in einem entsprechenden Cr-51 Release-Test signifikant lysieren. In analoger Weise vermögen die Milzzellen normaler Mäuse gegenüber Moloney-Virus-transformierten Zellen und anderen Maus-Leukämievirus-induzierten Tumoren eine starke zytotoxische Aktivität zu entfalten. Die dafür verantwortlichen Zellen können morphologisch nicht von den normalen kleinen Lymphozyten unterschieden werden, jedoch tragen sie weder T-Zell-spezifische Antigene noch Immunglobuline oder C3-Rezeptoren auf ihrer Oberfläche. Die Anwesenheit von Fc-Rezeptoren konnte bisher noch nicht eindeutig nachgewiesen werden. Die gegenüber Tumorzellen bestehende zytotoxische Aktivität kann durch Immunkomplexe nicht inhibiert werden. Bei verschiedenen Maus-Inzuchtstämmen werden unterschiedliche Konzentrationen an NK-Zellen gefunden, und ihre Anzahl scheint zu bestimmten genetischen Eigenschaften des H-2-Histokompatibilitäts-Komplexes korreliert zu sein. In vivo durchgeführte Resistenzstudien im Zusammenhang mit der Injektion kleiner Mengen an Moloney-Virus-induzierten Tumorzellen haben gezeigt, daß die Zahl der NK-Zellen innerhalb einer Population oder bei einzelnen Individuen mit der Stärke der Resistenz gekoppelt ist. Diese Resultate lassen klar erkennen, daß der durch NK-Zellen vermittelte Effektor-Mechanismus für die in vivo Kontrolle des Tumorwachstums wichtig ist, zumindest im Hinblick auf die virusinduzierten Tumoren.

Obwohl es im Zusammenhang mit malignen Tumoren theoretisch mehrere Möglichkeiten einer immunologischen Therapie gibt, befindet man sich auf diesem Gebiet zur Zeit noch im experimentellen Stadium. Besonders bei den akuten kindlichen Leukämien kann eine unspezifische Verstärkung der zellulären Immunreaktionen durch wiederholte intradermale Injektionen von BCG erreicht werden. Zur Zeit wird untersucht, ob man einen ähnlichen Effekt auch durch die Injektion von abgetöteten Leukämiezellen oder Melanomzellen zusammen mit BCG erzielen kann. Eine andere Möglichkeit zur Verstärkung der zellulären Immunreaktionen besteht in der Injektion von Thymusextrakten (Thymosin). Vor allen Dingen sollte man sich auf das Studium jener tumorspezifischen Antigene konzentrieren, die an den Abstoßungsreaktionen von Tumoren beteiligt sind. Dieses Gebiet bedarf auch der Entwicklung neuer Immunisierungstechniken für die selektive Induktion zellulärer Immunreaktionen. Dadurch soll die Bindung jener zirkulierenden Antikörper verhindert werden, die am immunologischen Enhancement beteiligt sind und ein verstärktes Tumorwachstum verursachen.

* MuLV, murine leukemia virus

24 Transplantationsimmunologie

Die fundamentale Eigenschaft eines jeden Immunsystems besteht in der Erkennung und Eliminierung fremder Antigene. Das gilt nicht nur für eingedrungene Mikroorganismen, sondern auch für übertragene inkompatible Zellen oder Gewebe von einem Individuum derselben oder einer anderen Spezies. Im Zusammenhang mit Transplantationen kommt es nur dann zu keiner Abstoßung, wenn die Transplantation entweder bei ein und demselben Individuum von einer Körperstelle auf eine andere erfolgt oder zwischen genetisch identischen Individuen durchgeführt wird, z. B. bei Mäusen eines definierten Inzuchtstammes oder bei eineiigen Zwillingen. Alle Individuen, die ein normal entwickeltes Immunsystem haben, stoßen transplantiertes Gewebe von anderen, genetisch nicht identischen Individuen ab. Zu dieser Regel gibt es nur sehr wenige Ausnahmen, die auf S. 283 noch näher beschrieben werden sollen. Um bei einer Transplantationssituation die Donor-Rezeptor-Beziehung genau zu charakterisieren, haben die folgenden Definitionen eine generelle Anwendung gefunden.

Bei der *Autotransplantation* oder autologen Transplantation wird bei ein und demselben Individuum Gewebe von einer Körperstelle auf eine andere übertragen.

Bei der *Isotransplantation* oder syngenen Transplantation erfolgt die Gewebeübertragung zwischen Individuen, die identische Histokompatibilitätsantigene haben, d. h. zwischen den Mitgliedern eines definierten Inzuchtstammes oder zwischen eineiigen Zwillingen.

Bei der *Allotransplantation* oder allogenen Transplantation erfolgt die Gewebeübertragung zwischen genetisch unterschiedlichen Individuen einer Spezies.

Bei der *Xenotransplantation* oder xenogenen Transplantation gehören die Individuen, zwischen denen die Gewebeübertragung durchgeführt wird, verschiedenen Spezies an.

Im Falle der Autotransplantation oder Isotransplantation findet keine Abstoßung statt, während bei einer Allotransplantation und Xenotransplantation das fremde Gewebe über kurz oder lang abgestoßen wird. Hierbei handelt es sich um einen immunologisch spezifischen Vorgang, an dem hauptsächlich zelluläre Immunreaktionen (Typ 4-Reaktionen) beteiligt sind. Antikörpervermittelte Reaktionen, hauptsächlich Typ 2-Reaktionen, spielen eine entscheidende Rolle bei der hyperakuten Abstoßung. Generell werden alle diese Reaktionen durch Unterschiede in den Histokompatibilitätsantigenen oder Transplantationsantigenen von Spender und Empfänger verursacht; diese Antigene befinden sich auf der Zelloberflächenmembran aller kernhaltigen Zellen. Nachfolgend sollen zuerst die Antigene beschrieben werden, die für Abstoßungsreaktionen von Bedeutung sind; anschließend sollen die immunologischen Reaktionen vorgestellt werden, die an der Abstoßung von Transplantaten beim Menschen und bei bestimmten experimentellen Tiermodellen beteiligt sind. Diejenigen Gene, die für die Expression der Transplantationsantigene kodieren, sind eng gekoppelt mit anderen Genen, die die Stärke von Immunantworten kontrollieren und die Immunantwortgene genannt werden. Am Ende dieses Kapitels soll auch auf die Assoziation von bestimmten menschlichen Krankheiten mit den Histokompatibilitätsantigenen eingegangen werden.

24.1 Histokompatibilitätsantigene

Die Histokompatibilitätsantigene, die ursprünglich mit Hilfe klassischer serologischer Methoden entdeckt wurden, werden als SD-Antigene bezeichnet, wobei SD „serologically determined" bedeutet. In den letzten Jahren konnte eine weitere Antigengruppe aufgrund ihrer lymphozytenaktivierenden Eigenschaft in der gemischten Lymphozytenkultur identifiziert werden. Sie werden LD-Antigene genannt, wobei LD für „lymphocyte determined" steht. Bei der Maus sind die SD-Antigene die H-2K- und H-2D-Antigene und beim Menschen die HLA-A-, HLA-B- und HLA-C-Antigene. Die LD-Antigene heißen beim Menschen HLA-D-Antigene. Die Bezeichnung Ia-Antigene wird beim Menschen und bei der Maus häufig verwendet und bezieht sich auf lymphozytenaktivierende Determinanten.

24.1.1 Die Histokompatibilitätsantigene der Maus

Bei der Maus gibt es mehrere Gene, die die Histokompatibilität und die Abstoßungsreaktionen kontrollieren. Gerade bei der Maus konnten die beteiligten Vorgänge bereits zu einem großen Teil aufgeklärt werden, da für die entsprechenden Transplantationsexperimente exakt definierte Inzuchtstämme zur Verfügung stehen; jedoch wurden die zugrundliegenden antigenen Unterschiede auch bei anderen Spezies, einschließlich dem Menschen, gefunden und genauer untersucht. Die verantwortlichen Gene liegen in verschiedenen Chromosomenregionen, die H-Regionen genannt werden, wobei H für Histokompatibilität steht. Bei der Maus sind zur Zeit etwa zwölf verschiedene Chromosomenregionen bekannt, die die Gewebeverträglichkeit kontrollieren. Die wichtigste dieser Chromosomen-Regionen ist die sogenannte H-2-Region, die für die Histokompatibilitätsantigene = MHC-Antigene (major histocompatibility complex-Antigene, Tab. 24) kodiert. Diese Region ist bei der Maus auf dem

Tabelle 24 Der H-2-Genkomplex bei der Maus

H-2K	Ir-1A	Ir-1B	Ss	H-2D	TL
Kontrolliert die SD-Spezifitäten, multiple Allelie	Kontrolliert die Immunantwort gegenüber einer Reihe von Antigen, kontrolliert die LD-Spezifitäten, MLC-Reaktionen und GVH-Reaktionen		Kontrolliert die Konzentration von bestimmten Komplementfaktoren (C4)	Kontrolliert die SD-Spezifitäten, multiple Allelie	Kontrolliert die Ausprägung von bestimmten Thymozytenantigenen

Chromosom Nr. 17 lokalisiert und beim Menschen auf dem Chromosom Nr. 6. Die anderen Regionen determinieren die schwächeren Histokompatibilitätsantigene. Histokompatibilitätsunterschiede, die verschiedene, H-2-Region-kodierte Antigene beinhalten, führen zu starken und schnellen Abstoßungsreaktionen, während andere Verträglichkeitunterschiede wesentlich schwächere und später eintretende Abstoßungsreaktionen induzieren.

Die serologisch definierten Histokompatibilitätsantigene (H-2K- und H-2D-Antigene). Die durch die H-2-Region determinierten starken Histokompatibilitätsantigene sind transplantationsimmunologisch gesehen die wichtigsten Determinanten und wurden bisher intensiv erforscht. Innerhalb der H-2-Region gibt es mehrere exakt definierte Regionen, die für die verschiedenen Antigene kodieren. Die serologisch bestimmbaren Histokompatibilitätsantigene werden von mindestens zwei Regionen kontrolliert, der H-2D- und der H-2K-Region. Diese beiden Regionen bestehen aus einer Vielzahl von allelen Genen, die ihrerseits wieder für verschiedene Histokompatibilitätsantigenspezifitäten kodieren. Sie werden heutzutage routinemäßig mit Hilfe spezifischer Antikörper bestimmt, die gegen ein gegebenes Antigen gerichtet sind. Für die Bestimmung des Gewebeantigenmusters eines Individuums werden seine Lymphozyten mit bekannten monospezifischen Antikörpern und Komplement inkubiert. Die spezifische Reaktion zwischen Antigenen und Antikörpern führt zur Aktivierung des Komplements und zur Lyse der Zelle. Die dabei ablaufende Zytotoxizitätsreaktion ist sowohl empfindlich als auch spezifisch und ein ähnlicher Test, der generell als komplementabhängiger Zytotoxizitätstest bezeichnet wird, wird auch beim Menschen dazu verwendet, die SD-Histokompatibilitätsantigene (HLA-, A-, B-, C-Antigene) zu bestimmen.

Lymphozytenaktivierende Determinanten (H-2I-Antigene). In der H-2-Region liegen auch Gene, die die Expression von lymphozytenaktivierenden Determinanten kontrollieren, und die mit Hilfe der gemischten Lymphozytenkultur (MLC = mixed lymphocyte culture, s. S. 112) identifiziert werden. Die Ergebnisse der letzten Jahre lassen eindeutig erkennen, daß sowohl in experimentellen Systemen als auch beim Menschen die lymphozytenaktivierenden Determinanten die wichtigsten Antigene in Bezug auf die Verträglichkeit bei Transplantationen darstellen. Besteht für diese Determinanten eine Inkompatibilität, dann werden die T-Lymphozyten des Empfängers aktiviert, und sie differenzieren zu zytotoxischen Effektorzellen, die die transplantierten Zellen spezifisch abtöten. Die zytotoxischen Zellen erkennen selektiv die Histokompatibilitätsantigene auf den Spenderzellen.

Immuantwortgene (Ir-Gene). Ebenfalls in der H-2-Region befinden sich Gene, die die Intensität von Immunantworten festlegen und die folglich Immunantwortgene genannt werden. Sie wurden zuerst beim Meerschweinchen beschrieben, jedoch sind entsprechende Gene ebenfalls bei der Maus, anderen Versuchstieren und wahrscheinlich auch beim Menschen vorhanden. Werden geeignete Tiere mit synthetischen Antigenen immunisiert, zeigen einige Tiere eine starke (high responders) und andere eine schwache (low responders)

Antwort. Diese beiden verschiedenen Fähigkeiten sind genetisch determiniert und werden gemäß der Mendelschen Gesetze vererbt. Obwohl bekannt ist, daß die entsprechenden Immunantwortgene in der H-2-Region gelegen sind, konnten die zugehörigen Proteine bzw. Antigene bisher noch nicht näher charakterisiert werden. Es ist jedoch wahrscheinlich, daß die Ir-Genprodukte auf T-Lymphozyten lokalisiert sind, da die Eigenschaft, ein „high“- oder „low-responder“ zu sein, von der Anwesenheit bzw. Abwesenheit von T-Helferzellen abhängt (s. S. 14). Eine weitverbreitete, bisher allerdings noch unbewiesene Hypothese postuliert, daß die Immunantwortgenprodukte den T-Zellantigenrezeptor repräsentieren. Die momentanen Ergebnisse deuten darauf hin, daß er die idiotypischen Determinanten von Immunglobulinen exprimiert und daß bei der Induktion der Immunantwort zwischen den beteiligten Zellen eine MHC-Kompatibilität bestehen muß.

Die an rekombinanten Individuen gewonnen Ergebnisse zeigen, daß wahrscheinlich alle Immunantwortgene in der H-2-Region zwischen den Genen für die serologisch bestimmbaren Antigene H-2K und H-2D liegen.

Die Ia-Antigene. Sie werden mit Hilfe serologischer Techniken bestimmt und werden durch Gene kodiert, die in der Ir-Region des H-2-Komplexes liegen. Sie sind von den klassischen Antigenen verschieden, die zur K- und D-Region gehören. Ia-Antigene sind auf B-Lymphozyten, Monozyten, Endothelzellen, Langerhans-Zellen der Dermis und einigen T-Zellpopulationen vorhanden (s. Kap. 1). Sie scheinen zu jenen Determinanten einen engen Bezug zu haben, die an der B-Zell/T-Zell/Makrophagen- und T-Zell/T-Zell-Interaktion beteiligt sind. Weiterhin sind die Ia-Antigene identisch oder eng verwandt mit den lymphozytenaktivierenden Determinanten in der gemischten Lymphozytenkultur. Antigene mit ähnlicher oder gleicher Struktur und Funktion, die analog zur Maus Ia-Antigene genannt werden, wurden auch beim Menschen identifiziert.

Andere von den Genen der H-2-Region kodierte Strukturen. Vor kurzem konnte gezeigt werden, daß auch andere zum Immunsystem gehörende Proteine durch Gene der H-2-Region kontrolliert werden. Besonders hervorzuheben ist ein Gen in der Ss-Region, das für den Komplementfaktor C4 kodiert. Auch andere Komplementfaktoren werden von Genen determiniert, die mit der H-2-Region offensichtlich eng gekoppelt sind. In ihr ist noch ein weiteres Gen gelegen, das die Ausprägung des sogenannten TL-Antigens kontrolliert, das für Thymozyten spezifisch ist und das bei bestimmten Thymus-Leukämiezellen der Maus vorkommt.

24.1.2 Struktur der Histokompatibilitätsantigene

Die Struktur der Histokompatibilitätsantigene ist jetzt bekannt und zeigt eine gewisse Verwandtschaft zu den Immunglobulinen: Sie bestehen aus einer schweren und einer leichten Kette und sind ihrer chemischen Natur nach Glykoproteine. Ähnliches gilt auch für die menschlichen Histokompatibilitätsantigene, die später noch ausführlich behandelt werden.

24.1.3 Histokompatibilitätsantigene beim Menschen

Auch beim Menschen kommen eine Reihe von Histokompatibilitätsantigenen vor. Von besonderem Interesse sind zwei Antigensysteme, das ABO-Blutgruppensystem und das sogenannte HLA-System (HLA = human leucocyte antigen). Es wird durch mehrere Gene auf Chromosom Nr. 6 kodiert, die den MHC (major histocompatibility complex) bilden und die sich in die HLA-A-, B-, C- und D/DR-Subregionen unterteilen lassen. Die dazugehörigen HLA-A-, B-, C- und D/DR-Antigene stehen mit dem Immunsystem in Verbindung.

ABO-Blutgruppensystem. Die A- und B-Antigene sind auf der Oberfläche von fast allen menschlichen Zellen in hoher Konzentration vorhanden. Sie stellen starke Histokompatibilitätsantigene dar, so daß bei Transplantationen immer eine völlige ABO-Kompatibilität zwischen Donor und Empfänger bestehen muß. Im Falle einer ABO-Unverträglichkeit kommt es zu hyperaktuten Abstoßungsreaktionen, da die bereits vorhandenen Anti-A- und Anti-B-Antikörper hauptsächlich an die Gefäßwandzellen des Transplantates gebunden werden und akute Typ 2-Immunrekationen einleiten.

Die *HLA-A-, B- und C-Antigene* entsprechen den serologisch bestimmbaren H-2D- und H-2K-Antigenen der Maus. Sie werden mit Hilfe zytotoxischer Reaktionen nachgewiesen, bei denen spezifische, gegen definierte Antigene gerichtete Antiseren mit den Lymphozyten der zu typisierenden Person und Komplement zusammengebracht werden.

Die Bindung der Antikörper und die Aktivierung des Komplements führen zur irreversiblen Beschädigung der Zellmembran und zur nachfolgenden passiven Aufnahme eines Vitalfarbstoffes (Trypan-Blau oder Eosin) in die abgetötete Zelle.

Die für derartige Typisierungen benötigten Antiseren stammen hauptsächlich von Patienten, die wiederholt Bluttransfusionen bekommen haben, mehrfach schwangeren Frauen, Patienten, die nach Nierentransplantationen Abstoßungsreaktionen zeigten, und Freiwilligen, die durch Injektionen mit inkompatiblen Leukozyten oder durch Hauttransplantationen aktiv immunisiert worden waren. Die meisten Seren enthalten polyspezifische Antikörper und müssen zuerst sorgfältig absorbiert werden, damit sie monospezifisch werden und für die HLA-Typisierung eingesetzt werden können.

HLA-D/DR-Antigene. Diese Bezeichnung wird beim Menschen oft synonym mit dem Begriff Ia-Antigene verwendet. Wie die Abb. 69 zeigt, werden sie durch Gene kodiert, die in derselben Region wie die Gene für die HLA-A-, B- und C-Antigene liegen. Die HLA-D-Determinanten werden in der gemischten Lymphozyten-Kultur (MLC = mixed leukocyte culture) nachgewiesen und werden vielleicht durch Gene mehrerer Loci kodiert. Für die Typisierung dieser Antigene wurden ursprünglich Lymphozyten von speziellen Spendern verwendet, die homozygot waren, d. h. auf beiden Chromosomen die gleichen HLA-D-Gene tragen. Beim Menschen sieht es momentan so aus, als ob die HLA-D-Determinanten bei der Abstoßungsreaktion die wichtigste Rolle spielen. Eine

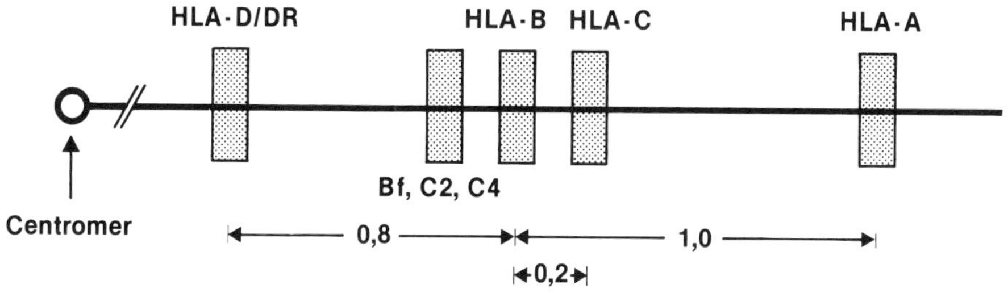

Abb. 69 Die schematische Darstellung der Genregion auf Chromosom 6 (HLA-Region), die beim Menschen die Ausprägung der wichtigsten Histokompatibilitätsantigene (HLA-Antigene) determiniert. Es gibt drei distinkte Loci, den HLA-A-, HLA-B- und HLA-C-Locus, die die serologisch definierten Antigene (SD-Antigene = HLA-A-, HLA-B- und HLA-C-Antigene) kontrollieren. Zusätzlich existiert noch mindestens ein weiterer Locus, der die genetische Information für die antigenen Determinanten enthält, die ursprünglich mit Hilfe der gemischten Leukozytenkultur (MLC) identifiziert werden konnten und die HLA-D-Antigene (= LD-Antigene) genannt werden. Vor einigen Jahren konnte mit Hilfe serologischer Testmethoden ein weiterer Antigen-Typ entdeckt werden, der den HLA-D-Antigenen funktionell ähnlich und strukturell vielleicht sogar mit ihnen identisch ist. Der entsprechende Locus ist der HLA-DR-Locus (DR = D-related), und die von ihm kodierten Antigene erhielten die Bezeichnung HLA-DR-Antigene. Die Gene, die für die Komplement-Faktoren Bf, C2 und C4 kodieren, liegen ebenfalls innerhalb des HLA-Komplexes. Bisher wurden noch keine Rekombinanten zwischen den drei Loci beobachtet, die eng mit dem HLA-B-Locus gekoppelt sind. Der Abstand zwischen dem HLA-A- und dem HLA-B-Locus beträgt 1,0 cM und der zwischen dem HLA-B- und dem HLA-D-Locus 0,8 cM. (Diese Daten stammen vom International Workshop on Human Gene Mapping, Edinburgh, 1979)

HLA-D/DR-Kompatibilität wird bei jeder Transplantation angestrebt und ist gewöhnlich mit einer verlängerten Transplantatüberlebenszeit assoziiert. Eine Gruppe von Antigenen, die sogenannten HLA-DR-Antigene, können serologisch mit Hilfe spezifischer Alloantiseren nachgewiesen werden, die von mehrgebärenden Frauen oder über gezielte Immunisierungen gewonnen werden. Entsprechende Seren, die jedoch spezifischer und wesentlich besser definiert sind, werden neuerdings durch die Hybridomtechnik hergestellt. Die HLA-DR-Antigene scheinen einen engen Bezug zu den HLA-D-Antigenen zu haben und sind mit ihnen vielleicht in funktioneller und struktureller Hinsicht teilweise identisch. Die HLA-A-, B-, C- und HLA-D/DR-Determinanten werden gemäß der für autosomale Gene gültigen Mendelschen Gesetze vererbt. Die dazugehörigen Gene sind in der entsprechenden Region sehr eng gekoppelt, und die Rokombinationsfrequenz ist folglich sehr klein. Wenn die beiden Elternteile in Bezug auf das HLA-System genetisch nicht identisch sind und in den beiden Loci (A und B, s. Tab. 25) jeweils verschiedene Gene haben, sind vier verschiedene genetische Kombinationen möglich, die, wie in der Tab. 25 exemplarisch dargestellt, bei den Kindern auftreten. In solchen Fällen werden die HLA-Antigene als Marker für die gesamte Chromosomenregion herangezogen, die die wichtigsten und stärksten Histokompatibilitätsantigene beim Menschen determiniert. Diejenigen Antigene, die durch ein einziges Chromosom oder eine einzige Chromosomenregion kodiert werden, bilden den sogenannten Haplotypen; d. h. daß jedes Individuum zwei Haplotypen hat und daß die

Tabelle 25 Die Verteilung und mögliche Kombinationen von HLA-A-, B- und D-Haplotypen innerhalb einer Familie

Familienmitgleid	Haplotypen[1)]	HLA-A-, B-Typ[2)]		HLA-D-Typ
Vater	a	A3	B8	DW3
	b	A9	B12	DW4
Mutter	c	A1	B5	DW2
	d	A2	B7	DW1
Kind A	c	A1	B5	DW2
	a	A3	B8	DW3
Kind B	c	A1	B5	DW2
	b	A9	B12	DW4
Kind C	d	A2	B7	DW1
	a	A3	B8	DW3
Kind D	d	A2	B7	DW1
	b	A9	B12	DW4
Kind E	d	A2	B7	DW1
	a	A3	B8	DW3

[1)] Gemäß einer internationalen Übereinkunft werden die väterlichen Haplotypen a und b genannt und die mütterlichen Haplotypen c und d; dadurch wird die Zuordnung der kindlichen Haplotypen erleichtert.

[2)] Es werden hier nur die HLA-A- und HLA-B-Antigene berücksichtigt; die HLA-C-Antigene sind nicht aufgeführt.

Geschwister einer Familie maximal nur die vier verschiedenen Kombinationen der elterlichen Haplotypen haben können (s. Tab. 25).

Die beste Prognose haben die Transplantationen, die zwischen eineiigen Zwillingen oder ABO- und HLA-kompatiblen Geschwistern durchgeführt werden; d. h. daß bei einer Transplantation stets eine optimale HLA-Übereinstimmung zwischen Spender und Empfänger angestrebt werden soll. Das bedeutet, daß die HLA-Typisierung von zentraler Bedeutung für die Auswahl der besten Spender-Empfänger-Kombination ist. Aufgrund der starken Komplexitiät des HLA-Systems (s. Tab. 26) und der enormen Vielzahl verschiedener genetischer Kombinationen sind die Individuen, die untereinander nahezu oder völlig HLA-A-, B- und C-antigenidentisch sind, nur selten auch HLA-D/DR-antigenidentisch. Wie bereits oben erwähnt, sind gerade die LD-Determinanten für die Einleitung zellulärer Immunantworten und damit Abstoßungsreaktionen verantwortlich, so daß längere Transplantatüberlebenszeiten durch eine HLA-D/DR-Antigenkompatibilität zwischen Spender und Empfänger erzielt werden.

24.1.4 Die Struktur der HLA- und H-2-Antigene

Die HLA-Antigene des Menschen und die H-2-Antigene der Maus konnten mit Hilfe verschiedener Methoden in löslicher Form isoliert werden, von denen die Behandlung von Zellmembranen mit nicht-ionischen Detergentien oder proteo-

Tabelle 26 Die verschiedenen Antigenspezifitäten im HLA-System (VIII Workshop on Histocompatibility Testing, Los Angeles, Feb. 1980)

HLA-A	HLA-B	HLA-C	HLA-D	HLA-DR
HLA-A1	HLA-B5	HLA-Cw1	HLA-Dw1	HLA-DR1
HLA-A2	Bw51	HLA-Cw2	HLA-Dw2	HLA-DR2
HLA-A3	Bw52	HLA-Cw3	HLA-Dw3	HLA-DR3
HLA-A9	HLA-B7	HLA-Cw4	HLA-Dw4	HLA-DR4
Aw23	HLA-B8	HLA-Cw5	HLA-Dw5	HLA-DR5
Aw24	HLA-B12	HLA-Cw6	HLA-Dw6	HLA-DRw6
HLA-A10	Bw44	HLA-Cw7	HLA-Dw7	HLA-DR7
A25	Bw45	HLA-Cw8	HLA-Dw8	HLA-DRw8
A26	HLA-B13		HLA-Dw9	HLA-DRw9
HLA-A11	HLA-B14		HLA-DW10	HLA-DRw10
HLA-Aw19	HLA-B15		HLA-Dw11	
A29	Bw62		HLA-Dw12	
Aw30	Bw63		HLA-Dw13	
Aw31	HLA-Bw16			
Aw32	Bw38			
Aw33	Bw39			
HLA-A28	HLA-B17			
HLA-Aw34	Bw57			
HLA-Aw36	Bw58			
HLA-Aw43	HLA-B18			
	HLA-Bw21			
	Bw49			
	Bw50			
	HLA-Bw22			
	Bw55			
	Bw56			
	Bw54			
	HLA-B27			
	HLA-Bw35			
	HLA-B37			
	HLA-B40			
	Bw60			
	Bw61			
	HLA-Bw41			
	HLA-Bw42			
	HLA-Bw46			
	HLA-Bw47			
	HLA-Bw48			
	HLA-Bw53			
	HLA-Bw59			

Die eingerückten Spezifitäten stellen Antigenunterteilungen („splits") des darüberstehenden Hauptantigens dar.

lytischen Enzymen die erfolgreichsten und gebräuchlichsten sind. Die Antigene sind Glykoproteine mit etwa 5% Kohlehydraten und repräsentieren die von den HLA-A-, B- und C-Genen kodierten Polypeptidketten. Sie sind auf allen kernhaltigen Zellen vorhanden, sind hochgradig polymorph und haben eine relative Molekülmasse von etwa 46000. Dieser Polymorphismus findet in der großen Vielzahl der verschiedenen Spezifitäten der HLA-A-, B- und C-Antigene seinen Ausdruck. Zusätzlich zu dieser schweren Kette enthält ein HLA-Antigen noch eine leichte Kette, das Beta-2-Mikroglobulin, das eine relative Molekülmasse von etwa 12000 hat und mit der schweren Kette nicht kovalent assoziiert ist.

Das Ia-Antigen der Maus und das entsprechende HLA-D/DR-Antigen beim Menschen bestehen ebenfalls aus zwei nicht kovalent verbundenen Polypeptidketten, von denen die eine eine relative Molekülmasse von 33000 (schwere Kette) und die andere ein Molekulargewicht von 28000 dalton (leichte Kette) hat.

24.2 Mechanismen der Abstoßungsreaktion

24.2.1 Abstoßung von Allotransplantaten

Die detaillierten Studien an Hauttransplantationen beim Menschen und im Tiermodell haben dazu geführt, daß über die an Abstoßungsreaktionen beteiligten immunologischen Mechanismen umfangreiche und genaue Informationen vorliegen. Bei den Abstoßungsreaktionen unterscheidet man den primären und den sekundären Typ.

Werden Transplantationen an Individuen durchgeführt, die vorher noch nie gegen Histokompatibilitätsantigene sensibilisiert worden waren, treten bei ihnen „first set"-Reaktionen auf. Dabei wird das Transplantat von mononukleären Zellen und vor allen Dingen kleinen Lymphozyten infiltriert. Bestanden zwischen dem Spender und dem Empfänger Unterschiede in den MHC-kodierten Gewebeantigenen, wird das Transplantat innerhalb von zehn bis zwölf Tagen abgestoßen. Eine derartige „first set"-Reaktion zeigt denselben Verlauf wie eine primäre Immunantwort.

Bei der „second set"-Abstoßung laufen die beteiligten immunologischen Reaktionen wesentlich schneller und intensiver ab. Sie erfolgt dann, wenn der Empfänger gegenüber den Donor-Histokompatibilitätsantigenen vorsensibilisiert worden war. Das histologische Bild wird durch eine pathologisch veränderte Zirkulation mit vaskulären Thrombosen und Nekrosen beherrscht, die für das Auftreten von typisch weißen Transplantaten ohne jegliche Durchblutung verantwortlich sind.

Die obengenannten Beobachtungen beziehen sich lediglich auf Hauttransplantationen; andere transplantierte Organe, wie z. B. die Niere, verhalten sich immunologisch unterschiedlich.

24.2.2 Zelluläre und humorale Immunantworten bei der Abstoßungsreaktion

An den „first set"-Abstoßungsreaktionen sind fast ausschließlich T-Lymphozyten und zelluläre Immunreaktionen, d. h. Typ 4-Reaktionen, beteiligt. Die Fähigkeit, Abstoßungsreaktionen durchzuführen, kann durch T-Lymphozyten übertragen werden, und bei den Versuchstieren, denen die T-Lymphozyten experimentell entfernt worden waren, laufen keine Abstoßungsreaktionen mehr ab. Das gilt sowohl für neonatal thymektomierte Mäuse als auch für die sogenannte nackte Maus, die keinen Thymus hat. Analoge Befunde werden auch bei Patienten mit schweren zellulären Immundefekten (s. S. 139ff) erhoben; reine humorale Immundefekte mit einer verminderten Antikörperbildung sind nicht in der Lage, die Abstoßungsreaktionen in irgendeiner Weise zu beeinflussen.

Im Gegensatz dazu beinhaltet die sekundäre Abstoßungsreaktion zelluläre und humorale Mechanismen. Enthält das Empfängerserum starke Antikörper gegen die Histokompatibilitätsantigene des Spenders, kommt es innerhalb weniger Stunden nach der Transplantation zu einer hyperakturen Abstoßung. Dieser Vorgang entspricht einer Typ 2- oder zytotoxischen Reaktion und wird vor allen Dingen bei Nierentransplantationen beobachtet. Die immunologi-

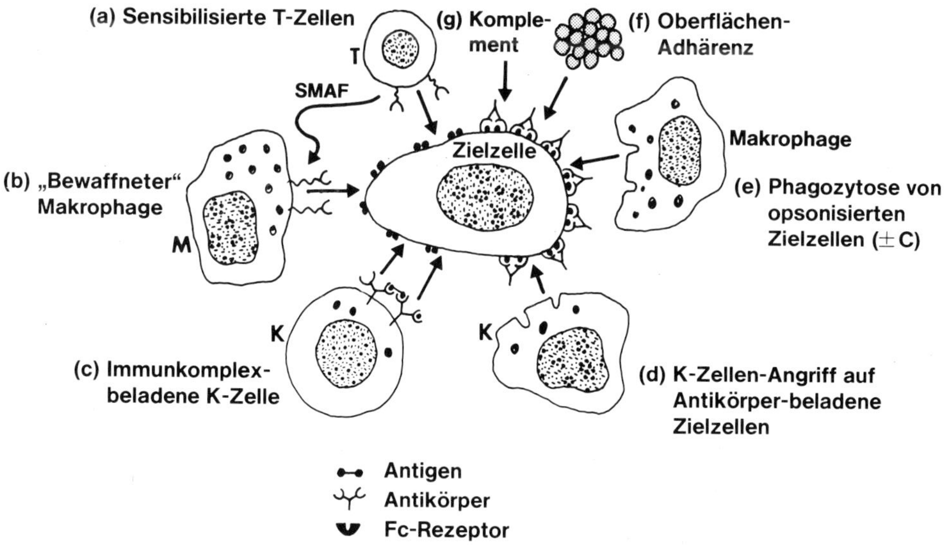

Abb. 70 Schematische Darstellung der verschiedenen, an der Beschädigung bzw. Zerstörung einer Zielzelle beteiligten immunologischen Mechanismen: a) Die direkte, spezifische Zytotoxizität sensibilisierter T-Zellen gegen Antigene auf der Zielzellenoberfläche. b) Die Aktivität von Makrophagen, die mit spezifischen, von sensibilisierten T-Lymphozyten freigesetzten Faktoren, den sogenannten „specific macrophage arming factors = SMAF“ beladen sind. Die Feinmechanismen dieser Makrophagenfunktion ist noch nicht genau bekannt. c) Die zytolytische Aktivität von K-Zellen gegen Immunkomplexe auf der Zielzelle. Die beteiligten Antikörper enthalten zum Teil noch freie Bindungsstellen, die mit entsprechenden Antigenen der Zielzellenoberfläche reagieren. d) K-Zellen, die über die Interaktion mit den Fc-Teilen antikörperbeladener Zielzellen zytolytisch wirken. Die beteiligten Antigene sind integrale Bestandteile der Zielzellenoberflächenmembran. e) Die Phagozytose antikörperbeladener Zielzellen; dieser Mechanismus wird durch die Reaktion der Fc-Rezeptoren auf der Makrophagenoberfläche mit den Fc-Teilen der Antikörper eingeleitet. f) Die Bindung von Thrombozyten an Antikörper auf der Zielzellenoberfläche unter Ausbildung von Thromben. g) Die immunkomplexartig gebundenen Antikörper auf der Zielzellenoberfläche leiten über die Aktivierung des Komplementsystems eine Membranschädigung und Zell-Lyse ein

schen Bedingungen sind zumindest teilweise verschieden von denen, die bei Hauttransplantationen auftreten, bei denen die „second set"-Abstoßungsreaktion hauptsächlich durch zelluläre Immunreaktionen verursacht wird und bei denen die weißen Transplantate häufig sehr schnell abgestoßen werden.

Zum Nachweis der zellulären Immunität gegen Histokompatibilitätsantigene bedient man sich hauptsächlich verschiedener in vitro Systeme, bei denen die Empfängerlymphozyten gegen die Spenderzellen eine direkte Zytotoxizität entfalten. Dabei fungieren die Transplantationsantigene als direkte Zielantigene, die von der zytotoxischen Zelle als fremd erkannt werden. Nach der antigenen Stimulierung sezernieren die T-Lymphozyten eine Reihe von Lymphokinen, die ebenfalls an immunologischen Folgereaktionen beteiligt sind (s. S. 113).

Weiterhin sind auch die K-Zellen, die die Effektorzellen der antikörpervermittelten zellulären Zytotoxizität repräsentieren (s. S. 16), an Abstoßungsreaktionen beteiligt; jedoch ist bisher noch nicht genau bekannt, welche Rolle die K-Zellen und die Makrophagen bei der Abstoßung spielen.

In der Abb. 70 sind eine Reihe von immunologischen Mechanismen dargestellt, die im Zusammenhang mit der Eliminierung fremder Zellen eingeleitet werden und ablaufen, und es ist ziemlich wahrscheinlich, daß bei einer aktuellen Transplantatabstoßung die meisten dieser Mechanismen, wenn nicht sogar alle von ihnen, aktiv sind. Diese Aussage gilt sowohl für die direkte Zytotoxizität von sensibilisierten T-Lymphozyten gegen Zielzellen als auch für den Einfluß von Makrophagen und K-Zellen, die Thrombozytenadhärenz, die Freisetzung vasoaktiver Kinine und die Aktivierung des Komplementsystems durch Antikörper.

24.3 „Graft-versus-host"-Reaktion

Die „graft-versus-host"-Reaktion wird durch immunkompetente Zellen verursacht, die sich in einem Transplantat befinden und die gegen die Histokompatibilitätsantigene des Empfängers (Wirt) reagieren. Bei einer Transplantation reagieren normalerweise die immunkompetenten Zellen des Wirtes gegen die Histokompatibilitätsantigene des Spenders. Hierbei handelt es sich um die übliche „host-versus-graft"- oder Abstoßungsreaktion, die oben ausführlich beschrieben wurde. Jedoch kann eine Umkehrung dieser Reaktion dann eintreten, wenn das Transplantat selbst immunkompetente Zellen enthält, die die Gewebeantigene des Empfängers als fremd erkennen. Normalerweise spielt die „graft-versus-host"-Reaktion nur eine untergeordnete Rolle und wird fast vollständig durch die Vorgänge der Abstoßungsreaktion überdeckt. Ist der Wirt jedoch immunologisch defekt und kann nicht gegen das Transplantat reagieren, dominiert die „graft-versus-host"-Reaktion und führt zu schweren Symptomen. Ein derartiger Zustand läßt sich experimentell bei neonatal thymektomierten Mäusen oder nackten Mäusen nachvollziehen, die keinen Thymus haben. Entsprechende immunologische Bedingungen liegen bei Transplantationen von Patienten mit schweren zellulären Immundefekten vor. Die „graft-versus-host"-

Reaktion tritt hauptsächlich nach der Transplantation immunkompetenter Zellen auf und spielt im Zusammenhang mit drei klinischen Situationen eine entscheidende Rolle:

Knochenmarkstransplantationen werden zur Behandlung von schweren zellulären Immundefekten durchgeführt. Da das Immunsystem des Empfängers nicht funktionsfähig bzw. nicht vorhanden ist, kommt es bei ihnen zu schweren „graft-versus-host"-Reaktionen, die sogar zum Tod führen können.

„Graft-versus-host"-Reaktionen treten auch bei immundefekten Patienten nach der Transfusion von frischem Blut auf. In diesem Fall sind die Lymphozyten im transfundierten Blut für die immunologischen Reaktionen verantwortlich.

„Graft-versus-host"-Reaktionen laufen außerdem bei Patienten ab, die mit immunsuppressiven Medikamenten behandelt worden oder extensiver Strahlung ausgesetzt waren.

Bei den „graft-versus-host"-Reaktionen handelt es sich um immunologisch spezifische Vorgänge, die durch zelluläre Immunreaktionen verursacht werden. Die klinischen Symptome sind Fieber, Anämie, Gewichtsverlust, Splenomegalie, Diarrhoe und Hautausschläge. Die Reaktionen können sehr ernste Verläufe zeigen und unter ungünstigen Bedingungen einen letalen Ausgang haben.

24.4 Ausnahmen zur Abstoßungsreaktion

Im Körper gibt es einige wenige Stellen, wie z. B. die Hornhaut, die keine Verbindung zum Blut und Lymphsystem haben. Nach einer Hornhauttransplantation kommen die Gewebeantigene der Cornea nicht mit immunkompetenten Zellen in Berührung, so daß auch keine Abstoßungsreaktionen ablaufen können (s. Kap. 20).

Einige Gewebe zeigen nur eine geringe Neigung, abgestoßen zu werden. Ein bekanntes Beispiel dafür ist der Knorpel, der auch ohne Rücksichtnahme auf Kompatibilitätsunterschiede transplantiert werden kann, da er, wie die Hornhaut, keine Blutgefäße hat und seine Zellen nach einer Transplantation mit dem Immunsystem des Empfängers nicht in Berührung kommen.

Auch Knochen können problemlos transplantiert werden, wenn das Knochengewebe vornehmlich als Matrix fungieren soll, um für eine relativ kurze Zeit und vor einer abschließenden Resorption die Bildung von neuem Knochengewebe im Empfänger zu vermitteln.

Eine ganz spezielle immunologische Situation repräsentiert ein Fötus, der meistens mehrere, von der Mutter verschiedene Histokompatibilitätsantigene trägt und damit streng genommen ein Transplantat darstellt. Wahrscheinlich kommt dem Throphoblasten der Plazenta aufgrund spezieller zellbiologischer und immunologischer Eigenschaften die Funktion zu, eine Abstoßung des Fötus zu verhindern. Dieses Problem wurde bereits im Kap. 21 näher erörtert.

24.5 Inhibition der Abstoßungsreaktion, immunologisches Enhancement

Es gibt hauptsächlich drei Möglichkeiten, Abstoßungsreaktionen zu unterdrükken oder zu verhindern: erstens durch die Gabe immunsuppressiver Substanzen, zweitens durch die Induktion einer immunologischen Toleranz und drittens durch die Ausnützung des immunologischen Enhancements, das gewöhnlich durch blockierende Antikörper verursacht wird, die wichtige Funktionen immunkompetenter T-Lymphozyten inhibieren können

24.5.1 Immunsuppression

Abstoßungsreaktionen können mit Hilfe verschiedener Methoden unspezifisch unterdrückt werden, z. B. durch eine Reihe immunsuppressiver Medikamente, Antilymphozytenseren, Bestrahlung und durch die Entfernung von Lymphozyten über die Drainage des Ductus thoracicus. In der klinischen Routine, z. B. bei der Nierentransplantation, werden hauptsächlich immunsuppressive Medikamente eingesetzt (s. Kap. 28).

24.5.2 Immunologische Toleranz

Auch mit Hilfe immunologischer Methoden können Abstoßungsreaktionen unterdrückt werden: Entweder durch die Induktion einer spezifischen immunologischen Toleranz gegen Transplantationsantigene oder durch die Mechanismen des Enhancement, das auf der besonderen Eigenschaft einer speziellen Antikörperpopulation beruht, die Wirkung sensibilisierter T-Lymphozyten zu blockieren.

Die Details der immunologischen Toleranz wurden bereits in Kap. 1 ausführlich erörtert. Sie kann entweder genetisch determiniert sein oder durch Antigene induziert und erworben werden. Die meisten Experimente zur Toleranz bei Transplantationen wurden an F1-Hybriden durchgeführt, die das Resultat einer Kreuzung zwischen zwei Mausinzuchtstämmen sind. Die Tiere dieser F1-Generation haben alle genetischen Eigenschaften der Elterntiere, einschließlich aller Histokompatibilitätsantigene. Das bedeutet, daß die F1-Hybride gegenüber den Antigenen beider Eltern tolerant sind und daß Transplantationen von den Elterntieren auf die F1-Tiere ohne nachfolgende Abstoßungsreaktionen durchgeführt werden können. Derartige Untersuchungen haben klar gezeigt, daß gegenüber den Donorantigenen eine völlige immunologische Toleranz besteht.

In vielen transplantationsimmunologisch orientierten Laboratorien versucht man zur Zeit, durch die Behandlung des Empfängers mit den Histokompatibilitätsantigenen des Donors vor der Transplantation eine immunologische Toleranz zu induzieren. Viele dieser Tierexperimente sehen erfolgversprechend aus, jedoch stehen uns bis heute noch keine probaten Methoden zur Verfügung, um auch beim Menschen gegen die Histokompatibilitätsantigene des Spenders eine immunologische Toleranz zu etablieren. Sollte ein derartiges Vorhaben jedoch gelingen, würde es bessere und spezifische Möglichkeiten der immunologischen Kontrolle von Transplantationen beim Menschen eröffnen.

24.5.3 Enhancement

Der Begriff Enhancement stammt aus dem Bereich der Tumorimmunologie und charakterisiert eine Situation, bei der ein allogener Tumor oder ein Tumortransplantat in einem Individuum schneller wächst und länger überlebt, das zuvor durch eine aktive Immunisierung oder den passiven Transfer von Antiseren sensibilisiert worden war. Eine entsprechende immunologische Situation kann auch für Organtransplantationen experimentell herbeigeführt werden. Durch die Verabreichung von Antikörpern gegen die Histokompatibilitätsantigene des Spenders läßt sich bisweilen eine verlängerte Transplantatüberlebensrate erzielen. Die genauen am immunologischen Enhancement beteiligten Mechanismen sind noch nicht genau bekannt, jedoch besteht die wahrscheinlichste Erklärung darin, daß die Antikörper, wie auf S. 269 bereits beschrieben, die zellulären Abstoßungsmechanismen blockieren können. Unter Verwendung ähnlicher Methoden sollte es möglich sein, die Abstoßungsreaktionen auch beim Menschen abzuschwächen und sogar zu verhindern. In mehreren Laboratorien werden zur Zeit Experimente in dieser Richtung durchgeführt, jedoch ist es noch zu früh, um eindeutige Aussagen über die Ergebnisse machen zu können.

24.6 Nierentransplantation beim Menschen

Wie bereits oben erwähnt, können Transplantationen an bestimmten priviligierten Körperstellen, wie z. B. der Cornea, durchgeführt werden, ohne Inkompatibilitäten in Bezug auf die Transplantationsantigene zu berücksichtigen; dasselbe gilt auch für Knorpeltransplantationen.

Das größte Problem im Zusammenhang mit Organtransplantationen besteht heutzutage in der Vermeidung von immunologischen Folgereaktionen und der Abstoßung. Um dennoch die bestmöglichen Ergebnisse zu erzielen, ist es notwendig, erstens die zugrundeliegende Krankheit immunologisch zu charakterisieren, zweitens die Histokompatibilitätsantigene des Spenders und des Empfängers genau zu bestimmen und den geeignetsten Spender auszusuchen und drittens ständige immunologische Überwachungen durchzuführen, um mögliche Abstoßungsreaktionen so früh wie möglich zu erkennen.

24.6.1 Immunologische Untersuchungen der zugrundeliegenden Krankheit

Diese Untersuchungen beinhalten sowohl serologische Bestimmungen, wie z. B. die Austestung von Antikörpern und die Quantifizierung des Komplements als auch histologische und immunologische Untersuchungen an Biopsien, um die unmittelbar im Nierengewebe ablaufenden Immunreaktionen zu erfassen. Die verschiedenen Formen derartiger, für Nierenerkrankungen wichtiger Immunreaktionen wurden bereits im Kap. 13 ausführlich beschrieben. Es soll an dieser Stelle nochmals darauf hingewiesen werden, daß diese Untersuchungen von extremer Bedeutung sind, z. B. für die aktive Nephritis und das Goodpasture-Syndrom. Es ist ebenfalls wichtig, eine Nephritis mit immunsuppressiven Medikamenten zu behandeln und dem Patienten schon einige Zeit vor der Transplantation die Nieren zu entfernen und ihn zu hämodialysieren. Dadurch sollen die immunologischen Reaktionen beseitigt werden, die die frisch transplantierte Niere beeinflussen oder schädigen können. Auch bei den Patienten mit systemischem Lupus erythematodes oder mit chronischer Amyloidose muß vor der Transplantation unbedingt die Krankheitsaktivität und die Wahrscheinlichkeit bestimmt werden, daß die übertragene Niere durch die gleichen pathologischen Vorgänge geschädigt wird, die die ursprüngliche Krankheit verursachten; bessere Ergebnisse werden dann erzielt, wenn die zugrundeliegende Krankheit nicht immunologischer Natur ist, wie z. B. Mißbildungen.

24.6.2 Selektion von Spender und Empfänger

Serologische Gewebetypisierung. Schon seit vielen Jahren werden die HLA-A-, B- und C-Antigene mit Hilfe serologischer Testmethoden bestimmt. Bereits bei der Transplantation innerhalb einer Familie, vor allen Dingen zwischen Geschwistern, ist die Bestimmung der Histokompatibilitätsantigene wichtig. Das beruht darauf, daß die Gene des Histokompatibilitätskomplexes eng gekoppelt sind, und innerhalb einer Familie immer nur genetisch genau festgelegte Transplantationsantigenkombinationen vorkommen (s. Tab. 25). Kinder, die dieselben Haplotypen haben und ABO-kompatibel sind, können gegenseitig ohne Bedenken als Transplantatspender und -empfänger fungieren und zeigen in fast 100% aller Fälle exzellente Ergebnisse. Haben die beiden Familienmitglieder nur einen Haplotyp gemeinsam, sind die Ergebnisse weniger gut, und die Zweijahres-Überlebensrate des Transplantates bewegt sich zwischen 60 und 70%. Liegt gar keine Haplotypengemeinsamkeit vor, fällt die Prognose der Transplantation sehr schlecht aus. So kommt der serologischen Gewebetypisierung gerade bei der Nierentransplantation zwischen verwandten Familienmitgliedern eine entscheidende Bedeutung zu.

Eine etwas andere Situation liegt bei der Transplantation zwischen nichtverwandten Individuen vor. Das beruht auf zwei Faktoren, erstens auf der enormen Anzahl verschiedener Histokompatibilitätsantigenkombinationen in der Gesamtpopulation und zweitens auf der Tatsache, daß die HLA-Antigene nur einen Teil des Gewebeverträglichkeitssystems darstellen. Wahrscheinlich spielen die HLA-D/DR-Antigene die wichtigste Rolle bei der Induktion von Abstoßungsreaktionen und der Prognose der Organübertragung. Für die Transplantation zwischen unverwandten Personen werden hauptsächlich Kadavernieren verwendet. Es ist offensichtlich, daß die Ergebnisse wesentlich besser ausfallen, wenn eine gute HLA-Kompatibilität vorliegt, jedoch zeigen die Überlebensraten nekrotransplantierter Nieren keine zu großen Unterschiede in Abhängigkeit davon, ob zwischen den HLA-Antigenen des Spenders und Empfängers eine vollständige, partielle oder gar keine Kompatibilität bestand; somit kommt der serologischen Gewebetypisierung im Zusammenhang mit der Kadaverorgantransplantation eine geringere Bedeutung zu als bei der Transplantation zwischen verwandten Personen.

Untersuchung der HLA-D/DR-Antigene bei der klinischen Transplantation. Heutzutage sprechen eine Reihe von gut abgesicherten Ergebnissen dafür, daß die für die Transplantation wichtigen Histokompatibilitätsantigene die sogenannten HLA-D/DR-Antigene sind, die mit Hilfe lymphozytärer oder serologischer Reaktionen definiert und identifiziert werden (s. o.). Bei der Transplantation zwischen verwandten Individuen, speziell zwischen Geschwistern, werden meistens ausgezeichnete Ergebnisse erhalten, was darauf beruht, daß HLA-A-, B-, C-antigenidentische Geschwister auch sehr häufig HLA-D/DR-Antigen identisch sind. Die HLA-D/DR-Typisierungen nichtverwandter Individuen haben ergeben, daß die Ergebnisse der HLA-A-, B- und C-Typisierung unabhängig von denen der HLA-D/DR-Typisierung sind, da innerhalb der Gesamtpopulation vielfältige Kombinationen zwischen den HLA-A-, B-, C- und HLA-D/DR-Spezifitäten möglich sind. In der Zwischenzeit wird die HLA-DR-Typisierung bei Transplantationen routinemäßig durchgeführt, jedoch kann sie die HLA-A-, B- und C-Typisierung bisher nicht ersetzen, d. h. daß bei der Auswahl der optimalen Spender-Empfänger-Kombination der HLA-A-, B-, C-Typ und der HLA-DR-Typ berücksichtigt werden. Eine besondere Bedeutung kommt der HLA-DR-Typisierung bei der Knochenmarkstransplantation zu.

Bestimmung von Antikörpern. Im Rahmen der Spender-Empfänger-Auswahl besteht eine weitere wichtige Untersuchung darin, eventuell im Empfänger vorhandene, gegen die Histokompatibilitätsantigene des Spenders gerichtete zytotoxische Antikörper zu erfassen. Diese, mit den HLA-A-, B- und C-Antigenen reagierenden Antikörper können beim Empfänger eine akute Abstoßung hervorrufen, so daß eine Transfusion kernhaltiger Zellen in potentielle Nierentransplantatempfänger vermieden werden sollte. Aus diesem Grund werden bei Transfusionen leukozytenarme Blutkonserven verwendet. Die neuesten Daten auf diesem Gebiet sprechen allerdings dafür, daß diejenigen Patienten, die bereits vor der Transplantation mittelgradige Antikörperkonzentrationen gegen bestimmte Histokompatibilitätsantigene, hauptsächlich gegen die HLA-DR-Antigene des Spenders, haben, eine wesentlich bessere Prognose der Nierentransplantation zeigen. Diese Resultate können unter Umständen durch das Enhancement (s. u.) und durch eine geeignete Selektion erklärt werden, da der Patient gewisse Antikörpertypen produziert, aber keine Niere mit den entsprechenden Antigenen erhält.

24.6.3 Diagnose von Abstoßungsreaktionen

Momentan gibt es noch keine zuverlässigen immunologischen Tests, um Abstoßungsreaktionen frühzeitig zu diagnostizieren, so daß klinische Befunde wie

z. B. Fieber, Proteinurie, Bluthochdruck, erhöhte Kreatininwerte und andere klinische Beobachtungen herangezogen werden müssen. Der Nachteil aller dieser Methoden besteht darin, daß sie erst dann positiv ausfallen, wenn die Niere durch die immunologischen Reaktionen bereits geschädigt ist; der große Vorteil der immunologischen Diagnose liegt darin, daß durch eine wesentlich frühere Erkennung dieser Reaktionen nicht nur Gewebebeschädigungen weitgehend vermieden werden könnten, sondern auch die Therapie schonender und für den Patienten angenehmer durchgeführt werden könnte.

24.7 Transplantation anderer Organe beim Menschen

24.7.1 Transplantation von lympoidem Gewebe

Immundefekte, vor allen Dingen schwere zelluläre Immundefekte, können durch die Transplantation von immunologisch aktivem Gewebe, hauptsächlich Thymus und Knochenmark, wirkungsvoll behandelt werden. Liegt ein isolierter zellulärer Immundefekt vor, genügt die Übertragung des Thymus, jedoch im Fall von kombinierten Immundefekten können die fehlenden immunologischen Funktionen nur durch eine Transplantation des Knochenmarks wiedererlangt werden. In diesem Zusammenhang stellt die „graft-versus-host"-Reaktion (s. o.) das größte Problem dar, bei der die immunologisch aktiven Spenderlymphozyten gegen die Histokompatibilitätsantigene auf den Empfängerzellen reagieren. Im Gegensatz dazu kann der immundefekte Empfänger gegen das Transplantat keine immunologischen Reaktionen durchführen. Die „graft-versus-host"-Reaktion kann sehr schwere Formen annehmen und zum Tode des Empfängers führen. Eine wesentliche Verbesserung konnte dadurch erreicht werden, daß nur noch HLA-D/DR-kompatible Spender verwendet werden, so daß die HLA-DR-Typisierung gerade für diese Form der Transplantation von essentieller Bedeutung ist.

24.7.2 Herztransplantation

Herztransplantationen werden nur im Zusammenhang mit ganz bestimmten Indikationen durchgeführt, und die Einjahr-Überlebensrate liegt bei etwa 40–50%. Die Ergebnisse der Herztransplantation hängen größtenteils von einem Spenderüberschuß ab, und selbst wenn es gelingen sollte, die immunologischen Probleme befriedigend zu lösen, wird der Bedarf immer noch größer sein als das Angebot.

24.7.3 Lebertransplantation

Die Lebertransplantation befindet sich auch heutzutage immer noch im experimentellen Stadium.

24.7.4 Andere Organe

Verbesserte immunologische wie auch chirurgische Methoden werden uns in Zukunft dazu befähigen, auch andere Organe, wie z. B. die endokrinen Organe, zu transplantieren.

24.8 Assoziation zwischen Histokompatibilitätsantigenen und Krankheiten

Bestimmte Krankheiten zeigen eine mehr oder weniger ausgeprägte Korrelation zu einigen Histokompatibilitätsantigenen. Das bekannteste und eindeutigste Beispiel ist der Morbus Bechterew, der eine extrem starke Assoziation zur HLA-B27-Spezifität zeigt. Auch bei der Reiter-Krankheit und der akuten Uveitis scheint die HLA-B27-Spezifität signifikant vermehrt aufzutreten, während die rheumatoide Arthritis, der systemische Lupus erythematodes und die Glomerulonephritis keine eindeutige Assoziation zu den Antigenen des HLA-Systems aufweisen (s. Tab. 27). Bei bestimmten endokrinen Erkrankungen liegt ein relativ erhöhtes Krankheitsrisiko bei den Patienten vor, die bestimmte HLA-Antigenspezifitäten haben. Bei der Dermatitis herpetiformis und der Zöliakie ist die Häufigkeit der HLA-B8- und der HLA-DR3-Spezifität beträchtlich erhöht.

Nicht nur die serologisch determinierten HLA-A-, B- und C-Antigene, sondern auch die HLA-D/DR-Antigene können mit bestimmten Krankheiten eindeutig korreliert sein. Das gilt vor allen Dingen für die multiple Sklerose und die HLA-DW2-Spezifität. Im Hinblick auf maligne Neoplasien liegen nur relativ spärliche Resultate vor, und die meisten Studien verliefen bislang negativ. Es ist jedoch wahrscheinlich, daß weiterführende Untersuchungen am HLA-D/DR-System neue Assoziationen aufdecken werden.

Es gibt mehrere Theorien, um die Assoziation zwischen Histokompatibilitätsantigenen und Krankheiten zu erklären. Erstens können an diesem Phänomen die Immunantwort(Ir)-Gene beteiligt sein, so daß die Patienten mit einem bestimmten Histokompatibilitätsantigenmuster defekte Immunantworten haben und gegenüber gewissen Krankheiten ein erhöhtes Anfälligkeitsrisiko zeigen. Eine positive Assoziation kann allerdings auch eine verstärkte Antwort gegen bestimmte Antigene widerspiegeln.

Eine andere Erklärungsmöglichkeit beinhaltet, daß zwischen den Oberflächenantigenen von Mikroorganismen und den HLA-Antigenen Kreuzreaktionen bestehen, die den Träger derartiger Antigene aufgrund einer verringerten Infektionsresistenz für diese Krankheiten anfälliger machen.

Eine dritte Theorie erklärt die Assoziation mit der Eigenschaft von HLA-Antigenen, als Virusrezeptoren zu fungieren, so daß die Träger von bestimmten HLA-A-, B-, C- oder HLA-D/DR-Typen gegenüber bestimmten Infektionen anfälliger sind.

Es gibt auch noch eine Reihe anderer Theorien, jedoch ist es noch zu früh, um definitive Aussagen über die Richtigkeit derartiger Hypothesen machen zu können. Die wahrscheinlichste Erklärung ist, daß die Immunantwortgene unmittelbar für dieses Phänomen verantwortlich sind.

Tabelle 27 Die Assoziation zwischen Histokompatibilitätsantigenen und Krankheiten

Krankheiten	HLA-Antigen	relatives Krankheitsrisiko im Vergleich zur Normalbevölkerung
Kollagenerkrankungen		
Morbus Bechterew	B27	120
Reiter-Syndrom	B27	40
Rheumatoide Arthritis	DW4	4
Akute Uveitis	B27	30
Hautkrankheiten		
Psoriasis vulgaris	B13	4
	BW17	5
Pemphigus vulgaris	A10	3
Dermatitis herpetiformis	B8	4
	DW3	14
Darmkrankheiten		
Zöliakie	B8	10
	DR3	17
Kolitis ulcerosa	–	kein erhöhtes Risiko
Krankheiten des Nervensystems		
Myasthenia gravis	B8	4
Multiple Sklerose[1]	A3	2
	B7	2
	DW2	5
	DW7	4
Endokrine Erkrankungen		
Diabetes mellitus[1]	B8	2
	DW3	5
	DR4	4
Thyreotoxikose	B8	4
Morbus Addison	B8	6
	DW3	10

[1] Bei der multiplen Sklerose und beim Diabetes mellitus ist die Korrelation zu den HLA-D-Determinanten wesentlich stärker ausgeprägt als zu den HLA-A-, B- und C-Determinanten

25 Immunreaktionen gegen Medikamente

Typ 1-, 2-, 3- und 4-Reaktionen können an den Immunreaktionen gegen Medikamente beteiligt sein. In vielen Fällen konnten die genauen Vorgänge noch nicht eindeutig aufgeklärt werden, jedoch sprechen gerade die klinischen Symptome und andere Beobachtungen für die Beteiligung allergischer Mechanismen. In der Tab. 28 sind einige klinische Formen von medikamenteninduzierten Reaktionen aufgelistet; in manchen Fällen kann man nur vermuten, daß die Symptome auf Immunreaktionen gegen Medikamente beruhen, während es wieder andere Fälle gibt, für die dieser Sachverhalt bewiesen ist.

25.1 Medikamente als Antigene und Haptene

Die meisten Medikamente sind gut definierte chemische Substanzen von geringer relativer Molekülmasse (weniger als 1000). Sie stellen somit Haptene dar, die normalerweise weder beim Menschen noch unter experimentellen Bedingungen eine Immunantwort auslösen können. Um dies dennoch zu erreichen, muß das Medikament zuerst irreversibel an Makromoleküle des Gewebes,

Tabelle 28 Medikamenteninduzierte Immunreaktionen

1. Allergische Reaktionen vom Sofort-Typ, die zwischen 2 und 30 Minuten nach der Verabreichung der Medikamente auftreten:

   Urticaria,
   allergisches Ödem,
   Asthma bronchiale,
   Hypotension, Schock

2. Reaktionen, die zwischen wenigen stunden und mehreren Tagen nach der Verabreichung der Medikamente auftreten:

   Reaktionen mit Symptomen in der Haut und den Schleimhäuten:

   - Urticaria,
   - diffuses Erythem,
   - Morbilliformes Exanthem,
   - exfoliative Dermatitis,
   - Purpura,
   - Steven-Johnson-Syndrom,
   - Kontaktdermatitis,
   - Fieber,
   - Arthralgie,
   - hämolytische Anämie,
   - Granulozytopenie,
   - Thrombozytopenie,
   - cholestatischer Ikterus,
   - akutes Nierenversagen

normalerweise an Proteinmüleküle, gebunden werden. Eine Antikörperbildung kann nur gegen das Hapten Dinitrophenol (DNP) erfolgen, wenn das Tier mit einem Konjugat aus DNP und dem Trägermolekül, z. B. Rinderserumalbumin (DNP-BSA) immunisiert worden war. Ob eine bestimmte Substanz an Makromoleküle gebunden wird und ob sie eine Antikörperantwort einzuleiten vermag, hängt ausschließlich von ihrer chemischen Struktur ab. Auf experimentellem Wege konnte gezeigt werden, daß nur 10 von 17 möglichen isomeren Nitrochlorbenzolverbindungen bei Kaninchen oder Meerschweinchen Immunreaktionen auslösen können. Nur diese zehn Verbindungen sind strukturell so geartet, daß sie sich mit Aminogruppen von Proteinen verbinden können.

Das Hapten muß mit dem Trägermolekül eine kovalente Bindung eingehen. Aus dem irreversiblen Charakter dieser äußerst festen Bindung resultiert, daß der gesamte Komplex im Verlauf der biologischen Einzelreaktionen stabil bleibt, die das Antigen bei der Induktion einer Immunantwort durchläuft. Viele Medikamente werden im Körper jedoch nur reversibel an das entsprechende Transportprotein gebunden, z. B. an Albumin. Die daran beteiligten Bindungen haben eine geringere Energie, und der Komplex ist so labil, daß er keine spezifische Antikörpersynthese hervorrufen kann. Jedoch können auch bestimmte Medikamente, die normalerweise nicht irreversibel an Proteine gebunden werden (z. B. Sulfonamide, Salizylsäure, Barbiturate, Chinidin) Immunreaktionen induzieren. Wahrscheinlich führt die Metabolisierung der Medikamente zur Bildung reaktiver chemischer Substanzen, die dann ihrerseits irreversibel an Proteine gebunden werden und eine Immunantwort einleiten können. Sowohl ein besseres Verständnis der beteiligten Immunreaktionen als auch eine exaktere in vitro Diagnose und effektivere Prophylaxe setzen voraus, daß die Natur und die Reaktivität derartiger Intermediärprodukte genauer erforscht wird.

25.2 Beispiele für Immunreaktionen gegen Medikamente

25.2.1 Typ 1-Reaktionen

Den häufigsten Fall der medikamenteninduzierten Typ 1-Reaktion stellt die Überempfindlichkeit gegen Penizillin und Penizillinderivate dar. Die Reaktionen führen zu Symptomen wie Urtikaria, allergisches Ödem, Fieber, Diarrhoe, Dyspnoe oder sogar zum letalen anaphylaktischen Schock. Allergische Reaktionen gegenüber Penizillin sind sehr weit verbreitet, und der anaphylaktische Schock stellt eine Komplikation dar, mit der der Arzt bei einer entsprechenden Therapie jederzeit rechnen muß. Die wichtigste Prophylaxe besteht in einer sorgfältigen Überprüfung der Krankengeschichte im Hinblick auf mögliche Allergien und bereits früher aufgetretenen Reaktionen gegen Penizillin. Wenn der Patient schon einmal das Zeichen einer schweren Penizillinreaktion zeigte, stellt das Penizillin eine Kontraktindikation dar, und ein anderes Antibiotikum muß verwendet werden. Leidet der Patient an einer Infektion, die am besten mit Penizillin behandelt werden kann und traten bei ihm bereits zu einem

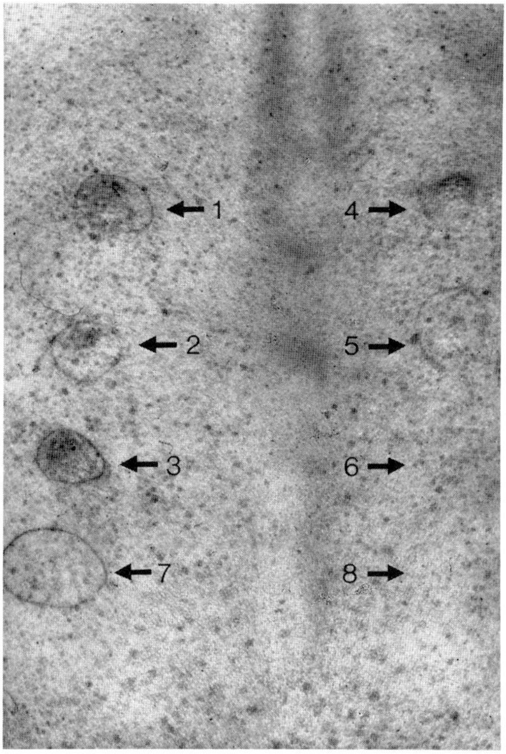

Abb. 71 Die passive Übertragung von dem Serum eines Patienten mit ausgeprägter Penizillinallergie (Prausnitz-Küstner-Test). Wie auf dem linken Teil der Abbildung dargestellt, wurden an vier verschiedenen Stellen des Rückens einer Normalperson je 0,1 ml Patientenserum intrakutan injiziert. Auf der rechten Bildseite wurde an entsprechenden Stellen ein normales Kontrollserum appliziert. 24 Stunden später wurden an denselben Stellen je 0,1 ml Penizillin (6, 0,6 und 0,06 mg/ml) oder als negative Kontrolle 0,1 ml physiologische Kochsalzlösung (7, 8) injiziert. Das Bild wurde 30 Minuten nach der Penizillininjektion aufgenommen. Eine ausgeprägte Reaktion in Form von Erythemen tritt an den Stellen auf, an denen Penizillin *und* das Patientenserum (1, 2 und 3) appliziert worden waren. Eine negative Reaktion zeigte sich an den Stellen, an denen entweder das Normalserum oder die physiologische Kochsalzlösung appliziert worden war

früheren Zeitpunkt allergische Reaktionen gegenüber Penizillin auf, sollte vor der Durchführung entsprechender Hauttests ein Allergologe konsultiert werden. Derartige Tests können wichtige Informationen über das mögliche Risiko einer Penizillinbehandlung liefern, jedoch müssen sie sehr sorgfältig geplant und durchgeführt werden, um ein Höchstmaß an Sicherheit zu gewährleisten. Falsch-negative Resultate können bei einem Hauttest dann erhalten werden, wenn nur eine ungenügende Anzahl von Antigenen verfügbar ist, da gewöhnlich drei verschiedene Derivate benötigt werden, das Benzylpenizillin, die Benzylpenizillensäure und die Benzylpenizilloinsäure. Bereits ein routinemäßig durchgeführter Hauttest kann für allergische Individuen gefährlich werden und einen anaphylaktischen Schock verursachen, so daß vor dem intrakutanen Test unbedingt ein Prick-Test durchzuführen ist.

Die Abb. 71 zeigt das Ergebnis eines Versuches, bei dem das Serum eines Patienten mit Penizillinallergie in die Haut einer Normalperson injiziert wurde, die anschließend an der Einstichstelle mit Penizillin getestet wurde (Prausnitz-Küstner-Test, s. S. 166). Der Patient war ein 20 Jahre alter Matrose, der wegen verschiedener Beingeschwüre und einer Gonorrhoe mehrfach mit Penizillin behandelt worden war. Unmittelbar nach der Penizillininjektion zeigte er akute Reaktionen mit Zyanose, Lungenödem und rasche Bewußtlosigkeit; nach einer intramuskulären Injektion von Adrenalin und unter gleichzeitiger Sauerstoffbeatmung erholte er sich jedoch wieder relativ schnell. Etwa einen Monat später verwendete er die Nadel einer Spritze, die zuvor für eine Penizillininjektion verwendet worden war. Bereits wenige Minuten später zeigte er einen generalisierten Hautausschlag und verspürte starke Schmerzen im Magen und in der Brust, die selbst nach einer Adrenalininjektion fortbestanden. Vier Monate später wurde er wegen der Beingeschwüre erneut mit Penizillin behandelt und entwickelte innerhalb weniger Sekunden einen schweren anaphylaktischen Schock. Er erholte sich erneut nach einer Adrenalininjektion. Der Prausnitz-Küstner-Test beweist, daß das Patientenserum Antikörper enthält, die nach einer passiven Übertragung eine typische Sofortreaktion auslösen können und die die Ursache für die anaphylaktischen Reaktionen bei dem Patienten sind. Dieses Beispiel illustriert weiterhin, daß derartig vorsensibilisierte Personen bereits nach der Verabreichung geringster Penizillinmengen äußerst heftig reagieren können.

25.2.2 Typ 2-Reaktionen

Bei den Typ 2-Reaktionen kann das Antigen entweder ein Bestandteil der Zellmembran sein, oder es kann in vivo oder in vitro sekundär an die Zelloberfläche gebunden werden. In beiden Fällen können entsprechende Antikörper irreversible Zellbeschädigungen auslösen. Werden in vivo Medikamente an die Oberfläche zirkulierender Blutzellen gebunden, kommt es nach der Reaktion mit entsprechenden Antikörpern zur Zerstörung dieser Zellen und als Folgeerscheinung zur charakteristischen Zytopenie; eine Reihe von Medikamenten zeigt eine spezielle Affinität zu bestimmten Zelltypen.

Die Benzylpenizilloinsäure, ein durch eine metabolische Reaktion entstehendes Derivat des Penizillins, wird kovalent an die Oberfläche von Erythrozyten gebunden und nimmt dadurch antigene Eigenschaften an. Nach einer langanhaltenden oder wiederholten Behandlung mit Penizillin bilden manche Patienten Antikörper gegen die Benzylpenizilloinsäure. In seltenen Fällen, wenn der Patient starke Antikörper gebildet hat und wenn er eine so hohe Penizillindosis bekommt, daß die Erythrozyten mit Benzylpenizilloinsäure bedeckt sind, kommt es zu einer typischen hämolytischen Anämie. Der direkte Antiglobintest fällt dann gewöhnlich positiv aus, was ein Zeichen dafür ist, daß in vivo Antikörper an die Erythrozyten gebunden wurden. Die im Serum auftretenden Antikörper reagieren in Gegenwart des Medikaments sogar mit normalen Erythrozyten.

Die medikamenteninduzierte hämolytische Anämie kann auch noch eine andere immunologische Pathogenese haben. Etwa sechs bis zwölf Monate nach einer Behandlung mit α-Methyldopa, einem der am häufigsten verwendeten Medikamente gegen Bluthochdruck, zeigen etwa 20% aller Patienten einen positiven direkten Antiglobintest, und einige von ihnen entwickeln eine hämolytische Anämie. In solchen Fällen sind die Antikörper gegen körpereigene Erythrozytenantigene gerichtet, die gewöhnlich durch die Rhesusantigene repräsentiert sind; diese Erscheinung wird auch als autoimmune hämolytische Anämie bezeichnet. Bisher ist noch nicht bekannt, warum und auf welchem Wege manche Medikamente die Bildung von Autoantikörpern und bisweilen sogar Autoimmunerkrankungen auslösen können.

Bei der Verabreichung von bestimmen Medikamenten kann die Granulozytopenie eine wichtige Komplikation darstellen, die sich fast immer auf Immunreaktionen gegen das Medikament zurückführen läßt, das an die Granulozytenoberfläche gebunden wird. Bei bestimmten Formen der Granulozytopenie, die nach der Behandlung mit Aminopyrin, PAS und einer Reihe von Sulfonamiden auftreten, können im Serum Antikörper nachgewiesen werden, die in Anwesenheit des Medikamentes Granulozyten agglutinieren und die in vivo mit großer Wahrscheinlichkeit an der Zerstörung der Granulozyten beteiligt sind. Bei den Patienten treten vor allen Dingen dann schwere Granulozytopenien auf, wenn die Zerstörung der Zellen schneller vor sich geht als die Mobilisierung der Depots und die Neubildung der Zellen im Knochenmark.

Andere Medikamente wiederum zeigen eine spezielle Neigung, an Thrombozyten gebunden zu werden. Das Schlafmittel Sedormid ist nicht mehr im Handel, da es zu einer schweren Thrombozytopenie führen kann. Das Serum derartiger Patienten enthält Antikörper, die normale Thrombozyten nur in Gegenwart des Medikaments beschädigen können; zusätzlich behindern diese Antikörper die Blutgerinnung, induzieren eine Thrombozytenagglutination und lysieren die Blutplättchen in Gegenwart von Komplement. Auch einige andere Medikamente sind in der Lage, unter gewissen Umständen eine schwere Thrombozytopenie zu verursachen. Mit Hilfe geeigneter in vitro Studien können die beteiligten immunologischen Mechanismen erfaßt werden, wobei man sich auf den Nachweis von Anti-Thrombozyten-Antikörpern konzentriert, die nur in Gegenwart des Medikaments aktiv sind und die aufgrund der klinischen Symptome und der Anamnese als Krankheitsursache in Frage kommen. Entsprechende Provokationstests sollten vermieden werden, da die wiederholte Verabreichung des Medikaments einen unnötigen Risikofaktor für den Patienten darstellt.

Komplexe aus Antikörpern und Antigenen, die von den Blutplättchen-Antigenen strukturell unabhängig sind, können sekundär an die Thrombozyten gebunden werden, was in vitro zur Aggregation führt und eventuell auch in vivo eine Thrombozytopenie auslösen kann. Werden Antikörper festgestellt, die in vitro in Anwesenheit bestimmter Medikamente mit Blutplättchen reagieren, so ist dies ein starker Hinweis dafür, daß die Thrombozytopenie durch medikamenteninduzierte Immunreaktionen verursacht wurde; jedoch ist es in den meisten Fällen schwierig zu entscheiden, ob reine Typ 2- oder Typ 3-Reaktionen daran beteiligt sind.

Diejenigen Patienten, bei denen eine immunologisch vermittelte Granulozytopenie oder Thrombozytopenie durch ein bestimmtes Medikament verursacht wird, sollten dieses Medikament nicht mehr einnehmen. Ansonsten besteht ein hohes Risiko für verstärkte Immunreaktionen, und die Granulozytopenie und Thrombozytopenie können zu einem lebensbedrohenden Faktor werden.

25.2.3 Typ 4-Reaktionen

Die Bezeichnung „Kontaktdermatitis“ dient zur Definition einer bestimmten verzögerten Überempfindlichkeitsreaktion, bei der nach einer lokalen Applikation der relevanten Verbindung deutliche Hautsymptome auftreten. Kommt die Haut eines sensibilisierten Individuums ein zweites Mal mit der gleichen Substanz in Kontakt, entwickelt sich eine lokale Reaktion, deren Intensität innerhalb eines Zeitraumes von 24–48 Stunden kontinuierlich zunimmt und danach wieder langsam abnimmt. Eine starke und lang anhaltende Exposition kann zu einer akuten, subakuten oder chronischen Dermatitis führen. Bei den Substanzen, die derartige Reaktionen auslösen können, handelt es sich um charakteristische organische Verbindungen wie Dinitrochlorbenzol (s. S. 119), Farbstoffe auf der Grundlage von Azoverbindungen und Formaldehyden und einige anorganische Ionen des Nickels, Jods und Quecksilbers. Derartige Reaktionen können auch durch viele lokal in die Haut applizierte Medikamente verursacht werden, zu denen man die parasubstituierten aromatischen Amine rechnen muß, verschiedene Sulfonamide, eine Reihe von Antibiotika und verschiedene Verbindungen der Phenotiazingruppe, wie die Ataraktika und die Antihistaminika. Wichtige diagnostische Punkte sind entsprechende Hauttests und ein genaues Studium der Krankengeschichte; für den Fall, daß ein bestimmtes Medikament beteiligt ist, sollte eine erneute Exposition vermieden werden.

26 Immunologische Prophylaxe

Eine inhärente Eigenschaft des Immunsystems ist das Gedächtnis. Das bedeutet, daß ein Individuum nach einer infektiösen Krankheit vollständig oder teilweise davor geschützt ist, bei einer erneuten Infektion mit dem gleichen Erreger dieselbe Krankheit nochmals zu entwickeln. In vielen Fällen läßt sich ein ähnlicher Schutz auch durch eine passive oder aktive Immunisierung erzielen.

Die *passive Immunisierung* besteht in der Übertragung von spezifischen Antikörpern in Form von Immunseren oder Immunglobulinen. Die *aktive Immunisierung* beruht auf der Verabreichung von Antigenen, die das Immunsystem des entsprechenden Individuums stimulieren und eine spezifische Immunantwort hervorrufen. Die immunologische Prophylaxe beinhaltet die Verhinderung der Immunisierung und der Antikörperbildung, wenn durch derartige Mechanismen eine Gewebeschädigung ausgelöst werden kann. Ein typisches Beispiel dafür ist die Gabe von Anti-D enthaltenden Immunglobulinfraktionen an eine Rh-D-negative Mutter, die ein Rh-D-positives Kind geboren hat (s. S. 28). Zur Verminderung des Sensibilisierungsrisikos und der Antikörperbildung gegen Histokompatibilitätsantigene sollten die Patienten mit schweren Nierenschäden nur leukozytenfreie Blutkonserven erhalten (s. S. 287).

26.1 Passive Immunisierung

Eine natürliche Form der passiven Immunisierung ist die über die Plazenta verlaufende Übertragung von mütterlichen IgG-Antikörpern auf den Fötus. Bis zur vollen Entwicklung der eigenen Antikörpersynthese kann das Kind die von der Mutter gebildeten Antikörper für die Abwehr von Infektionen verwenden. Viele klinische Beobachtungen haben gezeigt, daß diese Antikörperübertragung für die Resistenz gegen Infektionen während der ersten Lebensmonate von größter Wichtigkeit ist, vor allen Dingen bei solchen Virusinfektionen, die durch eine ausgeprägte virämische Phase charakterisiert sind (s. S. 255). Über die Muttermilch kommt es zusätzlich zur Übertragung von IgA-Antikörpern auf das Kind. Beim Menschen werden diese Antikörper zwar nicht im Darm resorbiert, jedoch sind sie für die lokale Abwehr von Infektionen im gastrointestinalen Trakt wichtig.

Die passive Immunisierung wird sowohl prophylaktisch als auch therapeutisch eingesetzt. Nach der Injektion zeigt sich normalerweise eine sofortige Wirkung, die jedoch ziemlich kurzlebig ist, da die verabreichten IgG-Antikörper mit einer Halbwertszeit von etwa 23 Tagen katabolisiert werden. Human-IgG wird in großen Mengen aus einem Plasmapool von mehr als 1000 verschiedenen Individuen gewonnen, um sicherzugehen, daß die Präparation eine genügende Menge an verschiedenen, klinisch wichtigen Antikörperspezifitäten enthält. Für intramuskuläre Injektionen kommt polyvalentes Human-IgG in einer 16%igen Lösung auf den Markt. Da gereinigtes IgG eine ausgesprochen starke Neigung zur Aggregation zeigt, sollte dieses Antikörperpräparat nicht intravenös injiziert werden. Hierbei ist vor allen Dingen bei den Patienten mit schwerer Hypogammaglobulinämie das Komplikationsrisiko sehr hoch, wobei der anaphylaktische Schock die gefährlichste Komplikation darstellt.

Durch die Gabe von Human-IgG kann der klinische Zustand derjenigen Patienten drastisch verbessert werden, die an humoralen Immundefekten (s. S. 137), Hypogammaglobulinämien und einer verminderten Resistenz gegen Infektionen leiden. Zur Wiederherstellung einer normalen Resistenz müssen jedoch relativ hohe IgG-Mengen wiederholt appliziert werden. Bisher konnte noch nicht genau festgestellt werden, ob die angereicherten IgA- und IgM-Präparationen einen positiven oder negativen Effekt auf die verschiedenen Formen von Immundefekten ausüben.

Zumindest für die infektiöse Hepatitis, für die es keine andere verläßliche Form der Prophylaxe gibt, ist normales polyvalentes IgG von ausgesprochen großer vorbeugender Bedeutung. Aus diesem Grund wird IgG in großem Maßstab dann prophylaktisch verabreicht, wenn Reisen in Länder geplant sind, in denen das Risiko für eine Virushepatitisinfektion hoch ist und wenn der Kontakt mit Patienten mit akuter Hepatitis gegeben ist. Die regulären IgG-Präparationen haben allerdings keinen nennenswerten präventiven Effekt bei den Krankheiten, die durch das Hepatitis B-Virus verursacht werden (Serumhepatitis oder „Impfhepatitis"). Im Gegensatz dazu haben die Immunglobuline von Spendern mit hohen Titern an Antikörpern gegen das Hepatitis B-Virus eine gute prophylaktische Wirkung gegen den dazugehörigen Hepatitistyp. Entsprechende Immunglobulinpräparate werden zur Zeit routinemäßig eingesetzt, um nach einem Kontakt mit dem B-Virus die Hepatitis wirkungsvoll zu unterdrücken.

In zunehmendem Maße werden bereits solche Immunglobulinpräparate eingesetzt, die von ausgesuchten Patienten stammen, die in ihren Seren hohe Konzentrationen eines bestimmten Antikörpers haben. Aus prophylaktischen Gründen wird denjenigen ungeimpften Individuen Anti-Tetanus-Immunglobulin verabreicht, bei denen nach einer Verletzung ein hohes Tetanusrisiko besteht. Weitere bekannte Beispiele sind die Antikörper gegen Impfstoffe, die die bei der ersten Impfung auftretenden Reaktionen vermindern sollen, wie z. B. das Komplikationsrisiko bei denjenigen Kindern mit Ekzemen, die gegen die Blattern geimpft werden müssen. Immunglobuline gegen den Virus der Papageienkrankheit werden erfolgreich eingesetzt, um bei zuvor nicht exponierten adulten Personen während einer Epidemie das Risiko für eine Orchitis zu verringern. Anti-D enthaltende Immunglobulinpräparate sind von außerordentlicher Wichtigkeit bei der Prophylaxe von hämolytischen Krankheiten bei Neugeborenen (s. S. 255).

Für therapeutische Zwecke werden Antitoxine bei Patienten angewendet, die die klinischen Symptome von Tetanus, Diphtherie, Botulinusvergiftung und Gasbrand zeigen. Es ist wichtig, das Antitoxin so schnell wie möglich zu verabreichen. Es sollten möglichst immer menschliche Immunglobulinpräparate appliziert werden, da die Verwendung von Immunglobulinen anderer Spezies gewöhnlich zu Nebenwirkungen und zur akuten Serumkrankheit (s. S. 162) führt. Der Vorteil der Heteroimmunisierung besteht darin, daß hochaktive

Seren ziemlich einfach und billig gewonnen werden können; Heteroantiseren werden auch heute noch in speziellen Fällen eingesetzt (z. B. zur Behandlung von Schlangenbissen in tropischen und subtropischen Ländern).

26.2 Aktive Immunisierung

Für die aktive Immunisierung sind drei verschiedene Typen von Impfstoffen in Gebrauch: Toxoide, abgetötete Mikroorganismen oder isolierte Antigene aus Mikroorganismen und lebende Mikroorganismen mit abgeschwächter Virulenz.

26.2.1 Toxoide

Das *Diphtherietoxoid* und das *Tetanustoxoid* werden aus dem jeweiligen Toxin hergestellt, das aus den Kulturmedien isoliert und mit Formalin behandelt wird. Obwohl die toxische Wirkung durch diese Behandlung zerstört wird, ist die Präparation noch immunogen und veranlaßt das geimpfte Individuum zur Bildung von Antikörpern, die das frische Toxin wirkungsvoll neutralisieren. Die Toxoide werden gewöhnlich an Aluminiumphosphat adsorbiert, das als Adjuvans wirkt und die Antikörperbildung noch verstärkt.

26.2.2 Abgetötete Mikroorganismen und isolierte Antigene

Die Impfung mit abgetöteten Mikroorganismen führt gewöhnlich zu einer starken Synthese von zirkulierenden Antikörpern und einer geringfügigen Induktion der zellulären Immunität. So kann zwar nur ein unbedeutender Schutz gegen Infektionen mit intrazellulären Parasiten erzielt werden, jedoch repräsentieren die Antikörper eine wirkungsvolle Abwehr von bestimmten Bakterieninfektionen und verhindern die homogene Ausbreitung von Virusinfektionen (z. B. Salk-Poliovakzine).

Die zur Zeit am häufigsten angewendeten Vakzine dieser Art sind die Impfstoffe gegen Typhus-Paratyphus, Cholera, Pest und Keuchhusten, die alle einen unterschiedlichen Wirkungsgrad haben. Staphylokokkenvakzine werden für die Behandlung der Furunkulose eingesetzt, und die Impfstoffe, die aus einer Mischung von verschiedenen Bakterien des respiratorischen Traktes bestehen, dienen der Abwehr von akuten Infektionen im oberen respiratorischen Trakt. Bisher gibt es jedoch noch keine eindeutigen Hinweise für den präventiven Effekt dieser Vakzine.

Hervorragende Ergebnisse werden durch die Impfung mit Salk-Poliovakzinen erzielt, die formalininaktivierte Polioviren des Typs 1, 2 und 3 enthalten. In vielen Ländern konnte man einen mehr oder weniger vollständigen Rückgang der Kinderlähmung erzielen, und der Poliovirus konnte im Verlauf weniger Jahre fast völlig eliminiert werden. Zur Aufrechterhaltung dieses Zustandes bedarf es jedoch der fortgesetzten und häufigen Impfung. Heutzutage wird meistens der Sabinimpfstoff verwendet, der lebende Varianten des Poliovirus mit einer schwachen Virulenz enthält.

Die Influenzavakzine enthalten formalinbehandelte Viren, die aus der Allantoisflüssigkeit infizierter Eier gewonnen werden. Da das Virus im Verlauf einer bestimmten Epidemie isoliert wird und da es eine ausgeprägte Neigung zeigt, seine Antigenspezifität zu verändern, entwickelt das Vakzin seine stärkste Aktivität nur gegen einen bestimmten Virusstamm.

Gruppenspezifische Polysaccharide konnten in einer für den Menschen immunogenen Form aus den Meningokokken der Gruppe A und Gruppe C isoliert werden. Die Impfung führt zwar zu einem wirkungsvollen Schutz während der eigentlichen Epidemie, jedoch konnte bisher noch kein Langzeiteffekt erzielt werden.

26.2.3 Lebende Vakzine

Mit Hilfe der heutzutage zur Verfügung stehenden Adjuvans-Techniken ist es nur über die Impfung mit lebenden Mikroorganismen möglich, eine starke und langanhaltende zelluläre Immunität zu erzielen. Diese Tatsache ist vor allen Dingen für die Schutzimpfung gegen Krankheiten wichtig, an deren Abwehr hauptsächlich zelluläre Immunreaktionen beteiligt sind. Folglich enthalten die Vakzine spezielle abgeschwächte Stämme von geringer Pathogenität. Ihre Wirkung beruht auf der Auslösung von Infektionen, bei denen keine oder nur schwache Krankheitssymptome auftreten, die jedoch, ähnlich wie eine natürliche Infektion, eine starke Immunität hervorrufen. Der Gebrauch von Lebendvakzinen erfordert allerdings eine sorgfältige Überwachung ihrer Produktion und eine ständige Kontrolle des Impfstoffes, um sicherzugehen, daß der Stamm genetisch stabil bleibt und seine wesentlichen Eigenschaften beibehält. Kinder mit zellulären Immundefekten sollten nicht mit Lebendvakzinen geimpft werden. In solchen Fällen kann eine Impfung, z. B. gegen Blattern, zu einer progressiven Vaccina führen, und eine BCG-Impfung kann eine generalisierte BCG-Infektion hervorrufen, die fatale Folgen haben kann, da ein sonst harmloser Mykobakterienstamm jetzt ungehindert wachsen kann.

Bei dem BCG (Bacille Calmette-Guérin) handelt es sich um eine abgeschwächte Variante des Rindertuberkelbazillus, der über die Kultur in speziellen Medien in großen Mengen verfügbar ist. Nach einer intrakutanen BCG-Applikation kommt es zu mittelmäßigen lokalen Entzündungsreaktionen, die einen lang anhaltenden Schutz hervorrufen, so daß die geimpften Individuen bei einem späteren Kontakt mit virulenten Tuberkelbazillen ein drastisch vermindertes Risiko für das Auftreten klinischer Symptome zeigen.

Eine Vielzahl verschiedener Vakzine enthält lebende Viren. Die Blatternimpfstoffe enthalten lebende Kuhpockenviren. Das Material entspricht weitgehend der Substanz, die Jenner im Jahre 1798 für seine klassischen Impfexperimente verwendete. Ihm fiel auf, daß Kuhmägde normalerweise eine glatte Haut und keine Pockennarben hatten, und er zeigte, daß durch die Impfung von Kuhpockenmaterial ein Schutz erzielt werden konnte, der nach einem entsprechenden Viruskontakt das Entstehen der Blattern verhinderte. Der Impfstoff verleiht einen exzellenten Schutz, jedoch muß die Impfung von Zeit zu Zeit wiederholt werden, um auch über viele Jahre hindurch eine gute Immunität zu gewährleisten. Eine ernste Komplikation stellt die Enzephalitis dar. Auf etwa 15000–20000 geimpfte Individuen kommt ein Fall von Enzephalitis. An ihrer Pathogenese sind wahrscheinlich immunologische Reaktionen beteiligt.

Der Poliomyelitisimpfstoff nach Sabin enthält eine Mischung aus abgeschwächten lebenden Varianten der Poliovirustypen 1, 2 und 3. Die Schluckimpfung führt zu einer schwachen intestinalen Infektion, und das Virus wird nach einer gewissen Zeit über den Darm ausgeschieden. Die drei Virustypen können sich gegenseitig beeinflussen, so daß der eine von ihnen dominierend ist und die anderen unterdrückt. Um eine gute Immunantwort gegen alle drei Typen zu erhalten, muß die Impfung innerhalb weniger Monate mindestens zweimal wiederholt werden. Eine fachgerechte Verabreichung des Impfstoffes führt in den meisten Fällen zu einer lebenslangen Immunität mit einem kompletten Schutz gegen das Auftreten der klinischen Krankheit und der Lähmung.

Auch lebende Masernimpfstoffe verleihen einen sehr guten Schutz. Gerade in den Entwicklungsländern stellen die Masern ein großes medizinisches Problem dar, da die Krankheit oft einen fatalen Ausgang hat; die Todesfälle treten zum Teil in der akuten Phase der Krankheit auf, zum Teil beruhen sie auch auf einer Verschlechterung des Allgemeinzustandes und dem Entstehen schwerer Sekundärinfektionen. Obwohl die Impfung einen guten Schutz garantiert, ist es oft schwierig, eine genügende Menge an Impfstoff zu verabreichen und eine verläßliche und reproduzierbare Wirkung zu erzielen, da das Vakzin labil und teuer ist. Ein schneller Transport und eine kühle Lagerung sind zwingende Voraussetzungen für einen optimalen Schutz. Werden diese beiden Punkte nicht erfüllt, stirbt das Virus, und der Impfstoff zeigt keine Wirkung mehr.

Andere Beispiele stellen die Impfungen gegen Gelbfieber und Tollwut dar. Ein Impfstoff, der lebende Rötelnviren enthält, ist bereits seit mehreren Jahren kommerziell erhältlich. Er wird hauptsächlich dazu verwendet, um während der frühen Schwangerschaftsphase eine Rötelinfektion zu vermeiden und das damit verbundene hohe Risiko für fötale Mißbildungen.

Vor kurzem konnte ein Impfstoff gegen abgeschwächtes Hepatitis B-Virus entwickelt werden. Er zeigt eine gute Schutzwirkung gegenüber Hepatitis B-Infektionen und läßt sich vielleicht auch wirkungsvoll bei der Bekämpfung des primären Leberkarzinoms einsetzen.

27 Immunologische Diagnostik

27.1 Nachweis von Autoantikörpern

In der immunologischen Diagnostik sind eine Vielzahl verschiedener Methoden zum Nachweis von Antikörpern in Gebrauch, die im Zusammenhang mit vielen immunologischen Krankheiten auftreten können. Einige dieser Antikörper sind gegen mikrobielle Antigene gerichtet. Die dazugehörigen Techniken sowie die Auswertungsmethoden sind in der entsprechenden mikrobiologischen Literatur ausführlich beschrieben. Die Bestimmung der Blutgruppenantigene und der dazugehörigen Antikörper wird in der immunhämatologischen Literatur behandelt. In dem ersten Abschnitt dieses Kapitels sollen hauptsächlich die Eigenschaften und die Nachweismethoden von Autoantikörpern behandelt werden. Die Tab. 29 gibt einen Überblick über die verschiedenen Krankheiten, bei denen Autoantikörper von diagnostischer Bedeutung sind.

Tabelle 29 Diagnostisch wichtige Autoantikörper bei verschiedenen Krankheiten[1)]

Nicht-organspezifische Antikörper gegen:	Diagnostisch wichtig für
Immunglobuline	rheumatoide Arthritis
Zellkerne	systemischer Lupus erythematodes
glatte Muskulatur	chronisch aktive Hepatitis
Mitochondrien	primäre biliäre Zirrhose
Organspezifische Antikörper gegen:	
glomeruläre Basalmembran	nephrotoxische Glomerulonephritis Goodpasture-Syndrom
Schilddrüsenantigene	Hashimoto-Thyreoiditis primäres Myxödem
Nebensschilddrüsenantigen	idiopatischer Hypoparathyreoidismus
Nebennierenantigene	perniziöse Anämie
Intrinsic factor	perniziöse Anämie
Haut-Basalmembran	blasiges Pemphigoid
Desmosomen der Epidermis	Pemphigus vulgaris
Uvea	Autoimmun-Uveitis Ophthalmia sympathica
Epithelzellen der Speicheldrüsengänge	Sjögren-Syndrom
Herzmuskel	Postkardiotomiesyndrom Postinfarktsyndrom
quergestreifte Muskulatur Acetylcholinrezeptorprotein	Myasthenia gravis

[1)] Die Antikörper können auch bei Patienten mit anderen Krankheiten vorhanden sein, jedoch sind sie dann wesentlich seltener und haben einen niedrigeren Titer.

27.1.1 Rheumafaktoren

Methode. Bei den Rheumafaktoren handelt es sich um Autoantikörper gegen IgG. Der Nachweis erfolgt über Agglutinationsreaktionen mit Zellen oder Partikeln, die mit IgG beladen sind. Am häufigsten werden der Waaler-Rose-Test (Erythrozyten werden mit Kaninchen-IgG sensibilisiert) oder der Latextest (Latexpartikel werden mit aggregiertem menschlichem IgG beschichtet) verwendet.

Auswertung. Rheumafaktoren treten bei den meisten Patienten mit rheumatoider Arthritis und Sjögren-Syndrom auf, jedoch werden sie auch mit unterschiedlicher Häufigkeit bei anderen rheumatischen oder ähnlichen Krankheiten und sogar bei einem geringen Prozentsatz normaler Individuen gefunden. Bei einigen nicht-rheumatoiden Erkrankungen und gesunden Personen zeigt der Latextest häufiger positive Reaktionen als der Waaler-Rose-Test. Obwohl der Nachweis von Rheumafaktoren von diagnostischer Bedeutung ist, eignet er sich nicht zur Bestimmung der Krankheitsaktivität. An dieser Stelle muß auch darauf hingewiesen werden, daß negative Reaktionen in Verbindung mit sehr schweren Formen der rheumatoiden Arthritis auftreten können (s. Kap. 16).

27.1.2 Antinukleäre Antikörper

Methode. Antinukleäre Antikörper sind Autoantikörper gegen Kernantigene. In der Routine sind drei verschiedene Tests in Gebrauch.

1. Der ANF-Test (antinukleärer Faktortest unter Verwendung der Immunfluoreszenztechnik) wird am häufigsten eingesetzt. Er ist in der Lage, verschiedene Typen von antinukleären Antikörpern zu identifizieren.
2. Der LE-Faktortest wird meistens für den indirekten Nachweis von Antikörpern verwendet, die gegen DNA-Nukleoproteinkomplexe gerichtet sind.
3. Der Anti-DNA-Test dient zur Identifizierung von Antikörpern gegen native oder denaturierte DNA.

Auswertung. Der ANF-Test fällt bei etwa 90–100% der Patienten mit systemischem Lupus erythematodes, aber auch bei anderen Kollagenerkrankungen positiv aus; bisweilen werden positive Reaktionen auch bei normalen Individuen beobachtet. Manche Wissenschaftler verwenden menschliche Granulozyten als nukleäres Material, um daran antinukleäre Faktoren mit Hilfe der indirekten Immunfluoreszenz zu bestimmen. Bei diesen Tests werden jedoch Antikörper erfaßt, die eine etwas andere Spezifität haben und als granulozytenspezifische antinukleäre Faktoren bezeichnet werden. Ihre Häufigkeit ist bei der rheumatoiden Arthritis, einschließlich der juvenilen Form, sehr hoch.

Der normale ANF-Test, der meistens an Schnitten von Leberzellen oder anderen Geweben durchgeführt wird, zeigt gerade für den systemischen Lupus erythematodes eine wesentlich spezifischere Reaktion. Das Fluoreszenzmuster gibt Auskunft darüber, welcher oder welche der zahlreichen antinukleären Antikörper im Serum anwesend sind. Um jedoch letzte Klarheit zu erhalten, müssen zusätzliche Untersuchungen über die Spezifität durchgeführt werden.

Der LE-Faktortest fällt bei etwa 60–80% der Patienten mit systemischem Lupus erythematodes positiv aus, ein Wert, der etwa 20% unter dem des ANF-Tests liegt. Der LE-Faktortest ist jedoch wesentlich spezifischer und liefert im Zusammenhang mit anderen Erkrankungen fast nie positive Resultate. Selbst bei anderen Kollagenerkrankungen reagieren nur etwa 5–10% der Patienten positiv, wobei diese Fälle sogenannte Überschneidungssyndrome zwischen Kollagenerkrankungen repräsentieren. Weiterhin fällt der LE-Faktortest bei normalen Blutspendern praktisch immer negativ aus. In der Diagnostik wird der ANF-Test hauptsächlich für Routinescreenings verwendet; zeigt er ein positives Ergebnis, wird zusätzlich noch der LE-Faktortest durchgeführt. Fallen beide Tests positiv aus, leidet der Patient mit großer Wahrscheinlichkeit am systemischen Lupus erythematodes. Auf jeden Fall muß eine gute Korrelation zwischen den in vitro Tests und den klinischen Befunden bestehen, da positive LE- oder ANF-Tests auch als Komplikationen zu bestimmten medikamentösen Therapien auftreten können.

Im Zusammenhang mit Kollagenerkrankungen stellen die Bestimmungen der Anti-DNA-Antikörper wichtige diagnostische Methoden dar. Während Antikörper gegen denaturierte DNA unter verschiedenen pathologischen Bedingungen auftreten können, werden Antikörper gegen native DNA fast nur beim systemischen Lupus erythematodes beobachtet. Der Anti-DNA-Test fällt eher bei den schweren Fällen positiv aus und kann bis zu einem gewissen Ausmaß auch dazu verwendet werden, die Krankheitsaktivität zu verfolgen (s. Kap. 16, Tab. 17 und Abb. 64).

27.1.3 Antikörper gegen glatte Muskulatur

Methode. Die Antikörper werden mit Hilfe der indirekten Immunfluoreszenz nachgewiesen, wobei Gewebeschnitte, die glatte Muskulatur enthalten, als Antigene fungieren (z. B. Gewebeschnitte aus dem Bereich der Ventrikel oder des Darms).

Auswertung. Die Antikörper treten hauptsächlich bei Patienten mit chronisch aktiver Hepatitis (80–100% aller Fälle) und bei einigen anderen Hepatitisfällen einschließlich der akuten Virus B-Hepatitis auf.

Wesentlich seltener und mit geringeren Titern erscheinen diese Antikörper bei der primären biliären Zirrhose. Folglich kommt der Bestimmung der Antikörper gegen glatte Muskulatur eine differentialdiagnostische Bedeutung zu, um zwischen einer chronisch aktiven Hepatitis und einer primären biliären Zirrhose unterscheiden zu können. Für die Auswertung und die Diagnose werden auch die antimitochondrialen Antikörper herangezogen (s. u.).

27.1.4 Antikörper gegen Mitochondrien

Methode. Diese Antikörper werden mit Hilfe der indirekten Immunfluoreszenz bestimmt, wobei Schnitte des Nierengewebes oder anderer Gewebe, die reich an Mitochondrien sind, als Antigen fungieren.

Auswertung. Positive Resultate werden bei den meisten Patienten mit primärer biliärer Zirrhose erhalten, und der Test ist gerade für diese Krankheit von diagnostischer Bedeutung. Er fällt jedoch auch bei Patienten mit einigen anderen Lebererkrankungen positiv aus, vor allen Dingen bei der chronisch aktiven Hepatitis; allerdings sind die Titer niedriger als bei der primären biliären Zirrhose.

27.1.5 Antikörper gegen die glomeruläre Basalmembran

Methode. Antikörper gegen die glomeruläre Basalmembran werden mit Hilfe der indirekten Immunfluoreszenz nachgewiesen, bei der Nierengewebe vom Affen oder vom Menschen als Antigen verwendet werden.

Auswertung. Der Test fällt praktisch nur bei Patienten mit nephrotoxischer Glomerulonephritis positiv aus. Ungefähr 60% von ihnen geben positive Resultate, und bei den Patienten mit Goodpasture-Syndrom sind es etwa 80%. Nahezu 100% der Patienten sind positiv, wenn sie kurz nach einer Nephrektomie untersucht werden. Bei diesen Patienten muß die anstehende Nierentransplantation so lange hinausgezögert werden, bis die Antikörper nicht mehr länger nachweisbar sind (ungefähr 6–8 Monate). Diese Maßnahme muß getroffen werden, um die Ausbildung der gleichen Grundkrankheit in der frisch transplantierten Niere zu verhindern, ein Vorgang, der durch die Bindung von Antikörpern an die Glomeruli ausgelöst wird.

Es ist schwierig, zwischen den Antikörpern gegen die glomeruläre Basalmembran und denen gegen die glatte Muskulatur zu differenzieren, da sie mit den Nierenglomeruli ähnliche Reaktionen zeigen. Im Zweifelsfall muß die Antikörperspezifität durch die Absorption des Serums an glatter Muskulatur ermittelt werden; dabei werden die echten Antibasalmembran-Antikörper nicht entfernt.

27.1.6 Anti-Schilddrüsen-Antikörper

Methode. Es gibt mehrere Methoden zur Bestimmung von Anti-Schilddrüsen-Antikörpern. Die wichtigsten Antikörper sind die gegen das Thyreoglobulin und das mikrosomale Antigen in den Epithelzellen. Die Anti-Thyreoglobulin-Antikörper werden mit Hilfe der passiven Hämagglutination unter Verwendung von mit thyreoglobulinbeschichteten roten Blutkörperchen bestimmt. Zum Nachweis der Antikörper gegen das mikrosomale Antigen bedient man sich der Komplementbindungsreaktion oder der indirekten Immunfluoreszenz.

Auswertung. Die Anti-Schilddrüsen-Antikörper treten hauptsächlich im Zusammenhang mit der Autoimmunthyreoiditis auf und sind für diese Krankheit von spezifischer diagnostischer Bedeutung. Mit Hilfe der sensitiven Hämagglutinationstechnik werden hohe Antikörpertiter gegen das Thyreoglobulin erhalten. Auch bei einigen anderen Erkrankungen des Bindegewebes ist die Häufigkeit der Anti-Schilddrüsen-Antikörper bisweilen erhöht, so z. B. bei der rheumatoiden Arthritis und mit ihr verwandten Krankheiten. Während der akuten Phase der Thyreoiditis treten gewöhnlich keine erhöhten Anti-Schilddrüsen-Antikörpertiter auf.

27.1.7 Antikörper gegen die Nebenschilddrüse

Methode und Auswertung. Die Antikörper gegen die Nebenschilddrüse werden mit Hilfe der indirekten Immunfluoreszenz oder der Komplementbindungsreaktion identifiziert, und die Umstände, unter denen positive Reaktionen erhalten werden, werden im Zusammenhang mit dem idiopathischen Hypoparathyreoidismus beschrieben.

27.1.8 Antikörper gegen die Nebenniere

Methode. Diese Antikörper werden mit der indirekten Immunfluoreszenz nachgewiesen, bei der Nebennierenrindengewebe als Antigen verwendet wird.

Auswertung. Positive Reaktionen treten hauptsächlich bei der idiopathischen Addison-Krankheit auf, während das Ergebnis bei einem tuberkulösen Befall der Nebenniere negativ ist.

27.1.9 Antikörper gegen parietale Zellen

Methode. Die Antikörper, die gegen das mikrosomale Antigen in den parietalen Zellen des Magens gerichtet sind, werden entweder mit der Komplementbindungsreaktion oder der indirekten Immunfluoreszenz an Magenschnitten nachgewiesen.

Auswertung. Die Antikörper treten hauptsächlich bei der perniziösen Anämie auf, bei der atrophischen Gastritis ohne perniziöse Anämie und auch bei anderen Autoimmunerkrankungen. Die Antikörper kommen nicht nur im Serum, sondern auch in Magensekreten vor. Selbst wenn diese Antikörper bei Individuen beobachtet werden, die keine perniziöse Anämie haben, muß dieser Befund dennoch als positiv angesehen werden, da diese Personen später an einer regulären perniziösen Anämie erkranken können.

27.1.10 Antikörper gegen den „intrinsic factor"

Methode. Die Antikörper werden durch ihre Fähigkeit nachgewiesen, die Bindung von radioaktiv markiertem Vitamin B12 an den „intrinsic factor" zu reduzieren.

Auswertung. Bei der perniziösen Anämie kommen die Antikörper gegen den „intrinsic factor" etwas seltener vor als die Antikörper gegen die parietalen

Zellen. Im Gegensatz dazu werden die Antikörper gegen den „intrinsic factor" fast ausschließlich bei der perniziösen Anämie und nicht bei der atrophischen Gastritis ohne perniziöse Anämie beobachtet. Die Antikörper gegen den „intrinsic factor" treten auch im Ventrikelsekret auf.

27.1.11 Antikörper gegen die Haut

Methode. Die Antikörper werden mit Hilfe der indirekten Immunfluoreszenz nachgewiesen und sind entweder gegen die Basalmembran der Epidermis oder die Desmosomen der interzellulären Substanz in der Epidermis gerichtet.

Auswertung. Die Antikörper gegen die Basalmembran kommen hauptsächlich beim blasigen Pemphigoid vor, während die Antikörper gegen die Desmosomen der Epidermis für den Pemphigus vulgaris charakteristisch sind. Der Nachweis dieser Antikörper ist für die Diagnose und Differentialdiagnose dieser Krankheiten von Bedeutung.

27.1.12 Antikörper gegen die Uvea

Methode. Zum Nachweis dieser Antikörper bedient man sich der Komplementbindungsreaktion oder der indirekten Immunfluoreszenz.

Auswertung. Die Antikörper treten im Zusammenhang mit der chronischen Autoimmunuveitis oder der Ophthalmia sympathica auf.

27.1.13 Antikörper gegen die epithelialen Zellen der Speicheldrüsengänge

Methoden und Auswertung. Die Antikörper werden mit Hilfe der indirekten Immunfluoreszenz nachgewiesen. Sie kommen hauptsächlich beim Sjögren-Syndrom vor, sind aber für diese Krankheit nicht spezifisch. Die Bestimmung dieser Antikörper ist bisweilen schwierig, da die Patienten mit der Sjögren-Krankheit auch regelmäßig antinukleäre Antikörper haben, so daß zur Feststellung der wahren Spezifität dieser Antikörper Absorptionsexperimente durchgeführt werden müssen.

27.1.14 Antikörper gegen Herzmuskelgewebe

Methode. Diese Antikörper werden mit der indirekten Immunfluoreszenz bestimmt.

Auswertung. Die Antikörper werden bei einigen Fällen des Postkardiotomiesyndroms gefunden, jedoch auch nach Herzinfarkten und hauptsächlich beim Postinfarktsyndrom.

27.1.15 Antikörper gegen quergestreifte Muskulatur

Methode. Die Antikörper gegen quergestreifte Muskulatur werden mit der indirekten Immunfluoreszenz bestimmt.

Auswertung. Die Antikörper erscheinen hauptsächlich bei der Myasthenia gravis und kommen in solchen Fällen zusammen mit Antikörpern gegen myoide Zellen des Thymus vor. Bei der Auswertung ist zu beachten, daß auch normales IgG über Fc-Rezeptoren an quergestreifte Muskulatur gebunden werden kann (s. Kap. 19). Vor kurzem konnte eine neue Technik entwickelt werden, mit deren Hilfe Antikörper gegen das Azetylcholinrezeptorprotein in quergestreiften Muskeln direkt erfaßt werden können.

27.1.16 Antikörper gegen Erythrozyten

Methode. Der Nachweis von Antikörpern, die in vivo an Erythrozyten gebunden vorliegen, geschieht mit Hilfe der direkten Antiglobinreaktion. Die im Serum befindlichen Antikörper werden mit der Agglutinationsreaktion oder der indirekten Antiglobinreaktion nachgewiesen, bei der definierte Zelltypen verwendet werden, so daß die verschiedenen Spezifitäten dieser Antikörper einzeln erfaßt werden können; die dazugehörigen Methoden sind in der speziellen immunhämatologischen Literatur beschrieben.

Auswertung. Kälteagglutinine treten bei chronischen Kälteagglutininsyndromen und einigen Virusinfektionen auf. Wärmeagglutinine kommen bei einer Reihe von immunhämolytischen Anämien vor (s. Kap. 12). Detailliertere Angaben findet der Leser in der entsprechenden immunhämatologischen Literatur.

27.1.17 Antikörper gegen Leukozyten

Methode. Zum Nachweis dieser Antikörper bedient man sich der Zytotoxizitätsreaktion, bei der die Leukozyten mit spezifischen Antikörpern und Komplement inkubiert werden und die Zell-Lyse durch die Aufnahme eines Vitalfarbstoffes, Trypan-Blau oder Eosin, sichtbar gemacht wird.

Auswertung. Der Nachweis von antilymphozytären Antikörpern ist bei der Transplantation (s. Kap. 24) und für die Diagnose einiger Kollagenerkrankungen, hauptsächlich des systemischen Lupus erythematodes und der rheumatoiden Arthritis, wichtig. Im Körper können die gegen verschiedene Leukozytentypen gerichteten Antikörper fiebrige Transfusionsreaktionen hervorrufen, die in der entsprechenden immunhämatologischen Literatur ausführlich beschrieben werden.

27.1.18 Antikörper gegen Thrombozyten

Methode und Auswertung. Gegen Thrombozyten gerichtete Autoantikörper können zu schweren Thrombozytopenien führen und lassen sich in vitro nur mit großer Schwierigkeit identifizieren. In der Routine werden Komplementbindungsreaktionen herangezogen, um antithrombozytäre Alloantikörper nachzuweisen. Sie können im Anschluß an Transfusionen die Thrombozyten zerstören und febrile Transfusionsreaktionen hervorrufen. Sie stellen auch wertvolle Testreagenzien für die serologische Gewebetypisierung dar.

27.1.19 Antikörper gegen Spermien

Methode und Auswertung. Der Nachweis dieser Antikörper geschieht mit Hilfe von Agglutinationsreaktionen an menschlichem Sperma. Derartige Antikörper werden bei 3–8% aller unfruchtbaren Männer gefunden, jedoch nicht bei normalen fruchtbaren Männern.

27.1.20 Der in vitro Nachweis von Reaginen

Methode und Auswertung. Seit einigen Jahren sind hochempfindliche radioimmunologische Techniken für den in vitro Nachweis von Reaginen in Gebrauch (s. S. 170). Reagine sind IgE-Antikörper gegen Allergene, und der entsprechende radioimmunologische Test, der zur Quantifizierung dieser Antikörper verwendet wird, trägt den Namen Radioallergosorbenttest (RAST, s. S. 171). Er stellt einen beträchtlichen diagnostischen Fortschritt dar, jedoch sind die mit ihm gewonnenen Daten erst dann aussagekräftig, wenn sie mit den Befunden entsprechender, in vivo durchgeführter Allergentests korreliert werden können (s. Kap. 11).

27.2 Immunchemische Analysen

27.2.1 Bestimmung von Immunglobulinen

Methode. Die quantitativen Untersuchungen werden meistens mit Hilfe der einfachen radialen Diffusion (Mancini-Technik) oder der Rocket-Immunelektrophorese durchgeführt und die qualitative Bestimmung mit der Immunelektrophorese.

Auswertung. Obwohl die Normalwerte stark variieren, richten sich die meisten Laboratorien nach Bezugsgrößen, die mit den internationalen WHO-Immunglobulinstandardwerten korreliert sind.

Immunglobuline (bei Erwachsenen):

IgG 7–15 mg/ml

IgA 0,5–3,3 mg/ml
IgM 0,3–1,5 mg/ml
IgD <0,005–0,100 mg/ml
IgE 0,1–1,4 µg/ml

Im Zusammenhang mit humoralen Immundefekten (s. Kap. 8) treten erniedrigte Konzentrationen an IgG und eventuell auch an IgM und IgA auf. Werte unterhalb 2 mg IgG/ml deuten bei Erwachsenen auf einen schweren Immundefekt hin.

Bei Kindern können in den ersten Lebensjahren lang anhaltende Hypogammaglobulinämien auftreten, jedoch sollte man von einer Immunglobulintherapie Abstand nehmen, solange die Immunglobulinwerte eine ansteigende Tendenz zeigen. Liegt hingegen der Verdacht auf einen schweren Immundefekt vor, sollte der humorale und zelluläre Immunstatus in einem immunologischen Labor bestimmt werden.

Im Nabelschnurblut ist die IgG-Konzentration praktisch genauso hoch wie bei Erwachsenen, da die IgG-Moleküle durch die Plazenta hindurchtransportiert werden, während der IgA- und IgM-Spiegel sehr niedrig ist. Erhöhte Werte, vor allen Dingen des IgM, werden als diagnostisches Kriterium für intrauterine Infektionen herangezogen. IgM-Werte, die im Nabelschnurblut oder innerhalb des ersten Tages nach der Geburt in regulären Blutproben höher als 0,2 mg/ml liegen, werden als pathologisch und als starker Hinweis für intrauterine Infektionen angesehen. Normalerweise steigt die IgM-Konzentration nach der Geburt sehr schnell an und erreicht bereits am zweiten Tag so hohe Werte, daß der IgM-Nachweis nur noch von geringer diagnostischer Bedeutung ist. Auf jeden Fall kann ein Wert, der signifikant oberhalb des Standards liegt, immer als zusätzlicher diagnostischer Hinweis angesehen werden.

Die IgE-Konzentrationen werden mit Hilfe radioimmunologischer Techniken bestimmt (s. S. 171), jedoch müssen die erhaltenen Werte immer mit entsprechenden in vivo Untersuchungen korreliert werden, bei denen die Immunlage der Patienten mit verschiedenen Allergenen kontrolliert wird (s. Kap. 11).

Hypergammaglobulinämien mit erhöhten Konzentrationen von einer oder mehreren Immunglobulinklassen sind für chronische Infektionen, mehrere Kollagenerkrankungen und andere chronische immunologische Erkrankungen charakteristisch. Gewöhnlich handelt es sich um einen polyklonalen Anstieg der Immunglobuline. Monoklonale Erhöhungen kommen bei der Myelomatose, der Waldenström-Makroglobulinämie und bei benignen monoklonalen Gammopathien vor. Die Einzelheiten dieser Krankheitsbilder sind in Kap. 9 beschrieben.

27.2.2 Immunelektrophorese

Auswertung. Die Immunelektrophorese ist hauptsächlich eine qualitative Bestimmungsmethode und liefert nur ungenügende quantitative Informationen. Die Technik ist vor allen Dingen dafür geeignet, zwischen einer polyklonalen oder einer monoklonalen Hypergammaglobulinämie zu unterscheiden und die

Immunglobulinklasse eines monoklonalen Proteins festzulegen. Deshalb sollten alle in der Immunelektrophorese getesteten Proben auch mit Hilfe der Agarosegelelektrophorese untersucht und ihr Gehalt an den verschiedenen Immunglobulinklassen quantitativ bestimmt werden. Die Immunelektrophorese kann außerdem dazu verwendet werden, um eine Reihe anderer Serumproteine qualitativ zu charakterisieren.

27.2.3 Bestimmung der Komplementkomponenten

Methode. Bei den Untersuchungen der Komplementkomponenten werden entweder einzelne Komplementproteine mit der einfachen radialen Diffusion (Mancini-Technik) und der Rocket-Immunelektrophorese quantifiziert oder die gesamte hämolytische Komplementaktivität bestimmt. Dabei muß berücksichtigt werden, daß erniedrigte Komplementspiegel nicht nur durch eine erhöhte Aktivierung, sondern auch durch eine verminderte Synthese verursacht werden können (s. Tab. 30).

Auswertung. Die gesamte hämolytische Komplementaktivität wird in Form von CH50-Einheiten ausgedrückt. Eine CH50-Einheit entspricht der Komplementmenge, die in einem Standardsystem für eine 50%ige Hämolyse benötigt wird. Normale Serumwerte liegen bei 100–150 Einheiten/ml.

Tabelle 30 Verschiedene pathologische Zustände, die das Komplementsystem beeinflussen können

1. Aktivierung nach dem klassischen Mechanismus bei:
   systemischem Lupus erythematodes,
   rheumatoide Arthritis,
   autoimmunhämolytischen Anämien,
   Serumkrankheit,
   Transplantatabstoßung,
   Kryoglobulinämie,
   Infektionen

2. Aktivierung nach dem alternativen Mechanismus bei:
   akuter Nephritis,
   chronischer hypokomplementärer Nephritis,
   Infektionen mit endotoxinbildenden Bakterien

3. Verminderte Synthese bei:
   chronischen Lebererkrankungen,
   hereditärem angioneurotischem Ödem (C1-Esterase-Inhibitor),
   angeborenem Fehlen anderer Komplementfaktoren

4. Erhöhte Synthese bei:
   akutem Trauma,
   Infektionen

Die Konzentrationen von einigen routinemäßig getesteten Komplementkomponenten sind:

C1q	0,12–0,27 mg/ml
C3	0,7–1,7 mg/ml
C4	0,1–0,5 mg/ml
C3 Proaktivator	50–150% des Normalwertes
C1-Esteraseinhibitor	60–140% des Normalwertes

Die Bestimmung bestimmter Komplementkomponenten gibt auch Auskunft darüber, ob der alternative oder der klassische Komplementaktivierungsmechanismus beteiligt ist. Der C1-Esteraseinhibitor wird dann mit einbezogen, wenn der Verdacht auf ein erbliches angioneurotisches Ödem vorliegt.

27.2.4 Der Nachweis von Immunkomplexen

Methode. Die gebräuchlichsten Methoden wurden bereits im Kap. 16 vorgestellt und beinhalten die Bestimmung von Kryoglobulinen und einige Routinetechniken, wie z. B. die Methode der C1q-Bindung.

27.2.5 Der Nachweis von Antigenen

Methode. Für den Nachweis von Antigenen wie z. B. der DNA, sind verschiedene Immunpräzipitations- oder Antigenbindungstechniken in Gebrauch. Die Bestimmung mikrobieller Antigene wird meistens in mikrobiologischen Abteilungen durchgeführt, so daß wir auf die Lehrbücher der Mikrobiologie verweisen. Der Nachweis von Tumorantigenen, vor allen Dingen vom Alpha-Foetoprotein und vom karzinoembryonalen Antigen wurde bereits im Kap. 23 beschrieben. Die Methoden zur Bestimmung von Histokompatibilitätsantigenen wurden in Kap. 24 vorgestellt. Eine Reihe spezieller Techniken wird zur Charakterisierung von Antigenen auf Immunglobulinmolekülen herangezogen. Sie dienen der Identifizierung von Immunglobulinklassen, Subklassen und genetischen Varianten (s. Kap. 3).

27.3 Gewebeuntersuchungen

Methoden. Gewebeuntersuchungen werden hauptsächlich mit Hilfe der direkten Immunfluoreszenz durchgeführt, jedoch sind auch andere Markierungstechniken in Gebrauch. Im Zusammenhang mit immunologischen Fragestellungen ist vor allen Dingen der Nachweis von Immunglobulinen, Immunkomplexen und Komplementfaktoren wichtig. Mit der Doppelmarkierungstechnik können zwei verschiedene Proteine gleichzeitig im Gewebe lokalisiert werden.

Auswertung. Der erfolgreiche Nachweis von granulären oder klumpigen Ablagerungen aus Immunglobulinen und Komplement ist ein starker Hinweis für das Vorhandensein von Immunkomplexen. Zusätzliche Informationen liefert die Charakterisierung des im Immunkomplex gebundenen Antigens. Der Nachweis derartiger Komplexe ist für die Diagnose von Immunkomplexkrankheiten wichtig, wie z. B. von chronischen Nierenerkrankungen, Hautkrankheiten, der rheumatoiden Arthritis und von neurologischen Erkrankungen, die in einem gesonderten Kapitel dieses Buches beschrieben werden.

Mit Hilfe von Gewebeuntersuchungen können auch Autoantikörper erfaßt werden, die an Antigene der Basalmembran von Haut, Niere und Lunge gebunden sind. Derartige Bestimmungen sind deshalb wichtig, weil diese Antikörper unmittelbar für die Einleitung von Gewebeschädigungen verantwortlich sind, z. B. im Zusammenhang mit der nephrotoxischen Glomerulonephritis.

Gewebeuntersuchungen dienen weiterhin der Charakterisierung von Plasmazellen und bisweilen auch der Zelltypen, die Immunkomplexe phagozytiert haben. Zusätzlich werden dabei auch eventuell ablaufende lymphozytäre Infiltrationen erfaßt, jedoch hat sich die weitere Identifizierung und Klassifizierung der involvierten B- oder T-Lymphozyten in der Routine noch nicht durchgesetzt.

27.4 Untersuchungen an Lymphozyten

Methode. Die üblichen Routinemethoden erstrecken sich auf die Stimulierung von Lymphozyten mit verschiedenen Mitogenen, Zytotoxizitätstests, Wanderungshemmungstests und die Bestimmung der prozentualen Verteilung der verschiedenen Lymphozytenpopulationen unter Verwendung der Membranmarkersysteme. Zusätzlich gibt es noch mehrere in vivo Techniken, um lymphozytäre Reaktionen zu untersuchen. Sie wurden in Kap. 6 ausführlich behandelt und sind in der Tab. 8 zusammengefaßt. Die Charakterisierung von Lymphozyten anhand entsprechender Membranmarker wurde in Kap. 1 behandelt. Bei der routinemäßigen diagnostischen Bestimmung des Immunstatus ist es unbedingt erforderlich, die Lymphozyten mit Mitogenen wie z. B. Phytohämagglutinin (PHA) zu stimulieren und die prozentuale Verteilung der einzelnen Lymphozytentypen zu bestimmen. In speziellen Fällen werden noch weitere funktionelle Teste (Wanderungshemmungstests) oder Zytotoxizitätstests mit einbezogen. Bisweilen liefern auch Hauttests mit spezifischen Antigenen oder mit Dinitrochlorbenzol (DNCB) wichtige Informationen.

Auswertung. Bei humoralen Immundefekten ist die B-Lymphozytenkonzentration beträchtlich erniedrigt, während die T-Lymphozyten normale Werte zeigen und die zellulären Immunreaktionen in vivo wie in vitro normal verlaufen. Es sind jedoch auch einige Fälle von humoralen Immundefekten mit normalen B-Lymphozytenkonzentrationen beschrieben worden (s. Kap. 8). Bei zellulären Immundefekten ist die Menge an T-Lymphozyten stark erniedrigt, während die der B-Lymphozyten im Normalbereich liegt; die zellulären in vivo und in vitro Immunreaktionen sind in diesem Zusammenhang deutlich abgeschwächt. Bei den kombinierten Immundefekten sind das B- und das T-Zellsystem betroffen (s. Tab. 10).

Bei den Krankheiten, bei denen immunologische Gewebeschädigungen auftreten, kann entweder eine Hyper- oder Hypofunktion zellulärer Immunreaktionen vorliegen. Die Methoden, die zum Nachweis defekter zellulärer Immunreaktionen im Zusammenhang mit immunologischen Gewebeschädigungen verwendet werden, haben bisher noch keine generelle diagnostische Anwendung gefunden, jedoch waren sie bei der Aufklärung pathogenetischer Mechanismen sehr hilfreich. Es ist ziemlich wahrscheinlich, daß in der Zukunft auf diesem Gebiet große Fortschritte erzielt und brauchbare neue Testsysteme entwickelt werden.

Im Zusammenhang mit lymphoproliferativen Vorgängen ist die Charakterisierung der beteiligten Lymphozytenpopulation mit Hilfe von Membranmarkern von großer Wichtigkeit. Dies gilt z. B. für die chronische lymphatische Leukämie, bei der die leukämischen Zellen anhand ihrer Membranmarker als B- oder T-Lymphozyten klassifiziert werden können. Gerade bei derartigen malignen Zuständen ist es unbedingt erforderlich, mögliche sekundäre Immundefekte auszuschließen, wie sie z. B. beim Morbus Hodgkin vorliegen.

27.5 Untersuchung des generellen immunologischen Status von Patienten

Methode. Diese Untersuchungen erstrecken sich auf die humorale und zelluläre Immunität und sind besonders für die Patienten mit Immundefekten von diagnostischer Bedeutung. Die Indikationen für die entsprechenden Tests müssen sorgfältig geprüft werden, und sie sind für folgende Situationen wichtig:

1. Wiederholte Infektionen mit normalen pathogenetischen Mikroorganismen;
2. Infektionen mit Mikroorganismen, die gewöhnlich apathogen sind oder eine schwache Pathogenität zeigen;
3. der atypische Ablauf von Virusinfektionen z. B. von Masern oder Röteln;
4. schwere Komplikationen bei der Impfung mit lebenden Viren;
5. vererbte Mißbildungen, die mit Immundefekten assoziiert sind, wie z. B. das Di George-Syndrom, Wiskott-Aldrich-Syndrom und die Ataxia teleangiectatica;
6. Symptome mit langanhaltender Dystrophie oder Diarrhoe;
7. familiäre Anamnesen mit Immundefekten oder unklaren Todesursachen nach wiederholten Infektionen während der frühen Kindheit.

27.6 Blut- und Gewebeproben für immunologische Untersuchungen

Komplementtests. Die entsprechenden Proben müssen so schnell wie möglich zu den immunologischen Laboratorien geschickt werden und sollten noch am gleichen Tag oder nicht später als 24 Stunden nach ihrer Entnahme untersucht werden.

Kälteagglutinine oder Kryoglobuline. Hierbei ist zu beachten, daß die Blutgerinnung und die Serumgewinnung stets bei Temperaturen von 37 °C durchgeführt werden müssen.

Serum für andere Untersuchungen. Das Serum kann in gewohnter Weise gewonnen werden und mit der normalen Post zu den immunologischen Laboratorien geschickt werden. Für die meisten Bestimmungen ist es vorteilhaft, Serum und nicht Plasma einzusetzen. Gewöhnlich wird für jeden Test etwa 1 ml Serum benötigt.

Untersuchungen an Erythrozyten. Für den direkten Antiglobintest werden die Erythrozyten aus Zitrat-, Oxalat- oder EDTA-Blut verwendet.

Andere immunologische Untersuchungen. Die Entnahme und die Verschikkung von anderen immunologischen Untersuchungsmaterialien, z. B. Lymphozytenkulturen oder Gewebebiopsien, sollten nach vorheriger Absprache mit dem entsprechenden immunologischen Labor und nach genauen Anweisungen erfolgen. Die Tests verlangen gewöhnlich eine spezielle Handhabung und sollten sehr schnell durchgeführt werden, im Fall von Lymphozytentesten möglichst noch am selben Tag.

28 Prinzipien der Immuntherapie

Da für eine Reihe von Krankheiten Immunreaktionen wichtige pathogenetische Vorgänge darstellen, ist es selbstverständlich, diese Krankheiten nach immunologischen Prinzipien zu behandeln. Unter dem Begriff Immuntherapie versteht man im weitesten Sinne die Behandlung von immunologischen und anderen Krankheiten nach immunologischen Grundsätzen, was auf verschiedene Weise durchgeführt werden kann.

1. *Immunologische Rekonstitution.* Bei dieser Therapie werden dem Patienten immunologisch kompetente Zellen oder Gewebe übertragen, z. B. durch die Transplantation von Knochenmark oder Thymusgewebe. Durch diese Maßnahme sollen Immundefekte geheilt und ein voll funktionsfähiges Immunsystem wiederhergestellt werden (s. Kap. 8).

2. *Substitutionstherapie.* Sie besteht in der Übertragung von immunologisch aktiven Effektormolekülen. Das gilt hauptsächlich für Immunglobuline, die im Fall von humoralen Immundefekten den Patienten mit erniedrigter Immunglobulinsynthese gegeben werden (s. Kap. 8).

3. *Immunsuppression.* Hierbei sollen die zellulären oder humoralen Immunantworten mit Hilfe von Medikamenten, Bestrahlungen und anderen Methoden unterdrückt werden.

4. *Immunverstärkung.* Sie soll die Aktivität eines vorhandenen Immunsystems erhöhen, so daß effektivere zelluläre und humorale Immunantworten erhalten werden.

5. *Immunologische Toleranz.* Die Herbeiführung einer spezifischen immunologischen Toleranz gilt als eine Möglichkeit der Immuntherapie, um solche Immunantworten zu verhindern, die für bestimmte Krankheiten wichtige pathogenetische Mechanismen darstellen. Die immunologische Toleranz wurde bereits im Kap. 1 ausführlich beschrieben.

6. *Hyposensibilisierung.* Das Immunsystem kann nicht nur durch Immunsuppression, Immunverstärkung oder die Induktion einer spezifischen immunologischen Toleranz gezielt beeinflußt werden, sondern auch durch die Überführung einer Immunantwort von einer stark krankheitsauslösenden in eine für den Patienten weniger gefährliche Form. Die bei Allergien durchgeführte Hyposensibilisierung ist eine Form der Immuntherapie, bei der dem Patienten geringe, im Verlauf der Behandlung ansteigende Mengen des Allergens verabreicht werden, um die Bildung von blockierenden IgG-Antikörpern hervorzurufen. Sie konkurrieren wahrscheinlich mit den IgE-Antikörpern um das Allergen, so daß nur noch schwache klinische Symptome auftreten. Dieses Thema wurde bereits im Kap. 11 ausführlich behandelt.

28.1 Immunsuppression

Die Immunsuppression soll die Ausbildung zellulärer oder humoraler Immunantworten verhindern oder inhibieren. Folglich ist das Ziel der Immunsuppression, die Funktion von Immunzellen zu kontrollieren bzw. zu unterdrücken. Das Hauptproblem bei der Beurteilung immunsuppressiver Wirkungen liegt heutzutage darin, daß die momentan verfügbaren immunsuppressiven Medikamente oder andere immunsuppressive Methoden meistens auf Entzündungsprozesse einwirken, so daß es oft schwierig ist, den antiphlogistischen Effekt von dem eigentlichen immunsuppressiven Effekt zu trennen. So kann man oft nur aufgrund von Erfahrungen sagen, daß das Medikament, mit dem ein Patient gerade behandelt wird, einen antiphlogistischen und immunsuppressiven Einfluß ausübt. Ein weiteres Problem besteht darin, daß die momentan gebräuchlichen Medikamente generelle Zelltoxine sind, die nicht nur auf die Zellen des Immunsystems einwirken, sondern auch auf andere Zelltypen. Bisher gibt es praktisch noch keine Substanzen, mit denen man eine bestimmte Immunantwort spezifisch supprimieren kann. Die wichtigsten immunsuppressiven Medikamente sind nachfolgend beschrieben.

28.1.1 Kortikosteroide

Sie haben hauptsächlich einen antiphlogistischen Effekt, wirken jedoch in hohen Dosen dadurch suppressiv, daß sie die Aufnahme des Antigens in Makrophagen und die Antikörpersynthese hemmen. Tierexperimente haben gezeigt, daß hohe Konzentrationen an Kortikosteroiden für Lymphozyten zytolytisch sind, jedoch ist noch nicht genau bekannt, ob diese Tatsache auch in den für den Menschen verwendeten therapeutischen Konzentrationsbereichen zutrifft.

Die Indikation für die Verwendung von Kortikosteroiden sind schwere Typ 1-Reaktionen, z. B. Asthma und anaphylaktischer Schock, und Typ 2-Reaktionen, wie z. B. hämolytische Anämie, Thrombozytopenie und Goodpasture-Syndrom. Sie werden ebenfalls in großem Umfang bei Immunkomplexkrankheiten wie der rheumatoiden Arthritis, dem systemischen Lupus erythematodes und der Immunkomplexglomerulonephritis verwendet. Sie werden auch routinemäßig und in hohen Dosen zur Unterdrückung von Abstoßungsreaktionen eingesetzt, die hauptsächlich Typ 4-Reaktionen sind.

28.1.2 Zytostatische Medikamente

Die immunsuppressive Wirkung zytostatischer Medikamente beruht auf der Inhibierung der Zellteilung von immunkompetenten Zellen. Dieser Wirkungsmechanismus ist besonders effektiv, da die Zellteilung und die Differenzierung zentrale Vorgänge einer normalen Immunantwort sind. Nach der Erkennung des Antigens durch dafür vorgesehene Lymphozytenklone kommt es zur starken Zellteilung der stimulierten Zellen, so daß viele spezifisch sensibilisierte

Lymphozyten erhalten werden; diese einzelnen Vorgänge sind eine unbedingte Voraussetzung dafür, daß die anschließende Effektorphase mit der einhergehenden Bildung von spezifischen Antikörpern und spezifisch sensibilisierten Effektor-T-Lymphozyten optimal abläuft. Es ist jedoch auch möglich, daß die zytostatischen Medikamente die Funktion anderer Zellen beeinflussen, die an chronischen Entzündungsreaktionen teilnehmen, wie z. B. Makrophagen.

Die wichtigste Substanzgruppe stellen die Purinantagonisten (z. B. Azathioprin) dar, die strukturell ähnlich aufgebaut sind wie das Hypoxanthin, einem Vorläufer für die RNA oder DNA; Purinantagonisten inhibieren die DNA- und RNA-Synthese und damit den Zellmetabolismus und die Zellteilung.

Alkylierende Medikamente (Senfgasderivate wie das Zyklophosphamid). Sie ersetzen in der DNA bestimmte Wasserstoffatome durch Alkylgruppen und blockieren dadurch die DNA-Synthese und die Zellteilung. Ihre Wirkung beruht demnach auf der Hemmung der normalen Zellproliferation im Rahmen der Immunantwort.

Folsäureantagonisten (z. B. Methotrexat). Sie wirken als Enzyminhibitoren und blockieren die Funktion der Dihydrofolat-Reduktase, die die Umwandlung von Dihydrofolsäure in Tetrahydrofolsäure katalysiert. Auch durch diesen Vorgang wird die Zellteilung über die Blockierung der normalen RNA- und DNA-Synthese gehemmt. Zytostatische Medikamente werden hauptsächlich für die Behandlung von schweren Typ 2-Reaktionen, Immunkomplexkrankheiten und Typ 4-Reaktionen verwendet. Die zytostatischen Substanzen werden oft in Kombination mit Kortikosteroiden eingesetzt.

28.1.3 Röntgenbestrahlung

Röntgenstrahlen üben einen merklichen immunsuppressiven Effekt aus, und die Ganzkörperbestrahlung führt sowohl bei Versuchstieren als auch beim Menschen zur Zerstörung aller immunologischen Funktionen. Diese Methode wird in der Therapie nur im begrenzten Umfang zur Immunsuppression herangezogen. Sie kann vor allen Dingen bei denjenigen Patienten eine ernste Komplikation darstellen, die im Rahmen einer Krebstherapie hohen Röntgenstrahlendosen ausgesetzt werden.

28.1.4 Antilymphozytenserum

Im tierexperimentellen Modell werden zelluläre Immunreaktionen durch Antilymphozytenseren stark unterdrückt. Beim Menschen werden sie im Rahmen von Organtransplantationen mit großem Erfolg eingesetzt. Das Prinzip beruht auf der Eliminierung von Lymphozyten, die gegenüber dem Transplantat zytotoxisch sind. Beim Menschen werden Antilymphozytenseren in geringen Dosen und in der Kombination mit anderen immunsuppressiven Medikamenten hauptsächlich nach Nierentransplantationen angewendet.

28.1.5 Entfernung von Lymphozyten

Die Entfernung von Lymphozyten resultiert in einer starken Immunsuppression, die sich hauptsächlich auf die zellulären Immunreaktionen auswirkt. Beim Menschen wird vor allen Dingen die Langzeitdrainage des Ductus thoracicus praktiziert, die bei verschiedenen Autoimmunerkrankungen und bisweilen auch nach Nierentransplantationen angewendet wird. Durch diese Behandlung werden hauptsächlich T-Lymphozyten entfernt. Diese Form der Therapie ist sehr schwierig und risikoreich, da der Patient einer ständigen Drainage unterworfen ist. Positive Ergebnisse werden auch bei den schweren Formen der rheumatoiden Arthritis erzielt, jedoch hat dieses Verfahren noch keine generelle Anwendung gefunden.

28.1.6 Spezifische Immunsuppression durch die passive Übertragung von Antikörpern

Das generelle Problem aller eben beschriebenen immunsuppressiven Behandlungen liegt in der unspezifischen Beeinflussung und bisweilen auch Schädigung des gesamten Immunsystems und der damit verbunden Beeinträchtigung von lebenserhaltenden Immunreaktionen, hauptsächlich der Abwehr von Infektionen. Folglich sind eine Reihe von immunologischen Forschungslabors bestrebt, spezifische Methoden zu finden, mit denen zelluläre oder humorale Immunantworten gegen definierte und klinisch relevante Antigene inhibiert werden können. Dieses Vorhaben ist insofern bereits erfolgreich gewesen, als Immunantworten als Folge der Immunisierung mit Rh-Blutgruppenantigenen unterbunden werden können. Anhand von Tierexperimenten konnte klar gezeigt werden, daß eine passive Übertragung von Antikörpern die humorale Immunantwort im Anschluß an eine Antigenexposition unterdrücken kann. In entsprechender Weise kann die Immunisierung der Mutter verhindert werden, wenn Anti-Rh-Antikörper vom IgG-Typ unmittelbar nach der Geburt eines Rh-positiven Kindes auf die Rh-negative Mutter passiv übertragen werden. Dadurch wird hauptsächlich die primäre Immunantwort gehemmt, während die sekundäre Antwort wesentlich weniger beeinflußt wird. Das zugrunde liegende Prinzip wurde bereits in Kap. 26 beschrieben.

28.1.7 Komplikationen bei der immunsuppressiven Behandlung

Da bei der Therapie mit immunsuppressiven Medikamenten das gesamte Immunsystem betroffen ist, können schwere Komplikationen die Folge sein. Die zytostatischen Mittel üben einen generellen antiproliferativen Effekt aus und verursachen Funktionsstörungen des Knochenmarks, Leberschäden und eine hämorrhagische Zystitis. Ebenso gravierend wirkt sich die Unterdrückung der natürlichen Immunantwort gegen Mikroorganismen aus. Daraus resultiert eine verminderte Resistenz gegen Infektionen, so daß eine Langzeitimmunsuppression ein beträchtliches Risiko für schwere Infektionen beinhaltet, wobei die Patienten oft durch Mikroorganismen infiziert werden, die ansonsten apathogen sind oder eine geringe Pathogenität haben. Ebenso ist die Neigung zur Ausbildung maligner Tumoren erhöht und die Patienten, die über eine längere Zeit immunsuppressiv behandelt werden, zeigen eine erhöhte Häufigkeit von malignen Neoplasien, vor allen Dingen von lymphoproliferativen Erkrankungen. Das bedeutet, daß man sich der Risiken und Komplikationen bewußt sein sollte, die eine immunsuppressive Therapie mit sich bringen kann.

28.2 Immunverstärkung

Zwei hauptsächliche Prinzipien der Immunverstärkung sehen erfolgversprechend aus und wurden bisher im größeren Maßstab verwendet: Das erste Prinzip beruht auf der Wirkung von sogenannten Adjuvantia, mit deren Hilfe die Effektivität zellulärer Immunreaktionen im experimentellen Tiermodell beträchtlich erhöht werden kann. Das gilt z. B. für den BCG oder die Corynebakterien. Das zweite Prinzip bedient sich des sogenannten Transferfaktors (s. S. 116). Er wird durch antigenstimulierte T-Lymphozyten produziert und zeigte beim Menschen einen immunverstärkenden Effekt, der auf der Aktivierung neuer T-Lymphozyten beruht.

28.2.1 Adjuvans

Die immunpotenzierenden Versuche mit Hilfe von BCG oder der Corynebakterien führten zu einigen positiven Resultaten, z. B. bei der Behandlung maligner Neoplasien wie dem malignen Melanom. Die Therapie ist jedoch nicht frei von Komplikationen und kann von beträchtlichen Reaktionen im Bereich der Injektionsstelle begleitet sein. Bisweilen zeigen die Patienten allgemeine fiebrige Reaktionen und auch Infektionen.

28.2.2 Transferfaktor

Die Erfahrungen mit dem Transferfaktor sind sehr begrenzt, und bisher fehlen noch eine Reihe von Kontrollen. Es liegen jedoch einige Hinweise dafür vor, daß der Transferfaktor erfolgreich für die Behandlung chronischer Pilzinfektionen eingesetzt werden kann, z. B. Infektionen mit Candida albicans, der bisweilen sehr ernste Infektionen der Haut, des Rachens und der Lunge von Patienten mit Immundefekten verursachen kann. Der Transferfaktor wurde auch für die Therapie einiger maligner Erkrankungen, z. B. des osteogenen Sarkoms, verwendet, jedoch ist es noch zu früh, um definitive Aussagen geben zu können. Dasselbe gilt für die Behandlung autoimmuner Erkrankungen wie der rheumatoiden Arthritis und bestimmter neurologischer Krankheiten, z. B. der multiplen Sklerose und der subakuten sklerotischen Panenzephalitis.

29 Definitionen

Adjuvans. Substanzen, die zusammen mit dem Antigen verabreicht werden, um die Synthese spezifischer Antikörper oder zellulärer Immunreaktionen gegen das Antigen zu verstärken.

Adoptive Immunität. Die Fähigkeit, gegenüber einem Antigen zu reagieren und Immunität zu zeigen, kann durch die Transplantation immunkompetenter Zellen in einen Empfänger herbeigeführt werden, der z. B. durch Bestrahlung immunologisch inkompetent gemacht wurde.

Agglutination. Eine Verklumpung von Zellen, die auf der Reaktion zwischen löslichen Antikörpern und Antigenen auf Zelloberflächen beruht. Dabei kann das Antigen ein fester Bestandteil der Zelloberfläche sein, wie z. B. die Blutgruppenantigene. Die Bezeichnung passive Agglutination wird dann verwendet, wenn die Zelloberflächen in vitro mit Antigenen beschichtet wurden. Beispiele: Die Bindung von Thyreoglobulin an tanninbehandelte Erythrozyten zum Nachweis von Anti-Thyreoglobulin-Antikörpern oder die Bindung von IgG an Latexpartikel zum Nachweis von Rheumafaktoren.

Aktive Immunisierung. Durch die Immunisierung mit einem Antigen wird bei den entsprechenden Individuen eine aktive Immunantwort induziert, die zur Bildung zirkulierender Antikörper und/oder der Entstehung einer zellulären Immunität führt.

Allergen. Ein Antigen mit der speziellen Fähigkeit, die Synthese von IgE-Antikörpern hervorzurufen, die ihrerseits an die Mastzellen der Haut und der Schleimhautmembranen gebunden werden. Nach der Reaktion zwischen dem Allergen und den mastzellengebundenen IgE-Antikörpern kommt es zu einer allergischen Sofortreaktion (Typ 1-Reaktionen), die durch vasoaktive, von den Mastzellen abgegebene Substanzen (z. B. Histamin) verursacht wird.

Allergie. Nach der ursprünglichen Definition von Pirquet versteht man darunter ein verändertes Reaktionsmuster, das nach dem Kontakt mit einem Antigen auftritt. Heutzutage wird dieser Begriff in einem engeren Sinn verwendet, d. h. um immunologisch vermittelte Überempfindlichkeitsreaktionen zu kennzeichnen. Die bekannten klinischen Beispiele sind Heuschnupfen, Urtikaria, Bronchialasthma und der anaphylaktische Schock, die alle durch Typ 1-Reaktionen verursacht werden, sowie die allergische Kontaktdermatitis, an der Typ 4-Reaktionen beteiligt sind.

Alloantigen. Antigene, die bei einigen aber nicht allen Individuen einer Spezies vorhanden sind.

Alloantikörper. Antikörper, die mit den Antigenen eines Individuums derselben Spezies reagieren. Die ältere, kaum noch gebräuchliche Bezeichnung für diese Antikörper ist Isoantikörper.

Allotypie. Genetisch determinierte Strukturunterschiede eines Proteins von einem anderen Individuum derselben Spezies. Bei einer Reihe menschlicher Proteine konnte die Allotypie nachgewiesen werden, z. B. beim Haptoglobin, Transferrin und β-Lipoprotein. Bei den Immunglobulinen gibt es mehrere Allotypsysteme auf der leichten und schweren Kette (in der $\varkappa$-, γ- und α-Kette beim Menschen).

Antigen. Substanzen, die das Immunsystem zur Bildung von Antikörpern oder sensibilisierten T-Lymphozyten anregen und die in vivo wie auch in vitro spezifisch mit diesen Antikörpern bzw. T-Lymphozyten reagieren. Der Begriff *Antigen* wird oft in einem engeren Sinne verwendet und bezeichnet nur die Substanzen, die mit Antikörpern oder Lymphozyten reagieren; der Begriff *Immunogen* bezieht sich auf ein Antigen, das für die Einleitung einer Immunantwort im Rahmen einer Immunisierung verwendet wird. Wird das Antigen mit dem Ziel verabreicht, eine immunologische Toleranz zu verursachen, wird die Bezeichnung *Tolerogen* verwendet. Für *inkomplettes Antigen,* siehe *Hapten.*

Antigene Determinante. Ein kleiner Bereich auf der Oberfläche eines Antigenmoleküls, der spezifisch mit der Antigenbindungsstelle des Immunglobulins reagiert. Auf der Oberfläche eines Proteinmoleküls oder eines Antigens befinden sich normalerweise mehrere antigene Determinanten.

Antigensensitive Zelle. B- oder T-Lymphozyten, die mit einem Antigen reagieren; dieser Vorgang stellt den ersten Schritt bei der Einleitung einer Immunantwort dar.

Antikörper. Ein Glykoprotein, das durch Plasmazellen gebildet wird, die durch eine Substanz fremder Struktur (Antigen) stimuliert wurden, und das spezifisch mit diesem Antigen reagiert. Die Antikörper gehören zu einer speziellen Gruppe der Plasmaproteine, den Immunglobulinen.

Antitoxin. Antikörper gegen Toxine. Die Antitoxine neutralisieren die toxische Wirkung von Bakteriengiften, die wichtige Krankheiten verursachen können (z. B. beim Menschen die Diphtherie und Tetanus).

Arthus-Reaktion. Lokale Vaskulitis, die durch komplementaktivierende Antigen-Antikörper-Komplexe ausgelöst wird. Bei der Komplementaktivierung kommt es zur Bildung vasoaktiver und chemotaktischer Faktoren, die neutrophile Granulozyten anziehen und Entzündungsreaktionen hervorrufen.

Autoantikörper. Antikörper, die mit dem Antigen eines Individuums reagieren, das die Antikörper gegen dieses Antigen selbst herstellt.

Autoimmunität. Ein Zustand, der durch in vivo Immunreaktionen gegen eigene Antigene charakterisiert ist. Dies kann zu Gewebeschädigungen und zu Krankheiten führen, muß aber nicht so sein.

Bence-Jones-Protein. Monoklonale freie Leichtketten.

B-Lymphozyt. Lymphozyten, die zu einer definierten Zellpopulation gehören und die zirkulierende Antikörper synthetisieren. B-Lymphozyten tragen zellmembrangebundene Immunglobuline. Sie fungieren als Antigenrezeptoren und stellen die besten Membranmarker für B-Lymphozyten dar.

Enhancement. Siehe *immunologisches Enhancement.*

Fc-Rezeptor. Der Begriff dient zur Charakterisierung von membranständigen Rezeptoren, die auf verschiedenen Zelltypen vorkommen und die mit dem Fc-Teil von Immunglobulinen spezifisch reagieren. Ein bestimmter Fc-Rezeptortyp auf der Oberfläche von Mastzellen reagiert mit dem Fc-Teil von IgE-Antikörpern.

γ-Globuline. Eine definierte Proteinfraktion, die eine bestimmte elektrophoretische Beweglichkeit hat und nach der Serumelektrophorese in der γ-Region erscheint. Die Majorität dieser Proteine sind Antikörper, jedoch sollte der Begriff Immunglobulin erst dann verwendet werden, wenn eindeutig nachgewiesen ist, daß das Protein aus leichten und schweren Ketten zusammengesetzt ist.

Gewebeverträglichkeitsantigene. Siehe *Histokompatibilitätsantigene.*

„Graft-versus-host"-Reaktion. Dieser Begriff beschreibt eine immunologische Situation, bei der die in einem Transplantat vorkommenden immunkompetenten Zellen gegen den Empfänger reagieren. Die Reaktion läuft unter bestimmten Bedingungen ab, unter denen der Empfänger das Transplantat nicht abstoßen kann, wie z. B. bei Personen mit schweren zellulären Immundefekten. Die Reaktion kann einen letalen Ausgang haben.

Hapten. Eine Substanz, die spezifisch mit Antikörpern reagiert, die aber selbst keine Antikörpersynthese auslösen kann. Deshalb werden Haptene auch als inkomplette Antigene bezeichnet. Sie haben gewöhnlich ein niedriges Molekulargewicht (<1000). In den meisten Fällen können sie nach der kovalenten Bindung an Proteinmoleküle, die als Träger fungieren, eine spezifische Immunantwort auslösen.

Hämagglutination. Die Agglutination von roten Blutkörperchen.

Heteroantikörper. Antikörper, die mit Antigenen einer anderen Spezies reagieren.

Histokompatibilitätsantigene. Genetisch determinierte Antigene auf der Oberfläche von kernhaltigen Zellen. Bei einem genetisch unterschiedlichen Individuum induzieren die Histokompatibilitätsantigene eines Transplantats Immunreaktionen, die zur Abstoßung führen. Die Antigene werden oft auch als Gewebeverträglichkeitsantigene oder Transplantationsantigene bezeichnet.

Humorale Immunität. Eine Immunität, die durch zirkulierende Antikörper getragen wird.

Hybridom. Die Bezeichnung für eine Zelle, die das Ergebnis einer Fusion zwischen einer geeigneten, meistens kontinuierlich wachsenden Tumorzelle (Myelomzelle) und einer normalen Milzzelle ist, die gewöhnlich von einem immunisierten Tier stammt. Die entstandene Hybridzelle vereinigt in sich die beiden entscheidenden Merkmale der beiden ursprünglichen Zellen, d. h. die Eigenschaft, kontinuierlich zu wachsen, und die Eigenschaft, einen spezifischen und monoklonalen Antikörper zu synthetisieren und zu sezernieren.

Hypergammaglobulinämie. Eine erhöhte Konzentration von Proteinen der γ-Region, zu deren Nachweis man sich der Serumelektrophorese bedient.

Hypogammaglobulinämie. Eine erniedrigte Konzentration von Proteinen der γ-Region, zu deren Nachweis man sich der Serumelektrophorese bedient.

Idiotypie. Antigene Determinanten, die innerhalb oder sehr dicht an der Antigenbindungsstelle von Immunglobulinmolekülen lokalisiert sind. Alle durch einen einzelnen Zellklon synthetisierten Immunglobulinmoleküle haben denselben Idiotyp, d. h. eine molekular identisch aufgebaute variable Region.

Immunantwort. Die Antwort des Immunsystems auf einen antigenen Reiz, die zur Bildung von Antikörpern und/oder T-Lymphozyten führt, die spezifisch mit den Antigenen reagieren.

Immundefekt. Ein Zustand, der durch eine verminderte Fähigkeit, eine Immunantwort auszubilden, charakterisiert ist. Man unterscheidet zwischen einer humoralen Immundefekt mit einer verminderten Fähigkeit, zirkulierende Antikörper zu synthetisieren, einer zellulären Immundefekt mit einer verminderten Fähigkeit, zelluläre Immunreaktionen auszubilden, und einer kombinierten Immundefekt, bei der die humorale und die zelluläre Immunität betroffen sind.

Immunglobulin. Ein Protein, das Antikörperaktivität besitzt und das aus leichten und schweren Polypeptidketten zusammengesetzt ist; der Begriff erstreckt sich auch auf die entsprechenden Proteine, die im Zusammenhang mit dem multiplen Myelom, der Makroglobulinämie und anderen ähnlichen pathologischen Erscheinungen gebildet werden (siehe auch γ-Globulin).

Immunität. Eine spezifische, erworbene Resistenz gegen Infektionen, die auf der Synthese zirkulierender Antikörper und/oder der Ausbildung zellulärer Immunreaktionen beruht, wobei eine vorausgegangene Exposition mit demselben infektiösen Agens oder Impfstoff erfolgt sein muß.

Immunkompetente Zellen. Lymphozyten, die spezifisch mit Antigenen reagieren; diese Interaktion stellt entweder den ersten Schritt bei der Einleitung einer Immunantwort (Beteiligung von antigensensitiven Zellen) dar oder den wichtigen Erkennungsprozeß zwischen Antigen und Effektorzellen bei zellulären Immunreaktionen.

Immunkomplexe. Die bei der Reaktion zwischen Antigen und Antikörper entstehenden Komplexe. Enthalten sie einen mäßigen Antigenüberschuß, kommt es zu Bindung und Aktivierung von Komplement, was zu ausgeprägten Entzündungsreaktionen führen kann.

Immunkomplexkrankheit. die Krankheit beruht auf Gewebeschädigungen, die durch Immunkomplexe eingeleitet werden.

Immunogen. Siehe *Antigen.*

Immunologisches Enhancement. Bestimmte Antikörper gegen Histokompatibilitätsantigene sind in der Lage, die Überlebenszeit von Transplantaten zu verlängern oder das Tumorwachstum zu beschleunigen. Das Enhancement kann durch aktive und passive Immunisierungen hervorgerufen werden und beruht auf dem Einfluß spezieller Antikörper, die das Entstehen oder die Wirkung zellulärer Immunreaktionen verhindern können, die normalerweise für die Abstoßung eines Transplantats oder eines Tumors verantwortlich sind.

Immunologische Spezifität. Die zirkulierenden Antikörper und die sensibilisierten T-Lymphozyten reagieren ausschließlich mit dem Antigen, das die Immunantwort ursprünglich auslöste. In den meisten Fällen kommt es zu einer schwächeren Reaktion mit strukturell eng verwandten Antigenen (siehe *Kreuzreaktion*).

Immunologische Toleranz. Eine antigenvermittelte spezifische Veränderung der Reaktionsweise des Immunsystems, die durch eine verminderte oder fehlende Reaktion gegen dieses Antigen charakterisiert ist.

Immunreaktionen. In vivo oder in vitro ablaufende Reaktionen zwischen Antigenen und den entsprechenden spezifischen Antikörpern oder sensibilisierten Lymphozyten.

Immunsuppression. Der Begriff bezeichnet gewöhnlich die Suppression bestimmter Funktionen des Immunsystems, die klinisch durch Medikamente, Röntgenbestrahlung oder die Behandlung mit Anti-Lymphozytenserum erreicht werden kann.

Immunsystem. Im Knochenmark, Thymus, der Milz, dem gastrointestinalen Trakt und den Lymphknoten vorkommendes Lymphgewebe, das mit „fremdem“ Material reagiert, d. h. mit Substanzen, die eine andere Struktur als die körpereigenen Substanzen haben.

Impfung. Die Verabreichung von bakteriellen oder viralen Antigenen, die das Immunsystem eines Individuums stimulieren und eine aktive Immunantwort auslösen. Man unterscheidet hauptsächlich drei Typen von Impfstoffen, neutralisierte oder entgiftete Bakterientoxine (Toxoide), abgetötete Mikroorganismen und lebende Vakzine. Die lebenden Vakzine enthalten spezielle abgeschwächte Erregerstämme mit einer geringen Pathogenität. Sie rufen Infektionen hervor, bei denen keine oder nur schwache Symptome auftreten, bei denen aber eine Immunität etabliert wird, die so stark wie bei einer natürlichen Infektion ist.

Inaktiviertes Serum. Serum, das für 30 Minuten bei 56 °C erhitzt wurde. Das führt zur Inaktivierung von bestimmten Komplementkomponenten und zur Zerstörung der Komplementaktivität, nicht aber der Antikörperaktivität.

Isoantikörper. Siehe *Alloantikörper.*

Isotypie. Antigene Determinanten, die auf den Immunglobulinmolekülen aller normalen Individuen derselben Spezies vorhanden sind.

Klon. Eine Zellpopulation, die durch wiederholte Teilungen aus einer einzelnen Zelle entstanden ist. Alle Zellen eines Plasmazellklons synthetisieren die gleichen Immunglobulinmoleküle, die folglich ein hochgradig homogenes Produkt darstellen und die in der Elektrophorese eine schmale, scharf begrenzte Bande geben. Alle diese Antikörpermoleküle haben Schwerketten von einer Klasse und einer Subklasse und Leichtketten von nur einem Typ mit identischen variablen Regionen. Ein derartiges Protein wird *monoklonales Immunglobulin* genannt.

Komplement. Das im menschlichen Serum vorkommende Komplement besteht aus einer Gruppe von zwölf verschiedenen Proteinen, die in einer geordneten Reihenfolge aktiviert werden und mit spezifischen Antikörpern kollaborieren. Nachdem alle Komponenten auf einer Zelloberfläche reagiert haben, kommt es zu einer irreversiblen Membranschädigung und zur nachfolgenden Lyse von Erythrozyten, anderen Zelltypen oder gramnegativen Bakterien. Komplement kann auch als *Opsonin* fungieren, d. h. die Phagozytose von Bakterien erleichtern. Während der Komplementaktivierung werden von einigen Komplementkomponenten Bruchstücke abgespalten und freigesetzt. Einige dieser Fragmente, z. B. das C3a und das C5a, sind wichtige Mediatoren bei Entzündungsreaktionen.

Kreuzreaktion. Die Reaktion zwischen Antikörpern und einem anderen Antigen als dem, das die Immunantwort auslöste. Eine immunologische Kreuzreaktion deutet darauf hin, daß die beiden Antigene gemeinsame Determinanten haben und daß sie strukturell ähnlich oder identisch sind. Beispiel: Kaninchenantikörper gegen menschliches Serumalbumin kreuzreagieren mit Affenalbumin.

K-Zellen. Lymphozyten, die keine membrangebundenen Immunglobuline tragen, aber membranständige Rezeptoren für den Fc-Teil von IgG-Immunglobulinen haben. Die K-Zellen sind die Effektorzellen der antikörpervermittelten zellulären Zytotoxizität, bei der antikörperbeladene Zielzellen zerstört werden.

Leichtketten. Polypeptidketten, die bei allen Immunglobulinklassen vorkommen. Es gibt zwei Typen, die Kappa- ($\varkappa$) und die Lambda- (λ)Kette.

Lymphokine. Biologisch aktive Substanzen, die von T-Lymphozyten nach der Reaktion mit dem Antigen freigesetzt werden. Die Lymphokine sind wichtige Mediatoren bei vielen zellulären Immunreaktionen.

Membranmarker. Charakteristische Strukturen oder Eigenschaften von Lymphozytenoberflächenmembranen, die zur Identifizierung individueller Zellpopulationen wie B-, T- oder K-Zellen herangezogen werden. Die membrangebundenen Immunglobuline stellen den besten Marker für B-Lymphozyten dar. Menschliche T-Lymphozyten reagieren mit Schafserythrozyten unter der Bildung von Rosetten. Den K-Zellen fehlt zwar der B-Lymphozytenmarker, jedoch tragen sie auf ihrer Membran spezifische Rezeptoren für den Fc-Teil von IgG-Immunglobulinen.

Mitogen. Eine Substanz, die B- und/oder T-Lymphozyten zur Zellteilung anregt, aber kein spezifisches Antigen darstellt. Die Intensität der Proliferation läßt sich gewöhnlich durch den Einbau von radioaktiv markierten Präkursoren, z. B. Thymidin, in neu synthetisierte DNA quantitativ bestimmen.

Monoklonale Immunglobuline. Siehe *Klon.*

Opsonine. Antikörper, die nach der Reaktion mit zellulären Oberflächenantigenen eine verstärkte Phagozytose induzieren. Dieser Effekt läßt sich mit Hilfe von Komplement noch deutlich intensivieren.

Passive Agglutination. Siehe *Agglutination.*

Passive Immunisierung. Die Übertragung von Antikörpern auf ein anderes Individuum. Obwohl damit eine schnelle Wirkung erzielt werden kann, ist sie nur von relativ kurzer Dauer, da die übertragenen Immunglobuline im Zuge des generellen Proteinkatabolismus abgebaut werden.

Plasmazellen. Zellen, die das Endstadium der B-Lymphozytenentwicklung darstellen. Sie sind für die Synthese und Sekretion spezifischer Antikörper verantwortlich. Gewöhnlich sind sie von ovaler Gestalt, haben einen peripheren Zellkern, einen ausgeprägten Golgi-Apparat und ein stark basophiles Zytoplasma.

Polyklonales Immunglobulin. Immunglobuline, die durch verschiedene Zellklone gebildet werden und in der Elektrophorese eine diffuse γ-Bande ergeben; sie enthalten verschiedene Leicht- und Schwerkettentypen. Siehe *Klon.*

Präzipitation. Das Ausfällen eines löslichen Antigens durch die Reaktion mit den entsprechenden Antikörpern.

Primäre Immunantwort. Die nach der ersten Stimulation mit einem bestimmten Antigen ablaufende Immunantwort.

Reagine. Antikörper, die für das Entstehen allergischer Reaktionen verantwortlich sind. Sie gehören der IgE-Klasse an.

Schwerketten. Polypeptidketten, die für jede Immunglobulinklasse spezifisch sind. Die γ-Kette tritt beim IgG auf, die α-Kette beim IgA, die μ-Kette beim IgM, die δ-Kette beim IgD und die ε-Kette beim IgE.

Sekundäre Immunantwort. Eine Immunantwort, die nach der wiederholten Stimulierung mit dem gleichen Antigen auftritt. Sie wird wesentlich schneller ausgelöst und ist stärker als die primäre Immunantwort.

Suppressorzellen. Eine definierte T-Lymphozytensubpopulation, die die normale Immunantwort gegenüber einem Antigen zu unterdrücken vermag. Man unterscheidet zwischen spezifischen und unspezifischen T-Suppressorzellen.

Thymusabhängige Antigene. Antigene, die zur Induktion der Antikörperbildung die Hilfe einer bestimmten T-Lymphozytensubpopulation benötigen (Helfer-T-Zellen). Die Majorität der Immunantworten, wie z. B. die gegen Proteinantigene, ist thymusabhängig.

Thymusunabhängige Antigene. Antigene, die eine Antikörperbildung ohne die Hilfe von T-Lymphozyten induzieren können. Die thymusunabhängigen Antigene sind hauptsächlich polymere Antigene, wie Pneumokokken-Polysaccharide, Dextrane und Lipopolysaccharide, die alle aus repetitierenden, identischen antigenen Determinanten zusammengesetzt sind.

T-Lymphozyten. Lymphozyten, deren Entwicklung zu immunkompetenten Zellen von der normalen Thymusfunktion abhängt. Die T-Lymphozyten sind für zelluläre Immunreaktionen verantwortlich, produzieren *Lymphokine* und üben regulatorische Funktionen aus (Helfer-T-Zelle, Suppressor-T-Zelle).

Toleranz. Siehe *immunologische Toleranz.*

Tolerogen. Der Begriff bezieht sich auf *Antigene,* die eine immunologische Toleranz induzieren können, wenn sie in einer bestimmten Weise verabreicht werden.

Transplantationsantigene. Siehe *Histokompatibilitätsantigene.*

Tumorassoziierte Antigene. Antigene, die auf Tumorzellen und einigen anderen Zelltypen vorhanden sind. Von besonderer Bedeutung sind die onkofötalen Antigene. Sie kommen in hohen Konzentrationen in Tumorzellen und in unreifen und schnell wachsenden Zellen während des fötalen Lebensabschnitts vor, während ihre Konzentration bei erwachsenen Individuen sehr gering ist.

Tumorspezifische Antigene. Antigene, die ausschließlich in Tumorzellen vorkommen.

Valenz. Die Anzahl von Antigenbindungsstellen auf einem Antikörpermolekül.

Verzögerte Überempfindlichkeit. Überempfindlichkeitsreaktionen, die auf einer spezifischen Reaktion zwischen sensibilisierten T-Lymphozyten und dem Antigen beruhen.

Zelluläre Immunität. Eine Immunität, die durch zelluläre Immunreaktionen aufrechterhalten wird.

Zelluläre Immunreaktionen. Immunreaktionen, die zum Teil unmittelbar durch T-Lymphozyten verursacht werden und zum Teil auf der Wirkung von Lymphokinen beruhen, die von T-Lymphozyten nach der Reaktion mit dem Antigen freigesetzt werden. Die Lymphokine erfüllen eine Reihe unterschiedlicher biologischer Funktionen, einschließlich die der Makrophagenaktivierung. Zelluläre Immunreaktionen können durch Lymphozyten, jedoch nicht durch das Serum von Individuum zu Individuum übertragen werden.

Zytotoxische Reaktionen. Immunreaktionen, die zur Zellschädigung führen. An diesem Vorgang sind verschiedene Mechanismen beteiligt, unter anderem die Zell-Lyse durch aktiviertes Komplement, die direkte Zytotoxizität durch T-Lymphozyten und die antikörperabhängige Zytotoxizität durch K-Zellen.

Immunologische Literatur

Nachfolgend sind einige neuere Bücher angeführt, die sich mit der Medizinischen Immunologie befassen:

Bellanti, J. A.: Immunology. Saunders, Philadelphia 1978
Bendixen, G.: Clinical Hypersensitivity Disorders. Thomas, Springfield, Ill., 1971
Cohen, S., E. Sadun: Immunology of Parasitic Infections. Blackwell, Oxford 1976
Eisen, H. N.: Immunology. Harper und Row, New York 1974
Fudenberg, H. H., D. P. Stites, J. L. Caldwell, J. V. Wells (Hrsg.): Basic & Clinical Immunology. Lange Medical Publications, Los Altos, California 1980
Fougereau, M., J. Dausset (Hrsg.): Immunology 80, Academic Press, London 1980
Gell, P. G. H., R. R. A. Coombs, P. J. Lachman (Hrsg.): Clinical Aspects of Immunology. Blackwell, Oxford 1975
Hanson, L. Å. (Hrsg.): Immunologi. Teori och klinik, 4. überarbeitete Auflage. Almquist und Wiksell, Stockholm 1976
Humphrey, J. H., R. G. White: Immunology for Students of Medicine, 3. Auflage. Blackwell, Oxford 1970
Miescher, P. A., H. J. Müller-Eberhard (Hrsg.): Textbooks of Immunopathology, 2. Bd. Grune und Stratton, New York 1976
Mollison, P. L.: Blood Transfusion in Clinical Medicine, 6. Auflage. Blackwell, Oxford 1979
Möller, G. (Hrsg.): Transplantation Reviews, T- and B-Lymphocytes in Humans, Bd. 16. Munksgaard, Kopenhagen 1973
Möller, G. (Hrsg.): Transplantation Reviews, HLA and Disease, Bd. 22. Munksgaard, Kopenhagen 1975
Parker, C. W. (Hrsg.): Clinical Immunology, 2. Bd. Saunders, Philadelphia 1980
Race, R. R., R. Sanger: Blood Groups in Man, 6. Auflage. Blackwell, Oxford 1975
Roitt, I.: Essential Immunology, 4. Auflage. Blackwell, Oxford 1980
Samter, M., H. L. Alexander (Hrsg.): Immunological Diseases, 3. Auflage, 2. Bd. Little Brown, Boston 1978
Svejgaard, A. et al.: The HLA-System – an Introductory Survey. Karger, Basel 1975
Turk, J. L.: Immunology in Clinical Medicine, 2. Auflage. Heinemann, London 1972

Die wichtigsten Zeitschriften, in denen immunologisch orientierte Artikel publiziert werden.

Cellular Immunology
Clinical and Experimental Immunology
Clinical Immunology and Immunopathology
European Journal of Immunology
Immunobiology, ehemals Zeitschrift für Immunitätsforschung
Immunogenetics
Immunological Reviews
Immunology
Immunology Letters
Immunopharmacology
Infection and Immunity
Journal of Clinical Investigation
Journal of Experimental Medicine
Journal of Immunogenetics
Journal of Immunological Methods
Journal of Immunology
Lancet
Molecular Immunology
Nature
New England Journal of Medicine
Parasite Immunology
Scandinavian Journal of Immunology
Science
Tissue Antigens

Es gibt noch weitere Zeitschriften, in denen bisweilen immunologische Originalarbeiten veröffentlicht werden.

Einige wichtige, regelmäßig erscheinende immunologische Bücher:

Advances in Immunology. Academic Press, New York.
Immunological Reviews. Munksgaard, Kopenhagen.
Progress in Allergy. S. Karger, Basel.

Sachverzeichnis